CORPVS MEDICORVM GRAECORVM

EDIDERVNT

ACADEMIAE BEROLINENSIS HAVNIENSIS LIPSIENSIS

I 1, 3

HIPPOCRATIS

DE NATVRA HOMINIS

EDIDIT, IN LINGVAM FRANCOGALLICAM VERTIT, COMMENTATVS EST

JACQUES JOUANNA

BEROLINI IN AEDIBVS ACADEMIAE SCIENTIARVM MCMLXXV

HIPPOCRATE

LA NATURE DE L'HOMME

EDITE, TRADUIT, ET COMMENTE

PAR

JACQUES JOUANNA

AKADEMIE -VERLAG · BERLIN 1975

Erschienen im Akademie-Verlag, 108 Berlin, Leipziger Str. 3–4

Lizenznummer: 202 · 100/97/75
Herstellung: IV/2/14 VEB Druckerei »Gottfried Wilhelm Leibniz«,
445 Gräfenhainichen/DDR · 3957
Bestellnummer: 752 283 4 (2028/19) · LSV 0886
Printed in GDR
EVP 84,–

A LA MEMOIRE
DE MA MERE

Anno MCMXIV editione critica Galeni In Hippocratis De natura hominis commentariorum volumine V 9, 1 Corporis Medicorum Graecorum a viro doctissimo I. Mewaldt publici iuris facta secundum huius corporis regulas libri Hippocratis ipsius edendi via patuit. Primo I. Mewaldt H. Hunger adiuvante etiam librum Hippocraticum edendum susceperat. Sed priusquam editionem conficeret, mortem obiit, et H. Hunger, qui sine auxilio hoc opus exsequi non potuit, schedas manu scriptas nondum lima politas nobis tradidit. Animo benignissimo I. Jouanna suam libri De natura hominis editionem, quam consilii virorum doctissimorum supra commemoratorum inscius coeperat et anno MCMLXVII Lutetiae Parisiorum ad finem adduxerat, nobis commisit, ut pro editione ab illis viris doctis curata imprimeretur. Primam suae editionis formam secundum regulas corporis nostri partim commutavit, partim supplevit, editione ab I. Mewaldt et H. Hunger imperfecta relicta, quam quidem inspiciebat, non fructus, cum traditiones sive primariam sive secundariam contra atque illi duo editores iudicaret.

Berolini
m. Iulio a. MCMLXXI

Corpus Medicorum Graecorum
Jutta Kollesch

TABLE DES MATIERES

INDEX DES OUVRAGES CITES[1]

P. Albertelli, Gli Eleati. Testimonianze e frammenti, Bari, 1939

B. Alexanderson, Die hippokratische Schrift Prognostikon. Überlieferung und Text, Studia Graeca et Latina Gothoburgensia, XVII, Göteborg, 1963

A. Bailly, Dictionnaire grec-français, 26e éd. revue et corrigée par L. Séchan et P. Chantraine, Paris, 1963

A. M. Bandini, Catalogus codicum manuscriptorum bibliothecae Mediceae Laurentianae. Accedunt supplementa tria ab E. Rostagno et N. Festa congesta necnon addimentum ex inventariis bibliothecae Laurentianae depromptum accuravit F. Kudlien, vol. II/III, Leipzig, 1961

R. Barbour, Summary description of the Greek manuscripts from the Library at Holkham Hall, The Bodleian Library Record, t. VI, no 5 (August 1960), p. 591–613

J. W. B. Barns/H. Zilliacus, The Antinoopolis papyri, part III, Londres, 1967

J. W. Beardslee, The use of φύσις in fifth century Greek literature, Diss. Chicago, 1918

F. Bechtel, Die griechischen Dialekte, t. III, 2e éd., Berlin, 1963 (1e éd. 1924)

H. Beckh/F. Spät, Anonymus Londinensis, Berlin, 1896

F. Blass, Die pseudohippokratische Schrift Περὶ φυσῶν und der Anonymus Londinensis, Hermes, XXXVI, 1901, p. 405–410

J. Bollack, Empédocle. I. Introduction à l'ancienne physique, Paris, 1965. II–III. Les origines, Paris, 1969

L. Bourgey, Observation et expérience chez les médecins de la Collection hippocratique, Paris, 1953

N. van Brock, Recherches sur le vocabulaire médical du grec ancien. Soins et guérison, Paris, 1961

R. Browning, Greek abstract nouns in -σις, -τις, Philologus, CII, 1958, p. 60–73

W. Burkert, Weisheit und Wissenschaft. Studien zu Pythagoras, Philolaos und Platon, Erlanger Beiträge zur Sprach- und Kunstwissenschaft, X, Nuremberg, 1962

J. Burnet, L'aurore de la philosophie grecque, trd. A. Reymond, Paris, 1952

F. Chamoux, L'île de Thasos et son histoire, Revue des études grecques, LXXII, 1959, p. 348–369

P. Chantraine, La formation des noms en grec ancien, Paris, 1933

–, A propos de τωχθείς, τεθωγμένος, τεθαγμένος, etc. Philologie et grammaire comparée, Mélanges G. Kurylowicz, 1965, p. 39–43

[1] Pour les éditions contenant le traité de la Nature de l'homme, voir infra, p. 132 sq.

A. Chiapelli, Sui frammenti e sulle dottrine di Melisso di Samo, Atti della real. Acc. dei Lincei, ser. 4, Classe di scienze morali, vol. IV, parte I a, Memorie, 1889
K. Deichgräber, Die Epidemien und das Corpus Hippocraticum. Voruntersuchungen zu einer Geschichte der koischen Ärzteschule, Abhandl. d. preuß. Akad. d. Wiss., phil.-hist. Kl., nr. 3, 1933
–, Πρόφασις. Eine terminologische Studie, Quellen und Studien zur Gesch. d. Naturwiss. u. d. Medizin, III, 4, 1933, p. 1–17
–, Hippokrates, Über Entstehung und Aufbau des menschlichen Körpers (Περὶ σαρκῶν), Leipzig/Berlin, 1935
J. D. Denniston, The Greek particles, 2e éd., Oxford, 1959
H. Diels, Anonymi Londinensis ex Aristotelis Iatricis Menoniis et aliis medicis eclogae, Suppl. Aristotel. III, 1, Berlin, 1893
–, Über die Excerpte von Menons Iatrica in dem Londoner Papyrus 137, Hermes, XXVIII, 1893, p. 407–434
–, Parmenides Lehrgedicht, griechisch und deutsch, Berlin, 1897
–, Die Handschriften der antiken Ärzte, Abhandl. d. königl. preuß. Akad. d. Wiss., phil.-hist. Kl., 1905, III
–, Erster Nachtrag zu: Die Handschriften der antiken Ärzte, Abhandl. d. königl. preuß. Akad. d. Wiss., phil.-hist. Kl., 1907, II
–, Hippokratische Forschungen I, Hermes, XLV, 1910, p. 125–150
–, Doxographi Graeci, 4e éd., Berlin, 1965
H. Diels/W. Kranz, Die Fragmente der Vorsokratiker, 12e éd., Dublin/Zürich, 1966
A. Diès, Autour de Platon, Paris, 1927
H. Diller, Ὄψις ἀδήλων τὰ φαινόμενα, Hermes, LXVII, 1932, p. 14–42
–, Die Überlieferung der hippokratischen Schrift Περὶ ἀέρων, ὑδάτων, τόπων, Philologus, Suppl., XXIII, Heft 3, 1932
–, Die philosophiegeschichtliche Stellung des Diogenes von Apollonia, Hermes, LXXVI, 1941, p. 359–381
–, Hippokratische Medizin und attische Philosophie, Hermes, LXXX, 1952, p. 385–409
–, Hippokrates, Schriften. Die Anfänge der abendländischen Medizin, Reinbek b. Hamburg, 1962
–, Ausdrucksformen des methodischen Bewußtseins in den hippokratischen Epidemien, Archiv für Begriffsgeschichte, IX, 1964, p. 133–150
–, Hippocratis De aëre aquis locis, Corpus Medicorum Graecorum, I, 1, 2, Berlin, 1970
–, Compte-rendu de: E. Wenkebach/F. Pfaff, Galeni . . ., Corpus Medicorum Graecorum, V, 10,1 et V, 10,2,1, in: Gnomon, XIII, 1937, p. 266–276
–, Compte-rendu de: R. Blum, La composizione dello scritto Π. διαίτης ὀξέων, in: Gnomon, XIV, 1938, p. 297–305
–, Compte-rendu de: K. Weidauer, Thukydides und die hippokratischen Schriften, in: Gnomon, XXVII, 1955, p. 9–14
–, Compte-rendu de: B. Alexanderson, Die hippokratische Schrift Prognostikon . . ., in: Gnomon, XXXVI, 1964, p. 760–768
–, Compte-rendu de: A. Rivier, Recherches . . ., in: Gnomon, XXXVI, 1964, p. 236–244
H. L. Dittmer, Konstitutionstypen im Corpus Hippocraticum, Diss. Iéna. 1940
E. R. Dodds, Plato, Gorgias, Oxford, 1959

W. J. den Dulk, ΚΡΑΣΙΣ. Bijdrage tot de Grieksche Lexicographie, Diss. Leyde, 1934
L. Edelstein, Περὶ ἀέρων und die Sammlung der hippokratischen Schriften, Problemata, IV, Berlin, 1931
A. J. Festugière, Hippocrate, L'ancienne médecine, Paris, 1948
J. Filliozat, La doctrine classique de la médecine indienne. Ses origines et ses parallèles grecs, Paris, 1949
H. Flashar, Melancholie und Melancholiker in den medizinischen Theorien der Antike, Berlin, 1966
C. Fredrich, Hippokratische Untersuchungen, Philologische Untersuchungen, XV, Berlin, 1899
K. Freudenmann, Beiträge zur Überlieferungsgeschichte der hippokratischen Abhandlung Π. ἀ. ὑ. τ., Diss. Tübingen, 1921 (dactyl.)
P. Gärtchen/O. Hoffmann, Grammatik und Wortregister zu den ionischen Inschriften, Sammlung der griechischen Dialekt-Inschriften, IV, Heft 4, Göttingen, 1915
C. M. Gillespie, The use of εἶδος and ἰδέα in Hippocrates, The Classical Quarterly, VI, 1912, p. 179–203
Th. Gomperz, Die Apologie der Heilkunst, Sitzungsber. d. kais. Akad. d. Wiss., phil.-hist. Kl., CXX, 9, Wien, 1890 (2e éd., Leipzig, 1910)
H. Grensemann, Hippocratis De octimestri partu. De septimestri partu (spurium), Corpus Medicorum Graecorum, I, 2,1, Berlin, 1968
–, Weitere Bemerkungen zu den Hippokrates-Glossaren des Erotian und Galen, Hermes, CXVI, 1968, p. 177–190
–, Der Arzt Polybos als Verfasser hippokratischer Schriften, Akademie der Wissenschaften und der Literatur in Mainz, Abhandl. d. geistes- und sozialwiss. Kl., 1968, nr. 2
–, Die hippokratische Schrift „Über die heilige Krankheit", Ars Medica, II, 1, Berlin, 1968
W. K. C. Guthrie, In the beginning: some Greek views on the origins of life and the early state of man, Methuen, 1957
–, A history of Greek philosophy, 3 vol., Cambridge, 1962–1969
J. L. Heiberg, Hippocratis Opera, Corpus Medicorum Graecorum, I, 1, Leipzig/Berlin, 1927
W. A. Heidel, Περὶ φύσεως: a study of the conception of nature among the Presocratics, Proceedings of the American Academy of Arts and Sciences, XLV, 1910
F. Heinimann, Nomos und Physis. Herkunft und Bedeutung einer Antithese im griechischen Denken des 5. Jahrhunderts, Schweizer. Beitr. zur Altertumswiss., I, Bâle, 1945 (2e éd. 1965)
–, Diokles von Karystos und der prophylaktische Brief an König Antigonos, Museum Helveticum, XII, 1955, p. 158–172
G. Helmreich, Observationes criticae in Galeni De elementis secundum Hippocratem libros, Diss. Erlangen, 1877 (= Acta Seminarii philologici Erlangensis, I, 1878, p. 49–78)
–, Galeni De elementis ex Hippocratis sententia libri II, Erlangen, 1878
–, Handschriftliche Studien zu Galen. II. Teil, Programm des Königl. humanistischen Gymnasiums in Ansbach, 1910/1911, Ansbach, 1911
E. Hermann, Silbenbildung im Griechischen und in den andern idg. Sprachen, Göttingen, 1923

J. **Holt**, Les noms d'action en -σις, -τις. Etudes de linguistique grecque, Aarhus, 1940
E. **Höttermann**, Zur hippokratischen Schrift Π. φ. ἀ., Hermes, XLII, 1907, p. 138–145
E. **Howald**, Eine vorplatonische Kunsttheorie, Hermes, LIV, 1919, p. 187–207
J. **Humbert**, Syntaxe grecque, 3e éd., Paris, 1960
J. **Ilberg**, Studia pseudippocratea, Diss. Leipzig, 1883
–, Zur Überlieferung des hippokratischen Corpus, Rheinisches Museum, XLII, 1887, p. 436–461
–, Hippokratesausgaben des Kapiton und Dioskorides, Rheinisches Museum, XLV, 1890, p. 111–137
–, Das Hippokrates-Glossar des Erotianos und seine ursprüngliche Gestalt, Abhandl. d. königl. Sächs. Gesellsch. d. Wiss., philolog.-hist. Kl., XIV, 1893
–, Prolegomena, I: De codicibus manu scriptis, in: H. Kühlewein, Hippocratis Opera, t. I, Leipzig, 1894
–, Die medizinische Schrift „Über die Siebenzahl" und die Schule von Knidos, in: Griechische Studien, Hermann Lipsius zum sechzigsten Geburtstag dargebracht, Leipzig, 1894, p. 22–39
–, Compte-rendu de: A. Nelson, Die hippokratische Schrift Περὶ φυσῶν, in: Philol. Wochenschrift, 1910, p. 1273–1277
J. **Irigoin**, Rapport sur les conférences de J. Irigoin, in: Annuaire de l'école pratique des Hautes Etudes, IVe sect., 1966/1967, p. 165–168
W. **Jaeger**, Diokles von Karystos. Die griechische Medizin und die Schule des Aristoteles, 2e éd., Berlin, 1963
R. **Joly**, Notes hippocratiques, Revue des études anciennes, LVIII, 1956, p. 195–210
–, Recherches sur le traité pseudo-hippocratique du Régime, Paris, 1960
–, La question hippocratique et le témoignage du Phèdre, Revue des études grecques, LXXIV, 1961, p. 69–92
–, La traduction latine du livre II du Régime et l'unité de la tradition hippocratique, Antiquité classique, XXXIII, 1964, p. 45–57
–, Note sur trois recentiores hippocratiques, Antiquité classique, XXXIV, 1965, p. 193–198
–, Le niveau de la science hippocratique: contribution à la psychologie de l'histoire des sciences, Paris, 1966
–, Hippocrate, Du régime, Paris, 1967
–, Sur une nouvelle édition de « la Nature de l'homme », Antiquité classique, XXXVIII, 1969, p. 151–154
W. H. S. **Jones**, Philosophy and medicine in ancient Greece, Baltimore, 1946
J. **Jouanna**, Présence d'Empédocle dans la Collection hippocratique, Lettres d'Humanité, XX, 1961, p. 452–463
–, Rapports entre Mélissos de Samos et Diogène d'Apollonie à la lumière du traité hippocratique « De natura hominis », Revue des études anciennes, LXVII, 1965, p. 306–323
–, La théorie de l'intelligence et de l'âme dans le traité hippocratique du Régime; ses rapports avec Empédocle et le Timée de Platon, Revue des études grecques, LXXIX, 1966, p. XV–XVIII
–, La structure du traité hippocratique Maladies II et l'évolution de l'école de Cnide, Revue des études grecques, LXXXII, 1969, p. XII–XVII

J. Jouanna, Le médecin Polybe est-il l'auteur de plusieurs ouvrages de la Collection hippocratique?, Revue des études grecques, LXXXII, 1969, p. 552–562
–, Notes sur une édition récente du traité hippocratique de la « Maladie sacrée », Revue de philologie, XLIII, 1969, p. 258–267
–, Hippocrate. Pour une archéologie de l'école de Cnide, Paris, Les Belles Lettres, 1974
J. Jurk, Ramenta Hippocratea, Diss. Berlin, 1900
J. Jüthner, Die athletischen Leibesübungen der Griechen I. Geschichte der Leibesübungen, hrsg. von F. Brein, Vienne, 1965 (Österr. Akad. d. Wiss., phil.-hist. Kl., CCXLIX)
K. Kalbfleisch, In Galeni De placitis Hippocratis et Platonis libros observationes criticae, Diss. Berlin, 1892
J. Kerschensteiner, Kosmos. Quellenkritische Untersuchungen zu den Vorsokratikern, Zetemata, XXX, Munich, 1962
G. S. Kirk, Heraclitus. The cosmic fragments, 2e éd., Cambridge, 1965
W. Kranz, Gleichnis und Vergleich in der frühgriechischen Philosophie, Hermes, LXXIII, 1938, p. 99–122
P. Kucharski, Anaxagore et les idées biologiques de son siècle, Revue philosophique, CLIV, 1964, p. 138–166
F. Kudlien, Probleme um Diokles von Karystos, Sudhoffs Archiv für Geschichte der Medizin und der Naturwiss., XLVII, 1963, p. 456–464
–, Die handschriftliche Überlieferung des Galenkommentars zu Hippokrates De articulis, Berlin, 1960
H. Kühlewein, Observationes de usu particularum in libris qui vulgo Hippocratis nomine circumferuntur, Diss. Göttingen, 1870
–, Hippocratis Opera, 2 vol., Leipzig, 1894/1902
–, Die Schrift Περὶ ἀέρων ὑδάτων τόπων in der lateinischen Übersetzung des cod. Paris. 7027, Hermes, XL, 1905, p. 248–274
J. H. Kühn, System- und Methodenprobleme im Corpus Hippocraticum, Hermes Einzelschr., XI, 1956
R. Kühner-B. Gerth, Ausführliche Grammatik der griechischen Sprache, Zweiter Teil: Satzlehre, I/II, 4e éd., Hanovre, 1966
M. Lejeune, Traité de phonétique grecque, 2e éd., Paris, 1955
E. Lesky, Die Zeugungs- und Vererbungslehren der Antike und ihr Nachwirken, Akademie der Wissenschaften und der Literatur in Mainz, Abhandl. d. geistes- und sozialwiss. Kl., 1950, nr. 19
M. Leumann, Homerische Wörter, Schweizer. Beitr. zur Altertumswiss., III, 1950
C. Lichtenthaeler, Quatrième série d'études hippocratiques (VII–X), Genève, 1963
H. G. Liddell/R. Scott/H. S. Jones, A Greek-English lexicon, Oxford, 1960 (9e éd. 1940)
C. Lienau, Hippocratis De superfetatione, Corpus Medicorum Graecorum, I, 2, 2, Berlin, 1973
E. Littré, Œuvres complètes d'Hippocrate, 10 vol., Paris, 1839–1861
J. Lohmann, Das Verhältnis des abendländischen Menschen zur Sprache, Lexis, III, 1953, p. 5–49
J. Longrigg, Philosophy and Medicine. Some early interactions, Harvard Studies in Classical Philology, LXVII, 1963, p. 147–175

I. M. Lonie, The Hippocratic treatise Περὶ διαίτης ὀξέων, Sudhoffs Archiv für Geschichte der Medizin und der Naturwiss., XLIX, 1965, p. 50–79
P. Louis, Aristote, Histoire des animaux, t. 1, Paris, 1964
L. MacKinney, The concept of Isonomia in Greek medicine, in: J. Mau und E. G. Schmidt, Isonomia. Studien zur Gleichheitsvorstellung im griechischen Denken, Berlin, 1964, p. 79–88
J. N. Mattock/M. C. Lyons, Kitāb Buqrāṭ fī ṭabī'at al-insān (Hippocrates: On the nature of man), Arabic Technical and Scientific Texts, vol. IV, Cambridge, 1968
I. Mercati/P. Franchi de'Cavalieri, Codices Vaticani Graeci, t. I, Rome, 1923
K. Merz, Forschungen über die Anfänge der Ethnographie bei den Griechen. Die Schrift Περὶ ἀέρων, ὑδάτων, τόπων des Hippokrates, Diss. Zürich, 1923
J. Mewaldt, Galeni In Hippocratis De natura hominis commentaria tria, Corpus Medicorum Graecorum, V, 9,1, Leipzig/Berlin, 1914, p. 1–113
H. W. Miller, A medical theory of cognition, Trans. and Proc. of the Amer. philol. Ass., LXXIX, 1948, p. 168–183
–, Dynamis and Physis in On ancient medicine, Trans. and Proc. of the Amer. philol. Ass., LXXXIII, 1952, p. 184–197
–, The concept of Dynamis in De victu, Trans. and Proc. of the Amer. philol. Ass., XC, 1959, p. 147–164
L. Minio-Paluello, Guglielmo di Moerbeke, traduttore della « Poetica » di Aristotele (1278), Rivista di Filosofia neo-scolastica, XXXIX, 1947, p. 1–17
C. W. Müller, Gleiches zu Gleichem. Ein Prinzip frühgriechischen Denkens, Klassisch-philologische Studien, hrsg. von H. Herter und W. Schmid, XXXI, Wiesbaden, 1965
I. Müller, Galeni De placitis Hippocratis et Platonis libri IX, vol. I, Leipzig, 1874
W. Müri, Melancholie und schwarze Galle, Museum Helveticum, X, 1953, p. 21–38
E. Nachmanson, Erotianstudien, Uppsala, 1917
–, Erotiani Vocum Hippocraticarum collectio cum fragmentis, Uppsala, 1918
A. Nelson, Die hippokratische Schrift Περὶ φυσῶν, Diss. Uppsala, 1909
H. Omont, Inventaire sommaire des manuscrits grecs de la Bibliothèque Nationale, t. II, Paris, 1888
D. L. Page, Thukydides' description of the great plague at Athens, The Classical Quarterly, XLVII, 1953, p. 97–119
A. Pellicer, Histoire sémantique de φύσις, Thèse Paris, 1967 (dactyl.)
A. Pelzer, Note additive à l'article de A. Rome. Un manuscrit de la bibliothèque de Boniface VIII, Antiquité classique, VII, 1938, p. 268–270
J. Petersen, In Galeni De placitis Hippocratis et Platonis quaestiones criticae, Diss. Göttingen, 1888
F. Pfaff, Die nur arabisch erhaltenen Teile der Epidemienkommentare des Galen und die Überlieferung des Corpus Hippocraticum, Sitzungsber. d. preuß. Akad. d. Wiss., phil.-hist. Kl., XXI, 1931, p. 558–581
–, Die Überlieferung des Corpus Hippocraticum, Wiener Studien, L, 1932, p. 67–82
G. Plamböck, Dynamis im Corpus Hippocraticum, Akademie der Wissenschaften und der Literatur in Mainz, Abhandl. d. geistes- und sozialwiss. Kl., 1964, nr. 2
M. Pohlenz, Hippokratesstudien, Nachr. von der Gesellsch. der Wiss. zu Göttingen, N. F., phil.-hist. Kl., 2,4, 1937, p. 67–101
–, Hippokrates und die Begründung der wissenschaftlichen Medizin, Berlin, 1938

H. Polack, Textkritische Untersuchungen zur hippokratischen Schrift Prorrhetikos I, Diss. Hambourg, 1955 (dactyl.)
O. Pöppel, Die hippokratische Schrift Κῳακαὶ προγνώσεις und ihre Überlieferung, Diss. Kiel, 1959 (dactyl.)
J. Pouilloux, Recherches sur l'histoire et les cultes de Thasos, I, Paris, 1954
J. E. Powell, A lexicon to Herodotus, Cambridge, 1938
G. Preiser, Die hippokratischen Schriften De judicationibus und De diebus judicatoriis. Ausgaben und kritische Bemerkungen, Diss. Kiel, 1957 (dactyl.)
O. Regenbogen, Eine Forschungsmethode antiker Naturwissenschaft, Quellen und Studien zur Geschichte der Mathematik, Abt. B, 1, 1929–1930, p. 131–182
–, Probleme um die hippokratische Schrift De victu acutorum, in: Studies presented to D. M. Robinson, II, 1953, p. 624–634
D. Reichling, Appendices ad Hainii-Copingeri Repertorium bibliographicum, additiones et emendationes, fasc. I, Munich, 1905
H. Ritter/R. Walzer, Arabische Übersetzungen griechischer Ärzte in Stambuler Bibliotheken, Sitzungsber. d. preuß. Akad. d. Wiss., phil.-hist. Kl., XXVI, 1934, p. 801–846
A. Rivier, Recherches sur la tradition manuscrite du traité hippocratique « De morbo sacro », Berne, 1962
J. de Romilly, Thucydide, t. II, Paris, 1962
W. H. Roscher, Die hippokratische Schrift von der Siebenzahl in ihrer vierfachen Überlieferung, Studien zur Geschichte und Kultur des Altertums, VI, 3–4, 1913
V. Rose, Anecdota Graeca et Graeco-Latina, t. 2, Berlin, 1870
W. Rudolph, Olympischer Kampfsport in der Antike. Faustkampf, Ringkampf und Pankration in den griechischen Nationalfestspielen, Berlin, 1965 (= Deutsche Akademie der Wissenschaften zu Berlin, Schr. d. Sektion f. Altertumswiss., XLVII)
A. Rüst, Monographie der Sprache des hippokratischen Traktates Περὶ ἀέρων, ὑδάτων, τόπων, Diss. Fribourg (Suisse), 1952
H. Schöne, Bruchstücke einer neuen Hippokrates-Vita, Rheinisches Museum, LVIII, 1903, p. 56–66
–, Compte-rendu de: C. Fredrich, Hippokratische Untersuchungen, in: Göttingische gelehrte Anzeigen, CLXII, 1900, p. 654–662
E. Schöner, Das Viererschema in der antiken Humoralpathologie, Sudhoffs Archiv für Geschichte der Medizin und der Naturwiss., Beih. 4, Wiesbaden, 1964
H. Schreckenberg, Ananke. Untersuchungen zur Geschichte des Wortgebrauchs, Zetemata, XXXVI, 1964
K. Schubring, Untersuchungen zur Überlieferungsgeschichte der hippokratischen Schrift « De locis in homine », Neue deutsche Forschungen, XII, Berlin, 1941
P. M. Schuhl, Essai sur la formation de la pensée grecque, 2e éd., Paris, 1949
–, Les premières étapes de la philosophie biologique, Revue d'histoire des sciences, V, 1952, p. 197–221
J. Schumacher, Antike Medizin, 2e éd., Berlin, 1963
E. Schwyzer, Griechische Grammatik, I, 3e éd., Munich, 1953
E. Schwyzer, Griechische Grammatik, II, vervollständigt und hrsg. von A. Debrunner, 2e éd., Munich, 1950 (Schwyzer-Debrunner)

G. Senn, Über Herkunft und Stil der Beschreibungen von Experimenten im Corpus Hippocraticum, Sudhoffs Archiv für Geschichte der Medizin und der Naturwiss., XXII, 1929, p. 217–289

–, Nochmals die Experimente im Corpus Hippocraticum, Verhandlungen d. naturforschenden Gesellsch. in Basel, XLI, 1930

B. Snell, Die Entdeckung des Geistes, 3e éd., Hambourg, 1955

J. Souilhé, Etude sur le terme Dynamis dans les dialogues de Platon, Paris, 1919

A. E. Taylor, Varia Socratica I, St. Andrews University Publications, IX, 1911

–, A commentary on Plato's Timaeus, Oxford, 1928

A. Thumb/A. Scherer, Handbuch der griechischen Dialekte, 2e éd., Heidelberg, 1959

M. Vegetti, Technai e Filosofia nel Peri Technes Pseudo-ippocratico, Atti della Accademia delle Scienze di Torino, XCVIII, 1963/64, p. 308–380

–, Opere di Ippocrate, Turin, 1965

G. Vlastos, The physical theory of Anaxagoras, The Philosophical Review, LIX, 1950, p. 337–368

–, On Heraclitus, Amer. Journal of Philology, LXXVI, 1955

C. Vogel, Zur Entstehung der hippokratischen Viersäftelehre, Diss. Marburg, 1956 (dactyl.)

J. Wackernagel, Über ein Gesetz der indogermanischen Wortstellung, Indogermanische Forschungen, I, 1892, p. 333–436 (= Kleine Schriften, t. 1, Göttingen, 1953, p. 1–104)

R. Walzer, Galens Schrift Über die Siebenmonatskinder, Rivista degli studi orientali, XV, 1935, p. 323–357

K. Weidauer, Thukydides und die hippokratischen Schriften, Heidelberg, 1954

E. Wellmann, Codex Hamilton 329 (Galenos), Rheinisches Museum, XL, 1885, p. 30–37

M. Wellmann, Die pneumatische Schule bis auf Archigenes in ihrer Entwickelung dargestellt, Philologische Untersuchungen, XIV, Berlin, 1895

–, Die Fragmente der sikelischen Ärzte Akron, Philistion und des Diokles von Karystos, Berlin, 1901

–, A. Cornelius Celsus. Eine Quellenuntersuchung, Philologische Untersuchungen, XXIII, Berlin, 1913

–, Der Verfasser des Anonymus Londinensis, Hermes, LVII, 1922, p. 396–429

E. Wenkebach/F. Pfaff, Galeni In Hippocratis Epidemiarum libros I et II commentaria, Corpus Medicorum Graecorum, V, 10,1, Leipzig/Berlin, 1934

–, Galeni In Hippocratis Epidemiarum librum VI commentaria I–VIII, Corpus Medicorum Graecorum, V, 10,2,2, Berlin, 1956

G. Westermann, De Hippocratis in Galeno memoria quaestiones, Diss. Berlin, 1902

U. von Wilamowitz-Moellendorff, Die hippokratische Schrift Περὶ ἱρῆς νούσου, Sitzungsber. d. königl. preuß. Akad. d. Wiss., Berlin, 1901, p. 2–23

F. Willerding, Studia Hippocratica, Diss. Göttingen, 1914

J. Zafiropulo, L'école éléate, Paris, 1950

INTRODUCTION

A. STRUCTURE ET UNITE DU TRAITE

La structure du traité de la Nature de l'homme pose deux problèmes qu'il convient de distinguer soigneusement pour dissiper quelques malentendus qui subsistent encore chez certains érudits modernes. Le premier concerne l'extension du traité, le second porte sur son unité.

I. L'extension du traité

Le problème est de savoir si le traité communément intitulé Régime salutaire forme une œuvre séparée ou si, en réalité, il fait partie intégrante de la Nature de l'homme. Littré, dans son édition, les distingue nettement[1]. Pourtant, sur ce point, la tradition manuscrite est formelle, et je ne reviendrais pas sur cette remarque qui a été faite depuis longtemps[2], si l'erreur ne me semblait pas profondément ancrée dans les esprits. Le Régime salutaire, dans la tradition manuscrite, n'est qu'une section de la Nature de l'homme. De fait, dans les manuscrits anciens, la souscription indiquant la fin du traité de la Nature de l'homme se situe après les chapitres que Littré regroupe sous le titre de Régime salutaire[3], et il n'y a aucune séparation particulière entre les deux prétendus traités. Certes, les manuscrits portent, au début du c. 16, la mention περὶ διαίτης, mais cette mention n'a pas plus de valeur que maintes autres indications qui annoncent le contenu de tel ou tel chapitre[4]. Qui plus est, le titre même περὶ διαίτης ὑγιεινῆς, donné par Littré, n'est pas attesté dans les manuscrits hippocratiques

1 E. Littré, t. VI, Paris, 1849, p. 72. Pour le R. S., il adopte une nouvelle numérotation des chapitres.

2 Voir C. Fredrich, p. 13, et O. Villaret, p. 4.

3 Consulter mon apparat critique ad locum.

4 Dans les manuscrits A et M (cf. l'index des sigles), la mention περὶ διαίτης est dans le texte; dans le manuscrit V elle est en marge. Mais dans A, nous trouvons, également dans le texte, d'autres titres de même importance. Ainsi, 202,10 Ὅτι εἴδη πυρετῶν εἰσιν Δ, σύνοχος, ἀμφημερινός, τριταῖος καὶ τεταρταῖος; 212,14 πῶς χρὴ ποιεῖσθαι ἔμετον. De même, dans M, toujours dans le texte, en 202,10 περὶ πυρετῶν; 212,2 περὶ ἐμέτων; 214,18 περὶ γυναικῶν.

anciens ou récents[1]. Et si nous remontons dans le temps, la traduction latine ancienne, qui nous renseigne sur l'état de la tradition manuscrite au VIe siècle[2], confirme ces données puisque, là aussi, la souscription Explicit Ypocratis de natura humana englobe les chapitres sur le régime. Plus haut encore dans le temps, Galien également, quelles que soient ses convictions sur la structure du traité et sur sa genèse, lisait dans la Nature de l'homme le développement consacré au régime[3]. Et, s'il est bien vrai que nos manuscrits médiévaux remontent à un texte qui date du I^{e} siècle après J.-C., il est fort probable que les deux grandes éditions de ce siècle, celles d'Artémidore et de Dioscoride, ne connaissaient qu'un seul et même traité[4]. Dans ces conditions, il serait bien étrange de supposer, avec J. Ilberg, qu'Erotien, glossateur du Corpus Hippocraticum contemporain de Néron, connaissait déjà deux traités séparés[5]. En fait, c'est à la Renaissance, par suite de

[1] Le seul manuscrit récent sur lequel on pourrait s'appuyer pour ce titre de περὶ διαίτης ὑγιεινῆς est le Par. gr. 2142 (H), qui porte en marge du f. 32^{v} la mention περὶ διαίτης ὑγιεινῆς ὃ Πολύβου λέγεται τοῦ Ἱπποκράτους μαθητοῦ. Mais c'est une addition de seconde main qui provient, directement ou indirectement, du Commentaire de la Nature de l'homme par Galien, où on lit: τὸ τοῦ Πολύβου περὶ διαίτης ὑγιεινῆς (J. Mewaldt, p. 57,11–12) et δοκεῖ Πολύβου εἶναι σύγγραμμα τοῦ Ἱπποκράτους μαθητοῦ (ibid., p. 57,7–8); voir aussi ibid., p. 57,18; 88,13; 89,2; 89,11–12.

[2] Par. lat. 7027 (P), f. 2^{v}; voir infra, p. 125–127.

[3] Galien, dans son Commentaire de la Nature de l'homme (voir J. Mewaldt, p. 57), pense que les chapitres 1–8 forment un premier ouvrage écrit par Hippocrate lui-même, que les chapitres 16–22 forment un second ouvrage, le Περὶ διαίτης ὑγιεινῆς de Polybe, enfin que les chapitres intermédiaires ont été ajoutés par un compilateur qui, à l'époque hellénistique, aurait réuni les deux ouvrages en un seul. Ce sont là, évidemment, des explications personnelles et fantaisistes, mais quand il présente, au début de son commentaire (J. Mewaldt, p. 7–8), le contenu de l'ouvrage qu'il a sous les yeux, il est clair que l'ensemble du traité se présentait exactement comme dans nos manuscrits médiévaux (avec cette seule réserve que Galien ne lisait pas dans son exemplaire notre dernier chapitre). En effet, après avoir donné un résumé succinct des sujets abordés, régime compris, Galien conclut: εὔδηλον οὖν ὅτι τὸ μὲν ὅλον βιβλίον ἐκ πολλῶν διεσκεύασται. L'expression τὸ μὲν ὅλον βιβλίον « l'ouvrage dans son ensemble » atteste formellement que Galien n'avait sous les yeux qu'un seul et même ouvrage. Sur ce problème, voir aussi J. Mewaldt, p. IX–X.

[4] Pour les rapports entre nos manuscrits et les éditions d'Artémidore et de Dioscoride, cf. infra, p. 120 sq.

[5] J. Ilberg, Das Hippokrates-Glossar . . ., p. 103–148. Il faut avouer que la position de J. Ilberg est forte, car elle repose sur des faits précis. Du glossaire d'Erotien, nous ne possédons qu'un remaniement qui présente les gloses dans l'ordre alphabétique. Or ce n'est pas là l'ordre primitif du glossaire. Erotien, qui nous renseigne lui-même sur l'ordre qu'il avait adopté (cf. J. Ilberg, ibid., p. 104, n. 1), avait commenté les traités de la Collection hippocratique dans l'ordre où ils se présentaient pour que le lecteur pût facilement reconnaître la provenance du texte

l'influence des théories de Galien sur la genèse du traité, que la séparation en deux ouvrages distincts a été arbitrairement opérée par certains éditeurs [1], et il est fâcheux que l'édition la plus récente, celle de

commenté. Dès lors, essayer de retrouver l'ordre primitif du glossaire était, pour la critique hippocratique, de la plus haute importance: cela devait permettre, par là-même, de retrouver l'ordre des traités de la Collection telle que la lisait Erotien. La tâche n'était pas impossible, car l'épitomateur, tout en rangeant les gloses par ordre alphabétique, avait conservé à l'intérieur de chaque lettre l'ordre même du glossaire. Or, J. Ilberg a constaté que les gloses de ce que l'on a coutume d'appeler le Régime salutaire ne devaient pas faire suite aux gloses du traité de la Nature de l'homme; elles viennent après celles de l'Usage des liquides, traité qu'Erotien, dans la classification mise en tête de son glossaire, range dans les traités thérapeutiques (Θεραπευτικά) alors que la Nature de l'homme fait partie de la classe précédente, celle des traités étiologiques et physiques (αἰτιολογικὰ καὶ φυσικά). D'où Ilberg conclut (p. 134): « Erotian verband also dieses Buch (sc. Rég. Sal.) nicht, wie sonst gewöhnlich geschehen ist, unmittelbar mit Π. φ. ἀ. ». Sans mettre en cause les faits constatés par Ilberg, M. Wellmann en propose une interprétation différente dans une excellente étude sur les sources de Celse (A. Cornelius Celsus . . ., p. 18–26). Wellmann postule de façon très probable (cf. infra, p. 54), par suite des ressemblances et des différences entre d'une part Celse et d'autre part le Régime et le Régime salutaire l'existence d'une œuvre hippocratique perdue (Ὑγιεινόν; pour ce titre, cf. l'index du Vat. gr. 276, fol. 1^r) et émet l'hypothèse (p. 26) que les gloses d'Erotien attribuées à Rég. Sal. par Ilberg appartiennent en fait au traité perdu. De la sorte Erotien n'aurait pas glosé les chapitres sur le régime qui font partie de Nature de l'homme (Rég. Sal.); c'est seulement en lisant l'Ὑγιεινόν qu'il aurait relevé les gloses faussement attribuées par Ilberg à Régime salutaire. Une telle explication qui a l'avantage de sauvegarder l'unité de Nature de l'homme, conformément à toutes les autres données de la tradition, a été reprise et confirmée par E. Nachmanson, Erotianstudien, p. 314–317. Néanmoins, H. Grensemann, dans une étude sur le glossaire d'Erotien (Weitere Bemerkungen . . ., p. 178–181) a mis en cause les conclusions d'Ilberg et rejeté l'hypothèse de Wellmann/Nachmanson. Pour lui, à la différence de Wellmann/Nachmanson, – et en cela il rejoint Ilberg –, les gloses A 51 ἀλέξασθαι H 4 ἡδύσμασι Σ 16 στριφνούς appartiennent bien aux chapitres intitulés Régime salutaire et non à l'Ὑγιεινόν. Mais, pour lui, comme pour Wellmann et Nachmanson, à la différence d'Ilberg, les chapitres intitulés Régime salutaire faisaient partie intégrante de la Nature de l'homme à l'époque d'Erotien. Or comme nous sommes sûrs de la position des chapitres intitulés Régime salutaire entre l'Usage des liquides et Lieux dans l'homme, il faut supposer, selon Grensemann, qu'Erotien lisait l'ensemble de la Nature de l'homme entre ces deux traités. Dans cette hypothèse (déjà formulée et rejetée par Nachmanson, Erotianstudien, p. 316), on doit admettre que l'ordre des traités tels que les lisait Erotien ne correspond pas à la classification mise en tête du glossaire. Quoi qu'il en soit, l'état des gloses d'Erotien ne saurait prouver, comme le pensait Ilberg, qu'Erotien connaissait un traité du Régime salutaire séparé de celui de la Nature de l'homme.

[1] Selon O. Villaret, p. 4, le premier à avoir séparé les deux traités serait H. Mercurialis (Venise, les Juntes, 1588). De fait, la première édition grecque imprimée du

Jones[1], continue, malgré l'exemple de Villaret[2], à publier les neuf derniers chapitres de notre traité sous le titre erroné de Περὶ διαίτης ὑγιεινῆς, et contribue ainsi à perpétuer chez maints érudits modernes une erreur plus que séculaire.

II. L'unité du traité

Il est évident que les conclusions sur l'extension du traité n'ont et ne doivent avoir aucune incidence sur le problème de la composition

Corpus, celle de F. Asulanus (Venise, in aedibus Aldi, 1526) donne l'ensemble, comme son manuscrit de base l'invitait à le faire (Parisinus gr. 2141), sous forme d'un seul ouvrage, même si elle distingue trois parties (c. 1–8; c. 9–15; c. 16–24). Toutefois dans son index, l'Aldine cite deux traités séparés: le Περὶ φύσιος ἀνθρώπου et le Περὶ διαίτης ὑγιεινῆς. La même disposition est adoptée par J. Cornarius (Bâle, Froben, 1538). Néanmoins, Mercurialis n'est pas le premier à avoir publié séparément les deux traités. A. Diès, dans un excellent compte-rendu de l'édition Villaret (Autour de Platon, t. 1, p. 20–24) a raison de nous le rappeler. Mais ses affirmations méritent une mise au point. Il est effectivement vrai que M. F. Calvus, dans sa traduction latine qui précéda d'un an la parution de l'Aldine (Rome, ex aedibus F. Minitii Calvi, 1525) séparait de façon tout à fait insolite la partie sur le régime qui, chez lui, se lit à la fin du livre I du traité du Régime (p. CCXVII–CCXIX). Comme Calvus ne donne aucune explication, ni à la fin du traité de la Nature de l'homme, ni à l'endroit où les chapitres sur le régime sont soudés au traité du Régime, il est à croire que cette curieuse disposition se trouvait déjà dans un ou plusieurs manuscrits consultés par Calvus, bien que nous ne possédions actuellement aucun témoin de ce genre. Ce qui est vrai de Calvus ne l'est pas d'A. Brentius. Diès a certes raison de remarquer que dans la réédition de la traduction latine de Calvus (Bâle, in officina Andreae Cratandri, 1526) la traduction de Brentius qui, pour le traité de la Nature de l'homme, a remplacé celle de Calvus, ne comporte pas les chapitres sur le régime; mais il est faux d'en tirer la conclusion que A. Brentius, lui aussi, « séparait bien nettement les deux traités ». En effet, si l'on se reporte à la traduction d'A. Brentius telle qu'elle avait été éditée plusieurs années auparavant (Hippocrates de Natura hominis, de Victu, de Tuenda valitudine ... curavit A. Brentius Patavinus, sine loco, sine anno, — en réalité Rome, Stephanus Planuck, vers 1490 d'après D. Reichling, p. 152 —; voir aussi la réédition à Lyon, 1506), on constatera qu'en dépit d'un titre trompeur, Brentius ne sépare pas les chapitres sur le régime et l'on en conclura que dans l'édition de Calvus de 1526, la traduction de Brentius a été tronquée pour les besoins de la cause. Enfin, avant Mercurialis, I. Valgrisius, dans sa traduction latine des œuvres d'Hippocrate (Venise, ex officina Victoriae apud Ioannem Valgrisium, 1575), publiait séparément les chapitres sur le régime, et il leur a donné le titre de De salubri diaeta (p. 12); mais il est notable que, ce faisant, il s'en rapporte à l'autorité de Galien.

[1] W. H. S. Jones, Hippocrates, Cambridge/Londres, t. IV, 5e éd., 1959, p. 44; tout comme Littré, Jones adopte pour ces chapitres une numérotation spéciale.

[2] O. Villaret, p. 43.

et de l'unité du traité. Dire que les chapitres sur le régime, faussement regroupés sous le titre de Régime salutaire, font dans la traduction manuscrite partie intégrante du traité de la Nature de l'homme est une chose; dire que ces chapitres forment avec le reste un tout homogène écrit par un même auteur en est une autre. C'est avec des preuves internes – et non avec des arguments d'autorité – qu'il nous faut essayer maintenant de résoudre le difficile problème de la structure du traité; problème difficile, mais capital, car c'est de lui, en définitive, que dépend l'attribution ou non du traité à Polybe[1]. Faut-il voir dans le traité, tel que nous le lisons actuellement, un assemblage de développements disparates, ou au contraire les extraits d'une seule et même grande œuvre? Sur ce point, les avis sont très divergents. C. Fredrich[2], à la fin du siècle dernier, a essayé de montrer, par une étude détaillée de la composition du traité, qu'il n'était pas l'œuvre d'un seul médecin. Et comme, malgré la réfutation de K. Deichgräber[3], certains érudits[4] continuent à douter de l'unité du traité, il convient de reprendre l'examen de cette question. Certes, lors d'une première lecture, il est difficile de résister à l'impression que le traité est composite. Comme Galien, on est frappé par le contraste entre trois parties: les huit premiers chapitres paraissent former un tout très clair et très cohérent consacré à l'exposé de la théorie sur la nature de l'homme; puis brusquement, à partir du chapitre 9, et cela jusqu'au chapitre 15, cette cohérence de la pensée semble disparaître; c'est une succession de petits développements sur la pathologie qui ne paraissent pas avoir grand lien entre eux et où se trouve curieusement insérée une description détaillée des vaisseaux sanguins; enfin, les chapitres restants qui sont consacrés au régime semblent de nouveau former un tout, moins cohérent toutefois que la première section; il convient de mettre à part les deux derniers chapitres qui manifestement n'appartiennent pas au traité: ils sont extraits de deux autres œuvres de la Collection[5]. Telle est donc l'impression que laisse une lecture superficielle: une œuvre disparate et probablement composite. Mais, après examen approfondi, il me paraît difficile de ne pas revenir sur cette impression première. C'est ce que je voudrais montrer par une étude détaillée de la structure de l'œuvre.

[1] Voir infra, p. 55–59.

[2] C. Fredrich, p. 13–26. Contre l'unité du traité, voir aussi Galien, In Hippocratis De natura hominis commentaria, Mewaldt, p. 57; E. Littré, t. VI, p. 29; W. H. S. Jones, Hippocrates . . ., t. IV, p. XXVII.

[3] K. Deichgräber, Die Epidemien . . ., p. 105–112. Voir aussi Fr. Z. Ermerins, Hippocratis . . ., t. II, 1862, p. XLIII–XLVII; H. Schöne, C. R. de Fredrich . . ., p. 654–662; E. Höttermann, p. 138–145; M. Pohlenz, Hippokrates . . ., p. 49.

[4] Voir par exemple F. Heinimann, Nomos und Physis, p. 158, n. 31.

[5] Voir infra, p. 309 sq.

Dans une première section (c. 1–7), l'auteur expose sa théorie sur la nature humaine, selon un procédé de composition fréquent dans les manifestes[1], d'abord dans une partie négative et critique (c. 1–2), puis dans une partie positive (c. 3–7). Dans sa partie critique, l'auteur dénonce les théories monistes sur la nature humaine, mais prend soin de distinguer très nettement deux catégories d'adversaires, les philosophes et les médecins. Il commence, dans un préambule agressif (c. 1), par jeter le discrédit sur les philosophes qui soutiennent que l'homme est constitué d'un élément unique (air, feu, eau, terre). Point n'est besoin de les réfuter, puisqu'ils se réfutent eux-mêmes par leurs contradictions. L'auteur critique ensuite les théories des médecins qui affirment que l'homme est constitué d'une humeur unique, sang, bile, ou phlegme (c. 2). Et, cette fois, la réfutation est sérieuse et attentive. Elle comprend deux arguments: l'un sur l'impossibilité de la douleur (c. 2, p. 168,4 sqq.), l'autre sur l'impossibilité du changement (c. 2, p. 168,9 sqq.) dans l'hypothèse d'une substance unique. Seule une théorie pluraliste permet d'échapper à ces difficultés. C'est justement cette théorie pluraliste que l'auteur annonce à la fin du c. 2 (p. 170,3–7) et qu'il va exposer dans les chapitres 3 à 7.

Mais, avant d'exposer le contenu de sa doctrine, il insiste dans un chapitre de transition (c. 3) sur la nécessité qui s'impose d'adopter une théorie pluraliste, et par là-même de rejeter tout monisme. Pour le rôle de ce chapitre dans la structure du traité, K. Deichgräber[2] interprète les choses autrement. Selon lui, ce chapitre serait la partie positive qui correspondrait à la critique du monisme philosophique (c. 1); l'auteur y exposerait sa théorie philosophique sur la nature des Etres; parallèlement, le chapitre 4 où l'auteur expose sa théorie médicale sur la nature de l'homme serait la partie positive correspondant à la critique du monisme médical (c. 2); si bien qu'il y aurait dans les quatre premiers chapitres une savante alternance entre le général et le particulier, entre la nature des Etres et la nature de l'homme. Mais il serait bien étrange qu'ici l'auteur ait pour dessein essentiel et avoué d'exposer sa théorie générale sur les Etres, quand il a aussi catégoriquement condamné ceux qui, dans leurs exposés sur la nature humaine, sortent du strict domaine de la médecine. En fait, le thème du chapitre est plus précis que ne le pense Deichgräber. Ce qui, dans ce chapitre, comme du reste dans le c. 1, est au centre des préoccupations de l'auteur, ce n'est pas la nature des Etres, mais bien la nature de l'homme. Son intention est de montrer que, selon toute nécessité,

[1] Sur ce point, la comparaison s'impose avec le Contre les sophistes d'Isocrate. Nous verrons (cf. infra, p. 61) qu'en définitive notre traité peut bien être le manifeste du médecin Polybe prenant, au départ d'Hippocrate, la tête de l'école de Cos.

[2] K. Deichgräber, Die Epidemien ..., p. 108–109.

l'homme n'est pas un, mais composé d'une pluralité d'éléments (c. 3, p. 172,2–5). Et s'il aborde le problème de la constitution des Etres en général[1], ce n'est que par suite d'un élargissement et d'une généralisation (c. 3, p. 172,8 sq.). Aussi convient-il de voir ici une continuation de la polémique contre toute conception moniste de la nature humaine, mais avec un léger changement de perspective: l'accent est mis non plus sur l'impossibilité d'une théorie moniste, mais sur la nécessité d'une théorie pluraliste. C'est donc bien un chapitre de transition entre la partie négative et la partie positive.

Avec le chapitre 4 commence l'exposé proprement dit de la théorie de notre auteur sur la nature humaine. L'homme est constitué de quatre humeurs (sang, phlegme, bile jaune et bile noire), dont le mélange plus ou moins parfait est cause de la santé ou des maladies. Après l'énoncé de sa théorie, l'auteur développe avec rigueur les deux points qu'il avait annoncés à la fin du chapitre 2. Premier point: ces humeurs qui composent l'homme sont toujours présentes en lui (c. 5 et 6). On remarquera la parfaite symétrie entre les formules qui annoncent le développement (c. 2, p. 170,3–5 ἐγὼ μὲν γὰρ ἀποδείξω ἃ ἂν φήσω τὸν ἄνθρωπον εἶναι, καὶ κατὰ [τὸν] νόμον καὶ κατὰ [τὴν] φύσιν, αἰεὶ ταὐτὰ ἐόντα ὁμοίως) et celles qui l'introduisent (c. 5, p. 174,11 sq. εἰπὼν δέ, ἃ ἂν φήσω τὸν ἄνθρωπον εἶναι, ἀποφανεῖν αἰεὶ ταὐτὰ ἐόντα καὶ κατὰ νόμον καὶ κατὰ φύσιν). C'est là le signe d'un exposé fortement structuré. Mais cela n'exclut pas parfois une certaine liberté dans la composition. En effet, le chapitre 6 se rattache assez librement à ce qui précède. D'une manière inattendue, l'auteur, reprenant sa polémique contre les médecins adeptes du monisme, montre que leurs théories reposent en fait sur une observation partielle de la réalité. Cette liberté du reste est toute relative, car au fond, tout en dénonçant les erreurs de ses adversaires, l'auteur continue à démontrer que les quatre humeurs existent effectivement dans le corps. Deuxième point: ces humeurs, quoique constamment présentes dans l'homme, augmentent ou diminuent sous l'influence de facteurs externes: les saisons. Ce point, qui avait été également annoncé à la fin du chapitre 2 (p. 170,6 sq. καὶ ἀνάγκας ἀποφανέω, δι' ἃς ἕκαστον αὔξεταί τε καὶ φθίνει ἐν τῷ σώματι), est développé dans la première partie du chapitre 7, depuis αὔξεται (p. 182,4) jusqu'à τοῦ μήκεος (p. 184,16). Ici encore, nous avons affaire à un développement très structuré, puisque, dans cette étude des variations des humeurs selon les saisons, l'auteur commence par l'augmentation du phlegme en hiver, pour y revenir, une fois le cycle achevé, donnant ainsi, par la reprise de formules qui se font écho, l'impression d'un retour perpétuel (comp. c. 7, p. 182,4 αὔξεται δ' ἐν τῷ ἀνθρώπῳ τὸ μὲν

[1] Pour la raison d'être de ce développement, voir infra, p. 44.

φλέγμα τοῦ χειμῶνος et c. 7, p. 184,14 sq. ὅταν δὲ ὁ χειμὼν καταλαμβάνῃ . . . τὸ φλέγμα αὔξεται πάλιν).

Vient ensuite une ample conclusion générale (c. 7, p. 184,16 ἔχει μὲν οὖν – 186,12 μελάντατα), constituée d'une conclusion proprement dite (p. 184,16 à 19), élargie par une comparaison (p. 184,19 à 186,12). La conclusion proprement dite reprend, toujours avec la même rigueur, les deux points annoncés dans la partie négative et développés dans la partie positive: pérennité (p. 184,16 sq. ἔχει μὲν οὖν ταῦτα πάντα ἀΐδια τὸ σῶμα τοῦ ἀνθρώπου que l'on comparera à c. 2, p. 170,4 sq. αἰεὶ ταὐτὰ ἐόντα ὁμοίως, à c. 5, p. 174,11 sq. αἰεὶ ταὐτὰ ἐόντα et surtout à c. 5, p. 178,6 φανερός ἐστιν ὤνθρωπος ἔχων ἐν ἑωυτῷ ταῦτα πάντα ἀΐδια ἕως ἂν ζῇ) et périodicité des humeurs (p. 184,17–19 ὑπὸ δὲ τῆς ὥρης περιισταμένης τοτὲ μὲν πλείω γίνεται αὐτὰ ἑωυτῶν, τοτὲ δὲ ἐλάσσω, ἕκαστα κατὰ μέρος qui correspond à c. 2, p. 170,6 sq. καὶ ἀνάγκας ἀποφανέω, δι' ἃς ἕκαστον αὔξεταί τε καὶ φθίνει ἐν τῷ σώματι). Quant à la comparaison, qui met en parallèle l'année constituée par les saisons et l'homme constitué par les humeurs, elle est d'une ampleur exceptionnelle. En fait, elle est double, et chacune de ses parties illustre chacun des deux points de la conclusion. Nul doute, selon nous, que cette comparaison ne soit destinée à clore et à couronner la première section consacrée à la nature de l'homme[1].

Aussi, contrairement à l'opinion reçue, le chapitre 8, loin d'être la fin du développement sur la nature humaine, ouvre la deuxième grande section consacrée, elle, à la pathologie et à la thérapeutique (c. 8–c. 15). Mais comme les adversaires de l'unité du traité – et en particulier C. Fredrich, qui est le seul d'entre eux à avoir fait une étude détaillée de la composition – voient dans ce chapitre 8 non pas seulement la fin d'un développement, mais même la conclusion du traité, il convient de peser les arguments de leur chef de file. C. Fredrich estime que, d'un point de vue rhétorique, ce chapitre 8 forme une conclusion satisfaisante à un discours-programme sur la nature humaine[2]. Bien maladroite serait une conclusion qui viendrait se greffer sur une ample conclusion déjà existante et en détruire l'effet; bien étrange serait une conclusion qui ne conclut pas, qui, loin de s'en tenir à des idées générales déjà exprimées, apporte à la thèse exposée des précisions nouvelles et des restrictions (p. 186,15 ὅσα μὴ ἐν περιόδῳ ἡμερέων ἀπαλλάσσεται et p. 186,19 sq. ὅ τι δ' ἂν τὰς ὥρας ταύτας ὑπερβάλλῃ νόσημα, εἰδέναι χρὴ ἐνιαύσιον αὐτὸ ἐσόμενον) et même annonce un développement avec un

[1] Aussi ne pouvons nous admettre avec K. Deichgräber, Die Epidemien . . ., p. 109, que la composition du traité devienne plus lâche à partir du c. 5. Pour avoir voulu trouver une symétrie trop systématique entre les quatre premiers chapitres, cet érudit n'a pas vu la structure d'ensemble de la première section de l'œuvre.

[2] C. Fredrich, p. 16.

verbe au futur (p. 186,15 sq. τὴν δὲ περίοδον αὖτις φράσω τὴν τῶν ἡμερέων). Aussi C. Fredrich, parti du préjugé que les huit premiers chapitres forment un tout complet, mais conséquent avec lui-même, supprime-t-il dans cette prétendue conclusion toute proposition qui pourrait heurter sa thèse. En fait, ces propositions où l'auteur apporte des nuances à une thèse générale trop systématique se comprennent parfaitement si le chapitre 8 joue le rôle, non pas de conclusion, mais de transition. Nous sommes à un tournant de l'œuvre, au moment où l'auteur va passer de son exposé général sur la nature humaine à un exposé plus technique sur la pathologie: il est bien conscient que la complexité des faits n'est pas totalement réductible à des schèmes; aussi s'efforce-t-il par ces parenthèses de combler l'écart entre la théorie et la réalité. C. Fredrich, pour montrer que ce chapitre 8 est bien la fin du traité, avance un second argument: il y a, selon lui, une rupture marquée entre les c. 8 et 9; les causes des maladies invoquées dans le c. 9 (régime, air) sont tout autres que celles du c. 8 (saisons)[1]. Mais cet argument repose, nous semble-t-il, sur une interprétation erronée du c. 8. Il serait tout à fait inexact de croire que les saisons y sont considérées comme les causes directes des maladies; ce sont uniquement des facteurs externes qui favorisent la naissance des maladies. Il ne faut pas confondre la prédominance normale d'une humeur due à l'influence de la saison et sa prédominance pathologique. Certes, entre les deux, il n'y a qu'une différence de degré; mais, pour franchir le seuil, interviennent des causes autres que les saisons. Ce sont précisément ces causes directes qui sont exposées au c. 9. De plus, qu'un médecin grec, pour expliquer les maladies, fasse intervenir plusieurs facteurs, ne doit pas nous étonner: H. Schöne[2] rapproche judicieusement du système étiologique de notre traité celui de Maladies I[3] où les maladies sont expliquées et par une théorie humorale, et par l'influence des facteurs ambiants (excès de chaleur ou de froid), et par le régime. C'est une preuve de plus que les causes exposées au c. 9 (régime, air), loin de contredire la théorie de l'influence des saisons sur les maladies, ne font que la compléter.

Si je suis d'accord avec H. Schöne et K. Deichgräber, contre C. Fredrich, pour voir dans le c. 9 la continuation naturelle du c. 8, je ne puis suivre ces deux érudits quand ils considèrent que la première section du traité s'arrête à la fin du c. 9. On en comprendra aisément les raisons d'après ce qui a été dit à propos de la thèse de C. Fredrich. A partir du c. 8 commence la section sur la pathologie, et il n'y a aucune rupture de sujet entre les c. 9 et 10 qui traitent tous deux de

[1] C. Fredrich, p. 17.
[2] H. Schöne, C. R. de C. Fredrich . . ., p. 657.
[3] Maladies I c. 2, Littré VI, 142,13–20.

pathologie. Au vrai, si de telles divergences existent, c'est parce que l'on n'a pas vu ce qui constitue l'unité de la deuxième section (c. 8–15). Ce qui est frappant, par delà la diversité apparente de ces chapitres, c'est l'unité des sujets abordés: chaque développement traite à la fois des causes des maladies et de leur traitement; et cette unité devient manifeste, quand on compare les formules qui introduisent à chaque fois 1. les considérations sur l'origine des maladies (c. 8, p. 186,13 sqq. ὅσα μὲν τῶν νοσημάτων χειμῶνος αὔξεται ... ὅσα δὲ θέρεος αὔξεται ... ὅσα δὲ γίνεται ἦρος νοσήματα ...; c. 9, p. 188,3 sqq. a) ὅσα πλησμονὴ τίκτει νοσήματα ... ὅσα δὲ ἀπὸ κενώσιος γίνεται ... ὅσα δὲ ἀπὸ ταλαιπωρίης γίνεται ... ὅσα δὲ ὑπερτέρη ἀργίη νοσήματα τίκτει ...; b) αἱ δὲ νοῦσοι γίνονται, αἱ μὲν ἀπὸ τῶν διαιτημάτων, αἱ δὲ ἀπὸ τοῦ πνεύματος...; c. 10, p. 192,8 sqq. ὅσα δὲ τῶν νοσημάτων γίνεται ἀπὸ τοῦ σώματος τῶν μελέων τοῦ ἰσχυροτάτου ... ὅσα δ' ἂν ἀπὸ τῶν ἀσθενεστέρων ἐπὶ τὰ ἰσχυρότερα ἔλθῃ ...; c. 12, p. 198,4 sq. τούτοισι πᾶσιν ἀπὸ τοῦ αὐτοῦ τὰ νοσήματα γίνεται; c. 13, p. 200,13 sq. ὅσα τῶν νοσημάτων ἐξ ὀλίγου γίνεται, καὶ ὅσων αἱ προφάσιες εὔγνωστοι ...; c. 15, p. 202,10 οἱ πλεῖστοι τῶν πυρετῶν γίνονται ἀπὸ χολῆς), 2. les indications sur leur traitement, et éventuellement sur leur prognose (c. 8, p. 186,20 sq. καὶ τὸν ἰητρὸν χρὴ οὕτως ἵστασθαι πρὸς τὰ νοσήματα; c. 9, a) p. 188,7 sqq. δεῖ τὸν ἰητρὸν ἐναντίον ἵστασθαι τοῖσι καθεστηκόσι νοσήμασι ... οὕτω γὰρ ἂν μάλιστα τὸ κάμνον ἀναπαύοιτο, ἥ τε ἴησις τοῦτό μοι δοκεῖ εἶναι; b) p. 190,3 sq. τὴν θεραπείην χρὴ ποιεῖσθαι ἐναντιούμενον τῇ προφάσει τῆς νούσου...; p. 190,15 sq. τοῦτον χρὴ τὸν χρόνον τὰς παραινέσιας ποιεῖσθαι τοῖσιν ἀνθρώποισι τοιάσδε; c. 10, p. 192,12 sq. χαλεπαὶ αἱ ἀπολύσιες γίνονται ... εὐλυτώτερά ἐστιν; c. 12, p. 200,8 sq. ὑγιεῖς δὲ γίνονται αὐτόματοι οἱ οὕτω διακείμενοι; c. 13, p. 200,14 sq. τὴν δὲ ἴησιν χρὴ ποιεῖσθαι αὐτῶν ἐναντιούμενον τῇ προφάσει τῆς νούσου; c. 15, p. 204,20 sq. εὖ χρὴ εἰδέναι μὴ χρόνιον ἐσόμενον τὸν πυρετόν). Et ces développements qui semblent juxtaposés sans ordre défini suivent, en fait, une progression certaine. D'abord les maladies générales (c. 8–10) avec l'étude des facteurs qui favorisent les maladies (c. 8: saisons), des causes qui les déterminent (c. 9: régime ou air) et des mécanismes internes qui les déclenchent (c. 10: déplacement des humeurs). Puis les maladies particulières (c. 12 et 14) et les fièvres (c. 15). Certes, il est étonnant de trouver au milieu de tels développements une longue description des vaisseaux sanguins[1]. Effectivement, cette description paraît n'avoir aucun lien avec ce qui précède: on passe sans transition de la pathologie à l'anatomie. Mais là encore, il ne faut pas s'en tenir aux apparences: cette description des vaisseaux

[1] Ainsi Fr. Z. Ermerins, Hippocratis ..., p. XLVII, bien que partisan de la théorie unitaire, ne voit aucun lien entre cette description anatomique et le reste de l'œuvre; aussi considère-t-il ce passage sur les veines comme étranger à l'ouvrage.

sanguins – on ne l'a jamais assez souligné[1] – n'est pas une fin en soi; elle n'a sa raison d'être que parce que la connaissance du trajet des vaisseaux est indispensable au traitement des maladies par phlebotomie. Caractéristique, en effet, est l'insistance avec laquelle l'auteur revient par trois fois sur la manière de pratiquer les phlebotomies[2]. Et si l'on constate que toute la fin du chapitre est consacrée à ce problème, l'on conviendra que ce qui constitue le sujet essentiel du chapitre, c'est le traitement par phlebotomie, et non la description des vaisseaux qui apparaît dès lors comme un moyen – moyen certes indispensable – mais non plus comme une fin. Dans cette nouvelle perspective, le lien avec le développement précédent devient clair. L'auteur, dans le c. 10, a analysé les mécanismes internes des maladies causées par un déplacement et une accumulation d'humeurs. Maintenant, passant de l'étiologie à la thérapeutique, comme il le fait régulièrement dans toute cette section, il expose l'un des moyens de traiter ces maladies, puisque la phlebotomie a précisément pour but de supprimer une accumulation d'humeurs. Ce lien devient plus sensible encore par la comparaison de la fin du c. 11 (p. 196,10 τὰς οὖν – 15 συλλέγεσθαι) avec le c. 10. Dans les deux passages, l'explication des maladies est identique: douleurs et maladies naissent là où les humeurs se sont accumulées et séjournent (comp. c. 10, p. 192,9 sq. καὶ γὰρ ἢν αὐτοῦ μένῃ ἔνθ' ἂν ἄρξηται et c. 11, p. 196,12 sq. ἀπὸ τῶν χωρίων ἔνθ' ἂν αἱ ὀδύναι μεμαθήκωσι γίνεσθαι καὶ τὸ αἷμα συλλέγεσθαι); mais surtout, la distinction faite au c. 10 entre les parties « faibles » et les parties « fortes » trouve un écho dans le c. 11. Les parties « fortes », est-il dit au c. 10, sont celles qui ont assez de force (p. 192,14 ἰσχύος) pour repousser le flot d'humeurs. C'est dire que les parties « faibles » sont celles où le flot d'humeurs a tendance à s'accumuler et à séjourner (cf. p. 192,12 χαλεπαὶ αἱ ἀπολύσιες γίνονται). A quoi fait donc allusion l'auteur dans ἀπὸ τῶν χωρίων ἔνθ' ἂν αἱ ὀδύναι μεμαθήκωσι γίνεσθαι καὶ τὸ αἷμα συλλέγεσθαι (p. 196,12 sq.) et dans καὶ τὸ ἔθος μεταστήσειας ἂν ὥστε μηκέτι ἐς τὸ αὐτὸ χωρίον συλλέγεσθαι (p. 196,14 sq.), sinon justement à ces parties « faibles » du chapitre précédent? Ainsi, la phlebotomie est un moyen de guérir les douleurs et les maladies provoquées par une accumulation d'humeurs – particulièrement le sang – dans les parties « faibles ». Avec le chapitre précédent, le lien est étroit et direct. C'est la preuve, selon nous, que la description des vaisseaux s'insère dans la trame de l'exposé.

Ainsi, après examen de la structure, l'ensemble de la section (c. 8–c. 15) retrouve son unité et sa cohérence[3]. Ces résultats sont du

[1] Voir toutefois E. Hóttermann, p. 138–140.

[2] C. 11, p. 194,2 sqq. 9 sqq.; 196,10 sqq.

[3] Aucune contradiction, nous semble-t-il, ne vient briser cette cohérence. C. Fredrich, lui, (p. 19), note une contradiction entre le c. 14 où il est question de la grosse

reste confirmés par l'étude du style. Dans toute cette section reviennent des formules identiques ou analogues qui tissent entre les chapitres des liens secrets, mais indiscutables. Voici les rapprochements les plus caractéristiques:

1. a) c. 8 (p. 186,19 sq.): ὅ τι δ' ἂν τὰς ὥρας ταύτας ὑπερβάλλῃ νόσημα, εἰδέναι χρὴ ἐνιαύσιον αὐτὸ ἐσόμενον.
   b) c. 12 (p. 200,10 sq.): οἷσι δ' ἂν τὴν ὥρην ταύτην ὑπερβάλλῃ, ἐνιαυτῷ αὐτόματοι ...
2. a) c. 8 (p. 186,20 sq.): καὶ τὸν ἰητρὸν χρὴ οὕτως ἵστασθαι πρὸς τὰ νοσήματα ...
   b) c. 9 (p. 188,7 sq.): δεῖ τὸν ἰητρὸν ἐναντίον ἵστασθαι τοῖσι καθεστηκόσι νοσήμασι ...
   c) c. 9 (p. 190,3 sq.): καὶ τὴν θεραπείην χρὴ ποιεῖσθαι ἐναντιούμενον τῇ προφάσει τῆς νούσου ...
   d) c. 13 (p. 200,14 sq.): τὴν δὲ ἴησιν χρὴ ποιεῖσθαι αὐτῶν ἐναντιούμενον τῇ προφάσει τῆς νούσου.
3. a) c. 9 (p. 188,9): οὕτω γὰρ ἂν μάλιστα τὸ κάμνον ἀναπαύοιτο.
   b) c. 9 (p. 192,6 sq.): οὕτω γὰρ ἂν ἥκιστα πολλοῦ τε καὶ πυκνοῦ τοῦ πνεύματος χρῄζοιεν οἱ ἄνθρωποι.
   c) c. 11 (p. 196,13 sq.): οὕτω γὰρ ἂν ἥκιστα ἥ τε μεταβολὴ γίνοιτο μεγάλη ἐξαπίνης ...
   d) c. 13 (p. 200,16): οὕτω γὰρ ἂν λύοιτο τὸ τὴν νοῦσον παρέχον τῷ σώματι.
4. a) c. 12 (p. 200,11 sq.): ἢν μή τι ἄλλο κακουργῆται ὥνθρωπος.
   b) c. 15 (p. 204,21): ἢν μή τι ἄλλο κακουργῆται ὥνθρωπος.

Il apparaît dès lors que cette deuxième section forme un tout cohérent écrit de la même main. Toutefois, il convient d'apporter quelques nuances; la trame de l'exposé n'est pas aussi serrée que dans la première section. Ainsi, le c. 13 qui est constitué par des remarques générales sur la prognose des maladies et leur traitement ne cadre pas avec les chapitres précédent et suivant où il est question de maladies particulières. Mais ce relâchement dans la composition ne doit pas nous étonner. Car, à partir du moment où le médecin quitte le domaine de la théorie pour entrer dans un exposé plus technique sur la pathologie, la complexité du réel n'est plus favorable à une exposition

veine (202,2 τῇ φλεβὶ τῇ παχέῃ) et le c. 11 où l'auteur décrit quatre paires de gros vaisseaux (196,5 αἱ μὲν παχέαι τῶν φλεβῶν). Mais, au c. 14, nous sommes dans un contexte bien précis: il s'agit de la grosse veine qui aboutit dans la vessie (cf. 202,5); il serait évidemment absurde d'en conclure que l'auteur du c. 14 ne connaissait qu'une seule grosse veine. Il vaut mieux penser avec E. Höttermann, p. 141, que la veine désignée au c. 14 correspond à l'un des vaisseaux de la quatrième paire du c. 11.

systématique. De plus, il est fort possible que dans cette partie technique – et spécialement dans l'exposé des maladies particulières – certaines ruptures dans la suite des développements soient dues à l'intervention d'un épitomateur[1].

S'il est bien vrai que cette deuxième section n'est pas, comme le prétendent les adversaires de l'unité du traité, constituée par un assemblage de développements hétérogènes, mais forme un tout écrit de la même main, il est difficile d'échapper à la conclusion qu'elle est la suite naturelle de la section précédente. Outre que le c. 8 constitue une évidente charnière puisqu'il applique au domaine de la pathologie la théorie de l'influence des saisons sur la nature humaine, il y a entre les deux sections des rapports indéniables:

1. La théorie humorale exposée de façon systématique dans la première section trouve son application dans la seconde. Les maladies, déclare l'auteur dans la première section, sont produites par l'isolement d'une humeur qui n'est plus dans un état de crase (c. 4, p. 174,3 μὴ κεκρημένον). Or, dans la deuxième section, il est dit que la fièvre synoque provient de la bile la plus intempérée (c. 15, p. 202,14 ἀκρητεστάτης). De plus, les maladies sont expliquées, dans la première partie, par le déplacement (c. 4, p. 174,8 μετάστασιν) d'une humeur qui va s'accumuler en un point du corps. Or, par trois fois, dans la seconde partie, ce principe trouve son application (c. 10, p. 192,12 sqq.: maladies causées par un déplacement d'humeurs des parties faibles vers les parties fortes; c. 11, p. 196,12 sq.: douleurs produites par accumulation de sang; c. 12, p. 198,16 sqq.: empyème). A quoi on pourrait objecter que de telles explications sont courantes dans le reste de la Collection[2]. Mais les rapports entre les deux sections ne sont pas moins évidents pour ce qui constitue l'originalité essentielle de la théorie humorale de notre auteur: l'importance accordée à la bile noire[3]. Au c. 15, la bile noire est mentionnée pour l'explication des fièvres quartes. Or, tout comme au c. 7, elle est présentée comme la plus visqueuse des humeurs (c. 7, p. 182,8 sq. καίτοι γλισχρότατόν ἐστι [sc. τὸ φλέγμα] καὶ βίῃ μάλιστα ἄγεται μετά γε χολὴν μέλαιναν; c. 15, p. 204,12 sq. μέλαινα γὰρ χολὴ τῶν ἐν τῷ σώματι ἐνεόντων γλισχρότατον); et, dans les deux cas, elle est mise en rapport avec l'automne (c. 7, p. 184,13 sq. ἡ δὲ μέλαινα χολὴ τοῦ φθινοπώρου πλείστη τε καὶ ἰσχυροτάτη ἐστίν; c. 15, p. 204,18 sq. ἥ τε φθινοπωρινὴ ὥρη [sc. ὑπὸ μελαίνης χολῆς κατέχεται] μάλιστα πασέων

[1] L'hypothèse d'un épitomateur est admise comme une évidence par tous les partisans de l'unité du traité (Ermerins, Schöne, Höttermann etc.). Elle est possible, voire probable; mais je serais porté à minimiser le rôle d'un tel épitomateur (cf. infra, p. 37 sq.).

[2] Voir mon commentaire à 174,4–10.

[3] Pour la théorie humorale de notre auteur, voir infra, p. 48–50.

τῶν ὡρέων)[1]. J'ajoute que l'explication des fièvres par la bile (jaune) au c. 15 me paraît un prolongement tout à fait naturel de la théorie humorale de notre auteur. On pourrait penser que cette théorie (explication des maladies par l'une des quatre humeurs) doit logiquement aboutir à l'explication de chacune des quatre fièvres (synoque, quotidienne, tierce et quarte) par chacune des quatre humeurs. C'est effectivement la théorie qui sera adoptée un peu plus tard par un représentant de l'école sicilienne de médecine, Dioclès de Caryste[2]. Mais pour notre traité, cette objection est sans effet: dans l'exposé de sa théorie humorale, l'auteur a déjà nettement mis en rapport les fièvres avec la bile (jaune): ἡ δὲ χολὴ τοῦ θέρεος κατέχει τὸ σῶμα . . . δῆλον δὲ καὶ τοῖσι πυρετοῖσι καὶ τοῖσι χρώμασι τῶν ἀνθρώπων (c. 7, p. 184,5 sqq.). Il n'est donc rien dans la deuxième section qui ne soit l'application de la théorie humorale exposée dans la première partie.

2. Le même esprit de système et en particulier la même prédilection pour le nombre quatre se retrouvent dans les deux parties. La complexité du réel, dans la première section, était systématiquement simplifiée pour s'intégrer dans un cadre quaternaire (quatre humeurs, quatre qualités élémentaires, quatre saisons). De même, dans la deuxième section, l'auteur distingue quatre paires de gros vaisseaux sanguins (c. 11) et quatre sortes de fièvres (c. 15). Cela est d'autant plus remarquable que, pour les fièvres ou les vaisseaux sanguins, cette division quadripartite ne se retrouve nulle part ailleurs dans la Collection[3].

3. Un principe de physique énoncé dans la première partie trouve son application dans la seconde. Au c. 7, il est dit que les humeurs qui exigent un effort pour être évacuées s'échauffent (c. 7, p. 182,9 sq. ὅσα δὲ βίῃ ἔρχεται, θερμότερα γίνεται, ἀναγκαζόμενα ὑπὸ τῆς βίης). Or, c'est précisément cette même loi qui intervient au c. 12 pour expliquer que le corps de l'homme, pendant la jeunesse, est chaud: ἀνάγκη γὰρ αὐξανόμενον καὶ χωρέον τὸ σῶμα πρὸς βίην θερμὸν εἶναι (c. 12, p. 200,3 sq.). Pendant la jeunesse, le corps est chaud non seulement parce qu'il croît, mais aussi parce que les humeurs, exigeant un effort pour être évacuées, constituent une source supplémentaire de chaleur[4].

[1] C. Fredrich, fidèle à sa méthode qui consiste à supprimer dans le traité toute proposition qui pourrait heurter sa thèse, considère cette allusion à la bile noire dans le c. 15 comme une addition tardive (p. 20).

[2] Voir Dioclès, frg. 97, éd. M. Wellmann, Die Fragmente . . .

[3] Cette division quadripartite se retrouve seulement pour les humeurs en Génération, Nature de l'enfant, Maladies IV; voir surtout c. 32 (Littré VII, 542,6 sqq.): l'homme est composé de quatre humeurs, le phlegme, le sang, la bile et l'eau.

[4] Pour le sens de l'expression χωρέον τὸ σῶμα πρὸς βίην, je m'écarte de l'interprétation traditionnelle; voir mon commentaire ad locum.

4. Il existe enfin, entre les deux parties, des similitudes d'expression qui viennent corroborer l'hypothèse de l'unité:

– même tendance à donner de la vigueur au raisonnement par l'emploi de ἀνάγκη ou de δῆλον ὅτι; pour ἀνάγκη, voir en première partie c. 2, p. 168,6. 170,6, c. 3, p. 170,8. 172,2.5, c. 4, p. 174,3.9, c. 5, p. 176,8, c. 7, p. 186,3 et, en seconde partie, c. 8, p. 186,18, c. 10, p. 192,10, c. 12, p. 198,5. 200,3 et 8. Pour δῆλον ὅτι, voir en première section c. 1, p. 166,2, c. 7, p. 184,8, et en seconde c. 9, p. 190,3.5.13.14.

– même prédilection pour l'emploi de ὅτε causal: première partie, c. 1, p. 166,1, c. 3, p. 170,14, c. 5, p. 176,8; deuxième partie: c. 9, p. 188,16. 190,17. 192,3.

– même façon de désigner les humeurs, non par χυμός ou ἰκμάς, mais par la périphrase τὰ ἐν τῷ σώματι ἐνεόντα[1]: première section, c. 6, p. 180,9, c. 7, p. 182,5; deuxième section, c. 15, p. 204,13; et l'on peut s'étonner de trouver pour ce dernier passage dans toutes les éditions précédentes τῶν ἐν τῷ σώματι ἐνεόντων χυμῶν, alors que χυμῶν n'est attesté ni dans les manuscrits hippocratiques anciens, ni dans les lemmes de Galien.

– emploi de formules analogues:

1° section, c. 7, p. 182,19 sq.	2° section, c. 15, p. 204,15 sq.
οἱ ἄνθρωποι τοῦ ἦρος καὶ τοῦ θέρεος μάλιστα ὑπό τε τῶν δυσεντεριῶν ἁλίσκονται.	φθινοπώρου μάλιστα οἱ ἄνθρωποι ἁλίσκονται ὑπὸ τῶν τεταρταίων.
c. 7, p. 184,5 sq.	c. 15, p. 204,17 sq.
ἡ δὲ χολὴ τοῦ θέρεος κατέχει τὸ σῶμα καὶ τοῦ φθινοπώρου.	ἡ δὲ ἡλικίη αὕτη ὑπὸ μελαίνης χολῆς κατέχεται.

– enfin et surtout, deux mots très rarement employés dans le reste de la Collection se trouvent à la fois dans la première et la seconde sections. On lit ἀφήκει au c. 1, p. 164,4, mais aussi au c. 11, p. 194,2; or, ce mot n'est attesté, pour le reste de la Collection, que dans deux autres traités (une fois dans Maladie sacrée, c. 1, Littré VI, 358,16 et cinq fois dans Blessures de tête, c. 1, Littré III, 184,8, c. 9, ibid., 210,10 et 15, c. 14, ibid., 238,5 et 242,8)[2]. Et si l'on ajoute que le

[1] Evidemment notre auteur n'est pas le seul dans la Collection à désigner les humeurs par une telle périphrase; voir par exemple Maladies I c. 2, Littré VI, 142,13–14; mais ce qui est caractéristique de notre traité, c'est la prédilection évidente pour les périphrases de ce genre (p. 180,11 sq. τὸ ... ἐνεὸν ἐν τῇ γῇ; p. 186,1 sq. τῶν ἐνεόντων ἐν τῷδε τῷ κόσμῳ) et l'absence étonnante du mot χυμός qui désigne couramment les humeurs dans les traités de l'école de Cos.

[2] Je passe volontairement sous silence l'emploi de ἀφήκει dans Nature des os, c. 9, Littré IX, 174,17, puisque le c. 9 de Nat. os. est la reprise textuelle du c. 11 de Nat. hom.

mot est encore plus rare en dehors de la Collection[1], le rapprochement devient particulièrement significatif. De même, on trouve ἐξανιεῖ au c. 7, p. 182,16 qui revient sous la forme ἐξανεθέντας au c. 12, p. 198,7. Or le mot n'est attesté qu'une seule autre fois dans la Collection (Maladies des femmes I c. 70, Littré VIII, 148, 2).

Voilà donc tous les rapprochements qui m'amènent à la conviction que la seconde section est de la même main que la première. En définitive, il m'apparaît donc que cette seconde partie, consacrée à la pathologie, forme un tout relativement cohérent et doit être considérée comme la suite naturelle de la partie théorique.

Pour la troisième section qui traite du régime (c. 16–c. 22), le problème est moins délicat à résoudre, car même les adversaires de l'unité du traité admettent que cette partie n'est pas sans rapport avec la première. C'est ainsi que R. Joly[2] reconnaît que « la diététique de ce dernier traité (sc. Régime salutaire) est la seule qui puisse prolonger la Nature de l'homme ».

Voici tout d'abord comment se présente, à l'intérieur de cette section, la suite des développements: deux grandes parties de longueur inégale, l'une consacrée au régime des personnes qui mènent une vie normale (τοὺς ἰδιώτας c. 16, p. 204,22) du c. 16 au c. 21, l'autre, plus courte, réservée au régime des athlètes (c. 22). Pour les prescriptions relatives aux gens qui mènent une vie normale, l'auteur commence par le régime alimentaire (c. 16 et 17) qui varie non seulement avec les saisons (c. 16), mais aussi avec les constitutions et les âges (c. 17). Une conclusion, à la fin du c. 17, reprend avec netteté les points développés dans les c. 16 et 17 δεῖ οὖν πρὸς τὴν ἡλικίην καὶ τὴν ὥρην καὶ τὰ εἴδεα τὰ διαιτήματα ποιεῖσθαι (p. 208,18 sq.). L'auteur traite ensuite des exercices qui, comme le régime alimentaire, varient avec les saisons et les constitutions (c. 18). Et dans une sorte d'appendice aux prescriptions sur le régime alimentaire et les exercices, il donne des conseils particuliers aux personnes qui veulent maigrir ou grossir (c. 19). Après les prescriptions sur le régime et les exercices viennent les recommandations sur les vomissements et les clystères (c. 20). Enfin, l'auteur termine cette partie sur le régime des gens qui mènent une vie normale par de brèves remarques sur le régime des enfants et des femmes (c. 21). De tous les cas précédents, il convient de distinguer les athlètes (c. 22), qui, eux, sont soumis à un régime forcé (cf. ἀναγκοφαγίην p. 218,4) et à un entraînement intensif. Et, contrairement aux cas précédents, il ne s'agit plus d'un régime préventif, mais curatif: l'auteur indique les moyens de remédier aux déséquilibres causés par l'excès des exercices et des aliments. Ne serait-ce que pour cela, le

[1] Antiphon (Vors. 87 B 16) et Platon, République, VII, 530 e.

[2] R. Joly, Le niveau . . ., p. 175.

titre de περὶ διαίτης ὑγιεινῆς repris par les éditeurs modernes à Galien n'est pas justifié.

Que cette section sur le régime soit le prolongement des deux sections précédentes, on s'en convaincra par les rapprochements suivants:

1. Les principes fondamentaux énoncés dans les deux premières sections trouvent leur application dans la partie sur le régime.

– influence des saisons sur la nature humaine: énoncé au c. 7, ce principe est appliqué au régime au c. 16. Une comparaison entre ces deux développements met en lumière d'évidentes analogies. Les saisons, dans les deux cas, sont définies par les mêmes qualités élémentaires (hiver: froid et humide; printemps: humide et chaud; été: chaud et sec; automne: sec et froid)[1] et parfois en des termes identiques (comp. c. 7, p. 184,11 ἡ ὥρη, ξηρή τε ἐοῦσα καὶ θερμή et c. 16, p. 206,14 ἡ γὰρ ὥρη θερμή τε καὶ ξηρή). Quant à l'influence des saisons sur la nature humaine, elle est envisagée dans les deux cas avec le même esprit de système, les qualités élémentaires des saisons agissant directement sur les qualités élémentaires de l'homme (comp. c. 7, p. 184,12 sq. ξηρόν τε γάρ ἐστιν τὸ φθινόπωρον καὶ ψύχειν ἤδη ἄρχεται τὸν ἄνθρωπον et c. 16, p. 206,14 sq. ἡ γὰρ ὥρη θερμή τε καὶ ξηρή, καὶ παρέχεται τὰ σώματα καυματώδεα καὶ αὐχμηρά)[2]. Enfin, dans les deux développements, le procédé de composition est analogue: nous avons vu[3] comment, au c. 7, l'auteur commençant et terminant par l'hiver employait, au début et à la fin, des formules volontairement analogues; il en est de même au c. 16 où la reprise des formules est plus manifeste encore (c. 16, p. 204,22–206,1 τοῦ μὲν χειμῶνος ἐσθίειν ὡς πλεῖστα, πίνειν δὲ ὡς ἐλάχιστα, εἶναι δὲ χρὴ τὸ πόμα οἶνον ὡς ἀκρητέστατον et c. 16, p. 208,5–7 ὅπως ὅ τε χειμὼν ἀγαθὸς ἔσται καὶ ὤνθρωπος διαχρήσεται τοῖσί τε πόμασιν ἀκρητεστάτοισιν καὶ ὀλίγοισι καὶ τοῖσι σιτίοισι ὡς πλείστοισί τε καὶ ξηροτάτοισι).

– pour le régime (3° section) comme pour la thérapeutique (2° section), le médecin doit prendre en considération non seulement les saisons, mais aussi la constitution et l'âge du patient[4]. Comparer:

[1] Même si ces qualités ne sont pas toujours explicitement attribuées aux saisons, il est facile de les déduire du contexte.

[2] Il y a toutefois une différence: dans le c. 16 la théorie humorale qui était au centre du c. 7 n'est plus invoquée. Mais cette différence n'est nullement séparative; voir R. Joly, Le niveau . . ., p. 175.

[3] Supra, p. 25 et 26.

[4] Certes, notre médecin n'est pas le seul auteur de la Collection à insister sur l'importance de tels facteurs (voir mon commentaire à 188,8). On trouve même des formules analogues dans Régime, c. 2, Littré VI, 470,6–10 (πρὸς . . . τὴν φύσιν τοῦ ἀνθρώπου καὶ τὰς ἡλικίας τῶν σωμάτων καὶ πρὸς τὰς ὥρας τοῦ ἐνιαυτοῦ καὶ πρὸς τὰς μεταβολὰς τῶν πνευμάτων πρός τε τὰς θέσιας τῶν χωρίων . . . πρός τε τὴν κατά-

c. 9, p. 188,7 sq. δεῖ τὸν ἰητρὸν ἐναντίον ἵστασθαι τοῖσι καθεστηκόσι νοσήμασι καὶ εἴδεσι καὶ ὥρῃσι καὶ ἡλικίῃσι . . .	c. 17, p. 208,18 sq. δεῖ οὖν πρὸς τὴν ἡλικίην καὶ τὴν ὥρην καὶ τὰ εἴδεα τὰ διαιτήματα ποιεῖσθαι . . .
c. 9, p. 190,8 sq. καὶ σκεψάμενον τοῦ ἀνθρώπου τήν τε ἡλικίην καὶ τὸ εἶδος καὶ τὴν ὥρην τοῦ ἔτεος . . .	
c. 9, p. 190,11 sq. πρὸς ἕκαστα τῶν ἡλικιῶν καὶ τῶν ὡρέων καὶ τῶν εἰδέων καὶ τῶν νούσων ἔν τε τῇ φαρμακείῃ προστρέπεσθαι . . .	

– dans la partie sur le régime, on trouve les mêmes méthodes curatives que dans la partie sur la pathologie. Ainsi, le médecin doit s'opposer à l'influence des saisons, non seulement pour guérir les maladies (deuxième section), mais aussi pour les prévenir (troisième section). Et là encore, les formules sont remarquablement proches:

c. 9, p. 188,7 sq. δεῖ τὸν ἰητρὸν ἐναντίον ἵστασθαι τοῖσι καθεστηκόσι . . . ὥρῃσι . . .	c. 17, p. 208,18–20 δεῖ οὖν . . . τὰ διαιτήματα ποιεῖσθαι ἐναντιούμενον τοῖσι καθισταμένοισι καὶ θάλπεσι καὶ χειμῶσιν.

De plus, l'idée qu'il convient d'éviter dans le traitement les changements brutaux revient dans les deux dernières sections en des termes qu'il est difficile de ne pas attribuer à la même main[1].

c. 11, p. 196,13 sq. οὕτω γὰρ ἂν ἥκιστα ἥ τε μεταβολὴ γίνοιτο μεγάλη ἐξαπίνης . . .	c. 16, p. 206,10 sq. καὶ μὴ μεγάλη ἡ μεταβολὴ ἔσται ἐξαπίνης . . .

στασιν τοῦ ἐνιαυτοῦ) et dans Maladies des femmes II c. 111, Littré VIII, 240, 2–4 (= Nature de la femme, c. 1, Littré VII, 312,8–10): δεῖ δὲ τὸν ὀρθῶς ταῦτα διαχειριζόμενον διαγινώσκειν . . . τὰς φύσιας τῶν γυναικῶν . . . καὶ τὰς ἡλικίας καὶ τὰς ὥρας καὶ τοὺς τόπους καὶ τὰ πνεύματα. Mais ce qu'il y a de remarquable dans Nat. hom. par rapport au Régime ou à Maladies des femmes, c'est l'absence significative de toute référence à l'influence de la nature des lieux ou des vents (voir commentaire à 208,18).

1 Je n'ignore pas que l'idée est répandue dans la Collection (voir le commentaire à 190,19). On trouve même dans deux traités des formules analogues: Régime maladies aiguës, c. 9, Littré II, 282,7 (εἴ τις ἐξαπίνης μέγα μεταβάλλοι) et ibid., 296,11; c. 10, 300,10, 302,5; c. 12, 318,11; Régime, c. 68, Littré VI, 600,10 (ὡς μὴ ἐξαπίνης τὴν δίαιταν μεταβάλλειν). Mais la comparaison de Nat. hom. avec ces passages, loin d'ôter de la force à notre rapprochement, fait ressortir ce qu'il y a en lui d'unique.

2. Si les grands principes énoncés dans les deux premières sections trouvent leur application dans la troisième, inversement, le principe fondamental de la troisième (pour changer le régime, il convient d'augmenter et de diminuer simultanément les aliments ou les boissons de propriétés contraires) est déjà en germe dans la seconde. Comparer:

c. 9, p. 190,10 τὰ μὲν ἀφαιρέοντα, τὰ δὲ προστι-θέντα ...	c. 16, p. 206,5 sq. καὶ τῶν ἄρτων ἀφαιρέοντα μάζαν προστιθέναι ... c. 16, p. 208,1 sq. τῶν μὲν σιτίων ἀφαιρέοντα, τῷ δὲ ποτῷ προστιθέντα ...[1]

3. On notera enfin que dans la troisième section également se retrouve l'emploi caractéristique de οὕτω γὰρ ἂν μάλιστα (ἥκιστα) pour introduire les conclusions (c. 16, p. 206,2 οὕτω γὰρ ἂν μάλιστα; c. 16, p. 208,7 sq. οὕτω γὰρ ἂν καὶ ... μάλιστα καὶ ... ἥκιστα; c. 17, p. 208,20 οὕτω γὰρ ἂν μάλιστα; c. 22, p. 216,7–9 οὕτω γὰρ ἂν ... μάλιστα; c. 22, p. 216,16 οὕτω γὰρ ἂν μάλιστα)[2].

Tous ces rapprochements m'amènent donc à la conviction que ces trois sections (théorie sur la nature de l'homme – étiologie et thérapeutique – régime) font partie d'un seul et même ouvrage. Certes, dans la deuxième section, certaines ruptures dans la suite des développements peuvent être dues à la suppression par un épitomateur de passages jugés trop techniques. Mais comme dans l'ensemble la trame de l'exposé est régulière, comme je ne juge pas nécessaire de supposer avec certains critiques[3] que des passages ont été déplacés, et comme notre auteur a un esprit trop systématique pour avoir le souffle long[4],

[1] J'attribue moins de valeur à ce rapprochement qu'aux précédents, car des expressions analogues se retrouvent dans d'autres traités de diététique (voir commentaire à 206,5). Je le signale néanmoins, car c'est la convergence des rapprochements qui me paraît significative.

[2] Pour l'emploi de cette expression dans les chapitres précédents, voir supra, p. 30. On remarquera aussi la reprise au c. 22, p. 216,19–218,1 de c. 3, p. 172,2 τῆς φύσιος τοιαύτης ὑπαρχούσης.

[3] C'est en particulier l'avis de H. Schöne, C. R. de C. Fredrich ..., p. 660: il pense que le développement du c. 12 (198,21 γίνονται δὲ καὶ οἱ λίθοι à 200,8 ἀνάγκη εἶναι) considéré par Wilamowitz et C. Fredrich (p. 18) comme une interpolation est un fragment de la grande œuvre qui a été arbitrairement déplacé par l'épitomateur (« durch Willkühr der Abschreiber », p. 660). J'estime pour ma part que la prétendue interpolation, loin d'interrompre le raisonnement, s'y intègre et apporte une explication nécessaire (pour la démonstration, voir le commentaire à 198,21).

[4] Cette tendance à la simplification et à la concision est particulièrement sensible quand on compare la façon dont Nat. hom. et Régime ont adapté un modèle commun (pour ce modèle, voir infra, p. 54). Ne retenant que l'essentiel,

je suis porté à minimiser le rôle possible d'un épitomateur: nous ne sommes pas en présence des lambeaux d'un grand ouvrage, mais plutôt de la majeure partie d'un traité de médecine de dimension modeste.

B. PHILOSOPHIE ET MEDECINE DANS LE TRAITE DE LA NATURE DE L'HOMME

Une des caractéristiques de la pensée grecque, à la fin du cinquième siècle et au début du quatrième, est l'union étroite de la philosophie et de la médecine[1]. Autant que pour la cosmologie, philosophes et sophistes se passionnent pour l'anthropologie: Empédocle par exemple, ou Diogène d'Apollonie qui fut à la fois philosophe et médecin. Inversement, nombreux sont les médecins qui, comme l'auteur des Vents[2], du Régime[3] ou des Chairs[4], font dériver leurs théories médicales de doctrines cosmologiques. Contre une telle dépendance de la médecine par rapport à la philosophie, certains praticiens réagissent avec vigueur: l'auteur de l'Ancienne médecine essentiellement[5]. Et, au premier abord, il semble que notre traité soit aussi un manifeste dirigé contre l'ingérence des théories philosophiques en médecine, puisque notre auteur annonce clairement dans son préambule[6] son intention de traiter de la nature humaine en médecin et non en philosophe. En fait, sa position se révèle fondamentalement ambiguë; c'est ce que nous allons voir en étudiant les liens complexes qui relient notre traité aux diverses tendances philosophiques et médicales de son époque[7].

Nat. hom. expose en deux pages de l'édition Littré (t. VI, p. 72 et 74) ce que le Régime détaille en six pages (ibid., p. 594–604). De plus la théorie sur la nature humaine dans Nat. hom. – que nous possédons incontestablement en entier – n'occupe que dix pages (ibid., p. 32–50) alors que dans le Régime la partie correspondante s'étend sur 26 pages (ibid., p. 472–524). Il me paraît donc exclu que Nat. hom. ait été à l'origine comparable pour l'étendue au traité du Régime.

1 Pour le problème dans son ensemble, voir W. H. S. Jones, Philosophy . . ., et P. M. Schuhl, Les premières étapes . . ., p. 197–221. Voir plus récemment J. Longrigg, p. 147–175.

2 Littré VI, 90 sqq. Consulter de préférence A. Nelson.

3 Littré VI, 466 sqq. Consulter de préférence l'éd. de R. Joly, Hippocrate . . .

4 Littré VIII, 584 sqq. Consulter de préférence K. Deichgräber, Hippokrates . . .

5 Littré I, 570 sqq. Consulter de préférence J. L. Heiberg et A. J. Festugière.

6 C. 1, p. 164–166.

7 Pour la date, voir infra, p. 59–61.

I. La Nature de l'homme et la philosophie

Dès la première phrase, l'auteur de la Nature de l'homme lance une virulente attaque contre la philosophie. A propos de cette polémique contre les philosophes, il convient de souligner deux choses; la première, c'est que cette polémique, malgré les apparences, est aux yeux de l'auteur d'une importance capitale. Si l'on s'en tient aux apparences, l'auteur semble accorder aux philosophes peu d'attention et beaucoup de mépris: un bref préambule lui suffit pour jeter le discrédit sur ces philosophes qu'il feint de ne pas devoir réfuter puisqu'ils se réfutent eux-mêmes par leurs contradictions. En fait, il va les réfuter avec sérieux, car dans sa polémique contre les médecins [1], l'argumentation garde une tournure si générale et si philosophique qu'il est clair que, par-delà les médecins, elle s'adresse également aux philosophes qu'il prétend ignorer désormais [2]. Le second fait à souligner est que cette polémique, malgré les premières déclarations de l'auteur, ne vise pas tous les philosophes en bloc, comme c'est le cas dans l'Ancienne médecine, mais simplement ceux qui soutiennent que la nature humaine est constituée d'un élément unique (air, feu, eau, terre). Pourquoi une telle discrimination? A cette question, nous ne pourrons répondre qu'après avoir essayé d'identifier ces philosophes monistes [3]. A la fin du cinquième siècle, le monisme recouvre deux positions philosophiques diamétralement opposées: d'un côté le monisme ionien, de l'autre le monisme éléate. Les uns, partant d'une substance unique (air, eau, feu), expliquent la formation des êtres par les multiples modifications de cette substance première; les autres, partant de l'Etre un et immuable, refusent aux êtres, du fait qu'ils se modifient, toute participation à l'Etre. Aussi notre auteur, partant en guerre contre le monisme, devait-il fatalement ruiner les arguments des uns et des autres; mais sa polémique est dirigée essentiellement contre les représentants du monisme ionien.

a) La polémique contre les représentants du monisme ionien. L'auteur de la Nature de l'homme et Diogène d'Apollonie

Quels sont les philosophes visés? Un fait est certain: il s'agit de contemporains, puisque l'auteur a assisté lui-même aux joutes

[1] C. 2, p. 166,12 à c. 3, p. 172,12.

[2] Il a pris congé des philosophes dans une formule méprisante (c. 2, p. 166,12): Περὶ μὲν οὖν τούτων ἀρκεῖ μοι τὰ εἰρημένα.

[3] Pour ce problème, voir J. Jouanna, Rapports ..., p. 306–323. Il m'a paru nécessaire d'en reprendre ici les grandes lignes.

oratoires de ces philosophes éristiques[1]. Et comme dans le traité il est fait mention de Mélissos de Samos[2], il ne peut s'agir des anciens cosmologues ioniens, Thalès, Anaximène ou Héraclite, mais de leurs disciples, philosophes ou sophistes, qui, dans la seconde moitié du cinquième siècle, ont donné aux anciennes cosmologies ioniennes un lustre nouveau en les appliquant au domaine de la biologie. Parmi ces disciples[3], il en est un qui me semble particulièrement visé: c'est Diogène d'Apollonie dont les théories connaissaient une grande vogue dans le monde médical, comme en témoigne la Collection[4], et n'étaient pas, à en juger par les allusions d'Aristophane[5], ignorées du grand public. En effet, il existe entre notre traité et le Περὶ φύσεως de Diogène d'Apollonie des liens étroits qu'aucun critique, à ma connaissance, n'a signalés. J'ai montré ces liens dans un précédent travail[6]. En voici simplement les grandes lignes. Les arguments avancés contre les médecins qui s'inspirent du monisme ionien correspondent point par point à ceux que Diogène emploie pour justifier le monisme ionien[7]. A chaque fois, la comparaison révèle d'une part des oppositions constantes dans le raisonnement et les conclusions, d'autre part des analogies frappantes dans les termes. Pour les analogies dans les termes, il est un exemple très significatif, que je m'étais contenté de signaler, et sur lequel je voudrais revenir: l'auteur de la Nature de l'homme, comme Diogène, désigne les éléments de l'univers par une périphrase où entre le mot κόσμος (Diogène, Vors. 64 B 2 τὰ ἐν τῷδε τῷ κόσμῳ ἐόντα; Nat. hom., c. 7, p. 186,1 sq. τῶν ἐνεόντων ἐν τῷδε τῷ κόσμῳ). Or, si l'on songe que le mot κόσμος au sens concret de «monde ordonné» n'est pas souvent attesté ailleurs dans la littérature du cinquième siècle[8], et qu'il apparaîtra encore à Platon et à Xénophon, sinon comme une nouveauté, du moins comme un mot technique[9], il est difficile de ne pas croire que notre médecin

[1] C. 1, p. 166,2 sqq.

[2] C. 1, p. 166,11. Mélissos, comme l'affirme Plutarque (Vie de Périclès 26–28) sur la foi d'Aristote, était le général qui commandait la flotte samienne lors de la victoire remportée sur les Athéniens en 440 avant J.-C.

[3] Pour les autres adversaires possibles, voir le commentaire à 164,5 et 6.

[4] Nette influence de Diogène sur les Vents, Maladies IV et Maladie sacrée; moindre sur Airs, eaux, lieux et Chairs. Voir surtout F. Willerding, p. 11 sqq. et plus récemment H. W. Miller, A medical theory . . ., p. 168–183.

[5] Nuées, v. 225 sqq.

[6] J. Jouanna, Rapports . . ., p. 307–314.

[7] Il y a trois arguments, l'un sur l'impossibilité de la douleur dans une perspective moniste (c. 2, p. 168,4 sqq.), l'autre sur l'impossibilité de la modification et du changement (c. 2, p. 168,9 sqq.), le troisième sur l'impossibilité de la génération (c. 3, p. 170,8 sqq.).

[8] Voir mon commentaire ad locum.

[9] Platon, Gorgias, 508 a (cf. comm. de E. R. Dodds ad loc.); Xénophon, Mémorables, I, 1, 11.

reprenait là l'expression même de Diogène[1]. Ainsi toute une série de parallélismes dans les termes et d'oppositions dans les thèses m'amène à la conviction que notre auteur, dans son attaque contre les philosophes ioniens et indirectement dans sa réfutation des médecins d'inspiration ionienne, vise tout particulièrement Diogène d'Apollonie.

b) La polémique contre les représentants du monisme éléate. L'auteur de la Nature de l'homme et Mélissos de Samos

Ici il n'est nullement besoin de chercher l'adversaire visé, puisque, phénomène extrêmement rare dans la Collection[2], il est nommément cité: c'est Mélissos de Samos[3]. Mais à l'égard de l'Eléate, notre auteur n'adopte pas la même tactique qu'à l'égard des Ioniens; il n'y a nulle polémique directe, nulle argumentation visant à réfuter la théorie éléate. Significative à cet égard est la manière dont Mélissos est cité: au détour d'une phrase, dans une boutade, et, il faut le préciser, dans une boutade destinée à ridiculiser les tenants du monisme ionien. Qui plus est, avec une habileté toute sophistique[4], notre auteur s'inspire des analyses de Mélissos sur l'Etre pour réfuter le monisme ionien: parallélismes dans les thèses, analogies dans le raisonnement et similitudes dans l'expression l'attestent. Certains critiques avaient bien noté au passage cette influence de Mélissos sur la pensée et le style de notre traité[5]; mais aucun n'a traité le problème dans son ensemble, et surtout, n'a cherché la raison d'être de tels emprunts. Or, à mon sens, la tactique de l'auteur devient claire à partir du moment où l'on admet que la polémique contre le monisme ionien vise particulièrement Diogène d'Apollonie. Ce n'est pas un hasard si, dans la polémique contre Diogène, notre auteur reprend systématiquement les arguments de Mélissos; car, comme l'indique la com-

1 Il est étonnant que personne n'ait pensé, lors des multiples discussions sur l'évolution et le sens de κόσμος, à utiliser le témoignage de la Nature de l'homme. Pour ces discussions, voir mon commentaire ad loc.

2 Il y a deux autres exemples: Empédocle dans l'Ancienne médecine, c. 20, Littré I, 620,10 et le médecin Hérodicos en Epidémies VI c. 18, Littré V, 302,1.

3 C. 1, p. 166,11. Pour le détail de la démonstration, voir J. Jouanna, Rapports ..., p. 314–318, et cf. commentaire, passim.

4 C. Fredrich, p. 30–32, a insisté sur le caractère sophistique du traité; c'est un aspect évident sur lequel je ne reviendrai pas. Il convient toutefois de ne pas forcer la note. Notre médecin, spectateur amusé et narquois des joutes éristiques (cf. c. 1, p. 166, 2 sqq.), ne saurait être confondu avec les sophistes.

5 Voir J. Ilberg, Studia pseudippocratea, p. 48, n. 1; A. Chiapelli, p. 383 sqq.; Th. Gomperz, p. 109; C. Fredrich, p. 29–30; K. Deichgräber, Die Epidemien ..., p. 108, n. 1; P. Albertelli, p. 237, n. 9; J. Zafiropulo, p. 224–225.

paraison entre les fragments de Mélissos et de Diogène[1], il existait un antagonisme personnel entre ces deux philosophes. Et notre médecin en a tiré parti d'une manière très habile: il a renversé les rôles et retourné contre Diogène, plus jeune que Mélissos, les arguments de l'Eléate, ceux-là mêmes que Diogène prétendait avoir réfutés. Mais n'allons pas croire que Mélissos est le grand triomphateur; car ses arguments, séparés de leur contexte, se retournent contre le monisme et justifient la thèse qu'il combattait: le pluralisme. Dans ces conditions, si les monistes ioniens se terrassent eux-mêmes par leurs contradictions internes et justifient la thèse de Mélissos, Mélissos se terrasse lui-même, puisque ses propres arguments se retournent contre la thèse qu'il défendait.

Maintenant que nous avons identifié les philosophes monistes particulièrement visés, il est possible de reprendre la question laissée en suspens: pourquoi une telle polémique contre la philosophie? pourquoi une telle discrimination entre les philosophes? Il semble, d'après les premières déclarations de l'auteur, que son désir soit de dénoncer l'intrusion de la cosmologie en médecine. Selon lui, la médecine a des limites définies qu'il ne convient pas de dépasser[2]. Son domaine est celui du φανερόν[3], c'est-à-dire des faits observables. Et sur ce point, notre préambule rejoint celui de l'Ancienne médecine qui déjà séparait nettement la médecine, art portant sur des faits observables[4], de la cosmologie spéculant sur des objets qui sont hors de portée de nos sens (c. 1, Littré I, 572,3 ἀφανέα). Mais là s'arrêtent les ressemblances; car, logique avec lui-même, l'auteur de l'Ancienne médecine dénonce tous les philosophes en bloc, et non une catégorie particulière de philosophes, comme l'auteur de la Nature de l'homme. C'est ici que se manifeste l'ambiguïté fondamentale de la position de notre médecin par rapport à la philosophie. S'il engage avec autant de vigueur la polémique contre les monistes, ce n'est pas essentiellement pour condamner l'application en médecine d'hypothèses philosophiques; la vraie raison est que ces monistes, en dépit de leurs rivalités ou de leurs divisions internes, se rejoignaient dans la critique du pluralisme. En effet, Mélissos et Diogène, bien que rivaux, avaient un ennemi commun: Empédocle, qui, par sa théorie des quatre éléments, prétendait, sur le problème fondamental des

[1] L'examen des fragments est décisif: de nombreuses oppositions idéologiques sur des problèmes identiques et surtout des ressemblances uniques dans l'expression permettent de conclure à un antagonisme personnel entre les deux philosophes. Voir H. Diller, Die philosophiegeschichtliche Stellung . . ., p. 361–362 et J. Jouanna, Rapports . . ., p. 319–322.

[2] C. 1, p. 164,4 προσωτέρω ἢ ὅσον αὐτῆς ἐς ἰητρικὴν ἀφήκει.

[3] C. 1, p. 164,7 φανερόν ἐστιν ἐνεὸν ἐν τῷ ἀνθρώπῳ.

[4] Anc. méd., c. 1, Littré I, 570,10 ἔσκεπτο.

rapports de l'Etre et du changement, échapper à l'illogisme du monisme ionien et surmonter les objections des Eléates. Et il est notable que, même si leur réfutation prend des voies différentes, leur manière d'engager la polémique contre Empédocle est analogue (comp. Mélissos, Vors. 30 B 8 εἰ γὰρ ἔστι γῆ καὶ ὕδωρ καὶ ἀὴρ καὶ πῦρ καὶ σίδηρος καὶ χρυσός . . . καὶ τὰ ἄλλα, ὅσα φασὶν οἱ ἄνθρωποι εἶναι ἀληθῆ et Diogène, 64 B 2 εἰ γὰρ τὰ ἐν τῷδε τῷ κόσμῳ ἐόντα νῦν, γῆ καὶ ὕδωρ καὶ ἀὴρ καὶ πῦρ καὶ τὰ ἄλλα ὅσα φαίνεται ἐν τῷδε τῷ κόσμῳ)[1]. Or si l'on ajoute que notre auteur a, dans sa théorie des quatre humeurs, transposé la théorie des quatre éléments d'Empédocle, la raison de sa polémique contre Diogène et Mélissos devient claire; c'est qu'il voit en eux les adversaires les plus acharnés du philosophe dont il s'inspire: Empédocle.

c) L'influence d'Empédocle sur la Nature de l'homme

La Nature de l'homme est assurément un des traités de la Collection qui ont le plus subi l'influence d'Empédocle[2]. Il n'est pas question ici de dresser le tableau des rapprochements entre Empédocle et la Nature de l'homme[3], mais simplement de préciser la manière dont notre médecin s'inspire d'Empédocle. Pour la méthode, il n'est pas impossible qu'il ait trouvé chez Empédocle cette méthode analogique qui consiste à expliquer les phénomènes humains inaccessibles par des phénomènes physiques ou botaniques plus accessibles ou considérés comme tels[4]. Mais il ne lui a pas repris la méthode des cosmogonies présocratiques, car il ne spécule pas sur le problème de savoir comment l'homme a été formé à partir du mélange des éléments premiers; il se contente de déterminer les éléments que le corps renferme. Pour la doctrine, il s'inspire des théories cosmologiques; mais, étant donné qu'il a dans son préambule rejeté catégoriquement les théories sur la nature de l'homme qui dépassent le strict domaine de la médecine, il ne pouvait, sous peine de contradiction trop flagrante, reprendre directement la théorie d'Empédocle sur les éléments,

[1] Pour la polémique de Mélissos contre Empédocle, voir W. K. C. Guthrie, A history . . ., vol. II, p. 115–116; pour la polémique de Diogène contre Empédocle, voir J. Burnet, p. 411. Pour les rapports entre Empedocle, Mélissos et Diogène, voir J. Jouanna, Rapports . . ., p. 322.

[2] Pour l'influence d'Empédocle sur d'autres traités de la Collection, voir J. Jouanna, Présence d'Empédocle . . ., p. 452–463.

[3] Ces rapprochements seront signalés dans le commentaire. Voir C. Fredrich, p. 28–29.

[4] Voir commentaire à 180,10.

comme le feront les médecins de la Grande Grèce[1]; aussi la transpose-t-il en attribuant aux humeurs constitutives du corps le nombre et les propriétés des éléments constitutifs de l'univers[2]. Parfois, néanmoins, notre auteur résiste difficilement à la tentation de sortir du strict domaine de la médecine, tellement est grand, chez lui, le prestige de la cosmologie; il n'hésite pas, par exemple, à recourir à une comparaison micro-macrocosmique[3], et propose au c. 3 une théorie philosophique sur la nature humaine (quatre qualités élémentaires) qui est inconciliable avec sa théorie médicale (quatre humeurs)[4].

Mais il est un point qu'il convient de souligner avec force: notre auteur ne doit rien aux théories médicales d'Empédocle; il ne donne, à la différence d'Empédocle, aucune importance dans le système sanguin au cœur[5] et il ne partage sûrement pas avec l'Agrigentin la croyance selon laquelle le sang, humeur privilégiée, est la source de l'intelligence[6]. La raison en est que si les théories cosmologiques d'Empédocle, une fois transposées, ont fourni à notre médecin un schéma commode permettant d'organiser les données médicales en un système cohérent et satisfaisant pour l'esprit, ces données médicales, elles, proviennent d'une autre source: de l'héritage hippocratique au sens large du terme. Aussi convient-il maintenant de situer notre traité par rapport aux grands courants de la pensée médicale à la fin du cinquième siècle, afin de mieux pouvoir discerner, par-delà les influences subies, l'originalité de notre traité.

II. La Nature de l'homme et la médecine

De l'étude des rapports du traité avec la philosophie, il ressort que notre auteur, qui, tout en condamnant l'intrusion de la cosmologie en médecine, s'en inspire, occupe une position essentiellement ambiguë. La comparaison avec certains écrits médicaux ne fait que confirmer cette ambiguïté. C'est ce que je voudrais brièvement montrer avant de situer notre traité par rapport aux écoles médicales de Cos et de Grande Grèce.

A propos d'un problème qui est central dans notre traité, celui de la φύσις de l'homme, il y a dans la Collection l'écho d'une dis-

[1] Ainsi Philistion de Locres; cf. M. Wellmann, Die Fragmente ..., p. 109–116.

[2] Aussi la présence de quatre humeurs dans le corps lui apparaît-elle comme une évidence; à aucun moment il ne songe à justifier le nombre des humeurs.

[3] Voir c. 7, p. 184,19 sqq. et comm. ad loc.

[4] Cette double réponse à un même problème est un signe de plus de la position fondamentalement ambiguë de l'auteur.

[5] Voir comm. p. 284 (description des vaisseaux sanguins).

[6] Voir c. 6, p. 178,14 sqq. et comm. à 166,13.

cussion sur la méthode à adopter en médecine[1]. Certains médecins, nous dit l'auteur de l'Ancienne médecine[2], pensent qu'il est impossible de pratiquer l'art de la médecine si l'on ne connaît pas au préalable la φύσις de l'homme. C'est exactement ce que soutient dans son préambule l'auteur du Régime[3]. Pour l'auteur de l'Ancienne médecine, au contraire, seule la pratique de la médecine peut, grâce à l'observation, amener à une connaissance de la φύσις de l'homme[4]. Entre ces deux tendances, notre auteur occupe une position intermédiaire: comme l'auteur du Régime, il étudie d'abord la φύσις de l'homme (première section) dont il déduit une étiologie et une thérapeutique (deuxième et troisième sections)[5]; toutefois, à la différence de ce dernier, il entend par φύσις non pas les éléments premiers (feu, eau) à partir desquels l'homme, comme tous les êtres, a été formé, mais les éléments (humeurs) tels qu'ils existent dans l'homme seul[6]; et dans la mesure où il croit pouvoir démontrer l'existence de ces éléments par l'observation et non par une hypothèse extra-médicale, il se rapproche de l'Ancienne médecine.

a) La Nature de l'homme et l'école de Cos

Tous les critiques[7], y compris ceux qui refusent d'attribuer le traité à Polybe, disciple d'Hippocrate[8], s'accordent à penser que notre traité sort d'un milieu coaque. Pour le montrer, point n'est besoin de faire appel au fameux témoignage du Phèdre dans lequel Platon fait allusion à la méthode d'Hippocrate: l'interprétation du

1 Voir J. H. Kühn.
2 Anc. méd., c. 20, Littré I, 620,7 sqq.
3 Régime, c. 2, Littré VI, 468,6 sqq. La question de savoir si Anc. méd. polémique ou non contre Régime ne nous intéresse pas ici. Disons simplement que Régime est très probablement postérieur à Anc. méd.
4 Anc. méd., c. 20, Littré I, 620,14–622,1. Malgré l'avis d'éminents spécialistes (cf. A.-J. Festugière, p. 18), il me paraît exclu, pour de multiples raisons, que φύσις désigne ici la Nature en général.
5 On notera, à la charnière entre la partie sur la φύσις et celle sur l'étiologie (c. 8, p. 186,13) la liaison très appuyée 'Οφείλει οὖν, τούτων ὧδε ἐχόντων; l'étiologie apparaît bien comme la conséquence d'une théorie préalable sur la φύσις de l'homme.
6 Je ne reviens pas ici sur la double définition de la φύσις de l'homme donnée par l'auteur; cf. supra, p. 44.
7 Pour les rapports du traité avec l'école de Cos, voir C. Fredrich, p. 46, K. Deichgräber, Die Epidemien . . ., p. 110–111 et H. Diller, Hippokrates, Schriften . . ., p. 165. Voir dernièrement H. Grensemann, Der Arzt Polybos . . ., p. 72 sqq.
8 Voir le chapitre sur l'auteur, infra, p. 55–59.

passage est trop problématique pour que nous puissions en tirer un argument de quelque valeur[1]. La comparaison avec d'autres œuvres coaques telles que Epidémies I–III ou Airs, eaux, lieux est bien plus probante[2]. Une des intuitions fondamentales de l'école coaque est, à coup sûr, l'influence des facteurs ambiants, et en particulier du climat, sur la nature humaine. C'est là un thème commun à Airs, eaux, lieux et à Epidémies I–III. Dans notre traité également, c'est une préoccupation majeure: dans la partie théorique, l'auteur fait un long exposé sur la prédominance des humeurs selon les saisons[3], et dans la partie pratique, il insiste à plusieurs reprises sur la nécessité pour le médecin de s'opposer à l'influence des saisons qui provoquent chez l'homme un déséquilibre qui favorise les maladies[4]. Et les trois traités s'accordent à reconnaître que la nature et l'évolution des maladies varient avec les saisons (comp. Airs, eaux, lieux, c. 2, CMG I, 1,2, p. 26,20–21 ἅμα γὰρ τῇσιν ὥρῃσι καὶ αἱ κοιλίαι μεταβάλλουσι τοῖσιν ἀνθρώποισιν; Epidémies III c. 15, Littré III, 100,1–3 τὰς γὰρ θερινὰς νούσους χειμὼν ἐπιγενόμενος λύει, καὶ τὰς χειμερινὰς θέρος ἐπιγενόμενον μεθίστησιν; Nat. hom., c. 8, p. 186,13 sq. ὅσα μὲν τῶν νοσημάτων χειμῶνος αὔξεται, θέρεος φθίνειν, ὅσα δὲ θέρεος αὔξεται, χειμῶνος λήγειν)[5]. De plus, la théorie de la κρᾶσις des humeurs qui, dans notre traité, joue un grand rôle, était déjà connue dans l'école de Cos. Ainsi, dans le Pronostic (c. 13, Littré II, 142,16–144,2), il est dit que les vomissements sont favorables quand les humeurs sont mélangées au mieux (συμμεμιγμένων ὡς μάλιστα), défavorables au contraire quand elles sont moins mélangées (ἀκρητέστεροι). De façon analogue, selon notre auteur, il y a santé quand les humeurs sont mélangées au mieux entre elles (c. 4, p. 174,1 sq. μάλιστα μεμιγμένα); il y a douleur en revanche quand une humeur se sépare au lieu de rester mélangée (μὴ κεκρημένον) à toutes les autres; c'est ainsi que la fièvre synoque provient de la bile la plus intempérée

[1] Platon, Phèdre, 269 e sqq. Certains érudits (voir en dernier lieu H. Diller, Hippokrates, Schriften . . ., p. 165) pensent que Nat. hom. est le traité de la Collection qui correspond le mieux à ce que Platon nous dit de la méthode d'Hippocrate; c'était déjà l'avis de Galien qui s'autorisait du Phèdre pour attribuer notre traité à Hippocrate lui-même (In Hippocratis De natura hominis comm., J. Mewaldt, p. 8–9). Mais devant la multiplicité des solutions qui ont été proposées pour tirer parti de ce témoignage, il est prudent d'être sceptique. Pour l'état de la question, on consultera R. Joly, La question hippocratique . . ., p. 69 sqq.

[2] Je me borne ici aux rapprochements avec les traités coaques qui, de l'avis unanime des érudits, sont antérieurs à Nature de l'homme. Pour la date de Nat. hom., voir infra, p. 59–61.

[3] C. 7, p. 182,4 sqq.

[4] Cf. c. 8, p. 186,20–188,2; c. 9, p. 188,7 sq. 190,11 sq.; c. 17, p. 208,18 sqq.

[5] Ces rapprochements ont été déjà faits par C. Fredrich, p. 46.

(c. 15, p. 202,14 ἀκρητεστάτης)[1]. Enfin, sur le chapitre du pronostic, on peut noter des analogies entre les traités coaques anciens et la Nature de l'homme. Par exemple, la détermination des jours critiques et des périodes de jours est une préoccupation commune aux Epidémies I–III et au Pronostic[2]. Une telle préoccupation se retrouve chez notre auteur, quand il annonce au c. 8 (p. 186,15 sq.) un développement sur la période des jours critiques. En revanche, je ne crois pas qu'on puisse s'autoriser des ressemblances entre les traités coaques et la Nature de l'homme sur la théorie de la métastase pour confirmer l'appartenance de la Nature de l'homme à l'école de Cos, car une telle théorie est bien attestée en dehors de l'école de Cos[3]. Quoi qu'il en soit, notre auteur a repris les principaux enseignements de l'école de Cos. Mais s'il les a repris, c'est pour les systématiser. Il est significatif de constater qu'aucun autre médecin de la Collection n'a élaboré une théorie aussi schématique de l'influence des saisons sur la nature de l'homme. Avant lui, aucun écrit coaque n'a mis systématiquement en rapport chacune des saisons avec chacune des humeurs constitutives de l'homme. Dans Airs, eaux, lieux, on trouve bien le phlegme mis implicitement en rapport avec l'hiver et la bile avec l'été[4]. Mais aucun médecin coaque, avant notre auteur n'a mis en relation le sang avec le printemps ou la bile noire avec l'automne[5]. Cet écart tient à une différence de méthode: alors que les autres médecins coaques s'efforcent d'amasser patiemment des faits (Epi-

1 Pour ce rapprochement, voir déjà H. Grensemann, Der Arzt Polybos . . ., p. 80–81. Toutefois la théorie de la κρᾶσις des humeurs n'est pas une doctrine particulière à l'école de Cos. Voir infra les rapports entre Nature de l'homme et la médecine de Grande Grèce, p. 50–52.

2 Voir sur ce point L. Bourgey, p. 239, n. 4 et 5.

3 La métastase est le déplacement d'un flux d'humeur, et par conséquent d'un dépôt ou d'une maladie, d'une région du corps à une autre. Pour Nat. hom., voir c. 4 (174,8); c. 10 (192,11–13). Il est vrai que cette idée « est nettement présente chez les praticiens de Cos » (L. Bourgey, p. 240). Mais l'idée se rencontre souvent chez les Cnidiens, du moins à l'époque récente (voir par exemple Affections, c. 12, Littré VI, 220,7 sqq.; Maladies I c. 18, Littré VI, 172,12 sqq., etc.).

4 A. e. l., c. 7, CMG I, 1,2, p. 34,20–25 à propos des eaux dormantes qui en été sont propres à augmenter la bile (χολώδεα) et en hiver le phlegme (φλεγματωδέστατα).

5 Pour les rapports entre le sang et le printemps, voir aussi, parmi les traités coaques, Humeurs, c. 14, Littré V, 496,12 ἦρ ἔναιμον; mais alors que Nat. hom. date des dix dernières années du cinquième siècle (voir infra, p. 60), Humeurs est à rattacher au groupe des Epidémies II, IV, VI, qui datent des premières années du quatrième (pour dater les Epidémies nous disposons de critères précis; cf. K. Deichgräber, Die Epidemien . . ., p. 74–75). Pour les relations entre l'automne et la bile noire chez les médecins de Cos, voir Epidémies IV c. 16, Littré V, 154,6; mais ce traité, comme nous venons de le voir, est postérieur à Nat. hom.

démies I–III) pour en tirer des lois générales (Airs, eaux, lieux), notre auteur, en dépit de ses prétendus recours à l'observation[1], schématise, en fonction de cadres préconçus, un héritage de connaissances acquises par l'observation, ou du moins en dehors de tout esprit de système. A cet égard, la théorie des fièvres est un exemple particulièrement clair. L'auteur des Epidémies I connaît toutes sortes de fièvres qui se distinguent par leur mode d'évolution: fièvres continues, quotidiennes, hémitritées, tierces, quartes, quintanes, septanes et nonanes[2]. Notre auteur, lui, ne retient que quatre fièvres: continues, quotidiennes, tierces et quartes[3]. S'il opère une telle simplification, c'est parce qu'il voulait s'en tenir au schéma fondé sur le nombre quatre qui domine tout l'ouvrage[4].

Cette tendance à la schématisation est particulièrement nette pour la théorie des quatre humeurs (sang, phlegme, bile jaune et bile noire)[5]. Dans la période ancienne de l'école de Cos, aucun traité ne présente une théorie aussi systématique des quatre humeurs. Que l'on considère avec H. Flashar que la bile noire n'était pas connue par les anciens médecins de l'école de Cos[6], ou que l'on objecte avec R. Joly que certains de ces traités supposent déjà la distinction entre la bile jaune et la bile noire[7], on est obligé de reconnaître que la bile noire n'avait pas dans les traités anciens de l'école de Cos l'importance qu'elle a dans la Nature de l'homme. En effet, dans notre traité, la bile noire est citée 12 fois (c. 4, p. 172,14; c. 5, p. 176,1.13. 178,1; c. 6, p. 180,4.7; c. 7, p. 182,9. 184,13. 186,8; c. 15, p. 204,12. 12 sq. 17 sq.); alors que dans les traités anciens de l'école de Cos, l'expression « bile noire » (μέλαινα χολή) n'est prati-

1 Sur ce point, voir R. Joly, Le niveau . . ., p. 173.

2 Epidémies I c. 11, Littré II, 670–678.

3 C. 15, p. 202,10 sqq.

4 C'est pour des raisons théoriques du même genre que Dioclès de Caryste, environ un siècle plus tard, critiquera la doctrine des fièvres d'Epidémies I: il est absurde, selon lui, de multiplier les variétés de fièvres, car il n'y a pas d'humeurs qui puissent correspondre aux fièvres quintanes, septanes et nonanes (Dioclès, frg. 97, éd. M. Wellmann, Die Fragmente . . .).

5 Pour la théorie humorale dans Nat. hom, voir C. Fredrich, p. 33–50; W. Müri, p. 21–38; E. Schöner, p. 17–21; H. Flashar, p. 39–44. Je cite pour mémoire le travail de C. Vogel. Sa thèse, selon laquelle les quatre humeurs ne seraient rien d'autre que les quatre différents stades de la coagulation du sang, est particulièrement malheureuse pour expliquer la théorie humorale de Nat. hom., qui précisément refuse de faire dériver les humeurs du sang (c. 2, p. 166,13 sqq.). Pour une critique de cette thèse, voir E. Schöner, p. 38, n. 1, et H. Flashar, p. 41, n. 44.

6 Voir H. Flashar, p. 21–36.

7 Voir R. Joly, Sur une nouvelle édition . . ., p. 151–154.

quement pas employée[1]. Caractéristique à cet égard est la façon dont l'auteur des Epidémies I désigne les évacuations bilieuses de couleur noire: ἤμεσε χολώδεα ὀλίγα, μέλανα (c. 13, Littré II, 696,11; cf. ibid., 712,10). Il y a bien le rapprochement entre « bile » et « noir », mais d'une façon qui exclut que le concept de bile noire soit familier à l'auteur[2]. Du reste, il y a, même dans le traité de la Nature de l'homme, un indice qui atteste que la distinction entre la bile jaune et la bile noire n'était pas encore familière dans l'école de Cos à son époque. L'auteur, comme l'a justement remarqué W. Müri[3], oublie parfois sa distinction entre bile jaune et bile noire pour revenir inconsciemment à une position plus traditionnelle, à une théorie humorale binaire (bile – phlegme) qui est au moins sous-jacente dans les traités anciens de l'école de Cos.

En revanche, dans les traités coaques plus récents, la bile noire est un concept plus familier. L'auteur des Epidémies IV, par exemple, emploie une formule analogue à celle des Epidémies I; mais, à la place des matières bilieuses de couleur noire, il connaît désormais la bile noire (c. 16, Littré V, 154,6 ἤμεσε χολὴν μέλαιναν)[4]. Et désormais dans ces traités, les théories soutenues par l'auteur de la Nature de l'homme sont chose acquise: la bile noire est opposée à la bile jaune[5], elle est citée sur le même plan que les trois autres humeurs (sang, phlegme et bile)[6], et elle est mise en relation avec l'automne[7].

1 Le seul endroit où est cité μέλαινα χολή se trouve dans l'Appendice au Régime dans les maladies aiguës (c. 5, Littré II, 404,10), mais ce passage n'est pas significatif, car l'auteur de l'Appendice (qu'il soit ou non le même que celui du Régime dans les maladies aiguës) utilise, au moment où il cite la bile noire, du matériel cnidien; cf. H. Diller, C. R. de R. Blum . . ., p. 305.

2 R. Joly, Sur une nouvelle édition . . ., p. 152, objecte que dans Epidémies I l'expression ἐμεῖν χολώδεα μέλανα ne signifie pas que l'auteur ne connaissait pas la bile noire. « ἐμεῖν χολώδεα μέλανα, dit-il, n'est pas synonyme de ἐμεῖν χολὴν μέλαιναν; ici, la bile est pure; là elle imprègne d'autres matières. J'en conclus que si Epidémies I emploie la première formule, on n'a pas encore le droit d'en déduire qu'il ignore la bile noire ». La distinction que R. Joly voudrait établir ici entre ἐμεῖν χολώδεα μέλανα et ἐμεῖν χολὴν μέλαιναν me paraît arbitraire, car l'adjectif χολώδεα est employé par l'auteur d'Ep. I–III même quand il s'agit de bile pure. Voir par ex. Epidémies III c. 17, Littré III, 140,1 πολλοῖσι, χολώδεσιν, ἀκρήτοισιν, ὠμοῖσιν.

3 W. Müri, p. 27–28. Voir Nat. hom., c. 5, p. 176,4; c. 6, p. 180,15 sqq.

4 Pour ce rapprochement, voir déjà M. Pohlenz, Hippokrates . . ., p. 57; 110.

5 Epidémies VI, 6ème sect., c. 1, Littré V, 322,10; cf. Epidémies V c. 22, Littré V, 222,2.

6 Epidémies VI, 5ème sect., c. 8, Littré V, 318,5–8 γλῶσσα ὀρὸν (ὀρὸν scripsi: οὖρον codd.: οὖρον vel ὀρρὸν Gal.) σημαίνει· χλωραὶ γλῶσσαι, χολώδεις, τὸ δὲ χολῶδες, ἀπὸ πίονος· ἐρυθραὶ δέ, ἀφ' αἵματος· μέλαιναι δέ, ἀπὸ μελαίνης χολῆς . . . λευκαὶ δέ, ἀπὸ φλέγματος.

7 Epidémies IV c. 16, Littré V, 154,6 Τοῦ φθινοπώρου, ἤμεσε χολὴν μέλαιναν.

Il devient dès lors probable que le concept de bile noire a, sinon fait son entrée dans l'école de Cos par l'intermédiaire de la Nature de l'homme, du moins pris, grâce à ce traité, une importance qu'il n'avait pas auparavant. Et si l'auteur de la Nature de l'homme a accordé une telle importance à la bile noire, s'il a promu la bile noire au rang d'humeur possédant sa nature propre et devenant par là-même un élément constitutif du corps, c'est, au moins en partie, par esprit de système, pour insérer les humeurs dans le schéma quaternaire qui donne sa cohérence à l'ensemble de l'ouvrage.

b) La Nature de l'homme et la médecine de la Grande Grèce

Qu'Alcméon ait exercé, indirectement du moins, son influence sur notre traité, c'est fort possible[1]. Dans notre traité, au c. 4 (p. 172,13 sqq.), nous trouvons la formulation la plus claire d'une idée fondamentale dans la médecine hippocratique: la santé est due à l'équilibre et au mélange des éléments constitutifs de l'homme, la maladie à la rupture de cet équilibre. Or Alcméon définissait déjà la santé par l'égalité (ἰσονομία) des qualités à l'intérieur du corps, et la maladie par la prééminence (μοναρχία) de l'une d'entre elles[2]. A cette théorie d'Alcméon se rattache directement celle de l'Ancienne médecine[3] qu'il convient de citer ici, parce que sa formulation annonce singulièrement notre passage:

Anc. méd., c. 14, Littré I, 602, 9 sqq.	Nat. hom., c. 4, p. 172,13 sqq.
ἔνι γὰρ ἐν ἀνθρώπῳ καὶ ἁλμυρὸν καὶ πικρὸν καὶ γλυκὺ καὶ ὀξὺ καὶ στρυφνὸν καὶ πλαδαρὸν καὶ ἄλλα μυρία παντοίας δυνάμιας ἔχοντα	Τὸ δὲ σῶμα τοῦ ἀνθρώπου ἔχει ἐν ἑωυτῷ αἷμα καὶ φλέγμα καὶ χολὴν ξανθὴν καὶ μέλαιναν . . . ὑγιαίνει μὲν οὖν μάλιστα, ὅταν

[1] C'est là un lieu commun sur lequel je n'insisterai pas; cf. par exemple K. Merz, p. 13: « Der Verfasser dieser Schrift (sc. Nat. hom.) hat also die Krasistheorie des Alkmaion weiter ausgebaut, indem er die Krasis der Qualitäten mit den Säften contaminierte ».

[2] Vors., 24 B 4 (= Aétius, Placit. V, 30,1); il est étonnant que Diels-Kranz présentent cette doxographie comme un fragment, surtout que Diels lui-même (Doxographi Graeci, p. 223–224) reconnaît que c'est là une mauvaise doxographie avec un curieux mélange d'éléments péripatéticiens et stoïciens; il est possible toutefois que les mots ἰσονομία et μοναρχία soient les termes mêmes d'Alcméon; pour le concept d' ἰσονομία en médecine, voir L. MacKinney, p. 79–88.

[3] Nous adoptons la date traditionnelle (dernier tiers du 5e siècle) et non la date tardive (355 environ) proposée par H. Diller, Hippokratische Medizin . . ., p. 385–409.

πλῆθός τε καὶ ἰσχύν. Ταῦτα μὲν μεμιγμένα καὶ κεκρημένα ἀλλήλοισιν οὔτε φανερά ἐστιν οὔτε λυπεῖ τὸν ἄνθρωπον· ὅταν δέ τι τούτων ἀποκριθῇ καὶ αὐτὸ ἐφ' ἑωυτοῦ γένηται, τότε καὶ φανερόν ἐστι καὶ λυπεῖ τὸν ἄνθρωπον . . . ἀπόκρισις τῶν ἀμφὶ τὸ σῶμα δυναμίων . . .	μετρίως ἔχῃ ταῦτα τῆς πρὸς ἄλληλα δυνάμιος καὶ τοῦ πλήθεος, καὶ μάλιστα μεμιγμένα ᾖ· ἀλγεῖ δ' ὅταν τι τούτων ἔλασσον ἢ πλέον χωρισθῇ ἐν τῷ σώματι καὶ μὴ κεκρημένον ᾖ τοῖσι πᾶσιν· ἀνάγκη γάρ, ὅταν τι τούτων χωρισθῇ καὶ ἐφ' ἑωυτοῦ στῇ . . . τὴν ἀπόκρισιν ἀπὸ τῶν ἄλλων . . .

Devant de telles ressemblances verbales, je serais tenté de penser que notre auteur se souvient ici de l'Ancienne médecine[1]. Toutefois, par rapport à Alcméon et à l'auteur de l'Ancienne médecine, la doctrine de notre auteur présente une différence essentielle: au pluralisme ouvert d'une théorie désirant sauvegarder la complexité du réel, notre médecin a substitué un pluralisme fermé plus satisfaisant pour l'esprit[2].

Si Alcméon, le représentant le plus éminent de la première génération de l'école de médecine de Grande Grèce, a pu exercer une influence, au moins indirecte, sur le traité de la Nature de l'homme, il n'en est pas de même du principal représentant de la seconde génération, Philistion de Locres. Je ne puis suivre les critiques qui admettent une telle influence[3], pour la bonne raison que Philistion a toutes chances d'être nettement postérieur à notre traité[4]. Qu'il y ait des analogies entre les théories de notre auteur et celles de Philistion, c'est naturel, puisqu'ils ont subi tous deux l'influence d'Empédocle; mais les différences – qui sont notables – suffisent à écarter l'hypothèse d'une dépendance directe de l'un par rapport à l'autre[5].

1 Du reste, le préambule polémique de Nat. hom. dirigé contre l'ingérence de la philosophie en médecine rappelle celui de l'Ancienne médecine. Voir comm. p. 222.

2 Chez l'auteur de l'Ancienne médecine, comme chez Alcméon, les éléments constitutifs de l'homme sont en nombre indéterminé (Alcméon: humide, sec, froid, chaud, amer, doux, etc.; Anc. méd.: salé, amer, doux, acide, astringent, fade et mille autres principes . . .).

3 Voir par exemple O. Villaret, p. 66 et M. Vegetti, Opere di Ippocrate, p. 33–34.

4 Philistion était médecin à la cour de Denys le Jeune (cf. Platon, Lettres, II, 314e); voir W. Jaeger, p. 8–10.

5 Pour les doctrines de Philistion, voir H. Diels, Anonymi Londinensis . . ., XX, 25–50 et M. Wellmann, Die Fragmente . . ., p. 109–116. Pour Philistion comme pour Nat. hom., l'homme est constitué de quatre principes dont le déséquilibre est cause de maladies (An. Lond., XX, 34–37); mais pour Philistion, il s'agit des quatre éléments (feu, air, eau, terre, ibid. XX, 26–27) auxquels correspondent les quatre qualités élémentaires (ibid., XX, 27–30): pour notre auteur, des quatre

Tout ce que l'on peut dire, c'est que les analogies entre les théories de Nature de l'homme et celles de Philistion ont pu favoriser leur synthèse chez Dioclès de Caryste qui reprendra, si toutefois il est possible de se fier aux doxographies, la doctrine des quatre éléments et celle des quatre humeurs[1].

c) La Nature de l'homme et le traité du Régime

Je n'ai pas l'intention d'étudier, dans le cadre de cette introduction les rapports de notre traité avec les autres ouvrages de la Collection[2], mais je crois devoir revenir pour une mise au point sur les rapports entre la Nature de l'homme et le Régime, rapports qui s'avèrent de plus en plus étroits au fur et à mesure que les études se succèdent. C. Fredrich[3] avait déjà montré, en comparant le c. 16 de la Nature de l'homme (= c. 1 du Régime salutaire) au c. 68 du Régime, les liens étroits qui existent entre les deux traités pour les prescriptions du régime annuel. Plus récemment, R. Joly a eu le mérite de signaler, à propos de la description et de la thérapeutique d'une diarrhée, un rapprochement aussi convaincant[4]. Pour ma part j'ajouterai deux rapprochements:

1. Nat. hom., c. 4, p. 174,2–10	Régime, c. 66, Littré VI, 582,16 à 584,2
ἀλγεῖ δ' ὅταν τι τούτων ἔλασσον ἢ πλέον χωρισθῇ ἐν τῷ σώματι... ἀνάγκη γάρ, ὅταν τι τούτων χωρισθῇ καὶ ἐφ' ἑωυτοῦ στῇ, οὐ μόνον τοῦτο τὸ χωρίον ἔνθεν ἐξέστη ἐπίνοσον γίνεσθαι, ἀλλὰ καὶ ἔνθα ἂν στῇ καὶ ἐπιχυθῇ,	Τὰ μὲν οὖν εἴδεα τῶν κόπων ταῦτά ἐστιν ... Οἱ μὲν οὖν ἀγύμναστοι ... σύντηξιν πολλὴν ἀφιᾶσιν· ὅ τι μὲν οὖν ἂν ἐξιδρώσῃ ἢ καὶ σὺν πνεύματι ἀποκαθαρθῇ, οὐ παρέχει πόνον ἄλλον ἢ τῷ κενωθέντι τοῦ σώματος παρὰ τὸ

humeurs qui combinent, chacune, deux des qualités élémentaires; surtout, dans Nat. hom., il n'y a aucune trace de deux éléments importants dans la doctrine de Philistion: le pneumatisme et le rôle du cœur.

[1] Depuis quelques années souffle un vent de scepticisme à propos de la valeur des doxographies qui attribuent à Dioclès de Caryste la théorie des quatre humeurs. F. Heinimann (Diokles von Karystos . . ., p. 158–172) a montré que l'authenticité de la lettre au roi Antigone est douteuse et K. Deichgräber (R. E. IX A, 1961, col. 34–36 s. v. « Vindicianus ») doute de la valeur du témoignage de Vindicien. Aussi les critiques hésitent-ils à attribuer à Dioclès la théorie des quatre humeurs; cf. F. Kudlien, Probleme . . ., p. 461 et E. Schöner, p. 72–74.

[2] Les rapprochements seront signalés dans le commentaire.

[3] C. Fredrich, p. 193–196.

[4] Comp. Nat. hom., c. 22, p. 216,9 sqq. et Régime, c. 79, Littré VI, 624,5 sqq. Voir R. Joly, Recherches . . ., p. 189–190.

ὑπερπιμπλάμενον ὀδύνην τε καὶ πόνον παρέχειν. καὶ γὰρ ὅταν τι τούτων ἔξω τοῦ σώματος ἐκρυῇ πλέον τοῦ ἐπιπολάζοντος, ὀδύνην παρέχει ἡ κένωσις. ἥν τ' αὖ πάλιν ἔσω ποιήσεται τὴν κένωσιν καὶ τὴν μετάστασιν καὶ τὴν ἀπόκρισιν ἀπὸ τῶν ἄλλων, πολλὴ αὐτῷ ἀνάγκη διπλῆν τὴν ὀδύνην παρέχειν κατὰ τὰ εἰρημένα, ἔνθεν τε ἐξέστη καὶ ἔνθα ὑπερέβαλεν.

ἔθος· ὅ τι δ' ἂν ἐμμείνῃ τῆς συντήξιος, οὐ μόνον τῷ κενωθέντι τοῦ σώματος παρὰ τὸ ἔθος παρέχει πόνον, ἀλλὰ καὶ τῷ δεξαμένῳ τὸ ὑγρόν.

Certes, les contextes sont différents; dans la Nature de l'homme il s'agit des maladies en général, dans Régime d'une douleur particulière, les courbatures. Mais l'explication est identique: il y a état de pléthore; un flux d'humeurs se produit; il sort sous forme d'évacuation ou bien va se loger dans une autre partie du corps. S'il y a évacuation et si cette évacuation est excessive, il y a douleur à l'endroit quitté; s'il y a seulement déplacement à l'intérieur du corps, la douleur est double, à l'endroit que l'humeur a quitté et à celui où elle va se loger. Le rapprochement est d'autant plus remarquable qu'une telle théorie de la double douleur, à ma connaissance, ne se retrouve pas ailleurs dans la Collection.

2. Nat. hom., c. 22, p. 218,6–12

καὶ ὅσοι τὰ σιτία ἀνερεύγονται τῇ ὑστεραίῃ καὶ τὰ ὑποχόνδρια μετεωρίζεται αὐτοῖσιν ὡς ἀπέπτων τῶν σιτίων ἐόντων, τούτοισι καθεύδειν μὲν πλείω χρόνον συμφέρει, τῇ δὲ ἄλλῃ ταλαιπωρίῃ ἀναγκάζειν χρὴ αὐτῶν τὰ σώματα, καὶ τὸν οἶνον ἀκρητέστερον πινόντων καὶ πλείω, καὶ τοῖσι σιτίοισιν ἐλάσσοσι χρῆσθαι ὑπὸ τοῦτον τὸν χρόνον· δῆλον γὰρ δὴ ὅτι ἡ κοιλίη ὑπὸ ἀσθενείης καὶ ψυχρότητος οὐ δύναται τὸ πλῆθος τῶν σιτίων καταπέσσειν.

Régime, c. 75, Littré VI, 616,17 à 618,7

ἐς τὴν ὑστεραίην τὸν σῖτον ἐρυγγάνεται ὠμὸν ἄτερ ὀξυρεγμίης, ἡ δὲ κοιλίη διαχωρεῖ, ἐλάσσω μὲν ἢ πρὸς τὰ σῖτα, ὅμως δὲ ἱκανῶς, πόνος δὲ οὐδεὶς ἐγγίνεται· τούτοισιν ἡ κοιλίη ψυχρὴ ἐοῦσα οὐ δύναται καταπέσσειν τὸν σῖτον ἐν τῇ νυκτί· ὁκόταν οὖν κινηθῇ, ἐρυγγάνεται τὸν σῖτον ὠμόν. Δεῖ οὖν τούτῳ παρασκευάσαι τῇ κοιλίῃ θερμασίην ἀπό τε τῆς διαίτης καὶ τῶν πόνων ... Χρὴ ... χρῆσθαι ... πόμασί τε ἀκρητεστέροισιν, ὕπνοισί τε μακροῖσι, ἀναριστίῃσί τε τὴν πρώτην.

De part et d'autre, les symptômes (vomissements le lendemain d'aliments non digérés) et la cause (froideur du ventre) sont identiques. Le traitement, qui est toutefois plus développé dans le Régime, présente aussi des analogies (sommeil prolongé, mais continuation des exercices, vin pur et diminution des aliments). Enfin, des ressemblances verbales viennent confirmer le bien-fondé du rapprochement.

Il se vérifie donc de plus en plus que les rapports sont étroits entre la Nature de l'homme et le Régime. Mais comment faut-il expliquer ces rapports? Sur ce point les avis sont divergents. C. Fredrich[1] pensait que Nature de l'homme est le modèle du Régime; R. Joly[2] soutient que Nature de l'homme s'inspire du Régime. Il faut avouer que l'hypothèse de Fredrich est assez peu vraisemblable: les prescriptions concises et schématiques de Nature de l'homme ont pu difficilement inspirer les longs développements concrets du Régime. Mais il n'en résulte pas fatalement que Régime soit le modèle de la Nature de l'homme. A vrai dire, R. Joly a tranché le problème sans en connaître toutes les données; il ne tient pas compte du témoignage indirect de Celse. M. Wellmann, dans une excellente étude sur les sources de Celse[3], a montré que le médecin latin, dans son exposé sur le régime annuel, semble s'inspirer tantôt de la Nature de l'homme, tantôt du Régime. Mais comme Celse présente des détails parfaitement insérés dans la trame du développement qui ne sont ni dans Nature de l'homme ni dans Régime, il écarte à juste titre l'hypothèse d'une compilation à partir des deux traités hippocratiques et postule l'existence d'un modèle commun perdu qui ne serait autre que l'Ὑγιεινόν, traité hippocratique dont le pinax du Vaticanus gr. 276 nous a conservé le titre. C'est la seule hypothèse, à mon sens, qui puisse apporter une solution satisfaisante aux rapports entre la Nature de l'homme et le Régime[4].

[1] C. Fredrich, p. 195–196.
[2] R. Joly, Recherches . . ., p. 190.
[3] M. Wellmann, A. Cornelius Celsus . . ., p. 18–26.
[4] Si la thèse de Fredrich paraît peu vraisemblable, celle de Joly semble également difficile à soutenir, ne serait-ce que pour des raisons d'ordre chronologique. Je veux bien admettre que le Régime date « des dernières années du Ve siècle ou des toutes premières années du IVe » (R. Joly, Recherches . . ., p. 209), mais je ne puis croire que Régime salutaire date du premier quart du quatrième siècle (ibid., p. 191). Si Régime salutaire fait partie intégrante de la Nature de l'homme (voir supra, p. 19 sqq.) – et nous en avons ici une preuve supplémentaire, puisque les points de rencontre avec le Régime ne se limitent pas au prétendu Régime salutaire –, les dix dernières années du Ve siècle sont les seules possibles (voir infra, p. 60). Dans ces conditions, il faudrait attribuer au Régime une date vraiment haute que personne ne se risquerait à soutenir.

C. L'AUTEUR ET LA DATE DU TRAITE

I. L'auteur du traité

L'attribution des traités de la Collection à tel ou tel auteur, aussi bien dans l'antiquité que dans les temps modernes, a été l'occasion d'innombrables polémiques, souvent vaines, faute de preuves suffisantes. Aussi la critique a-t-elle tendance actuellement à s'en tenir à un prudent scepticisme. Toutefois le traité de la Nature de l'homme est une des rares œuvres de la Collection pour lesquelles le problème d'auteur ne soit peut-être pas insoluble; car nous possédons des renseignements anciens et précis.

Le témoignage le plus ancien est celui d'Aristote. Aristote, dans son Histoire des animaux[1], cite une grande partie de la description des vaisseaux sanguins et l'attribue à Polybe. C'est là un renseignement précieux: une ou deux générations seulement séparent Aristote de Polybe, et l'on peut raisonnablement penser qu'Aristote, fils de médecin et passionné lui-même de médecine, a eu entre les mains l'ouvrage de Polybe[2]. Pourtant Fredrich, rejoignant en cela la position de Galien[3], met en doute le témoignage d'Aristote, sous prétexte que la description est trop primitive pour être attribuée à un disciple d'Hippocrate. Mais ce jugement est motivé par des critères qui ne correspondent pas à l'état des connaissances anatomiques au cinquième siècle. K. Deichgräber l'a bien montré[4]; je n'y reviendrai pas. J'ajouterai simplement une remarque: puisqu'Aristote rapportant les opinions de ses prédécesseurs termine par la description de Polybe, il serait absurde de croire qu'elle n'avait pas pour lui un caractère d'actualité. Il n'y a donc aucune raison sérieuse de mettre en doute le témoignage d'Aristote.

Sur l'attribution de notre traité à Polybe, nous possédons un autre témoignage qui est plus récent mais qui utilise vraisemblablement des sources anciennes, c'est le papyrus 137 du British Museum dit Anonyme de Londres[5]. Galien – nous le savons justement par son

[1] Aristote, Histoire des animaux, III, 3, 512b–513a.

[2] A moins qu'Aristote n'ait eu à sa disposition une compilation analogue à celle que nous trouvons dans la Collection (De la nature des os, Littré IX, 168 sqq.).

[3] C. Fredrich, p. 53; Galien, dans son Commentaire de la Nature de l'homme (Mewaldt, p. 68 sqq.) insiste sur le caractère fantaisiste de cette description et pense que toute la seconde section est indigne d'Hippocrate ou de l'un de ses disciples; cf. aussi De plac. Hipp. et Plat. VI (éd. Müller, p. 515 sqq.).

[4] K. Deichgräber, Die Epidemien . . ., p. 112.

[5] Edition par H. Diels, Anonymi . . .

Commentaire de la Nature de l'homme[1] – pouvait lire encore à son époque une doxographie sur les théories médicales comparable à celle de Théophraste sur les doctrines philosophiques. Ce recueil, attribué à Aristote, serait en fait l'œuvre d'un de ses disciples, Ménon. Or le papyrus de l'Anonyme de Londres, qui date des I/IIe siècles après J.-C.[2], présente dans sa deuxième partie un résumé des doctrines médicales sur la cause des maladies (IV,26–XXI,9); ces renseignements, de l'avis unanime des critiques, remontent en dernière analyse, pour l'essentiel du moins, à l'ouvrage de Ménon[3]. Sous le nom de Polybe, l'Anonyme de Londres cite une théorie qui correspond aux chapitres trois et quatre de notre traité; bien que l'Anonyme de Londres soit un pâle reflet de la doxographie de Ménon, les points de rencontre sont trop précis pour que le rapprochement puisse être contesté[4]. Il en résulte que Ménon attribuait à Polybe

[1] Mewaldt, p. 15, 26–30.

[2] La compilation donnée par le papyrus remonte au Ier siècle après J.-C.; cf. p. 57, n. 5.

[3] Voir en particulier H. Diels, Über die Excerpte ..., p. 407–434.

[4] Anonyme de Londres, XIX, 1–18; les lignes 1 à 8 du papyrus (ὁ δὲ Πόλυβος – ἀποτελεῖν) résument le c. 3 et les lignes 8 à 18 (δευτέραν δὲ – ἐχώρησεν) le c. 4. Voici les rapprochements les plus nets:

1. An. Lond., XIX, 1–3 ὁ δὲ Πόλυβος ἐξ ἑνὸς μὲν στοιχείου οὐ λέγει τὰ ἡμέτερα σώματα συνεστάναι; Nat. hom., 172,3 μὴ ἓν εἶναι τὸν ἄνθρωπον.

2. An. Lond., XIX, 3–4 τὴν δὲ αὐτὴν φύσιν ὁμοίως πᾶσιν εἶναι est peut-être un résumé de Nat. hom., 172,2 sqq. τῆς φύσιος τοιαύτης ὑπαρχούσης καὶ τῶν ἄλλων πάντων καὶ [τῆς] τοῦ ἀνθρώπου... γίνεταί τε ὁμοίως πάντα καὶ τελευτᾷ ὁμοίως πάντα.

3. An. Lond., XIX, 5–6 οὐ χωρὶς ὄντων τούτων, ἀλλὰ κεκραμένων αὐτῶν; Nat. hom., 174,2 sq. ... χωρισθῇ ... καὶ μὴ κεκρημένον.

4. An. Lond., XIX, 9–11 ἀπὸ αἵματός τε καὶ φλέγματος καὶ χολῆς ξανθῆς τε καὶ μελαίνης; Nat. hom., 172,13 sq. αἷμα καὶ φλέγμα καὶ χολὴν ξανθὴν καὶ μέλαιναν.

5. An. Lond., XIX, 14–16 ἐὰν δ' ἐν τῷ σώματι ... χωρισθῇ τι ἀπὸ τῶν ἄλλων, νόσους γίνεσθαι; Nat. hom., 174,2 sq. ἀλγεῖ δ' ὅταν τι τούτων ἔλασσον ἢ πλέον χωρισθῇ ἐν τῷ σώματι.

6. An. Lond., XIX, 16–18 νοσεῖν δὲ καὶ ἀφ' ὧνπερ ἐχωρίσθη τόπων καὶ εἰς οὗσπερ ἐχώρησεν. Nat. hom., 174,3–5 ἀνάγκη γάρ, ὅταν τι τούτων χωρισθῇ καὶ ἐφ' ἑωυτοῦ στῇ, οὐ μόνον τοῦτο τὸ χωρίον ἔνθεν ἐξέστη ἐπίνοσον γίνεσθαι, ἀλλὰ καὶ ἔνθα ἂν στῇ ... Les ressemblances sont évidentes; notre traité est bien la source de la doxographie. Mais il y a quelques différences qui nous permettent de juger de la valeur de la doxographie. L'Anonyme ne retient, comme principes constituants des êtres, que le froid et le chaud (An. Lond., XIX, 5) alors que notre traité reconnaît très explicitement le chaud, le froid, le sec et l'humide (172,7 sq.). De plus, le doxographe attribue à Polybe deux explications parallèles des maladies (1. qualités élémentaires; 2. humeurs) alors que notre auteur n'affirme nulle part qu'une modification des qualités élémentaires soit cause des maladies. Soit par addition, soit par omission, le doxographe fausse les théories de son modèle. C'est dire le peu de confiance que l'on peut accorder à l'Anonyme de Londres pour reconstituer les théories des médecins dont les œuvres ne nous sont pas parvenues.

au moins les premiers chapitres de notre traité. Mais les choses se compliquent: dans ce même Anonyme de Londres, nous trouvons un autre résumé qui correspond parfaitement à un autre passage de la Nature de l'homme[1] et, cette fois, la théorie est attribuée à Hippocrate lui-même. Aussi certains critiques tirent-ils argument de cette contradiction pour mettre en doute l'unité du traité[2]. Auparavant, il convient de se demander si les témoignages ne remontent pas à deux sources différentes. Pour les doctrines d'Hippocrate, l'auteur de l'Anonyme de Londres ne se contente pas, comme pour celles des autres médecins, de donner une simple doxographie, mais fait un double exposé: d'abord les théories d'Hippocrate telles qu'elles sont exposées par Aristote[3], puis les doctrines d'Hippocrate telles qu'on peut les lire chez Hippocrate lui-même[4]. Dans ces conditions, il est clair que si la première partie de l'exposé a été empruntée à l'ouvrage de Ménon attribué à Aristote, la seconde partie a été ajoutée par le compilateur qui rapporte les doctrines d'Hippocrate telles qu'il a pu les lire dans les traités de la Collection attribués par les critiques de son temps à Hippocrate[5]. Or le témoignage qui attribue le c. 9 de la

[1] L'Anonyme de Londres, VII, 15–23 est une paraphrase du c. 9, p. 188,10 sqq. Voici les rapprochements les plus nets:

1. An. Lond., VII, 15–17 ἀλλὰ γὰρ ἔτι φησὶν Ἱπποκράτης γίνεσθαι τὰς νόσους ἢ ἀπὸ τοῦ πνεύματος ἢ ἀπὸ τῶν διαιτημάτων; Nat. hom., 188,10 sq. αἱ δὲ νοῦσοι γίνονται, αἱ μὲν ἀπὸ τῶν διαιτημάτων, αἱ δὲ ἀπὸ τοῦ πνεύματος, ὃ ἐσαγόμενοι ζῶμεν.

2. An. Lond., VII, 18–20 ὅταν μὲν γάρ, φησίν, ὑπὸ τῆς αὐτῆς νόσου πολλοὶ ἁλίσκωνται ἅμα, τὰς αἰτίας ἀναθέσθαι δεῖ τῷ ἀέρι; Nat. hom., 188,12–15 ὅταν μὲν ὑπὸ ἑνὸς νοσήματος πολλοὶ ἄνθρωποι ἁλίσκωνται κατὰ τὸν αὐτὸν χρόνον, τὴν αἰτίην χρὴ ἀνατιθέναι τούτῳ ὅ τι κοινότατόν ἐστιν . . . ἔστιν δὲ τοῦτο ὃ ἀναπνέομεν.

3. An. Lond., VII, 21–23 ὅταν μέντοι πολλὰ εἴδη καὶ ποικίλα γίνηται νόσων, αἴτια, φησίν, λεκτέον τὰ διαιτήματα; Nat. hom., 190,2 sq. ὅταν δὲ αἱ νοῦσοι γίνωνται παντοδαπαὶ κατὰ τὸν αὐτὸν χρόνον, δῆλον ὅτι τὰ διαιτήματά ἐστιν αἴτια ἕκαστα ἑκάστοισι.

Quant aux lignes VI, 43–VII, 15, elles ne concernent pas notre traité, comme le pensait H. Diels (Über die Excerpte . . ., p. 430), mais le traité des Maladies I; voir H. Beckh und F. Spät, p. 10–11 et C. Fredrich, p. 54–55.

[2] Ainsi W. H. S. Jones, Hippocrates, t. IV, 5e éd., Cambridge-Londres, 1959, p. XXVI: « If Nature of Man had been known as a unity, it is strange that there is here (sc. Anonymus Londinensis) ascribed one part to Polybus and another part to Hippocrates ».

[3] Anonyme de Londres, V, 35–VI, 43; la mention d'Aristote se trouve au début (V, 37) et à la fin (VI, 42) du développement.

[4] Anonyme de Londres, VI, 43–VII, 1; cf. VI, 43–44 ὡς δὲ αὐτὸς Ἱπποκράτης λέγει . . .

[5] Le compilateur est probablement un médecin de l'époque impériale (1er siècle après J.-C.); voir M. Wellmann, Der Verfasser . . ., p. 396–429. Son témoignage n'a pas plus de valeur que ceux de Dioscoride et de Galien.

Nature de l'homme à Hippocrate se trouve justement dans cette seconde partie. C'est dire que ce renseignement ne remonte pas à Ménon: il est récent et n'a pour notre propos aucune valeur[1].

De l'analyse critique des témoignages anciens, il résulte donc que l'école péripatéticienne attribuait à Polybe au moins les c. 3, 4 et 11 de notre traité. Dès lors le problème d'auteur se confond avec celui de la composition, et c'est la raison pour laquelle j'ai procédé à une analyse approfondie de la structure du traité. S'il est bien vrai que la Nature de l'homme n'est pas une œuvre composite, si, en particulier, la description des vaisseaux sanguins (c. 11) s'insère bien dans la trame du développement, il est raisonnable d'admettre que Polybe en est l'auteur[2]. Qui était Polybe?[3] Les témoignages anciens sont moins unanimes que les critiques modernes à faire de Polybe le gendre d'Hippocrate. Les témoignages les plus anciens (Aristote et l'Anonyme de Londres) citent le nom de Polybe sans autres précisions; la plupart des témoignages plus récents présentent Polybe comme le disciple et non comme le gendre d'Hippocrate. Il est significatif que la Vie anonyme d'Hippocrate du manuscrit de Bruxelles 1342, en dépit des lois du genre, ne mentionne pour Polybe aucun lien de parenté[4]. De même, Galien qualifie régulièrement Polybe de disciple d'Hippocrate[5]. Deux témoignages seulement présentent Polybe comme le gendre d'Hippocrate (Presbeutikos, Littré IX, 420,2–3 et Galien, De diff. resp., éd. Kühn, VII, 960)[6]. Encore faut-il ajouter que le Presbeutikos qualifie Polybe de gendre d'Hippocrate

[1] Voir sur ce point, F. Blass, p. 406; M. Wellmann, Der Verfasser . . ., p. 421.

[2] Je suis en accord sur ce point avec K. Deichgräber, Die Epidemien . . ., p. 112; F. Heinimann, Nomos und Physis . . ., p. 158, n. 31, pense que, malgré Deichgräber, le scepticisme de C. Fredrich (p. 51–56) et de U. von Wilamowitz-Moellendorff (p. 15) doit toujours prévaloir, mais il n'apporte aucun argument nouveau.

[3] Pour les témoignages relatifs à Polybe, voir H. Grensemann, Der Arzt Polybos . . ., p. 53–58.

[4] Voir l'éd. de H. Schöne, Bruchstücke . . ., p. 57: « Discipulos habuit (sc. Hippocrates) plurimos quippe veluti primus medicinae conscriptor. Quorum nobiles atque digne gloriosos Dragonem et Thessalum suos filios imbuit prudentia medicinae; item Polybum et Filionem, Dexippum, Apolionem, Praxagoram seniorem . . . ».

[5] Ainsi dans son Commentaire de la Nature de l'homme (Mewaldt, p. 8, 24, p. 57, 8, p. 87, 25); voir aussi De la formation des foetus (éd. Kühn, IV, 653,15–16). Que l'excellent médecin est aussi philosophe (Scripta minora II, éd. I. Müller, Leipzig, 1891, p. 4,12–14 = éd. Kühn, I, 58,10–12), et Comm. des Epidémies II, traduit de l'arabe par F. Pfaff, CMG V, 10,1, p. 300, 11: « Polybos, ein Schüler des Hippokrates ».

[6] Dans le Commentaire des Humeurs, éd. Kühn, XVI, 3, Polybe est aussi qualifié de gendre d'Hippocrate, mais il est démontré que c'est une falsification de la Renaissance.

à l'endroit même où son témoignage est en contradiction avec celui de Galien[1]. Il reste évidemment que ce lien de parenté est attesté une fois dans Galien; mais n'est-il pas étrange que cette mention soit unique dans son œuvre? Partout ailleurs, et notamment dans les passages où Galien parle en détail de Polybe, il est question du disciple et non du gendre d'Hippocrate. Il y a là une difficulté pour laquelle je ne trouve actuellement aucune solution satisfaisante. Néanmoins, le contraste méritait d'être souligné entre la rareté (et somme toute la fragilité) des témoignages sur le lien de parenté entre Hippocrate et Polybe et la profusion des références modernes à Polybe gendre d'Hippocrate. Pour ma part, il me paraît plus prudent de parler de Polybe disciple d'Hippocrate.

Polybe, à en croire Galien, demeura toute sa vie à Cos[2] et prit, au départ du maître, la tête de l'école de Cos[3]. De son œuvre, en dehors de la Nature de l'homme, nous ne pouvons rien dire de certain[4].

II. La date du traité

Grâce à toutes les précédentes conclusions aussi bien sur la position du traité par rapport à la philosophie et à la médecine que sur l'auteur, il est possible de cerner d'assez près la date du traité.

Puisque notre auteur cite Mélissos, il ne peut avoir écrit son ouvrage avant les années 440, et puisqu'Aristote connaissait cette

[1] Dans ce passage du Presbeutikos, on apprend que Polybe, comme Thessalos, mena la vie de médecin périodeute. Galien (voir infra, n. 2) nous dit au contraire que Polybe, à la différence de Thessalos, demeura toute sa vie à Cos.

[2] Galien, Comm. de la Nature de l'homme, Mewaldt, p. 8, 27–28 Θεσσαλὸς . . . οὐ καταμείνας ἐν τῇ πατρίδι καθάπερ ὁ Πόλυβος.

[3] Galien, Commentaire de la Nature de l'homme, Mewaldt, p. 8, 24–25 Πολύβου τοῦ μαθητοῦ τε ἅμα καὶ διαδεξαμένου τὴν τῶν νέων διδασκαλίαν; Galien, Du Foetus de sept mois, traduit de l'arabe par R. Walzer, p. 345: « Polybos aber war der Schüler des Hippokrates und erbte nach ihm den Unterricht seiner Schüler, weil er in der Stadt Astypalaia (?) sich aufhielt. »; Galien, Que l'excellent médecin est aussi philosophe, Scripta minora II, éd. I. Müller, Leipzig, 1891, p. 5,12–14 = éd. Kühn, I, 58,10–12 ἀπολείψει δὲ (sc. optimus medicus sicut Hippocrates) Κῴοις μὲν τοῖς πολίταις Πόλυβόν τε καὶ τοὺς ἄλλους μαθητάς, αὐτὸς δὲ πᾶσαν ἀλώμενος ἐφεξ⟨ῆς διδάξ⟩ει τὴν Ἑλλάδα.

[4] Certains critiques de l'époque romaine lui attribuaient aussi Nature de l'enfant (cf. Galien, De la formation des foetus, éd. Kühn, IV, 653) et Foetus de huit mois (Galien, Comm. des Epidémies II, Wenkebach-Pfaff, p. 300,11; Galien, Du Foetus de sept mois, Walzer, p. 345; Clément d'Alexandrie, Stromat. VI, éd. Stählin, p. 502). H. Grensemann (Der Arzt Polybos . . .) a essayé de montrer que Polybe était aussi l'auteur du Foetus de huit mois. Mais sa démonstration ne me paraît pas convaincante; voir J. Jouanna, Le médecin Polybe . . ., p. 552–562.

œuvre au moins à l'époque de son Histoire des animaux, les années 340 constituent un terminus ante quem[1]. Cela laisse évidemment une grande marge que d'autres considérations peuvent progressivement réduire.

Dans l'étude de l'arrière-plan philosophique du traité, nous avons vu qu'il appartenait à cette époque où le pluralisme d'Empédocle était battu en brèche non seulement par le monisme éléate, mais aussi par le monisme ionien dont le renouveau caractérise le dernier quart du cinquième siècle; nous avons vu surtout que la polémique contre le monisme était dirigée essentiellement contre Diogène d'Apollonie et ses disciples les plus immédiats. Or les théories de Diogène devaient constituer une nouveauté à la mode, du moins à Athènes, dans les années 423–415 puisqu'elles sont raillées par Aristophane dans les Nuées et reprises par Euripide dans les Troyennes[2]. Que ces théories soient senties encore à l'époque de notre traité comme des questions d'actualité, c'est là un point qu'il importe de souligner. S'il n'en était pas ainsi, les allusions aux joutes oratoires, la polémique fourrée contre Diogène d'Apollonie, l'habile parti que l'auteur tire de l'antagonisme entre Mélissos et Diogène, les réminiscences verbales perdraient singulièrement de leur attrait. Dans ces conditions, les années 420–400 sont les plus probables.

Enfin, les conclusions sur la place du traité dans l'école de Cos nous permettent d'apporter une dernière précision. Si l'on admet que le concept de bile noire a, sinon fait son entrée dans l'école de Cos par l'intermédiaire de la Nature de l'homme, du moins pris, grâce à ce traité, une importance qu'il n'avait pas auparavant, la Nature de l'homme doit se situer entre les Epidémies I–III, où la bile noire n'est pas une humeur familière, et les Epidémies II–IV–VI, où cette humeur est désormais bien connue. Or, nous avons la chance de pouvoir dater avec certitude les Epidémies I–III des années 410, et les Epidémies II–IV–VI des années 399–395[3]. Les années 410–400 apparaissent donc en définitive comme les plus vraisemblables.

Il est évidemment vain de vouloir parvenir à une trop grande précision; je pense néanmoins que les premières années de la décade sont les plus vraisemblables[4]. Notre traité sonne comme un manifeste.

[1] Pour l'époque de Mélissos, voir W. K. C. Guthrie, A history ..., t. II, p. 101; pour la date de l'Histoire des animaux, cf. P. Louis, t. I, p. XIV–XVIII.

[2] Nuées, v. 225 sqq.; Troyennes, v. 884 sqq.

[3] Pour la date des Epidémies I–III, voir K. Deichgräber, Die Epidemien ..., p. 16–17; voir aussi J. Pouilloux, t. I, p. 249–250, avec la mise au point de F. Chamoux, p. 362. Pour la date des Epidémies II–IV–VI, voir K. Deichgräber, ibid., p. 74–75.

[4] K. Deichgräber, Die Epidemien ..., p. 111, date le traité des environs de 400 à cause de son « caractère méthodique ». Je ne pense pas que ce soit un argument

Est-il impossible de voir dans le traité de la Nature de l'homme le manifeste de Polybe devenu chef de l'école de Cos, manifeste écrit et prononcé peu de temps après le départ du maître qui consigne à Thasos ses observations de médecin périodeute dans les Epidémies I–III?

D. LA TRADITION DU TEXTE

I. La tradition directe

a) Les manuscrits

Le traité de la Nature de l'homme se lit dans les 27 manuscrits suivants:

Marcianus gr. 269	s. X	fol. 28^{r}– 35^{v}	M
Parisinus gr. 2253	s. XI	fol. 81^{r}– 93^{v}	A
Vaticanus gr. 276	s. XII	fol. 107^{r}–111^{v}	V
Parisinus gr. 2140	s. XIII	fol. 22^{v}– 28^{r}	I
Bodleianus Baroccianus 204	s. XIV	fol. 21^{v}– 27^{r}	O
Parisinus gr. 2142 (part. rec.)	s. XIV	fol. 28^{r}– 34^{r}	H
Parisinus gr. 2143	s. XIV	fol. 25^{r}– 30^{r}	J
Parisinus gr. 2144	s. XIV	fol. 29^{r}– 33^{r}	F
Vaticanus gr. 277	s. XIV	fol. 43^{r}– 49^{v}	R
Vaticanus Urbinas gr. 68	s. XIV	fol. 30^{r}– 36^{v}	U
Corsinianus 1410	s. XV	fol. 349^{r}–354^{v}	Co[1]
Laurentianus plut. LXXIV, 1	s. XV	fol. 22^{r}– 27^{v}	L
Marcianus app. gr. cl. V 9	s. XV	fol. 475^{r}–481^{v}	Ma
Monacensis gr. 71	s. XV	fol. 26^{v}– 32^{v}	Mo
Parisinus gr. 2141	s. XV	fol. 20^{r}– 25^{v}	G
Parisinus gr. 2145	s. XV	fol. 34^{r}– 43^{r}	K
Parisinus gr. 2146	s. XV	fol. 179^{v}–187^{r}	C
Parisinus gr. 2255	s. XV	fol. 90^{r}–101^{r}	E
Vaticanus Palatinus gr. 192	s. XV	fol. 91^{r}– 95^{r}	P
Ambrosianus gr. 496 (L 110 sup.)	s. XV/ XVI	fol. 241^{v}–245^{v}	Amb

suffisant. Le même esprit de système, la même clarté de style se trouvaient déjà dans l'écrit de Diogène d'Apollonie.

1 Ce manuscrit ne donne que la moitié du traité; il s'arrête au milieu d'une phrase (c. 11, p. 194,12 sq. ἡ μὲν ἀπὸ τῶν δεξιῶν εἰς τὰ ἀριστερά, ἡ δὲ ἀπὸ τῶν ἀριστερῶν ἐπὶ τὰ δεξιά).

Cantabrigiensis (Gonville and Gaius College) 50 (27)	s. XVI	fol. 21^r– 30^v	Ca
Bodleianus Holkhamiensis gr. 92 (282)	s. XVI	fol. 277^r–287^r	Ho
Hauniensis ant. fund. reg. 224	s. XVI	fol. 23^v– 28^v	Ha
Mutinensis Estensis gr. 233 (III H 5)	s. XVI	fol. 127^r–139^r	Mu
Parisinus gr. 2147	s. XVI	fol. 6^r– 23^r	Pa^{1}
Vaticanus gr. 278	a. 1512	fol. 58^v– 75^r	W
Vossianus gr. F. 10[1]	s. XVI	fol. 26^v– 38^r	Q

A cette liste, on ajoutera les manuscrits suivants qui donnent des extraits:

Cantabrigiensis Bibl. Univ. LI. 4.12	s. XV	fol. 40^v– 41^v	
Laurentianus app. 2	s. XV	fol. 92^v–106^v[2]	
Mutinensis Estensis gr. 213 (III G 9)	s. XV	fol. 224^v–235^r	
Neapolitanus II C 32	s. XV	fol. 356^r–359^v	
Parisinus gr. 1868	s. XV	fol. 368^r	
Parisinus gr. 2316	s. XV	fol. 138^v–140^r[3]	
Parisinus gr. 2332	s. XV	fol. 206^r–208^r	X
Vaticanus Reg. gr. 182	s. XV	fol. 16^v– 20^r et 57^v	
Parisinus gr. 2317	s. XVI	fol. 45^r– 45^v[3]	

La plupart de ces manuscrits sont donnés par H. Diels, Die Handschriften . . ., p. 21 et 22, et Erster Nachtrag . . ., p. 26[4].

[1] Littré, pour ce manuscrit, a le sigle ε.

[2] Voir A. M. Bandini, p. 50*–52*.

[3] Extraits résumés.

[4] Le catalogue de Diels présente quelques erreurs ou omissions:

1. Le manuscrit « Padua: Bibl. S. Joannis in Viridario, ad dextr. plut., XVII, (Verbleib unbekannt) » n'est autre que le Bodl. Holkhamiensis gr. 282; cf. R. Barbour, p. 609.
2. Le Parisinus gr. 2254 ne contient pas notre traité. Il en est de même du Parisinus gr. 2545.
3. Le manuscrit « Reims: Bibl. S. Remig. 548 » n'existe plus: il a été détruit dans l'incendie du 15 janvier 1774.
4. Erreur de cote pour le Marcianus app. gr. cl. V 9 confondu avec le Marcianus app. gr. cl. V 19.
5. Le Parisinus suppl. gr. 447 ne contient pas les chapitres sur le régime, mais un court fragment du commentaire de Galien à ces chapitres; cf. J. Mewaldt, p. XVI–XVII.
6. Manuscrits omis: Neapolitanus II C 32; Parisinus gr. 2145; Parisinus gr. 2332.
7. Le manuscrit Athon. Esphigmenou 317 ne contient pas notre traité mais le De natura hominis de Mélèce moine (renseignement dû à l'institut de Recherche et d'Histoire des Textes de Paris).

1. Les manuscrits anciens

α) Présentation des manuscrits

Sur les cinq manuscrits anciens de la Collection hippocratique, trois ont conservé le texte de la Nature de l'homme. Ce sont les trois premiers manuscrits de la précédente liste. Si l'on excepte l'Epibomios, notre traité et celui du Régime dans les maladies aiguës sont les seuls à être conservés par ces trois manuscrits à la fois. C'est donc là un rare privilège.

Le Marcianus gr. 269 (M) (col. 533): souvent décrit[1]; parchemin de grand format (372 × 256) traditionnellement daté du XIe siècle, mais la seconde moitié du Xe est beaucoup plus probable[2]; 463 folios; écrit sur deux colonnes, ce codex ne renferme que des œuvres d'Hippocrate. Il serait, selon E. Mioni, de la main du scribe Ephrem, mais le fait n'est pas certain[3]. D'assez nombreuses corrections, pour notre traité, ont été faites par plusieurs mains qu'il n'est malheureusement pas toujours possible d'identifier avec sûreté, même après consultation directe du manuscrit[4]. Pour éviter l'arbitraire, je renonce M

[1] Voir Ch. Daremberg in: Littré X, p. LXIII–LXIV; J. Ilberg, Zur Überlieferung..., p. 440–450; idem, Prolegomena . . ., p. XVIII–XXI; A. Nelson, p. 45–46; J. L. Heiberg, p. V–VI; voir en dernier lieu O. Pöppel, p. 69.

[2] Déjà H. Hunger et J. Mewaldt ont apporté un correctif à la date traditionnelle (« vel saeculo X exeunte vel saeculo XI », voir supra, p. 7); J. Irigoin place le manuscrit au Xe (cours professé aux Hautes Etudes en 1963–1964: « seconde moitié du Xe et probablement milieu du Xe »). A l'appui de cette thèse, on notera l'assez faible insertion d'onciale dans la minuscule. Si l'on excepte la lettre ξ peu caractéristique, l'onciale n'apparaît que pour les lettres λ, κ, α, γ, ν, ε, σ et π; elle est majoritaire seulement pour λ; nettement minoritaire pour γ, ν, π, σ, α et κ.

[3] Je dois ce renseignement à J. Irigoin qui ne partage pas l'avis d' E. Mioni.

[4] Une étude d'ensemble sur les correcteurs du Marcianus reste à faire. Les indications de J. Ilberg, Prolegomena . . ., p. XXI, sont sommaires: « et librarii ipsius manu correctus est et alterius cuiusdam ». Pour notre traité, A. Rivier, p. 47, n. 1 et 2, a déjà dit combien le problème est délicat. Il est même parfois difficile de décider si une correction est de première main ou non. Ainsi, à propos de la leçon marginale εἴη ἤ (cf. apparat à 174,2), Rivier (ibid., n. 1) déclare: « Vérification faite à la Bibliothèque St Marc, nous précisons que la leçon marginale εἴη ἤ est de l'écriture du copiste qui l'a trouvée dans son modèle ». Je pense pour ma part que c'est là une addition de seconde main, faite par le correcteur qui une ligne plus haut (dans le manuscrit) a corrigé δ' ὁκόταν en δὲ ὁκόταν. Cette addition rentre du reste dans le système des corrections faites sur un proche ancêtre de V (cf. infra, p. 68–70). Inversement, je ne suis pas sûr, comme l'affirme A. Rivier, que les autres additions marginales ou interlinéaires soient toutes de seconde main. Voici des additions qui sont très certainement de première main: μὴ ὁμολογέειν M^{γρ} (fol. 32^v, l. 17 de la col.

à établir des distinctions trop subtiles: outre les corrections du scribe
M^2M^3 (M^1), je distingue deux groupes de corrections M^2 et M^3. M^3 est une main tardive, probablement du XVI°; ses corrections, faites d'un trait très fin avec une encre qui est actuellement gris pâle, sont rares et peu importantes: ν éphelcystiques, fautes d'orthographe. Une seule fois, la correction est plus importante: 198,2 ἐοῦσιν M: ἐούσης M^{corr} (-ης add. sup. -ιν M^3); c'est là une mauvaise conjecture qui se lit également dans les recentiores dépendant de M; il est évidemment exclu que cette conjecture soit passée de M dans les recentiores, car M^3 est trop récent; mais comme le contexte explique très bien la conjecture, il est inutile de supposer que M^3 avait un modèle. Il en va tout autrement des corrections faites par M^2. Sous le sigle M^2 je groupe toutes les autres corrections qui sont de loin les plus nombreuses et les plus importantes. M^2 recouvre sans aucun doute plusieurs correcteurs[1]; néanmoins il ne me paraît pas arbitraire de les grouper, car les corrections, antérieures à M^3, forment une unité dans la mesure où elles sont faites d'après un même modèle. Comme ce modèle est un proche ancêtre d'un autre manuscrit ancien, et comme par leur nombre et leur importance ces corrections modifient d'une manière insoupçonnée jusqu'ici la physionomie du texte de M, elles posent des problèmes qui dépassent largement la simple description des manuscrits et qui seront abordés plus loin dans l'étude des rapports entre les manuscrits anciens[2]. Il reste enfin des corrections par grattage
M^{ras} (M^{ras}) qui sont à rapprocher de M^2, car elles sont faites sur le même modèle.

A Le Parisinus gr. 2253 (A): plus souvent décrit encore que M[3]; parchemin de format moyen (235 × 180); date de la fin du XI°[4];

de gauche = 198,9); -η- super -ει- M^1 (fol. 34ʳ, l. 24 de la col. de droite = 212,5); λεπτότεροι M in mg. (fol. 34ᵛ, l. 17 de la col. de gauche = 212,19); je passe sous silence des titres en marge qui sont aussi de première main.

[1] Par exemple, la main qui a ajouté ἔρχεται δὲ (fol. 32ʳ, l. 21 de la col. de droite = 196,7) n'est pas la même que celle qui a ajouté οὔτε πῦρ (fol. 28ʳ, l. 35 de la col. de droite = 164,6); l'addition ὑγιέες γίνονται (fol. 32ᵛ, l. 33 entre les deux col. = 200,11) est encore d'une autre main.

[2] Voir infra, p. 68–70.

[3] Voir H. Omont, t. II, p. 223; E. Littré, t. 1, Paris, 1839, p. 511–512; J. Ilberg, Zur Überlieferung ..., p. 441–443; idem, Prolegomena ..., p. VIII–XII; A. Nelson, p. 38–45; et surtout K. Schubring, p. 11–23 et O. Pöppel, p. 74–91.

[4] Littré et Ilberg (Zur Überlieferung ..., ibid.) plaçaient le manuscrit au X°. Omont, Ilberg (Prolegomena ..., ibid.), Nelson, Schubring et Pöppel le datent du XI°. A. Rivier, p. 49, voudrait revenir à une date haute (X°), mais l'examen de l'écriture l'interdit. Il semble au contraire qu'il faille le rajeunir; cf. H. Hunger et J. Mewaldt (voir supra, p. 7) « membraneus saeculi XI fortasse exeuntis » et J. Irigoin, cours cité: « entre 1050 et 1150 ».

192 folios; écrit de la main de Michel le calligraphe[1]; il contient à la fois des œuvres d'Hippocrate et de Galien. Le manuscrit, souvent lu, a été maintes fois corrigé[2]. Ces innombrables corrections, portant surtout sur des fautes matérielles, ne modifient pas la physionomie du texte. Outre les rares corrections du scribe (A^1), il est possible de distinguer, pour notre traité, trois groupes de corrections: A^2, A^3, A^4.

A^2 (= A^2 Ilberg, Schubring, A^6 Nelson): fin XIIIe; encre qui a viré au vert; trait empâté; les corrections qui ne se trouvent qu'au premier folio recto-verso de notre traité (fol. 81) sont minimes: elles portent sur l'accentuation et sur une syllabe ajoutée (fol. 81^r, l. 27 = 166,1 λέγου A: λέγουσι A^{corr} – σι add. A^2 s. l. –). A^2

A^3 (= A^3 Ilberg, Schubring, A^{2-3} Nelson): encre ocre jaune; milieu XIVe; sous le sigle A^3 je groupe deux correcteurs au moins, renonçant, comme Schubring, aux distinctions trop subtiles de Nelson[3]. La postériorité de A^3 par rapport à A^2 est évidente par un passage des Lieux dans l'homme où il y a surcharge d'une correction jaune sur une correction verte[4]. Certes, à partir du moment où l'on distingue plusieurs correcteurs à encre ocre jaune, le témoignage des Lieux dans l'homme ne prouve pas que toutes les corrections groupées sous le sigle A^3 soient postérieures à A^2[5]. Il semble toutefois que tous les correcteurs à encre ocre jaune soient postérieurs à A^2[6]. Les corrections fort nombreuses portent essentiellement sur des fautes matérielles: esprits, accents, fautes d'orthographe, syllabes omises, ν éphelcystiques etc. Et dans son zèle pour amender le texte, A^3 introduit parfois des erreurs (par ex., fol. 81^v, l. 4 = 166,4 ἐναντίον recte A: ἐναντίων A^{corr} – ω add. A^3 s. l. – ; fol. 82^v, l. 13 = 172,11 τούτων recte A: τουτέων A^3). Quelques corrections sont plus importantes: changement d'un mot correct, mais inadapté au contexte (ex.: fol. 93^r, A^3

1 Voir la souscription au Régime dans les maladies aiguës, f. 64^v: μιχαὴλ καλλιγραφεὺς ὁ τὰ πάντα συγγράψας.

2 Pour les corrections de A, l'étude de J. Ilberg, Prolegomena ..., reste fondamentale. Toutefois, elle a été précisée sur certains points par A. Nelson, p. 40–43, et K. Schubring, p. 15–23. Voir aussi J. Ilberg, C. R. de Nelson ..., p. 1273 sqq.; M. Pohlenz, Hippokratesstudien, p. 67 sqq.; voir en dernier lieu O. Pöppel, p. 83 sqq.

3 Par exemple, la main qui a ajouté en marge du fol. 82^r, l. 9 (= 168,13–170,1) ἢ εἰκὸς γὰρ εἶναί τινα ὥρην n'est pas la même que celle qui a corrigé au fol. 82^r, l. 5 (= 168,9) δ' ἐγὼ en δ' ἔγωγε. Il est très possible que l'addition de πάντα (fol. 83^v, l. 9 = 178,9) soit d'un troisième correcteur.

4 Le fait a déjà été signalé par J. Ilberg, Prolegomena ..., p. XI.

5 Objection faite par A. Nelson, p. 42.

6 K. Schubring, p. 16, a bien montré que dans les Lieux dans l'homme A^2 est antérieur à tous les autres correcteurs. Par l'étude de la forme des lettres, j'arrive, pour Nature de l'homme, aux mêmes résultats.

l. 13 = 218,15 τείνονται A: γίνονται A^{corr} –γί add. A^3 s. l. –), addition de mots (fol. 81^r, l. 24 = 164,13 τὸ^I add. A^3 s. l.; fol. 82^v, l. 17 = 172,14 καὶ^I add. A^3 s. l.; fol. 83^r, l. 13 = 176,4 ἢ add. A^3 s. l.; fol. 83^r, l. 16 = 176,6 οὐ add. A^3 s. l.; fol. 83^v, l. 9 = 178,9 πάντα add. A^3 s. l.; fol. 91^r, l. 17 = 210,15 καὶ add. A^3 s. l.; fol. 93^r, l. 28 = 220,7 ἢ add. A^3 s. l.; fol. 82^r, l. 9 = 168,13 ἢ εἰκὸς γὰρ εἶναί τινα ὥρην A^3 in mg.). Il n'est pas nécessaire de supposer un modèle pour de telles corrections. K. Schubring[1] remarque que, pour les Lieux dans l'homme, A^3 utilise un modèle de la famille de V. Ce n'est pas, semble-t-il, le cas pour la Nature de l'homme. Ainsi, en 176,6 sq. ὅμοια δὲ δοκεῖ εἶναι A: ὅμοια δοκέει εἶναι vulg. Si A^3 avait eu un modèle, il n'aurait pas manqué de supprimer le δέ; il cherche au contraire à justifier le δέ en conjecturant: ὅμοια δὲ οὐ δοκεῖ εἶναι. On trouvera également en 170,10 et 210,15 des conjectures malheureuses: A^3 modifie un texte qui, à part les fautes d'accents et les iotacismes, est identique à celui des autres manuscrits.

A^4 A^4 (A^4 Ilberg, Schubring, A^5 Nelson): trait brun foncé; fin XIVe – début XVe; A^4 est postérieur à A^3, comme le prouvent par exemple les surcharges de A^4 sur A^3 (ainsi au fol. 91^v, l. 16 = 212,19 ἔπιτα A: ἔπειτα A^3, et A^4 de deux traits fins a repassé sur le ει de A^3) ou les corrections de A^4 qui supposent des corrections préalables de A^3 (fol. 89^r, l. 1 = 200,11 ἐνιαυτῶ A: ἐνιαυτῶν A^3: ἐνιαυτὸν A^4 par adjonction d'un ο sur l'ω). Cette main a corrigé, à la suite de A^3, de nombreuses fautes d'orthographe (particulièrement la confusion ε–αι). Parfois, A^4, comme A^3, ajoute des mots (fol. 81^v, l. 26 = 168,4 ἄν add. A^4 in mg.; fol. 82^r, l. 12 = 170,2 μόνον add. A^4 i. l.; fol. 82^v, l. 12 = 172,10 ἅ (πάντα) add. A^4 s. l.; fol. 82^v, l. 21 = 174,1 εἰ add. A^4 s. l.; fol. 86^v, l. 17 = 190,17 ἢ ὡρὰν A^4 in mg.; fol. 88^r, l. 5 = 196,12 μεμαθήκασι A^4 in mg.). Ici encore, il n'est pas besoin de supposer un modèle pour ces corrections: comme A^3, A^4 procède par conjecture. En 190,17 on saisit particulièrement bien sa façon de travailler: A avait écrit ὡρᾶν par suite de la confusion si fréquente chez lui de ο et de ω; A^4 corrige à juste titre en ὁρᾶν, mais, pris d'un doute, il ajoute en marge une conjecture qui, étant donné le contexte, est aberrante: ἢ ὡρὰν. De même 170,2, l'addition de μόνον n'est attestée dans aucun autre manuscrit; il s'agit vraisemblablement d'une conjecture. Aussi lorsque Littré (VI, 36,11) accepte cette addition, il introduit – sans le savoir, car il n'a pas examiné de près les corrections de A – la conjecture arbitraire d'un correcteur.

A^{ras} A^{ras}: corrections par grattage dont il n'est pas possible de déterminer la main.

[1] K. Schubring, p. 21.

Vaticanus gr. 276 (V)[1]: parchemin de grand format (395 × 277); date du XII° [2]; 2 + 209 folios; il contient uniquement des œuvres d'Hippocrate. Le manuscrit, qui porte au fol. 1ʳ par deux fois l'inscription AND (= Andegavensis)[3] a appartenu à Charles d'Anjou. De plus, comme Bartholomée de Messine, traducteur latin du traité de la Génération et probablement de celui de la Nature de l'homme, a incontestablement utilisé, comme nous le verrons[4], le Vaticanus comme modèle, le manuscrit faisait déjà partie de la bibliothèque de Manfred[5]. A la différence de A et de M, V n'est pas écrit tout entier par le même copiste: il convient de distinguer deux mains et peut-être trois[6]. Notre traité a été copié par la première main (Vᵃ). Le manuscrit, pour notre traité, ne comporte pas de corrections de seconde main. V

β) Classement des manuscrits

Ils se répartissent en deux classes, l'une représentée par le Parisinus, l'autre par le Marcianus et le Vaticanus. La séparation en deux classes remonte au moins à l'époque de la translittération, puisque l'on note entre A d'une part et MV de l'autre des différences dues à des fautes de lecture d'onciales:

1. fautes de A contre MV[7]:

170,9	ΕΙΤΟΥΔΕΑΝ⟩ εἴ που δ' ἐὰν A: ἔπειτα οὐδὲ ἂν MV: εἶτ' οὐδ' ἐὰν Diels
170,12	ΤΟ ΕΤΕΡΟΝ⟩ τὸ στερὸν A: θάτερον MV: τὸ ἕτερον Gal.(LV)
198,6	ΤΕΓΕΝΕΣΘΑΙ⟩ γεγενῆσθαι A: τε γενέσθαι MV
212,1	ΚΑΤΑΚΛΥΣΜΑΣΙ⟩ κατακαύμασι A: κατακλύσμασι MV
220,7	ΚΛΕΠΤΕΤΑΙ⟩ βλάπτεται A: κλέπτεται MV

2. fautes de MV contre A:

188,16	ΟΤΕΓΕ⟩ ὅτε γε A: ὅτε τε MV

1 Pour la description, voir Ch. Daremberg chez Littré, t. X, p. LIX–LX; J. Ilberg, Zur Überlieferung ..., p. 444–448; idem, Prolegomena ..., p. XV–XVII; I. Mercati/P. Franchi de' Cavalieri, t. I, p. 362–365; J. L. Heiberg, p. VI; K. Schubring, p. 23–25; C. Lienau, p. 13 sqq.

2 Probablement de la fin du siècle.

3 Cf. A. Pelzer, p. 270. Je dois cette indication à J. Irigoin. Le catalogue du Vatican propose à tort de lire Andreas di Biaggio.

4 Voir infra, p. 128 sq.

5 C'est du reste la filière normale.

6 Au folio 149ʳ, l. 25, a lieu un premier changement dans l'écriture, puis un second au folio 150ʳ, l. 13. La première et la troisième écriture sont certainement d'une main différente; sur ce point, voir J. Tschiedel in J. Ilberg, Prolegomena ..., p. XV, n. 1 et surtout C. Lienau, p. 13 sqq.

7 A. Rivier, p. 171–172 a déjà signalé la plupart de ces fautes; j'écarte l'hypothèse d'une mélecture d'onciale pour 178,7 ἰδεῖν A: αἰεὶ MV; voir comm. ad loc.

En fait, il y a de fortes chances pour que cette séparation soit beaucoup plus ancienne; il semble bien qu'à l'époque de la traduction latine ancienne, c'est-à-dire au VI° siècle, la séparation était déjà chose faite[1].

Comme MV d'un côté et A de l'autre appartiennent à deux classes différentes, on se plaît à faire ressortir l'accord étroit de MV contre A. Sur ce point, il faut apporter un rectificatif important aux vues traditionnelles. Si M après correction se range la plupart du temps du côté de V quand il y a opposition de A et de V, il n'en va pas de même pour M avant correction. Après lecture directe du manuscrit, il s'avère que M, avant les corrections de M^2 et de M^{ras}, était bien souvent en accord avec A contre V. On s'en convaincra par le tableau suivant; j'y ai relevé une trentaine de passages où M avant correction était en accord avec A[2]:

166,7	°καίτοι AM Gal.(LV): καὶ τὸ M^{ras}V
166,13	°αἷμα AM Gal.(LV): αἷμα μοῦνον M^2V
168,7	°ἐνεόντα AM Gal.(LV): ἐόντα M^{ras}V
170,1	°ὅ (τι) ἐστί(ν) AM Gal.(V): om. M^{ras}V Gal.(L)
170,2	°ταῦτα AM: om. M^{ras}V Gal.(LV)
174,2	°δ' AM Gal.(V): δὲ M^2V Gal.(L)
	°χωρισθῇ AM Gal.P(codd.): εἴη ἢ χωρισθῇ M^2V: ἢ χωρισθῇ Gal.(L): γένηται ἢ χωρισθῇ Gal.(V)
174,4	° ἐφ' ἑωυτοῦ AM Gal.(L): ἐφ' ἑωυτῷ M^2V Gal.(V)
174,8	°κένωσιν AM Gal.(LV): κένωσίν τε M^2V
174,11	°δέ AM Gal.(V) Gal.P(codd.): δή M^2V Gal.(L)
176,13	καθαίρεται A: καθαίρειται M: καθαίρει M^{ras}V Gal.(LV): °καθαρεῖται scripsi
178,2	°ἕλκος AM? Gal.(LV): τραῦμα M^2V
182,9	μετὰ δὲ AM: μετὰ M^{ras}V Gal.(V): °μετά γε Gal.(L) Gal.P (codd.)
184,18	°τοτὲ AM: ποτὲ M^2V Gal.(V)
190,18	°ἔσται AM Gal.(LV): ἔσται ὡς M^2V
192,9	°ταῦτα δὲ AM: ταῦτα M^{ras}V Gal.(L)
192,11	°τῶν ἀσθενεστέρων τι AM Gal.(V): τι τῶν ἀσθενεστέρων M^2V: τὰ ἀσθενέστερά τι Gal.(L)
192,17	°παρὰ^{I} AMM' Gal.(LV): ἐπὶ M^2V
194,1	ἀφικνέεται AMM' Gal.(L): ἀπικνέεται M^2V: ° ἀφικνεῖται Gal.(V)
194,18	°ἐς^{II} AMM': ἐπὶ M^2V: εἰς Gal.(L)
196,1	τῶν στηθέων καὶ (διὰ) AMM': om. M^{ras}V Gal.(V): ° τῶν στηθέων Littré

[1] Cf. infra, p. 126 sq.
[2] Les leçons précédées du signe ° sont celles que j'ai adoptées dans le texte.

196,9 ἐξωτάτων A: ἐξωτάτωι M: ἔξω M^{2}V: °ἐξωτάτω M'Gal. (LV)

°διαδιδοῦσιν A: διαδιδόασι(ν) MM': διδόασιν M^{ras}V Gal. (LV)

198,3 °ἐστι(ν) AM Gal.(LV): ἃ M^{2}V

200,11 ὑπερβάλλοι AM: ὑπερβάλλωσι(ν) M^{2}V Gal.(LV): °ὑπερβάλλῃ Villaret

°αὐτόματοι AM Gal.(L): αὐτόματοι ὑγιέες γίνονται M^{2}V Gal.(V)

206,3 °ὅταν AM Gal.(LUV): ὁκόταν M^{2}V

206,10 °καὶ μὴ AM: καὶ ὅκως μὴ M^{2}V Gal.(LUV)

206,14 μαλακὸν AM Gal.(L): °μαλθακὸν M^{2}V

206,16 ἕως τὸ ἔαρ AM?: ras. 7 litt. M^{ras}: om. V Gal.(L): °ἐν τῷ ἦρι scripsi

208,1 °ἐς τὸ θέρος καταστῆσαι AM: ἐς τὸ ἦρ, οὕτως ἐκ τοῦ ἦρος εἰς τὸ θέρος καταστήσεται M^{2}V Gal.(L)

208,9 °τοῖσι σαρκώδεσι AM Gal.(LUV): punct. del. M$^{1 vel 2}$: om. V

μαλακοῖσι AM Gal.(LUV): ° μαλθακοῖσι M^{2}V

210,11 °ἢ om. AM Gal.(U): ἢ M^{2}V Gal.(LV)

De ce tableau il ressort que les corrections qui écartent M de A et le rapprochent de V ne portent pas toujours sur des détails; dans deux passages au moins (206,16–208,1 et 210,11), elles modifient radicalement le sens du texte. De ce phénomène qui n'avait pas été observé jusqu'à présent, on peut tirer les conclusions suivantes:

1. rapport des manuscrits:

– rapport de M et de V: après la séparation entre M et V qui est probablement postérieure à la translittération[1], le texte de la branche V a continué à évoluer, en partie sous l'influence des lemmes de Galien[2], alors que le texte de la branche M, plus conservateur, est resté plus proche de A. Toutefois, à la suite de corrections, le texte de M a été adapté à celui de la branche V; mais il ne faudrait pas croire que V est le modèle de ces corrections; il ne peut s'agir que d'un proche ancêtre de V[3]: d'une part les corrections, comme l'indique la forme des lettres, sont antérieures à V, d'autre part une correction est faite par M^{2} à un endroit où V a une lacune[4], enfin, si V était le

1 Je dis « probablement », car les fautes d'onciale communes à MV ne se sont pas nécessairement produites au moment de la translittération; pour être certain du fait, il aurait fallu trouver des fautes de minuscules communes à MV.

2 Cf. infra, p. 102.

3 De même déjà H. Hunger et J. Mewaldt (voir supra, p. 7).

4 192,12, αἱ om. M, add. M^{2} s. l., alors que V a omis ce passage par inadvertance (saut du même au même; voir apparat critique ad loc.). Je reconnais que l'argu-

modèle de M²–M^ras, il faudrait supposer qu'à un moment donné M et V se sont trouvés dans la même bibliothèque, ce qui paraît peu vraisemblable d'après ce que nous savons de l'histoire de ces deux manuscrits[1].

– rapport de A et de MV: il faut apporter de sérieuses nuances à l'opposition traditionnelle A–MV, puisque dans tous les cas précédemment cités il y a accord entre A et l'ancêtre commun de MV. Ainsi, par-delà la diversité apparente de certaines leçons, il est possible de retrouver l'unité de la tradition hippocratique. Voici un exemple particulièrement frappant: 200,10 sq. οἷσι ... ὑπερβάλλοι A: ὁκόσοισι ... ὑπερβάλλοι M: ὁκόσοι ... ὑπερβάλλωσιν V Gal.(LV): ὁκόσοισι ... ὑπερβάλλωσι M². Un examen attentif des corrections de M permet de retrouver ici la leçon commune à AMV et de suivre l'évolution qui a abouti aux divergences actuelles: à l'origine, il y a la leçon commune οἷσι (vel ὁκόσοισι) ... ὑπερβάλλοι conservée par A et par M avant correction. La branche de V a corrigé cette leçon en adoptant le texte de Galien d'où ὁκόσοι ... ὑπερβάλλωσιν; et le correcteur de M, d'après un proche ancêtre de V, a corrigé ὑπερβάλλοι en ὑπερβάλλωσι en transformant l'ο en σ et en ajoutant ω s. l., mais il a oublié de modifier le ὁκόσοισι en ὁκόσοι.

2. établissement du texte:

C'est évidemment dans ce domaine que la constatation de la coïncidence entre A et M (avant correction) a le plus d'importance; car dans la trentaine de cas cités, il est possible de restituer avec certitude l'état du texte avant la séparation de A et de MV; or dans la quasi-totalité des cas, ces leçons anciennes se révèlent nettement supérieures aux leçons récentes de VM². Elles m'ont permis en particulier de restituer tout un passage corrompu (206,16 sqq.) où la pensée de l'auteur était devenue méconnaissable.

Les divergences entre A et le modèle commun de MV sont donc moins grandes qu'on pouvait le penser; mais cela ne veut pas dire

ment n'est pas décisif, car l'hypothèse d'une conjecture propre à M² n'est pas exclue.

[1] Originaire d'Italie méridionale, V a fait partie de la bibliothèque des rois normands, de Frédéric II, de Manfred (cf. supra, p. 67), avant d'être donné au pape Clément IV par Charles d'Anjou en 1266; c'est l'un des 33 manuscrits grecs qui se trouvaient à la Vaticane du temps de Clément V (cf. A. Pelzer, p. 268–270). M, au contraire, est d'origine orientale; il a appartenu à un médecin syrien, Georges, (J. Ilberg, Prolegomena ..., p. XVIII; cf. le monocondyle au premier folio verso non numéroté), est passé par le monastère de la Péribleptos (cf. fol. 2^r; renseignement du à Mioni) avant d'arriver par l'intermédiaire de Bessarion (cf. la double côte Τόπος/Locus 43 au fol. 1^v) à la Marcienne.

qu'il n'en existe pas: il subsiste des différences nombreuses et importantes. Comme elles sont dues, en partie du moins, à l'influence des lemmes de Galien, nous reprendrons cette question à la lumière de la tradition indirecte.

2. Les manuscrits récents

Ils sont fort nombreux[1], mais, pour l'édition du traité, ils n'ont aucune valeur, car ils dérivent en dernière analyse soit de M soit de V. De V descendent les manuscrits C Ho P et de M les recentiores Amb Ca Co E F G H Ha I J K L Ma Mo Mu O Pa Q R U W. C'est là un fait indiscuté, à deux exceptions près qui sont le Parisinus gr. 2140 et surtout le Corsinianus 1410.

Parisinus gr. 2140 (I): papier oriental arabe; XIII° siècle[2]; I
format 340 × 225 mm; 426 folios. Bien que tous les érudits s'accordent à reconnaître l'étroite parenté de M et de I, la position de I par rapport à M reste controversée. Faut-il faire dériver I de M ou faut-il supposer pour ces deux manuscrits un modèle commun[3]? Pour notre traité, en tout cas, la position est claire: il dépend de M modifié par les corrections de M^2. Il me suffira ici de citer deux exemples caractéristiques. Nous avons vu que M^2 a modifié le texte de M d'après un ancêtre de V; or, par deux fois, il lui arrive de faire une correction incomplète:

192,11 M (comme A) donne τῶν ἀσθενεστέρων τι. M^2, d'après le modèle de V qui portait τι τῶν ἀσθενεστέρων, a ajouté devant τῶν, au-dessus de la ligne, τι, mais il a oublié de supprimer le τι qui suit ἀσθενεστέρων. I, recopiant M après correction, donne la leçon absurde τι τῶν ἀσθενεστέρων τι.

200,10 sq. M (comme A) présente la leçon ὁκόσοισι . . . ὑπερβάλλοι; M^2, toujours d'après un ancêtre de V, corrige ὑπερβάλλοι en ὑπερβάλλωσι, mais omet de transformer ὁκόσοισι en ὁκόσοι. Ici encore, I recopie fidèlement M après correction et présente la leçon absurde ὁκόσοισι . . . ὑπερβάλλωσιν.

[1] Voir la liste supra, p. 61 sq.

[2] Pour la description du manuscrit, voir H. Omont, p. 200; E. Littré, t. 1, p. 521–522; J. Ilberg, Zur Überlieferung . . ., p. 457; J. L. Heiberg, p. X; O. Pöppel, p. 168–169; A. Rivier, p. 109. La date proposée par Omont et Heiberg (XII°/XIII°) est trop ancienne; trop récente, en revanche, est la date donnée par Littré et Ilberg (XIV°); le XIII° semble la date la plus raisonnable; J. Irigoin (cours cité) exclut la fin du XIII°.

[3] La dépendance de I par rapport à M a été dernièrement contestée par H. Polack, p. 46–47 et par B. Alexanderson, p. 102 et 170. Pour la première étude, voir les critiques de A. Rivier, p. 186 et pour la seconde celles de H. Diller, C. R. de Alexanderson . . ., p. 764–765.

Ainsi, pour notre traité du moins, I descend de M après correction de M^2[1]. Pour l'établissement du texte, ce manuscrit n'a donc pas plus de valeur que les autres recentiores: il ne figurera pas dans l'apparat critique.

Co Corsinianus 1410 (Co) (col. 36 E 26): papier occidental; première moitié du XVe[2]; format 204 × 132 mm; 391 folios. Le manuscrit ne contient que la première moitié du traité[3]. C'est à A. Rivier que revient le grand mérite d'avoir attiré notre attention sur ce recentior tout à fait singulier. A. Rivier constate que ce manuscrit occupe une position intermédiaire par rapport aux deux familles de manuscrits anciens représentées l'une par A, l'autre par MV[4]. Si, dans un grand nombre de passages, Co est en accord avec MV contre A, il y a plusieurs cas où Co est en accord avec A contre MV. De cet état de fait, A. Rivier conclut que le Corsinianus remonte à un exemplaire antérieur à la séparation de MV (accord de CoA contre MV) et dont MV procèdent (accord de CoMV contre A) par une source intermédiaire (accord de MV contre CoA). Une telle hypothèse, qui au premier abord est séduisante, se révèle après examen très improbable[5]. Je reproduis ici le stemma d'A. Rivier pour la clarté de la discussion:

[1] Il y a plus d'une soixantaine de cas où I reprend le texte de M après correction de M^2. Aussi ne puis-je considérer avec R. Joly, Note sur trois recentiores ..., p. 196, que « ce Parisinus (sc. gr. 2140) paraît provenir d'une copie de M faite à un moment où M était encore dépourvu de ses premières retouches ». R. Joly arrive à cette conclusion après examen des rapports de M I dans le Περὶ γονῆς. Il y a effectivement deux lacunes dans M (καὶ ἀπὸ τῶν – μαλθακῶν fol. 36^r, l. 3 de la colonne de droite = De la génération, c. 3, Littré VII, 474,6; δεδήλωται – γίνονται fol. 36^r, l. 9 de la colonne de droite = De la génération, c. 3, Littré VII, 474,9–10) qui se retrouvent dans I, alors qu'un correcteur ancien (= M^2) a rétabli en marge les passages omis; mais R. Joly note lui-même (p. 196, n. 14) qu'un copiste peut négliger les notes marginales de son modèle. R. Joly signale un deuxième exemple: De la génération, c. 7, Littré VII, 480,1, ἰσχυρόν MVI: ἀσθενές M^{corr}; indubitablement I présente ici le texte de M avant correction; mais cette correction est d'une main plus récente.

[2] Voir la description très détaillée de A. Rivier, p. 19–29.

[3] Cf. supra, p. 61, n. 1.

[4] A. Rivier, p. 30–49.

[5] Voir sur ce point l'excellent compte-rendu de l'ouvrage d'A. Rivier par H. Diller, p. 236–244. Deux objections de H. Diller ne me paraissent pas toutefois très convaincantes:
1. Si la première partie de V (= V^a) et M remontent à un exemplaire commun en onciale, il n'y a pas de place pour un exemplaire β en minuscule. Il convient de souligner que H. Diller avance cet argument avec toute la prudence requise. En réalité, rien dans le traité de la Nature de l'homme ne nous permet de supposer que le modèle commun de MV^a était un manuscrit en onciale (voir supra, p. 69 et n. 1); d'autre part tout nous laisse croire que V^a, quoique transcrit par le

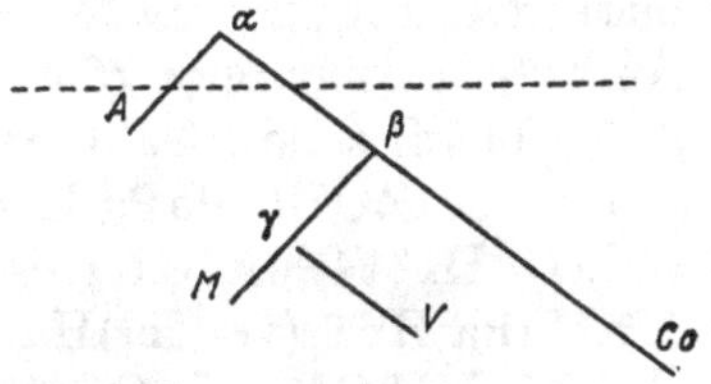

Dans son étude des rapports du Corsinianus et des manuscrits anciens, A. Rivier n'a pas signalé, à ma connaissance, un fait important: c'est l'accord de Co avec M contre AV sur des erreurs ou des innovations de M:

170,1 ἐόν AV: ἓν ἐόν M Co Gal.(LV)
170,8 γένεσιν AV Gal.(LV): post γένεσιν add. αὐτέου M (sed expunx. M2) Co recc.
172,12 ὅθεν περ AM2 V Gal.(L): ἔνθεν περ M Co: ἔνθα περ Gal.(V)
194,10 ε(ἴ)σωθεν AM2 V Gal.(LV): om. M Co

Les passages ne sont pas nombreux; mais l'accord de AV contre M est déjà un fait rare. Parmi ces exemples, il y en a un au moins qui constitue un obstacle sérieux à l'hypothèse d'A. Rivier. L'accord de AV Gal.(LV) en 170,8 ne laisse aucun doute sur l'authenticité de la leçon γένεσιν; c'est dire que, si nous reprenons le stemma d'A. Rivier, les exemplaires α, β et γ portaient la leçon γένεσιν; c'est dire aussi que la leçon γένεσιν αὐτέου est une innovation postérieure à γ et propre à un ancêtre direct de M (ou à M lui-même). Dans ces conditions, comment expliquer que cette leçon se trouve également dans Co? N'est-ce pas un exemple qui nous invite à penser que Co, loin de remonter à un modèle antérieur à la séparation de MV, descend en fait de M? Cette hypothèse est confirmée par une seconde constatation: non seulement Co est en accord avec des fautes de M (ou d'un ancêtre direct de M), mais aussi il présente des innovations propres à une famille de recentiores dérivant de M. Voici les exemples les plus caractéristiques:

même copiste, ne remonte pas pour tous les traités à un même modèle (voir infra, p. 122 mes remarques sur la structure de V^a). A priori, l'hypothèse d'un modèle en minuscule, pour notre traité, est fort possible.

2. Si Co remonte à un exemplaire antérieur à la séparation de MV et dont MV procèdent, il est difficile d'expliquer comment MV ont pu conserver une bonne leçon contre ACo (ainsi en 168,3 ὅτι Ermerins: ἔτι MV: om. ACo; MV, mise à part la faute d'onciale, ont conservé la bonne leçon). H. Diller accorde plus d'importance à cet argument qu'au précédent. Mais il n'est pas impossible qu'ici A et Co soient arrivés séparément à la même erreur, par simple omission de ἔτι.

166,7 sq. γινώσκειν ἀμφὶ τῶν πρηγμάτων M Gal.(L) IHFGMuJW[1] CaQO$^{1-2}$[2] Amb: γινώσκειν ἀμφὶ τῶν πρηγμάτων ἐπαγγελλόμενον Gal.(V) et cf. schol. Gal.(L): γινώσκειν ἐπαγγελλόμενόν τι ἀ. τ. π. Co RUEKMaPa H^{2}HaLMo

168,12 ἀλλ' ἤ M Gal.(L) IH?FGMuJCaQO$^{1-2}$ Amb: ἄλλην Gal.(V) Co RUEKMaPa H^{corr} (vel H?)Ha LW

168,13 αἷμα M Gal.(LV) IHFGMuJCaQO$^{1-2}$Amb: ἔτι αἷμα Co: αἷμα ἔτι (vel ἐστι) RUEKMaPa H^{2}HaLWMo (sed del. Mo^{corr})

170,1 ὅ τι ἐστίν M, sed del. M^{ras}: om. Gal.(L) IHFGMuJCaQO^1: ὅ τι ἐστί Gal.(V) Co RUEKMaPa H^{2}HaLWMo (sed del. Mo^{corr}) O^2 s. l.Amb

170,8 αὐτέου expunx. M^2: om. Gal.(LV) IHFGMuJWMoCaQO^1: αὐτέου MCo RUEKMaPa H^{2}HaLO^2 s. l.Amb

170,13 ἡ M Gal.(LV) IFGMuJLWMoCaQO$^{1-2}$Amb: om. Co RUEKMaPa HHa

172,9 πάντων M IHFGMuJCaQO$^{1-2}$Amb: ἁπάντων Gal.(LV) Co RUEKMaPa H^{2}HaLWMo

176,6 ψαύοντι M IH?FGMuJMoCaQO^1: ψαυόμενα Gal.(LV) Co RUEKMa (-μενον Pa) Pa H^{corr}HaLWO^{2}Amb

182,13 φλεγματωδέστατον M Gal.(L) (-τατα Gal.V) IHHaFGMuJLWMoCaQO$^{1-2}$Amb RUK: φλεγματωδέστερον EMaPa: φλεγματωδέστερον (στατον s. l.) Co

182,14 οἰδήματα M IHFGMuJMoCaQO$^{1-2}$Amb: οἰδ. αὐτοῖς Gal.(LV): οἰδ. αὐτέοισι Co RUEKMaPa H^{2}HaLW

186,13 ὧδε M IHFGMuJWMoCaQO$^{1-2}$Amb: οὕτως Gal.(LV) Co RUEKMaPa H^{2}HaL

188,5 sq. ὁκόσα δ' ὑπ' ἀργίης νοσήματα τίκτεται M Mo: ὅσα δὲ ὑπερτέρη ἀργίη νοσήματα τίκτει Gal.(LV): ὁκόσα δὲ ἡ ἀργίη νοσήματα (vel νου-) τίκτει Co RUEKMaPa H^{2}HaLW: om. IHFGMuJCaQO$^{1-2}$Amb

194,2 ἔξω M Gal.(LV) IHFGMuJMoCaQO^1: ἔξωθεν Co RUEKMaPa H^{2}HaLWO^{2}Amb

194,8 κνημέων M Gal.(LV) IHFGMuJMoCaQO$^{1-2}$Amb: εἴσωθεν κνημέων Co RUEKMaPa H^{2}HaLW

194,11 ὑπὸ M Gal.(LV^2) IHFGMuJCaQO$^{1-2}$ Amb: ἐπὶ M' Co RUEKMaPa H^{2}HaLWMo

[1] Toutefois, au lieu de ἀμφὶ W donne περὶ, et au lieu de πρηγμάτων, πραγμάτων (η s. l.).

[2] Dans le manuscrit O, sur toute l'étendue du traité, une seconde main (= O^2) a repassé consciencieusement sur une première main pâle (= O^1); mais O^2 a parfois modifié le texte de O^1 (à l'aide d'un modèle appartenant à l'autre famille de recentiores); voir infra, p. 86 sq.

Pour les passages où Co recc. sont en accord avec Galien contre M, je veux bien admettre que Galien a exercé indépendamment son influence sur Co et sur recc.; mais que dire des cas où Co recc. sont en accord contre M et Galien? Comment expliquer qu'un manuscrit qui comporte des leçons propres à une famille de recentiores dérivant de M puisse remonter à un archétype antérieur à la séparation de MV? Il est difficile d'échapper à la conclusion que le Corsinianus fait partie de cette famille de recentiores. Et dans cette hypothèse, il est possible de rendre compte des rapports de AMV Co sans faire appel, comme A. Rivier, à de problématiques variantes marginales dans les exemplaires α, β et γ. Ainsi, en 192,17, pour expliquer les différentes leçons παρὰ τὴν ῥάχιν AM Gal.(LV): ἐπὶ τὴν ῥάχιν M^{corr} (ἐπὶ M^2 s. l.) V Co, A. Rivier déclare: « La leçon παρὰ τὴν ῥάχιν A Gal. est celle de l'hyparchétype α auquel remontent en dernier ressort MV Co. C'est aussi la leçon de β puisqu'elle a passé dans le texte de M. Mais comme la variante ἐπί paraît simultanément dans V et dans Co, il est possible (car nous n'avons aucune raison d'admettre une contamination de ces deux mss.) qu'elle figurât déjà dans le texte de β comme une conjecture, à côté de la leçon traditionnelle »[1]. Il y a un fait que Rivier a oublié de signaler: c'est que ἐπὶ τὴν ῥάχιν est aussi la leçon des recentiores descendant de M. Dès lors, tout devient clair. La leçon παρὰ τὴν ῥάχιν, étant donné l'accord de A M et de toute la tradition indirecte (non seulement Gal.(LV), mais aussi M' et Aristote)[2], est incontestablement la leçon ancienne; elle se trouvait dans le modèle commun de MV; ἐπί est une innovation postérieure à ce modèle et propre à un ancêtre de V; cette innovation, selon un processus que nous avons signalé[3] a été ajoutée dans M au-dessus de la ligne par M^2; les recentiores descendant de M ont inséré dans le texte à la place de παρὰ la correction de M^2 s. l.; d'où la leçon ἐπὶ τὴν ῥάχιν dans le Corsinianus. De même, pour expliquer en 174,2 εἴη ἢ M^2 in mg. V: ᾗ ἢ Co: om. AM, A. Rivier dit: « L'addition marginale (sc. dans M) εἴη ἢ remonte à β puisqu'elle apparaît dans Co, à cette différence près que β portait à côté du texte traditionnel la leçon de Co ᾗ ἢ: la forme εἴη qui provient peut-être d'une mélecture des deux η, est apparue dans γ d'où elle a passé dans la marge de M et dans le texte de V. Nous admettrons par conséquent l'hypothèse que β et γ étaient munis de variantes »[4]. Mais nous avons vu que l'addition marginale dans M n'était pas de la main du copiste, mais de M^2. L'omission de εἴη ἢ dans A M et une partie de la

1 A. Rivier, p. 48.
2 Pour la tradition indirecte, voir infra, p. 99 sqq.
3 Cf. supra, p. 68.
4 A. Rivier, p. 48.

tradition indirecte – Gal.P(codd.)[1] – indique clairement qu'ici encore εἴη ᾖ est une innovation d'un ancêtre de V qui est passée, par l'intermédiaire de M^2, dans la marge de M, puis dans le texte des recentiores de M, dont Co; mais Co a modifié l'optatif en subjonctif, comme le demandait ὅταν; c'est là un remaniement tardif. Ce dernier exemple nous permet de saisir une autre caractéristique importante du Corsinianus. C'est un recentior qui, par rapport aux autres, présente un texte fortement remanié; ce fait est particulièrement sensible quand on compare le Corsinianus aux lemmes de Galien. Nul ne peut contester, me semble-t-il, que le texte donné par le Corsinianus, quelle que soit la place qu'on lui assigne dans le stemma, n'ait été, à un moment ou à un autre, profondément remanié à l'aide de la tradition de Galien. A. Rivier déclare à ce propos: « L'influence de Galien ne s'est pas arrêtée là. Son autorité n'a fait que croître au cours de l'époque médiévale et la tendance fut d'adapter toujours plus complètement les manuscrits hippocratiques au texte des lemmes de ses commentaires »[2]. C'est juste[3]; mais il y a un fait capital que A. Rivier omet de signaler: c'est la disparité flagrante entre l'influence somme toute minime de Galien sur les recentiores hippocratiques en général, et l'adaptation systématique du texte du Corsinianus aux lemmes de Galien. Nombreuses sont les leçons (voire les omissions) propres aux lemmes de Galien qui ont été adoptées par le Corsinianus et qui ne se retrouvent pas ailleurs dans les manuscrits hippocratiques, même récents. Voici des exemples caractéristiques:

166,1	χρέονται Co Gal.(LV)
166,11	αὐτῶν (αὐτέων) om. Co Gal.(L)
	τὸν δὲ Μελίσσου λόγον ὀρθοῦν om. Co Gal.(L)
166,14	τινες om. Co Gal.(L)
168,2 sq.	οὐδὲ ταῦτα δοκέει οὕτως ἔχειν Co Gal.(LV)
168,9	ἀλγημάτων Co Gal.(L)
168,13–170,1	ἐστιν εἶναι μίαν γέ τινα ὥρην Co Gal.(L)
170,6	ἀποφανέω Co Gal.(LV)
170,11	τὰ αὐτὰ Co Gal.(LV)
170,13	γέννησις Co Gal.(L)
172,1	τύχοι Co Gal.(L)
172,8 sq.	ἡ τῶν ζῴων Co Gal.(V)
176,13	τὰ αὐτὰ Co Gal.(V)
178,1	δῷς Co Gal.(LV)

[1] Pour la valeur des citations du traité de la Nature de l'homme dans le De placitis de Galien, cf. infra, p. 107 sqq.

[2] A. Rivier, p. 46.

[3] Voir dans le tableau précédent les passages où les recentiores du groupe Co RUEK etc. sont en accord avec les lemmes de Galien contre M.

178,6 μὲν γὰρ Co Gal.(LV)
180,2 μόνην Co Gal.(LV)
180,9 ᾗ μάλιστα Co Gal.(V)
180,10 τὰ ἄλλα Co Gal.(LV)
180,12 καὶ γλυκὺ καὶ πικρὸν Co Gal.(LV)
180,13 εἴρυσεν Co Gal.(L)
182,6 μὲν om. Co Gal.(LV)
182,13 ἐκβύσσονται Co: ἐκμύσσονται Gal.(L)[1]
184,2 ἐρυθρότατοι Co Gal.(LV)
184,5 αὐτῷ Co Gal.(LV)
186,1 οὐδὲν om. Co Gal.(LV)
ὑπεόντων Co Gal.(L)
186,4 ἐκλείπει Co Gal.(LV)
188,14 ὅ τι ἂν Co Gal.(LV)
188,15 τά γε Co Gal.(LV[1])
190,6 εἴωθε χρῆσθαι Co Gal.(LV)
190,12 τῇσι διαίτησιν Co Gal.(L)
192,11 ὀχλεῖσθαι Co Gal.(L)
192,16 τὸ ἐξόπισθεν Co Gal.(V)
194,2 ἀπὸ Co Gal.(LV)
194,10 ὄρχεων Co Gal.(LV)
194,13 app. ἐπὶ (τὰ δεξιά) Co Gal.(V)

Devant des transformations si nombreuses et si importantes, on est obligé d'admettre que le Corsinianus dont le texte a été consciemment et systématiquement adapté aux lemmes de Galien est un manuscrit de contamination. Dès lors, il me paraît difficile de vouloir rechercher, avec A. Rivier[2], dans certaines leçons du Corsinianus le reflet fidèle d'un exemplaire β qui présenterait un état du texte moins adapté aux lemmes de Galien que γ le modèle commun de MV[3]. Sur les six cas cités par A. Rivier, il en est cinq où le Corsinianus présente un texte plus proche des lemmes que celui de MV[4]:

[1] ἐκβύσσονται de Co est dû à une faute de minuscule (confusion μ—β). C'est probablement la preuve que le travail de contamination n'est pas l'œuvre du copiste du Corsinianus, mais d'un modèle proche (ζ'). Même conclusion pour le texte de la Maladie sacrée donnée par Co dans H. Grensemann, Die hippokratische Schrift ..., p. 43.

[2] A. Rivier, p. 44–45.

[3] Pour l'influence des lemmes de Galien sur la branche MV, voir infra, p. 101 sq.

[4] Il est un seul cas où le Corsinianus semble, d'après les données que possédait A. Rivier, présenter un texte moins adapté que MV: 176,13 χολὴ μέλαινα καθαίρεται A: χολὴν μέλαιναν καθαίρεται (-ρείται M) CoM: χολὴν μέλαιναν καθαίρει M^{ras} V Gal.(LV); A. Rivier ne connaissait pas la leçon de M avant grattage; ici encore, c'est de M que provient le texte du Corsinianus.

168,3	οὕτως ἔχειν ACo Gal.(LV): ὧδε ἔχειν MV
174,5	ἐπίνοσον γίνεσθαι (γίγν- Gal.(V)) A Gal.(LV): ἐπίνουσον γίγνεσθαι Co: νοσερὸν γίνεται MV
180,1	καίτοι τὸ μὲν πρῶτον A: καίτοι πρῶτον μὲν Co Gal.(LV): καὶ πρῶτον μὲν MV
186,17	ἀπάλλαξιν ἔσεσθαι αὐτῶν (αὐτῶν ἔσεσθαι Gal.(V)) A Gal. (LV): ἀπάλλαξιν ἔσεσθαι τῆς νόσου Co: ἀπαλλαγὴν ἔσεσθαι τῆς νούσου MV
190,12	τῇ διαίτῃ A: τῇσι διαίτῃσιν Co Gal.(L): τῇσι (τοῖσι V) διαιτήμασιν MV Gal.(V)

Aussi, dans les cas où on est en droit de penser que la branche MV a, dans un premier temps, adopté la leçon de Galien pour la modifier ensuite par une conjecture (c'est évident au moins pour le dernier exemple), il n'est pas vraisemblable que le Corsinianus qui présente la leçon de Galien ait conservé un état du texte antérieur à la conjecture de MV; c'est en fait après une adaptation aux lemmes de Galien d'un texte dérivant de M que le Corsinianus retrouve, par pure coïncidence, un état du texte antérieur à la conjecture de MV. Ainsi, en 168,3, la leçon du Corsinianus s'explique par le remplacement de ὧδε trouvé dans M par οὕτως donné par les lemmes de Galien; la comparaison avec un autre passage confirme que les choses se sont bien passées ainsi: en 186,13 ὧδε ἔχειν de M, par suite de l'influence des lemmes de Galien, a été modifié dans certains recentiores descendant de M – dont le Corsinianus[1] – en οὕτως ἔχειν et, cette fois, il est impossible de soutenir que le Corsinianus a conservé intacte la leçon d'un ancêtre antérieur à la séparation de MV, puisque AMV sont d'accord pour donner ὧδε ἔχειν[2].

Le Corsinianus n'offre donc aucune leçon qui puisse remonter à un état du texte antérieur à MV. Dans ces conditions, comment faut-il expliquer les rapports du Corsinianus avec A, l'unique représentant de la seconde famille des manuscrits anciens? Voici tout d'abord un tableau des principaux passages où le Corsinianus est en accord avec A contre MV[3]:

164,3	μὲν οὖν A Co Gal.E^2(codd.): μὲν MV Gal.(LV)
164,11	τε^{I} A Co Gal.(LV): τι MV
164,13	ὁ δὲ ὕδωρ, ὁ δὲ πῦρ A Co: ὁ δὲ πῦρ, ὁ δὲ ὕδωρ MV Gal.(LV)

[1] Pour les recentiores qui dans ce passage se comportent comme le Corsinianus, voir le tableau, supra, p. 74.

[2] En 186,13, l'accord de AMV sur la leçon ὧδε ἔχειν doit nous inviter à la prudence: en 168,3, ὧδε ἔχειν donné par MV n'est peut-être pas une conjecture.

[3] Je ne note pas les passages où les divergences entre ACo d'une part et MV d'autre part sont d'ordre dialectal.

166,4 ἄνδρες A Co Gal.(LV): ἄνθρωποι MV

166,10 αὐτοὶ ἑωυτοὺς (ἑαυτοὺς Gal.E) A Co Gal.E (codd.): σφᾶς αὐτοὺς MV: αὐτοὶ σφᾶς αὐτοὺς Gal.(LV)

166,15 οὗτοι A Co Gal.(LV): αὐτοὶ MV

168,3 οὕτως ἔχειν A Co Gal.(LV): ὧδε ἔχειν MV

καὶ A Co: καὶ ἔτι MV

168,8 καὶ ξηραίνηται A Co Gal.(LV): ξηραίνηταί τε MV

168,9 ἴησίς A Co Gal.(LV): ἴησις αὐτέων MV

168,12 τῆς (τοῦ) A Co Gal.(LV): om. MV

170,3 χολὴν φάσκοντος A Co Gal.(V): φάσκοντος χολὴν M^{corr} V: χολὴν Gal.(L)

170,5 sq. ψυχρῆς (-ᾶς Gal.(LV)) ἐούσης A Co Gal.(LV): ἐούσης καὶ ψυχρῆς MV

170,12 τὸ ἕτερον (στερὸν A) τοῦ ἑτέρου A Co Gal.(LV): θάτερον θατέρου MV

170,13 ἰσχυρὸν A Co: ἰσχυρότερον MV Gal.(LV)

172,1 γίνεται (γίγν- Co) A Co Gal.E (codd.): γεννᾶται MV: γίνονται (γίγν- Gal.(V)) Gal.(LV)

172,3 πάντων A Co Gal.(V): ἁπάντων M Gal.(LV) in textu Gal. E (codd.): ἀνθρώπων V

172,11 εἰρημένων A Co Gal.(LV): προειρημένων MV

172,14 (ξανθὴν) καὶ A^{3} Co: τε καὶ MV Gal.(LV)

174,5 ἐπίνοσον (-νουσον Co) A Co Gal.(LV): νοσερὸν MV

176,1 sq. κατὰ νόμον A Co Gal.(LV): κατὰ τὸν νόμον MV

176,9 ἕν ἐστι(ν) A Co Gal.(LV): ταὐτόν ἐστι MV

176,11 εἰ γάρ τι δοίης A: εἰ γὰρ διδοίης Co: ἢν γάρ τινι διδῷς MV: εἰ γὰρ δὴ δοίης Gal.(L): εἰ γάρ τις δοίη Gal.(V)

178,2 σώματός τι A Co Gal.(L): σώματος μέρος τι MV Gal.(V)

ἕλκος A Co M Gal.(LV): τραῦμα M^{ras}V

178,6 φανερός A Co Gal.(LV): φανερόν MV

178,9 ὅσα ἐγώ A Co Gal.(LV): ὁκόσα ἔγωγε MV

178,11 ἀνθρώπους A Co Gal.P (codd.): om. MV Gal.(LV)

180,1 καίτοι A Co Gal.(LV): καὶ MV

180,15 ποιέει (ποιεῖ Gal.(V)) A Co Gal.(LV): ποιέειν MV

μὲν A Co Gal.(LV): om. MV

182,14 λευκὰ A Co Gal.(LV): λευκότατα MV

γίνονται A: γίγνονται Co: γίνεται (γίγν- Gal.(V)) MV Gal.(LV)

182,15 ἔτι μὲν ἰσχυρὸν A Co Gal.P (codd.): ἐστὶ μὲν ἰσχυρότερον MV: ἔτι μένει ἰσχυρόν Gal.(LV)

182,18 κατὰ A Co Gal.(LV): καὶ κατὰ MV

αὐτῷ A Gal.(LV): αὐτέῳ Co: αὐτέων MV

184,2 τὰ αἵματα A Co Gal.P (codd.): αἷμα MV Gal.(L): τὸ αἷμα Gal.(V)

184,18 αὐτὰ ἑωυτῶν A Co Gal.P (codd.): σφῶν αὐτὰ ἑωυτέων MV: αὐτὰ ἑωυτοῦ Gal.(V)

184,19 μέρος τε A Co Gal.(V) Gal.P (codd.): μέρος MV

186,9 σαφέστατον A Co Gal.(V) Gal.P (codd.): σαφέστερον MV: om. Gal.(L)

186,14 χειμῶνος^{I} A Co Gal.(LV): τοῦ χειμῶνος MV
φθίνειν A Co Gal.(L): λήγειν M^{corr}V

186,15 μὴ A Co Gal.(LV): μὴ αὐτέων MV

186,17 ἀπάλλαξιν A Co Gal.(LV): ἀπαλλαγὴν MV

188,2 sq. μάλιστα. Εἰδέναι δὲ (δὲ om. Gal.(LV)) χρὴ A Co Gal.(LV): Μάλιστα δὲ χρὴ εἰδέναι MV

188,10 τῶν A Co: om. MV Gal.(LV)

190,10 τὰ μὲν ... τὰ δὲ ... A Co: ποτὲ μὲν ... ποτὲ δὲ ... MV Gal.(LV)

190,15 τὴν A Gal.(LV): τινα τὴν Co: τινα MV

192,4 ῥύσις A Co Gal.(V): ῥεῦσις MV: ῥῶσις Gal.(L)

192,5 μεταβάλλοντας A Co Gal.(V): μεταβάλλοντα MV Gal.(L)

192,9 μένῃ Co: μενὴ A, mut. in μενεῖ A^{3}: μείνῃ Gal.(L): μὲν μένῃ MV

194,8 τὰ εἴσωθεν Co Gal.(L): τὰ ἔσωθεν AM′: εἴσωθεν MV: τὰ ἔξωθεν Gal.(V)
τοὺς πόδας A Co M′: ἐς (εἰς Gal.(LV)) τοὺς πόδας MV Gal.(LV)

La liste des points communs entre le Corsinianus et A contre MV semble longue. Mais, dans la majorité des cas, les lemmes de Galien sont en accord avec ACo contre MV; or comme le Corsinianus présente un texte fortement remanié à l'aide de ces lemmes, il est naturel de considérer ici encore l'accord de ACo comme dû à une influence secondaire du commentaire de Galien sur le Corsinianus. Il est difficile d'admettre avec A. Rivier[1] que ACo d'une part et le commentaire de Galien d'autre part ont pu conserver indépendamment, fût-ce pour quelques cas particuliers, le texte traditionnel. Par exemple, en 182,14, A. Rivier estime improbable le remplacement d'un λευκότατα qui n'est ni absurde ni obscur par la bonne leçon λευκά. Pourquoi, dit-il, un scribe aurait-il rétabli, en recourant à Galien, la leçon primitive? Et pourquoi précisément en cet endroit où le texte de Galien est le même que celui de A? Il vaut la peine d'observer dans tout le passage le comportement du Corsinianus par rapport aux autres manuscrits:

οἱ ἄνθρωποι ... ἀπομύσσονται φλεγματωδέστατον τοῦ μὲν χειμῶνος, καὶ τὰ οἰδήματα λευκὰ γίνονται A: οἱ ἄνθρωποι ... ἐκμύσσονται φλεγματωδέστατον τοῦ χειμῶνος, καὶ τὰ οἰδήματα αὐτοῖς λευκὰ γίνεται

[1] A. Rivier, p. 35–36.

Gal.(L): οἱ ἄνθρωποι ... ἀπομύσσονται φλεγματωδέστατον τοῦ χειμῶνος, καὶ τὰ οἰδήματα λευκότατα γίνεται MV: οἱ ἄνθρωποι ... ἀπομύσσονται φλεγματωδέστατον (sed φλεγματωδέστερον EMaPa) τοῦ χειμῶνος, καὶ τὰ οἰδήματα αὐτέοισι λευκότατα γίνεται EH²HaK

στατον

LMaPaRU: οἱ ἄνθρωποι ... ἐκβύσσονται φλεγματωδέστερον τοῦ χειμῶνος, καὶ τὰ οἰδήματα αὐτέοισι λευκὰ γίγνονται Co

De l'examen de ces différentes leçons, il ressort que le Corsinianus
1. possède une innovation qui n'est attestée que dans certains recentiores (φλεγματωδέστερον); il est notable que l'hésitation entre φλεγματωδέστερον et φλεγματωδέστατον reflète un état récent du texte.
2. présente une autre innovation propre à un groupe de recentiores dépendant de M: l'addition de αὐτέοισι; cette innovation, à n'en pas douter, est due à une influence des lemmes de Galien (αὐτοῖς).
3. a repris directement aux lemmes de Galien ἐκμύσσονται qui, par suite d'une faute de minuscule, a donné ἐκβύσσονται. C'est la preuve que le scribe recourt à Galien pour modifier un texte qui n'est ni absurde ni obscur. Comment donc la leçon λευκά dans le Corsinianus pourrait-elle remonter à un exemplaire antérieur à la séparation entre M et V, exemplaire qui aurait, comme A, conservé la leçon de l'hyparchétype α, quand le Corsinianus, dans tout ce passage, présente le texte de certains recentiores dépendant de M, texte remanié par influence secondaire des lemmes de Galien? N'est-il pas plus vraisemblable de penser que le scribe du Corsinianus (ou de son modèle) a remplacé λευκότατα donné par les recentiores dérivant de M par λευκά trouvé dans les lemmes de Galien? Il reste que le Corsinianus présente des leçons de A qui ne se lisent pas dans les lemmes de Galien; mais comment expliquer ces leçons dans un manuscrit qui dérive en dernière analyse de M, dans un manuscrit où l'emploi de la méthode de contamination est avéré, sinon justement par la contamination?

En définitive, le Corsinianus a peu de chances de comporter une leçon remontant à un exemplaire antérieur aux manuscrits anciens que nous possédons[1]. Ce recentior, en dépit de son caractère exceptionnel, n'a pas plus de valeur pour une édition que les autres recentiores: il ne saurait figurer dans l'apparat critique, sauf dans les rares cas où il peut présenter une conjecture intéressante.

[1] Voir toutefois infra, p. 115 et n. 2.

Voici, pour terminer, quelques remarques sur le classement des autres recentiores dérivant de M[1]. Bien que ce classement ne soit pas d'une utilité directe pour l'établissement du texte, il permet de confirmer que les recentiores n'ont pas nécessairement eu le même modèle pour tous les traités.

R R et I descendent de M. Pour la filiation M I, voir supra, p. 71 sq.; pour la filiation M R, voir les fautes de MR sur bonnes leçons de AV: par ex. 164,7 ἐνεὸν recte AV: ἓν ἐὸν MR; 164,9 αὐτῇ AV: αὐτέῃ MR; 166,8 ἐπικρατέοντα A: ἐπικρατοῦντα MR: ἐπικρατεῦντα V; 170,1 ἐόν AV: ἐνεόν M: ἓν ἐόν R; 170,8 γένεσιν AV: γένεσιν αὐτέου M: γένεσιν αὐτέου R. Mais R et I descendent de M par l'intermédiaire d'un

ξ modèle commun (ξ), comme en témoignent les nombreuses additions ou fautes communes à I R qui ne se lisent pas dans M; par ex.:

164,14	ἅ M: ἅ γε IR
186,2	παντοῖον M: παντοῖον τι ἄλλο IR
170,8	μὲν οὖν M: μὲν IR
170,9	τινι M: τι IR
172,7	ὑγρὸν^{I} M: ὑγρὸν προσχωρῆσαι IR
172,12	τωὐτὸ M: τὸ ἑωυτὸ IR
176,13	ταῦτα M: ταύτην IR
178,9	ἔγωγε M: ἔγωγε νῦν IR
178,12	ὑπερκαθάρσεσιν M: καθάρσεσι IR

Les autres manuscrits descendent de I ou forment un groupe avec R.

1. Les descendants de I:

De I descendent les manuscrits Ca F G H[2] J Q Mu et O[3], car ils possèdent les lacunes caractéristiques de I:

168,5	ἓν ἐὸν – ἀλγήσειεν MR: om. I Ca F G H J Q Mu O^{1}
188,5 sq.	ὅσα δὲ^{II} – ἴαται MR: om. I Ca F G H J Q Mu O^{1-2}

A ce groupe, il faut ajouter d'autres manuscrits: Amb Ha L Mo W. En effet s'ils ne comportent pas les lacunes caractéristiques de I, ils présentent des rapports avec un ou plusieurs des descendants de I. Voici les relations que l'on peut établir entre tous ces manuscrits:

FJ a) F J possèdent des fautes communes qui ne sont pas dans I; par ex.:

[1] De nombreux travaux souvent excellents ont été consacrés ces dernières années au classement des recentiores. Voir H. Polack; G. Preiser; O. Poeppel; A. Rivier; B. Alexanderson; C. Lienau; R. Joly, Note sur trois recentiores . . .; H. Grensemann, Hippocratis De octimestri partu . . .

[2] Je rappelle qu'il s'agit de la partie récente de H (s. XIV).

[3] Pour les deux copistes de O (O^{1} et O^{2}), voir supra, p. 74, n. 2.

170,9	γε ὄν τι I: γε ὄντα FJ
180,4	ἐμέουσι^{I} I: ἐμέσουσι F (sed σ eras. F^{ras}) J
186,12	μελάντατα I: μελανότατα FJ
196,10	αἱ I: om. FJ
206,5	σιτίοισι I: σιτέουσι F (sed corr. in σιτέοισι F^{ras}) J
	ἐλάσσοσι I: ἐλάσσουσι F (sed corr. in ἐλάσσοισι F^{ras}) J

Ces fautes indiquent vraisemblablement que FJ descendent de I par l'intermédiaire d'un modèle commun perdu; car il est exclu que J, qui présente de nombreuses fautes par rapport à IF (par ex. 168,4 φημι IF: φύσιν J; 168,9 νοσημάτων IF: σωμάτων J; 172,5 ξυνεβάλλετο IF: ξυνεβάλλετο ὁ εὐσεβὴς λόγος J) soit le modèle de F; et inversement F présente des fautes qui ne se retrouvent pas dans J (par ex. 168,5 ἦν IJ: om. F, sed add. F^2; 176,5 ἂν IJ: om. F, sed add. F^2; 182,4 τοῦτο IJ: τούτῳ F; 188,7 δεῖ IJ: δὴ F).

b) G est une copie de F après correction de F^2. En effet il possède des G
fautes caractéristiques de F; par ex.:

182,4	τοῦτο IJ: τούτῳ FG
188,7	δεῖ IJ: δὴ FG
190,19	μεταβάλλῃ IJ: μεταβάλῃ F^{ras} (μεταβάλλῃ F) G

G tient compte des corrections de F^2, non seulement quand F^2 rétablit le bon texte (par ex. 168,5 ἦν om. F, add. F^2, habet G; 176,5 ἂν om. F, add. F^2 s. l., habet G; 186,12 μελανότατα F: μελάντατα [γρ μ.] F^2 G), mais aussi quand les corrections de F^2 sont erronées (par ex. 194,15 ἐς τὸν ἀρχὸν F: ἐκ τῶν ἀρχῶν F^2 G). Notons que G, après corrections de G^2 qui proviennent de M, a servi de modèle à l'Aldine de 1526[1].

c) Mu a été copié sur G avant les corrections de G^2. On y retrouve en Mu
effet les fautes propres à G, même lorsqu'elles sont corrigées par G^2; par ex.:

[1] On y retrouve en effet non seulement des fautes communes à FG ou à F^2G (par ex. 194,15 ἐκ τῶν ἀρχῶν F^2G Ald.), mais aussi des fautes propres à G (par ex. 166,1 προσχρέονται IF: προσχρέωνται G Ald.; 180,15 τι IF: τοι G Ald.). Toutefois l'Aldine tient compte des corrections de G^2, si bien que plusieurs fautes de G corrigées par G^2 (qu'elles soient propres à G ou proviennent de son modèle) n'ont pas été reproduites dans l'Aldine; par ex. 168,9 ἀξιῶ δέ γε G, sed add. ἐγώ G^2 in mg.: ἀξιῶ δὲ ἔγωγε Ald.; 168,5 ἒν ἐόν – ἀλγήσειεν om. G: εἰ οὖν καὶ ἀλγήσει add. G^2 in mg., habet Ald.; 198,15 οὐχ ἵσταται – 17 ἐούσης om. G: add. G^2 in mg., habet Ald. Le modèle de G^2 n'est certainement pas un descendant de M, car G^2 corrige une omission faite par tous les recentiores descendant de M (170,8 οὖν om. G recc.: add. G^2 in mg.); il ne peut s'agir que de M, comme l'indique par exemple la correction suivante: 166,2 τόδε G recc. V: τῷδε G^2 in mg. AM; A n'a pas pu servir de modèle à G^2, car G^2 ajoute en 166,1 πάντες qui a été fautivement omis par A.

166,1	προσχρέονται IF: προσχρέωνται G Mu
168,9	ἀξιῶ δ' ἔγωγε IFG²: ἀξιῶ δέ γε G Mu
180,15	τι IF: τοι G Mu

LWMo d) L W Mo: Avec J, LW forment un groupe; en effet, bien que ne possédant pas les lacunes caractéristiques de IFJ, LW présentent des fautes de J; par ex.:

174,9	τὴν (ὀδύνην) IF: om. JLW
178,16	ῥέον ἐκ τοῦ σώματος IF: ἐκ τοῦ σώματος ῥέον JLW
198,8	διακεκριμένον IF: διακεκρημένον JLW

Au groupe JLW, il faut joindre Mo qui, pour notre traité, ne saurait être une copie directe de I[1], car il comporte des fautes ou des innovations soit de JL (par ex. 164,14 οὐδέ IFW: οὐ JLMo), soit de LW (par ex. 168,5 ὑπό του IJ: ὑφ' ὅτου L Mo W), soit de JLW (par ex. 174,9 τὴν (ὀδύνην) IF: om. Mo JLW; 198,8 διακεκριμένον IF: διακεκρημένον Mo JLW). J peut difficilement avoir servi de modèle à l'un quelconque des autres manuscrits du groupe, car il comporte de nombreuses fautes qui ne se lisent pas dans L Mo W (par ex. 164,13 ὁ μὲν πῦρ J: ὁ δὲ πῦρ I L Mo W; 168,4 φύσιν J: φημι I L Mo W; 168,9 σωμάτων J: νοσημάτων I L Mo W. En revanche L Mo W présentent des innovations communes par rapport à IJ; par ex.:

168,5	ὑπό του IJ: ὑφ' ὅτου L Mo W
170,1	ἐόν IJ: ἐὸν ὅτι ἐστί L Mo W
170,14	ὅτι J (ὅτε I): ὅπου L Mo W

L Mo W forment donc un sous-groupe qui, avec J, remonte χ vraisemblablement à un modèle commun perdu χ[2]. Ce sous-groupe a subi l'influence des lemmes de Galien; en effet les innovations de L Mo W en 168,5 et 170,14 ne peuvent provenir que des lemmes de Galien (168,5 ὑφ' ὅτου L Mo W Gal.(LV): ὑπό του IJR; 170,14 ὅπου L Mo W Gal.(LV): ὅτι J: ὅτε IR). D'autre part, il a également subi l'influence du groupe de R; cette influence est discutable quand l'innovation commune à L Mo W et au groupe de R se rencontre dans Galien (par ex. 172,9 ἁπάντων Gal.(LV) LMoW R: πάντων MIJ), car il peut s'agir d'une influence de Galien qui s'est exercée indépendamment sur L Mo W et sur le groupe de R; mais elle ne l'est plus lorsque l'innovation dans LMoW R ne se lit pas dans Galien (par ex. 194,11 ἐπὶ LMo

[1] Dans toutes les autres études, Mo est rattaché directement à I; voir H. Polack, p. 25–27; G. Preiser, p. 37+; O. Poeppel, p. 169–170; A. Rivier, p. 125–126 et C. Lienau, p. 29–30. Mo n'a donc pas utilisé le même modèle pour tous les traités.

[2] Les innovations communes à LW (Mo) rendent moins vraisemblable l'hypothèse de H. Polack (p. 54 sqq.) et de G. Preiser (p. 37), pour qui JLW sont trois copies indépendantes d'un même modèle.

W R: ὑπὸ MIJ Gal.(LV^{1})). Le détail des relations entre L Mo W est assez difficile à déterminer, car ce sont des manuscrits de contamination; toutefois, étant donné que L W présentent plusieurs fois des innovations (provenant de Galien ou du groupe de R) qui ne sont pas dans J Mo (par ex. 168,12 ἀλλ' ἢ MIJ Mo: ἄλλην Gal.(V) LW R; 176,6 ψαύοντι MIJMo: ψαυόμενα Gal.(LV) LW R; 182,14 οἰδήματα MIJMo: οἰδήματα αὐτέοισι LW R, cf. οἰδήματα αὐτοῖς Gal.(LV); 194,2 ἔξω M Gal.(LV) IJMo: ἔξωθεν LW R; 194,8 κνημέων M Gal.(LV) IJMo: εἴσωθεν κνημέων LW R), on peut penser que LW d'un côté (probablement par l'intermédiaire d'un modèle commun ψ)[1] et Mo de l'autre remontent à un exemplaire commun perdu φ. ψφ
Cet exemplaire φ, bien qu'ayant déjà subi, comme nous venons de le voir, l'influence du groupe de R et des lemmes de Galien, était moins contaminé que ψ; par exemple il devait posséder encore, en 188,5 sq. la lacune de IJ, lacune qui dans Mo a été comblée d'après M, et dans ψ d'après le groupe de R; d'où les leçons en 188,5 sq. ὁκόσα δ' ὑπ' ἀργίης νοσήματα τίκτεται M Mo: om. IJ: ὁκόσα δὲ ἡ ἀργίη νοσήματα (vel νου-) τίκτει LW R: ὅσα δὲ ὑπερτέρη ἀργίη νοσήματα τίκτει Gal.(LV).

e) Position de H. Rappelons tout d'abord que le texte de la Nature de H
l'homme se lit dans la partie récente de H (= Hb de Lienau et Grensemann). Chez Poeppel, Lienau et Grensemann, Hb est rattaché au groupe de R[2]. Pour le traité de la Nature de l'homme, ce classement

[1] Pour les rapports de LW, en dehors de la solution que nous avons écartée précédemment (p. 84, n. 2), deux hypothèses ont été avancées: O. Poeppel (p. 162 sqq.), C. Lienau (p. 24) et H. Grensemann (Hippocratis De octimestri partu ..., p. 17) font dériver L et W d'un modèle commun perdu (ψ pour Poeppel et Grensemann, φ pour Lienau), tandis que A. Rivier (p. 144–146 et p. 188) fait de L la source principale de W. Pour notre traité, la première hypothèse est probablement plus satisfaisante, car L présente certaines innovations du groupe de R qui ne sont pas dans W; par ex. 170,8 αὐτέου om. IJ Mo W: αὐτέου LR; 186,13 ὧδε IJ Mo W: οὕτως LR. Il semble préférable d'admettre que L a continué à subir l'influence du groupe de R, plutôt que de supposer que W a corrigé à ces endroits son modèle. Toutefois, il faut bien reconnaître que W a corrigé çà et là son modèle, quel qu'il soit, car il ne présente pas toujours les fautes des autres manuscrits du groupe; ainsi 164,14 οὐ JL Mo: οὐδὲ recte W. Du reste, Calvus, le copiste de W, disposait, en dehors de son modèle de base, d'un ou plusieurs manuscrits; il note en marge des leçons dont certaines sont empruntées à V (ou à un recentior dérivant de V); ainsi, 164,4 αὐτέης M W recc.: αὐτέη V C Ho W in mg.; 172,3 ἁπάντων M recc.: ἀνθρώπων V C Ho W in mg. Pour l'utilisation de V par W, voir Daremberg in éd. Littré, t. X, p. LXI, et pour le travail de contamination dans W, voir A. Rivier, p. 144–146.

[2] Voir O. Poeppel, p. 150 sqq.; C. Lienau, p. 26 et H. Grensemann, Hippocratis De octimestri partu ..., p. 22. Selon eux, Hb et R dérivent d'une source commune σ.

ne se vérifie pas, car H qui présente les lacunes et les fautes caractéristiques de I doit nécessairement être rattaché au groupe de I. Ainsi:

166,1	τῇ αὐτέῃ MR: τοιαυτέῃ falso IH
168,5	ἓν ἐόν – ἀλγήσειεν MR: om. IH: add. fort. H^2 in mg.
172,14	τοῦ σώματος MR: om. IH: add. H^2 in mg.
180,3	καὶ MR: om. IH: add. H^2 s. l.
180,14	μάλιστα MR: om. IH: add. H^2 in mg.
188,5 sq.	ὅσα δὲ^{II} – ἴσται MR: om. IH: add. H^2 in mg.

Certes, H présente quelques innovations du groupe de R; par ex.:

170,7	αὔξεται MI recte: αὐξάνεται RH
186,11	ὑγρότατα MI recte: ὑγρότερα RH
186,12	χολωδέστατα MI recte: χολωδέστερα RH
	μελάντατα MI recte: μελάντερα RH

Mais ces innovations, puisque H possède les lacunes de I, ne peuvent s'expliquer que par contamination. Comme H ne comporte pas de fautes caractéristiques d'un sous-groupe de I, son modèle de base était vraisemblablement I lui-même[1].

Le texte de H a été amendé par un correcteur H^2 qui avait pour modèle R ou un manuscrit de son groupe. Pour des exemples de corrections de H^2, voir supra, p. 74 et 86.

Ha f) Ha a été copié sur H après correction de H^2. Il est inutile d'insister sur cette filiation, car toutes les études sur les recentiores hippocratiques concordent sur ce point. Pour notre traité, voir par ex. la leçon caractéristique de H, en 164,4 ἐφήκοι H^{corr} (ἀφίκει? H) donnée par Ha, alors que les autres recentiores donnent ἀφίκει; voir aussi en 218,4 une faute caractéristique de H (ἀδδηφαγίην) qui se retrouve dans Ha.

O g) O: Dans ce manuscrit, le texte de notre traité a été écrit une première fois par un copiste O^1 (XIV°). Puis un second copiste O^2 (XV°–XVI°) a, pour tout l'ensemble du traité, repassé consciencieusement sur la première main O^1.

Le texte de O^1 est très voisin de celui de I. Il en possède les lacunes caractéristiques (voir supra, p. 82); par ailleurs, il ne comporte pas de fautes caractéristiques d'un sous-groupe de I[2], O^1 est probablement une copie directe de I[3].

[1] Le texte de H a subi au moins sporadiquement l'influence des lemmes de Galien; cf. 218,4 ἀναγκοφαγίην AMV recc.: κρεηφαγίην Gal.(V): ἀδδηφαγίην H: ἀδηφαγίαν Gal.(U).

[2] L'omission de αἱ en 196,10, omission qui se retrouve dans FJ, n'est évidemment pas une preuve suffisante pour rattacher O^1 à ces manuscrits, car il n'a pas les autres fautes caractéristiques de FJ.

[3] La position de O est discutée. Toutefois O est rattaché à I par Preiser (p. 37+), Rivier (p. 127 sqq.) qui rattache également O à H, et Lienau (p. 30–31).

O^{2} a apporté quelques modifications au texte de O^{1}; par ex.:

168,5 ἓν ἐόν – ἀλγήσειεν om. O^{1}: habet O^{2}
170,1 ὅ τι ἐστί om. O^{1}: add. O^{2} s. l.
170,8 γένεσιν O^{1}: γένεσιν αὐτέου O^{2}
170,9 τι O^{1}: τοιαῦτα O^{2}

Les corrections de O^{2} rejoignent les innovations du groupe de R; pour la position des manuscrits en 170,1 et 170,8, voir supra, p. 82. Pour 170,9, τοιαῦτα est donné aussi par RUEK MaPa HHaAmb. O^{2} disposait donc probablement d'un exemplaire du groupe de R (ou d'un descendant de I contaminé par le groupe de R[1]).

h) Amb. Ce manuscrit est une copie de O^{1-2}. En effet Amb possède **Amb**
les fautes caractéristiques de O^{1-2}. Ainsi, en 164,12 λέγει I cett.: λέγουσι O^{1-2} Amb. L'Ambrosianus tient compte des additions de O^{2}; c'est la raison pour laquelle il ne comporte que l'une des deux lacunes caractéristiques de I: en 188,5 sq. O^{1-2} ont omis comme I et les manuscrits du groupe de I ὅσα δὲ^{II} – ἴσται; Amb présente cette omission. En revanche, O^{1} a omis en 168,5 ἓν ἐὸν – ἀλγήσειεν, mais O^{2} a comblé la lacune en marge; Amb cette fois ne présente pas la lacune. Voici d'autres exemples qui indiquent que Amb a tenu compte des corrections de O^{2}:

170,1 ὅ τι ἐστί om. O^{1}: add. O^{2} s. l.: ὅ τι ἐστί Amb
170,8 γένεσιν O^{1}: γένεσιν αὐτέου O^{2} s. l. Amb
170,9 τι O^{1}: τοιαῦτα O^{2} Amb

i) Ca. Ce manuscrit appartient incontestablement au groupe de I, car **Ca**
il possède les deux lacunes caractéristiques de I (voir supra, p. 82). Mais sa position dans le stemma des descendants de I est difficile à préciser. Il ne saurait être le modèle d'un des descendants de I étudiés jusqu'ici, car il se caractérise par d'assez nombreuses fautes propres (par ex. 170,9 οὐ μηδὲ ἂν Ca: οὐδὲ ἂν μή I; 182,16 σῶμα Ca: αἷμα I; 186,3 στρέφεται Ca: τρέφεται I). A. Rivier (p. 136–140) fait dériver Ca de I lui-même. Toutefois, pour notre traité, on peut douter que Ca ait été copié directement sur I, car il possède une faute qui se retrouve dans d'autres descendants de I et non dans I lui-même. En 180,3, en face de la bonne leçon ἐμέει donnée par I H O^{1-2} Mo et le groupe de R, Ca présente la faute ἐμέσει donnée également par F G J L W (om. Mu). Le modèle commun de F et de χ donnait donc déjà ἐμέσει. Il est préférable dès lors de faire dériver Ca non pas directement de I, mais d'un modèle qui avait déjà la faute ἐμέσει. Comme Ca

[1] Dans cette hypothèse, il ne peut s'agir que de H corrigé par H^{2}. Certaines corrections marginales dans O proviennent certainement de H; voir en 218,4 ἀδδηφαγίην O in mg. qui est une faute caractéristique de H.

ne présente pas par ailleurs les innovations ou les fautes des descendants de I mentionnées ci-dessus (ni celles de L Mo W, ni celles de J L W, ni celles de F J, ni celles de H), on est amené à faire dériver Ca d'un modèle κ intermédiaire entre I et le modèle commun de F et de χ[1].

Q j) Q. Ce manuscrit possède des fautes propres à Ca. Ainsi:

174,8	ἦν τ' αὖ] κῆν ταῦτα Ca Q
178,9	ἐγώ] ἔγωγέ νυ Ca Q
182,10	ταῦτα om. Ca Q
194,2	ante τὰ add. ἐς Ca Q

Mais il me paraît difficile, pour notre traité, de faire dériver directement Q de Ca (comme Rivier le fait pour la Maladie sacrée, p. 140–141), car de nombreuses fautes propres à Ca ne se retrouvent pas dans Q; par ex. 164,12 ὁμολογητέουσι Ca: ὁμολογέουσι IQ; 166,15 ἐστιν Ca: τι IQ; 180,17 πρῶτον μὲν om. Ca: habent IQ; 182,16 σῶμα Ca: αἷμα IQ. Faire dériver Ca de Q n'est pas plus vraisemblable, car Q présente des fautes que n'a pas Ca. Q et Ca remontent vraisemblablement à un modèle commun.

2. Le groupe de R:

Un groupe de manuscrits qui ne présentent pas les omissions ou les fautes caractéristiques de I se distingue de M I par des innovations. Il s'agit de R U E K Ma Pa. Outre les innovations signalées (supra, p. 74) à propos de l'étude du Corsinianus, voir par ex.:

194,13 app.	ἀφικνέεται MI: ἀφικνέεται ἐκ τοῦ πνεύμονος Gal.(LV) RUEKMaPa
194,18	πήχεων MI Gal.(V): πήχεων τῶν χειρῶν ἄνωθεν RUEK MaPa
198,3	ὑποχωρήματα MI Gal.(LV): διαχωρήματα RUEKMaPa
202,3	ἅτε MI: ἅτε αὐτέων RUEKMaPa, cf. αὐτέων Gal.(L)
208,9	ante μαλθακοῖσι add. πλείω RUEKMaPa: non habent MI Gal.(LUV)
208,12	πυρρούς MI Gal.(LV): πυρρούς καὶ ἰσχνούς RUEKMaPa
208,16	ἔτι om. MI: habent RUEKMaPa Gal.(LV); cf. etiam A

Certes, plusieurs de ces innovations se retrouvent dans des manuscrits de la branche de I (voir HHa O²Amb LMoW). Mais il

[1] Certes, Ca possède, par rapport à I deux divergences dont l'une se retrouve dans J L W Mo (166,1 τῇ αὐτέῃ) et l'autre dans L W Mo (176,13 ταῦτα); mais ces corrections ont pu être faites séparément dans Ca et dans le groupe (J) L W Mo. Il est difficile en effet de faire dériver Ca d'un exemplaire appartenant à la branche J L W Mo (mais antérieur à l'archétype χ puisque les autres innovations de (J) L W Mo ne sont pas dans Ca), car Ca ne possède pas la faute γε ὄντα commune à F et à χ (γε ὄντα est en effet donné par F J L W).

ne peut s'agir pour ces manuscrits que d'une contamination. En effet, outre qu'ils ne possèdent pas toutes les innovations du groupe de R, ils ont les fautes caractéristiques de I, comme nous l'avons vu, et surtout ne comportent pas les fautes caractéristiques du groupe de R; pour une faute caractéristique de ce groupe, voir 190,19 ποτῶν MI et mss. du groupe de I: om. RUEKMaPa.

Plusieurs de ces innovations proviennent vraisemblablement d'une influence des lemmes de Galien; voir dans les exemples donnés ci-dessus 194,13; 208,16 et peut-être 202,3; dans les exemples cités à propos du Corsinianus, voir 176,6; 182,14; 186,13 et peut-être 166,7 sq.; 168,12; 170,1; 172,9.

a) R U E: A l'intérieur du groupe dit de R, R U E forment un sous-groupe, car ils possèdent des fautes propres que n'ont pas KMaPa; par ex.: **RUE**

166,2	τὰ αὐτὰ RUE: αὐτὰ KMaPa
180,12	καὶ ἁλμυρὸν καὶ γλυκὺ RUE: καὶ γλυκὺ (γλυκὺν Pa) καὶ ἁλμυρὸν KMaPa
188,18	θορισσομένων RUE: θωρησσομένων recte KMaPa
188,19	ἄρτον σιτεόντων RUE: ἀρτωσιτεόντων IKMaPa
198,22	τοῖσι δὲ ἀνδράσι – 200,1 σώματος om. RUE: habent K MaPa

De plus, UE présentent une lacune qui n'est pas dans R:

180,14 sq.	κατὰ φύσιν – ποιεῖ R: om. UE (add. E² in mg.)

Ainsi, pour la Nature de l'homme comme pour les autres traités dont la tradition manuscrite a été étudiée, il se vérifie que U est une copie de R et E une copie de U[1].

b) Ma Pa présentent des fautes communes qui les lient très étroitement; ainsi: **Ma Pa**

166,11	ἀσυνεσίης RUEK: ἀσινέης Ma: ἀσυνέης Ma² Pa
	Μελίσσου RUEK: Μελίσου MaPa
184,1	δυσεντεριῶν RUEK: δυσεντερικῶν MaPa
188,4 sq.	ὅσα δὲ ἀπὸ κενώσιος – ἀνάπαυσις ἴῆται om. MaPa: habent RUEK
190,13	καθεστήκῃ RUEK: καθεστίκῃ MaPa
196,6	στόμα RUEK: σῶμα MaPa

[1] Rien, ni dans le cas de RU, ni dans celui de UE, n'oblige à postuler l'existence d'un modèle commun. Pour la filiation directe RUE (vel RUD), voir Polack (p. 29 sqq., 56, 61 sqq.), Preiser (II⁺ sqq.), Poeppel (p. 133 sqq.), Rivier (p. 100 sqq.), Lienau (p. 26), Grensemann (Hippocratis De octimestri partu . . ., p. 21).

De plus, Pa présente une lacune qui n'est pas dans Ma (188,1 ὡς ἑκάστου – 4 νοσήματα om. Pa: habet Ma); Pa est donc certainement une copie de Ma[1].

K c) K. La position de K varie selon les traités. Dans la plupart des études, K est rapproché de I[2]. Parfois cependant, K est placé dans le voisinage de R; ainsi, pour Poeppel (p. 153 sqq.), R et K remontent à un modèle commun ρ qui, avec I, dérive d'un archétype α (= ξ dans notre stemma). Pour notre traité, il est indéniable que K doit être rapproché de R et non de I; en effet, comme nous l'avons vu (supra, p. 88), K ne présente pas les lacunes de I, mais possède des innovations et des fautes qui apparaissent aussi dans RUEMaPa.

Il reste à préciser les rapports de R K Ma. Puisque K Ma, sans présenter toutes les innovations de R (cf. par ex. 188,19 cité supra, p. 89), comportent par rapport à ξ des innovations (par ex. 178,12 καϑάρσεσι RI (= ξ): ὑπερκαϑάρσεσι(ν) KMa; 176,13 ταύτην RI (= ξ): ταῦτα KMa)[3], le plus vraisemblable est d'admettre que K Ma d'un côté (par l'intermédiaire d'un modèle commun perdu π)[4] et R de l'autre remontent à un modèle commun perdu ρ, archétype du groupe de R.

Après cette étude des recentiores, nous pouvons revenir sur la position de Co. D'après le tableau donné supra, p. 74, il apparaît que le texte du Corsinianus doit être rapproché soit de celui des manuscrits du groupe de R, soit de celui d'un manuscrit de contamination tel que L qui a subi l'influence des manuscrits de Galien et du groupe de R; c'est ce qu'indique dans le tableau l'accord de Co avec de tels manuscrits sur une innovation qui ne se lit ni dans M ni dans les lemmes de Galien. Mais il serait illusoire de vouloir situer le Corsinianus avec précision dans le stemma des recentiores dérivant de M, et cela

[1] Voici une preuve supplémentaire: le Περὶ φύσιος παιδίου qui précède, dans les deux manuscrits, notre traité, est tronqué au même endroit (c. 17, Littré VII, 498,17 συγγένειαν Ma fol. 474^r Pa fol. 6^r) et le Περὶ γονῆς, qui suit notre traité, est également interrompu au même endroit (c. 9, Littré VII, 482,20 σχεδὸν δὲ καὶ πάντα Ma fol. 483^r Pa fol. 28^r).

[2] Voir par exemple H. Polack, p. 60 sqq.; A. Rivier, p. 119–122; B. Alexanderson, p. 108 et 113–114; C. Lienau, p. 27–28; H. Grensemann, Hippocratis De octimestri partu ..., p. 18 sqq.

[3] Il est vrai que ces innovations consistent à revenir au texte de M. On ne peut donc exclure l'hypothèse que les corrections ont été faites indépendamment dans K et dans Ma.

[4] En effet, K présente des fautes qui ne sont pas dans Ma et vice versa; pour des fautes propres à K, voir 164,11 ὅπερ K: ὅ τι Ma; 170,5 sq. ϑερμῆς καὶ ψυχρῆς K: ψυχρῆς καὶ ϑερμῆς Ma; 170,11 συνέλϑοιτο K: συντελέοιτο Ma; 178,5 τινος om. K: habet Ma; pour des fautes de Ma qui ne se trouvent pas dans K, voir supra, p. 89.

à cause de son caractère exceptionnel: il présente un texte fortement remanié à l'aide des lemmes de Galien et aussi de A, comme nous l'avons vu, mais aussi fortement retouché par la critique conjecturale[1], si bien que son modèle de base ne saurait être déterminé avec certitude.

De M dérivent aussi, en dernière analyse, les manuscrits qui donnent des extraits de la Nature de l'homme[2]. Ils appartiennent soit au groupe de I (par ex. le Neapolitanus II C 32 ou le Cantabrigiensis Bibl. Univ. LI. 4.12), soit au groupe de R; ainsi le Parisinus gr. 2332 (X) qui est une copie de E[3] et le Parisinus gr. 1868. Toutefois, pour les Parisini gr. 2316 et 2317 qui donnent tous les deux le même texte (extraits résumés), le modèle est difficile à déterminer car les phrases qui reproduisent littéralement le texte sont rares.

b) Le papyrus d'Antinoopolis

Un fragment d'un codex de papyrus du sixième siècle trouvé à Antinoopolis par John Johnson et publié dernièrement par J. W. B. Barns et H. Zilliacus dans The Antinoopolis papyri, Part III, Londres, 1967, p. 140–141 sous le numéro 185 donne des bribes de deux passages de la Nature de l'homme. Il s'agit d'un fragment de bas de page écrit recto-verso; le recto donne quelques mots ou quelques lettres depuis 204,10 παρεχουση]ς τ̣ο̣υ̣ τ̣ε̣ jusqu'à 204,17 δυο; le verso depuis 206,7 κ[αι λα]χ[ανοισιν jusqu'à 206,15 δει ουν̣ το̣[ισιν.

Bien que nous ne possédions que de très maigres fragments, le témoignage est extrêmement intéressant, car le papyrus est en accord avec A contre MV. Voici les passages caractéristiques:

204,10 τ̣ο̣υ̣ τ̣ε̣ Π: τοῦ τε A: τοῦ δὲ MV Gal.(L): τοσούτῳ τοῦ Gal.(V)
204,15 φ]θ̣ινοπωρου Π: φθινοπώρου A: φθινοπώρου τε γὰρ MV: φθινοπώρου γὰρ Gal.(LV[1])
204,17 δυο Π: β̄ A: πέντε MV Gal.(L): ε̄ Gal.(V)

[1] Ce caractère du Corsinianus a été bien noté par A. Rivier, p. 53, n. 1: c'est un manuscrit où il y a des « modifications énergiques, dénotant une critique mieux armée, sinon plus heureuse, que celle de plusieurs parmi nos manuscrits hippocratiques ». Pour notre traité voir par ex. 164,14 ἅ ἐστιν οὐδέν AMV Gal.(LV): ἅ γέ ἐστιν οὐδέν recc.: ἔστι δὲ οὐδέν Co; 170,9 εἴ που δ' ἐὰν A: ἔπειτα οὐδὲ ἂν (vel οὐδ' ἂν) MV recc. Gal.(LV): ἐπεὶ οὐδὲ κύει Co; 174,4 μόνον AMV recc. Gal.(LV): μένον Co; 190,18 ἀογκότατον A Gal.(LV): εὐογκότατον MV recc.: κουφότατον Co.

[2] Pour la liste de ces manuscrits, voir supra, p. 62.

[3] X possède les fautes et les innovations de RUE (voir par ex. en 198,22 τοῖσι δὲ ἀνδράσι – 200,1 σώματος om. RUEX) et en plus les fautes de E; pour l'accord de EX sur faute de E, voir par ex. 180,4 ἐπὶ τῇ χολῇ RU: ἐπὶ τῇ EX.

206,8 μαλακοισι Π: μαλθακοῖσι A: μαλακοῖσι Gal.(LUV): μαλακωτέροισι MV

206,13 χρησθαι Π: χρῆσθαι A: χρέεσθαι MV Gal.(L)

Ce nouveau témoignage, dont je n'ai eu connaissance qu'après l'achèvement de l'édition, confirme ou n'infirme pas les conclusions auxquelles j'étais arrivé par l'examen de la tradition directe et indirecte. Le papyrus confirme:

1. l'excellence de A: l'accord de A Π contre MV et contre les lemmes du Commentaire de Galien[1] prouve la valeur des leçons de A, même lorsque ces leçons paraissaient isolées[2]. Par l'examen des citations du De placitis et du De elementis de Galien, citations qui n'avaient pas été systématiquement utilisées par les précédents éditeurs, j'étais déjà arrivé à des conclusions identiques[3].

2. le caractère novateur de la branche MV. Dans la mesure où il confirme l'excellence de A, le papyrus confirme également le caractère novateur de MV, dû soit à des conjectures propres à la branche MV, soit à l'influence des lemmes de Galien. Pour les innovations propres à la branche MV, l'accord de A Gal.(LV) contre MV nous renseignait déjà[4]; ainsi en 206,8, en face de μαλ(θ)ακοῖσι A Gal.(LUV), μαλακωτέροισι est une innovation propre à MV. L'accord de Π avec Gal.(LUV) en donne la confirmation. Si, pour les innovations propres à MV, le papyrus ne joue qu'un rôle de confirmation dans la mesure où l'accord de A et des lemmes nous permettait déjà de trancher, il n'en est pas de même pour les innovations de MV qui s'expliquent par l'influence des lemmes de Galien[5], car l'accord de MV Gal.(LV) contre A peut s'interpréter soit comme une faute de A, soit comme une influence des lemmes sur MV; pour de tels cas, le papyrus est un moyen de contrôle analogue à celui de la traduction latine ancienne[6]; ce sont en effet deux témoignages qui donnent un état du texte sensiblement contemporain[7], état du texte qui est antérieur à l'influence des lemmes de Galien sur la tradition hippocratique; il en résulte qu'un accord de AΠ contre MV Gal.(LV), au même titre qu'un accord de AP contre MV Gal.(LV), permet de déterminer les innovations de MV dues à l'influence des lemmes de Galien[8]. Ainsi en 204,17, l'accord de AΠ sur

[1] Pour les lemmes de Galien, voir infra, p. 99 sqq.

[2] Voir 204,10.15.17; 206,13.

[3] Voir infra, p. 107 sqq.

[4] Voir infra, p. 101 sq.

[5] Pour l'influence des lemmes de Galien, voir infra, p. 101, n. 1.

[6] Voir infra, p. 125 sqq.

[7] Pour la date du modèle grec de la traduction latine ancienne, voir infra, p. 125.

[8] Théoriquement parlant, l'accord de AP est plus sûr que l'accord de AΠ; car P remontant à un modèle antérieur à AMV (voir infra, p. 126 sq.), l'accord de AP

δύο en face de πέντε donné par MV Gal.(LV) semble bien indiquer que l'archétype de AMV donnait δύο qui a été modifié en πέντε dans la branche MV sous l'influence des lemmes de Galien[1].

Le papyrus n'infirme pas les conclusions suivantes:

1. Extension du traité. Nous avons vu que le traité communément intitulé Régime salutaire fait partie intégrante, dans la tradition manuscrite, du traité de la Nature de l'homme. Etant donné le caractère fragmentaire du papyrus, nous ne pouvons en avoir la confirmation; car le point où les chapitres sur le régime se rattachent aux chapitres sur la pathologie se trouvait sur la partie du verso qui est perdue; néanmoins, dans le papyrus comme dans les manuscrits, les chapitres sur le régime n'étaient pas séparés de la Nature de l'homme par un autre traité.

2. Date de la séparation des branches A et MV. D'après les quelques fragments donnés par le papyrus, on pourrait penser que toutes les innovations de MV sont postérieures au VIe siècle; il est vrai en effet que l'influence des lemmes de Galien qui est postérieure au VIe siècle a sensiblement modifié le texte de MV; mais il est non moins vrai qu'au VIe siècle le modèle de la traduction latine ancienne était déjà en accord avec la branche MV sur des fautes de MV[2]. Si l'accord de AΠ se vérifiait sur des fautes de AΠ, la question de la date de la séparation des branches A et MV serait définitivement tranchée; mais je ne pense pas que l'on puisse considérer la leçon δύο de AΠ comme une innovation de AΠ par rapport à l'archétype de AMV qui présenterait πέντε avec les lemmes de Galien, bien que cette hypothèse ne soit pas en théorie exclue[3].

Il reste que le papyrus présente une leçon que ne possèdent ni les manuscrits hippocratiques ni les lemmes de Galien: en 204,14, Π donne χρονιωτερας alors que AMV Gal.(LV) donnent χρονιωτάτας. Or il se trouve que le comparatif est également donné par les recentiores descendant de M[4]. Faut-il penser que ces recentiores qui dérivent d'un manuscrit ancien connu ont trouvé cette leçon dans une tradition

nous renseigne sur la leçon de l'archétype de AMV, tandis que l'accord de AΠ dans la mesure où Π peut très bien se rattacher à la branche de A, ne nous permet pas d'exclure en toute certitude l'hypothèse d'une innovation de AΠ.

[1] Bien que les lemmes nous trompent souvent (cf. infra, p. 109), la leçon des lemmes n'est pas nécessairement une mauvaise leçon; Galien, dans son Commentaire de la Nature de l'homme (Mewaldt, p. 82,5), signale pour un passage tout à fait analogue à celui-ci (cf. 200,10) l'hésitation des commentateurs entre 40 et 45, alors qu'il ne mentionne pas le chiffre de 42 donné par A; il pouvait donc bien lire ici 45 comme en 200,10 et non 42.

[2] Voir infra, p. 126 sq.

[3] Voir n. 1.

[4] Voir pour les recc. dépendant de M supra, p. 71 sqq.

parallèle? Cette hypothèse, pour le traité de la Nature de l'homme, paraît hautement improbable; c'est en effet le seul exemple où Π soit en accord avec les innovations des recentiores. Dans tous les autres cas, Π est en accord soit avec A contre MV recc.[1], soit avec AMV contre recc.[2] Etant donné l'accord de AMV sur χρονιωτάτας, on peut penser que χρονιωτέρας est une conjecture qui a été faite indépendamment dans Π et dans les recentiores. Je ne vois dans cette rencontre fortuite entre le papyrus et les recentiores aucune raison de postuler l'existence d'une tradition parallèle qui se retrouverait dans les recentiores et qui par là-même leur donnerait une valeur pour l'établissement du texte[3].

II. La tradition indirecte

Extrêmement riche, la tradition indirecte comprend des témoignages grecs, des traductions latines; en revanche, contrairement aux indications de Diels[4], il n'existe pas de traduction arabe faite directement sur la tradition hippocratique.

[1] Voir les exemples cités supra, p. 91 sq. où recc. suivent M.

[2] Voir 204,17 ἐς τὰ AMVΠ: ἕως recc.; 206,13 δεῖ γὰρ AMVΠ: καὶ οὕτω δεῖ recc.; il est probable aussi que χυμῶν qui est omis par AMV et se trouve dans les recc. était omis également par Π. C'est l'avis de J. W. B. Barns et H. Zilliacus, p. 140; j'en suis également convaincu; les lignes du papyrus, une fois restituées, comprennent pour le recto de 39 à 43 lettres; l'insertion de χυμῶν dans la ligne 7 donnerait 47 lettres, ce qui est excessif.

[3] Pour le peu de valeur des recentiores, voir supra, p. 71.

[4] H. Diels, dans son catalogue des manuscrits sur la médecine antique signalait deux manuscrits donnant la traduction arabe de notre traité:
– le manuscrit arabe 1386 de la Bibl. Univ. de Cambridge
– le Laur. ar. 226 (olim orient. 173); XIII°/XIV° s.

En fait, le premier ne comporte pas la traduction du traité de la Nature de l'homme (voir J. Mewaldt, p. XIV); quant au second, il donne la traduction des lemmes du commentaire de Galien (voir J. Mewaldt, ibid.).

Depuis lors, Ritter et Walzer, dans leur catalogue des traductions arabes de médecins grecs des bibliothèques d'Istamboul, p. 805, n° 8 et p. 7 du fasc. 26, ont mentionné un autre manuscrit comportant la traduction arabe de la Nature de l'homme. Il s'agit de Aya Sofya 3632, XIII° s., fol. 60r–74r. Cette traduction a été publiée par J. N. Mattock/M. C. Lyons.

De l'examen de Aya Sofya 3632, il ressort à l'évidence que la traduction donnée par ce manuscrit est la même que celle du Laur. ar. 226. On retrouve en effet dans le manuscrit d'Istamboul, comme dans celui de Florence, les lacunes caractéristiques des manuscrits grecs des lemmes de Galien:
166,12 περὶ – τὰ εἰρημένα AMV: non habent Gal.(LV Ar.)
168,3 sq. οἱ μὲν – ἀποφαίνονται AMV: non habent Gal.(LV Ar.)

a) Les témoignages grecs

1. Le glossaire d'Erotien

C'est un témoignage précieux, car Erotien, glossateur de la Collection contemporain de Néron, lisait un texte antérieur d'une cinquantaine d'années à celui qui, sous Hadrien, servira de source à notre tradition médiévale. Erotien a expliqué le sens de certains mots rares du traité de la Nature de l'homme. On en trouvera la liste dans la remarquable étude de Nachmanson sur le glossaire d'Erotien[1]. Comme les mots rares de notre traité glosés par Erotien sont donnés par les manuscrits anciens, nous avons là une confirmation de la valeur de la tradition directe. Il me paraît néanmoins qu'en 174,2, selon un processus bien attesté dans l'évolution du texte de la Collection[2], une glose a pu remplacer le mot authentique. Je m'appuie pour cela sur le témoignage d'une glose d'Erotien au traité des Lieux dans l'homme. Erotien, pour expliquer le mot μᾶσσον, rapporte les gloses contradictoires de deux de ses prédécesseurs: μᾶσσον· Βακχεῖος μέν φησι ἔλασσον, Ἡρακλείδης δὲ ὁ Ταραντῖνος πλεῖον[3]; or dans le passage correspondant des Lieux dans l'homme (c. 43, Littré VI, 336,11), les manuscrits donnent πλέον ἢ ἔλασσον; le terme rare μᾶσσον a été remplacé par une glose qui laissait le choix entre l'interprétation de Baccheios et celle d'Héraclide. Avant même de songer à faire un rapprochement avec cette glose d'Erotien, j'avais été frappé par le caractère inadéquat de ἔλασσον ἢ πλέον (vel πλεῖον) donné par les manuscrits de la Nature de l'homme en 174,2. L'auteur y expose sa théorie de la douleur. Il y a douleur quand l'une des humeurs, en trop petite ou en trop grande quantité (ἔλασσον ἢ πλέον), se sépare dans

198,22 τοῖσι δὲ – 200,1 σώματος AMV: non habent Gal.(LV Ar.)
220,8 ἄνδρα – 10 ὠφελεῖσθαι AMV: non habent Gal.(UV Ar.)

En conséquence, la traduction donnée par le manuscrit d'Istamboul, bien qu'elle ne présente pas le commentaire de Galien comme le fait le Laur. ar. 226, est faite sur les lemmes de Galien et non directement sur le texte du traité hippocratique. Sur cette traduction arabe des lemmes de Galien, voir infra, p. 103 sqq.

[1] E. Nachmanson, Erotianstudien, p. 314–317. A la liste donnée par Nachmanson, on ajoutera Y 9 ὑπερτέρη· ὑπερβάλλουσα καὶ ὑπεράγουσα qui glose Nat. hom. c. 9 (188,6) et Λ 15 λείβονται· σπένδονται qui doit probablement gloser Nat. hom. c. 14 (202,4 λείβονται est donné par A Gal.(L)), car λείβονται ne se rencontre pas ailleurs dans la Collection. Il est vrai que l'explication donnée par Erotien ne convient pas au passage. Mais il arrive à Erotien de reprendre la définition de ses prédécesseurs sans examiner en détail le contexte. Pour ces deux gloses, voir H. Grensemann, Weitere Bemerkungen ..., p. 178–181.

[2] Voir sur ce point F. Pfaff, Die nur arabisch erhaltenen Teile ..., p. 558–581 et Die Überlieferung ..., p. 67–82.

[3] E. Nachmanson, Erotiani vocum Hippocraticarum ..., p. 60.

le corps, au lieu de rester dans un état de crase. Mais, d'après tout le reste du paragraphe, il est clair que l'humeur se sépare uniquement quand elle est en trop grande quantité. En effet, si l'humeur se sépare, deux phénomènes peuvent se produire:
1. l'humeur est évacuée en dehors du corps; or l'auteur précise: « quand l'une de ces humeurs s'écoule hors du corps plus qu'il ne faut pour résorber la surabondance (πλέον τοῦ ἐπιπολάζοντος), la vacuité provoque de la souffrance ». C'est donc un état de pléthore qui est à l'origine de la séparation et du flux.
2. l'humeur se déplace à l'intérieur du corps et provoque une double douleur: « non seulement l'endroit qu'elle a quitté devient malade, mais aussi celui où elle va se fixer et s'amasser, par suite d'un engorgement excessif (ὑπερπιμπλάμενον), provoque souffrance et douleur »; la même idée est reprise quelques lignes plus loin: « c'est une double souffrance qu'elle provoque, à l'endroit qu'elle a quitté et à celui où elle s'est amassée en excès (ὑπερέβαλεν) ». Manifestement d'après tout le contexte, l'auteur n'envisage pas le cas d'une humeur qui serait en trop petite quantité[1]. Dès lors, il est possible qu'ici, comme dans les Lieux dans l'homme, la glose ἔλασσον ἢ πλέον ait pu remplacer le mot rare μᾶσσον qui signifie « en trop grande quantité »[2]. Toutefois, par prudence, je conserve dans le texte de mon édition ἔλασσον ἢ πλέον et signale ma conjecture dans l'apparat critique[3].

2. Les œuvres de Galien

α) Le glossaire

Bien que nettement postérieur à Erotien, Galien nous donne pour l'établissement de notre texte une glose plus précieuse que toutes

[1] Dans le passage parallèle du Régime (c. 66, Littré VI, 582,16 sqq.; voir supra, p. 52), il y a aussi état de pléthore (σύντηξιν πολλήν).

[2] De même je propose de lire dans le traité des Vents, c. 5 (Littré VI, 96,15 et A. Nelson, p. 12,3), à la place de πλέον ἢ ἔλασσον qui n'a pas de sens et a été supprimé par Nelson, μᾶσσον. Dans son commentaire, Nelson remarque très justement: « πλέον ἢ ἔλασσον ist eine ungeschickte Randbemerkung ... Das ἔλασσον ist an unserer Stelle ganz unmöglich, denn von Mangel an πνεῦμα als Krankheitsursache ist im folgenden gar nicht die Rede ». Si nous considérons que la glose a ici aussi remplacé le mot rare μᾶσσον, le texte devient clair; une trop grande quantité d'air est en effet considérée par l'auteur comme une cause des maladies (cf. en particulier le c. 7 où la surabondance de l'air dans le corps est cause de fièvres). La justification de ἔλασσον par A. J. Festugière, p. XXIV, n. 1, n'est pas convaincante. Voir aussi infra, p. 256 sq.

[3] La leçon ἔλασσον ἢ πλέον remonte au moins au 2[o] s. après J.-C. Elle est déjà donnée par le papyrus de Strasbourg. Pour ce témoignage, voir infra, p. 114 sqq.

celles d'Erotien, car le mot rare que Galien lisait dans la Nature de l'homme n'est pas donné par nos manuscrits. Voici la glose (éd. Kühn, XIX, 84): ἀποπαλλήσιος (lire ἀποπαλήσιος)[1]· ἀποπάλσεως· ἐντεῦθεν καὶ τὸ ἀποπαλλώσεται (lire ἀποπαλώσεται), ποτὲ μὲν τὸ ἐνεργητικὸν τὸ ἀποπάλλειν (lire ἀποπαλεῖν) σημαίνει καθάπερ ἐν πρώτῳ τῶν Γυναικείων· ἔστιν ὅτε δὲ καὶ τὸ παθητικὸν τὸ ἀποπαλλήσεται (lire ἀποπαλήσεται) ὡς ἐν τῷ Περὶ φύσεως ἀνθρώπου. D'après cette glose, il est clair que Galien lisait dans le traité de la Nature de l'homme la forme verbale ἀποπαλήσεται et lui donnait le sens passif. Littré[2] avait déjà bien vu que ce ἀποπαλήσεται de Galien correspond à la p. 192,14, où les manuscrits donnent soit ἀποκληίζεται A soit ἀπαλλάσσεται MV. Mais il n'en a pas tiré parti pour l'établissement du texte; ses successeurs, eux aussi, ont négligé ce témoignage; pourtant, quand on a la chance de posséder une lectio difficilior qui risque d'être plus ancienne que la leçon de nos manuscrits, il vaut la peine de l'examiner, surtout que nous possédons un témoignage parallèle: un passage du Commentaire de la Nature de l'homme où Galien mentionne justement pour ce verbe les diverses leçons des commentateurs. Voici le texte de l'édition Mewaldt (p. 66,28–67,5): διὸ καὶ διαφόρως ἔγραψαν οἱ ἐξηγηταὶ τὴν τοῦ ἀποκλείζεται ἐξήγησιν, ἔνιοι μὲν 'ἀποκλείζεται' γράψαντες, ἔνιοι δὲ 'ἀποκλείεται', τινὲς δὲ 'ἀποπαγιώσεται' τὴν τρίτην συλλαβὴν τοῦ ἀποπαγιώσεται ῥήματος διὰ τοῦ ω̄ προενεγκάμενοι, τινὲς δὲ διὰ τοῦ η̄ καὶ σ̄, καθάπερ ὁ Διοσκορίδης ἀπὸ τοῦ 'παγήσεσθαί' φησιν ἀντὶ τοῦ 'ἀποκρούεσθαι' εἰρῆσθαι τοῦτο τὸ ῥῆμα. ἀλλ' εἴπερ ἀπὸ τῶν ἀσθενεστέρων μορίων ἐπί τι τῶν ἰσχυροτέρων ἀφικνούμενος ὁ λυπῶν χυμὸς ἀποκρουσθείη, πάλιν ὑπ' αὐτοῦ πλέον ⟨ἂν⟩ οὐδὲν οὕτω γε τῷ κάμνοντι γένοιτο. βέλτιον οὖν γράφειν τὴν λέξιν ὧδί πως· 'ἀπὸ γὰρ τῆς ἰσχύος ἀναλώσεται τὰ ἐπιρρέοντα'. Malheureusement, dans ce texte qui suit fidèlement les manuscrits, deux des variantes données par les commentateurs sont incompréhensibles (ἀποπαγιώσεται et ἀπὸ τοῦ παγήσεσθαι). Il est étonnant que J. Mewaldt n'ait pas essayé d'améliorer un texte aussi défectueux. Ce n'est pas une tâche impossible, à condition toutefois de procéder à un examen des données qui dans le passage sont sûres et surtout d'utiliser le témoignage de la glose mentionnée ci-dessus. Quelles sont les données sûres? Par-delà les variantes de détail (cf. ἔνιοι μὲν . . . ἔνιοι δὲ . . . τινὲς δὲ . . . τινὲς δὲ . . .), il y a deux leçons fondamentales. La première est claire: ἀποκλείζεται – ἀποκλείεται. La seconde est plus mystérieuse, mais

[1] La même erreur se retrouve dans V; cf. Fractures, c. 42, Littré III, 550,5, ἐκπάλησις M: ἐκπάλλησις V et ibid., 552,2, ἐξεπάλησεν BM: ἐξεπάλλησε V. Erotien lisait probablement à cet endroit, comme Galien, ἀποπάλησις; cf. la glose A 98 ἀποπαλήσει· σαλεύσει καὶ σφοδρᾷ κινήσει que Nachmanson attribue à Fractures, c. 42, Littré III, 550,7.

[2] Littré, t. VI, p. 57, n. 12.

Galien nous donne des renseignements précis: elle se subdivise en deux variantes qui diffèrent par la voyelle de la troisième syllabe[1], soit un ω soit un η ; il s'agit donc de deux formes de même radical dont l'une se termine par -ώσεται (cf. la forme altérée ἀποπαγιώσεται) et l'autre par -ήσεται ; enfin, la seconde forme donnée par Dioscoride est synonyme de ἀποκρούεσθαι « être repoussé violemment ». Cette dernière précision, à elle seule, suffirait à indiquer que Dioscoride ne lisait pas une forme du genre ἀποπαγιώσεται qui serait à rattacher à la racine *παγ- et ne pourrait en aucun cas être synonyme de ἀποκρούεσθαι. La comparaison avec la glose ne laisse plus de doute ; c'est ἀποπαλήσεται que Dioscoride et Galien lisaient dans la Nature de l'homme. ἀποπαλήσεται est le futur[2] moyen à sens passif de ἀποπαλέω qui est effectivement un synonyme imagé de ἀποκρούω[3]. Quant à la forme altérée ἀποπαγιώσεται, elle recouvre probablement ἀποπαλώσεται, variante que Galien, à en croire les manuscrits de la glose, lisait dans le premier livre des Maladies des femmes[4]. En résumé, les commentateurs et éditeurs, dès la fin du premier siècle après J.-C., connaissaient, pour ce passage, deux leçons fondamentales, l'une du type ἀποκλείζεται (avec la variante ἀποκλείεται), l'autre du type ἀποπαλήσεται (avec la variante ἀποπαλώσεται). Examinons maintenant la tradition directe à la lumière de ces témoignages. Il ne me paraît pas douteux que cette divergence s'y retrouve : en face de ἀποκληίζεται donné par A, ἀπαλλάσσεται de MV a toutes chances d'être une corruption de ἀποπαλήσεται, au même titre que la leçon du lemme de Galien ἀποπλήσσεται[5]. C'est la preuve que MV, généralement moins conservateurs que A, peuvent présenter la trace de leçons anciennes,

[1] Il s'agit en fait de la voyelle de la quatrième syllabe, comme l'indique le reste du contexte.

[2] Galien devait bien considérer cette forme comme un futur, puisqu'il propose de lire à la place ἀναλώσεται.

[3] Ce composé n'est pas attesté ailleurs ; mais un composé de sens très voisin (ἐκπαλέω) se rencontre dans Fractures, c. 42, Littré III, 552,2 (ἐξεπάλησεν), 552,3 (ἐκπαλήσασιν) et dans Articulations, c. 55, Littré IV, 240,21–22 (ἐκπαλήσῃ). ἐκπαλέω, mot technique de la langue médicale (cf. ἐκπαλής, -ές, Articulations, c. 53, Littré IV, 238,2 ; c. 57, ibid. 244,14 ; ἐκπάλησις Fractures, c. 42, Littré III, 550,5 et 7), est employé à propos de la tête d'un os qui « jaillit » (cf. πάλλομαι) hors de sa loge, d'une articulation qui se luxe. D'où ici ἀποπαλέομαι ὑπό signifie « rejaillir sous l'effet de », « être refoulé par » ; comp. ἀποπάλλομαι, « rebondir », [Aristote], Problemata 891, a ; Epicure, frg. 293 ; Plutarque, Vie d'Alexandre, 35.

[4] Il serait intéressant d'identifier ce passage ; mais cela demanderait une recherche approfondie qui dépasse le cadre de cette édition.

[5] Ces conclusions diffèrent sensiblement de celles d'A. Rivier, p. 40–41 ; A. Rivier n'a pas utilisé le témoignage de la glose.

parfois plus anciennes que celles de A[1]. Car la lectio difficilior ἀποπαλήσεται est, à coup sûr, plus ancienne que ἀποκληίζεται et, partant, préférable pour l'édition[2].

β) Les lemmes du Commentaire de la Nature de l'homme

Le texte de l'ensemble du traité de la Nature de l'homme, à l'exception du dernier chapitre, nous est transmis également par les lemmes du commentaire de Galien que nous pouvons lire dans les manuscrits suivants[3]:

Marcianus gr. 278	s. XIII/XIV	fol. 146^r–156^v	Gal.(U)[4]
Laurentianus plut. LIX, 14	s. XV	fol. 101^r–161^v	Gal.(L)
Marcianus gr. 282	s. XV	fol. 153^v–176^v	Gal.(V)

Il existe également une traduction arabe donnée dans les manuscrits suivants:

Aya Sofya 3632	s. XIII	fol. 60^r–74^r[5]
Laur. ar. 226 (olim orient. 173)	s. XIII/XIV	fol. 1^r–61^r

J. Mewaldt, dans son édition du Commentaire de la Nature de l'homme de Galien, a déjà utilisé le Laur. ar. 226; il ne connaissait pas en revanche le manuscrit d'Istamboul[6].

[1] Je ne pense pas pour autant que A et MV remontent à deux archétypes différents. Il me semble qu'il y a dans notre traité plusieurs fautes communes à AMV qui dénotent la solidarité de ces manuscrits (cf. infra, p. 100). Pour l'unité de la tradition hippocratique, voir récemment A. Rivier, p. 69–90. Il faut supposer, dans ces conditions, que l'archétype présentait des variantes marginales (pour les variantes marginales dans l'archétype des manuscrits du Pronostic, voir H. Diller, C. R. de Alexanderson . . ., p. 761–764).

[2] Galien, dans son commentaire (cité supra, p. 97), rejette la leçon ἀποπαλήσεται sous prétexte qu'une humeur peccante, simplement refoulée, n'en continuerait pas moins à être nocive, et il propose ἀναλώσεται adopté par Littré. C'est là une conjecture arbitraire. ἀποπαλήσεται peut très bien signifier que le flux d'humeur sera refoulé et expulsé.

[3] Pour la description de ces manuscrits et surtout pour l'étude de leurs rapports, l'excellente préface de J. Mewaldt à son édition Galeni In Hippocratis De natura hominis comm., p. IX–XXV, reste fondamentale. Dans son apparat critique, J. Mewaldt signale aussi des leçons du Vaticanus Reginensis gr. 173, XVe siècle, fol. 185^r–231^v = Gal.(R). Ce manuscrit a été copié sur le même modèle que Gal.(V); cf. J. Mewaldt, ibid., p. XII. Comme Gal.(R) ne transcrit que le début et la fin des lemmes, nous n'avons pas cru bon de surcharger notre apparat critique par la mention de ses leçons.

[4] Ce manuscrit ne contient que le troisième livre du commentaire (= les chapitres 16 à 23 de notre traité).

[5] Voir supra, p. 94, n. 4.

[6] Sur les rapports de cette traduction avec les manuscrits grecs, voir infra, p. 104, n. 1.

Quelle est la valeur de ce témoignage pour l'établissement du texte? A en croire Galien, ce serait un document de tout premier ordre. En effet, dans son Commentaire de la Nature de l'homme[1], Galien reproche aux deux grands éditeurs de la Collection qui l'ont précédé, Artémidore et Dioscoride, d'avoir changé le texte en supprimant « les anciennes leçons » que l'on pouvait lire en revanche chez les commentateurs d'Hippocrate. On serait donc en droit d'attendre dans les lemmes de Galien ces fameuses « leçons anciennes » qui ont disparu de la tradition directe. Mais il n'en est rien. Le texte des lemmes est fondamentalement identique à celui de nos manuscrits hippocratiques[2]. Aussi faut-il renoncer à chercher dans les lemmes des éléments nouveaux qui nous permettent de restituer un état du texte antérieur à celui du Ier siècle après J.-C.

Toutefois, cette restriction faite, les lemmes de Galien restent pour l'éditeur un moyen de contrôle qui jusqu'à présent n'a pas été systématiquement utilisé[3].

1. Les lemmes de Galien ont conservé parfois la bonne leçon contre l'ensemble des manuscrits hippocratiques. Ainsi, en 166,4 τρίς recte Gal.(LV Ar.): τρεῖς AMV; 210,15 νήστιας recte Gal.(LUV): νηστίην A (νηστείην A³): νηστίη M^corr (-ίη in ras. M²): νῆστιν V; 216,3 κυοτροφίας recte Gal.(L Ar.): σκιητροφίας A: σκιατροφίας MV[4].
2. Les lemmes de Galien permettent parfois de choisir dans les cas de divergences entre A et MV.

Néanmoins les endroits où le témoignage des lemmes permet de faire ce choix sont beaucoup plus rares qu'on pourrait le croire, et cela par suite d'une double influence: d'une part, influence des lemmes de Galien sur une partie des manuscrits hippocratiques, et d'autre part influence du texte hippocratique sur les manuscrits grecs des lemmes.

Avant de mesurer les services que peut rendre le témoignage des lemmes pour un éditeur du texte hippocratique, il convient donc de revenir sur cette double influence, surtout qu'un réexamen de la

[1] Mewaldt, 13,22–24.

[2] Depuis les travaux de F. Pfaff (Die nur arabisch erhaltenen Teile ..., p. 558–581 et Die Überlieferung ..., p. 67–82), il est admis que ce texte remonte à l'édition d'Artémidore (voir dernièrement A. Rivier, p. 87). Pour notre traité, en tout cas, il est permis d'en douter. Galien dit qu'Artémidore supprimait οὔτε γῆν (164,6) parce qu'il ne connaissait aucune théorie où la terre fût considérée comme l'élément unique. Or nos manuscrits, comme Galien, donnent οὔτε γῆν.

[3] J. Mewaldt et H. Hunger dans leur projet d'édition (voir supra, p. 7) ont tenu compte des leçons des lemmes, mais leur ont accordé une confiance excessive.

[4] Néanmoins la traduction latine (Parisinus lat. 7027; voir infra, p. 126) donne la bonne leçon (conceptus).

traduction arabe permet sur certains points d'apporter des conclusions nouvelles.

– Influence des lemmes de Galien sur une partie des manuscrits hippocratiques:

Depuis les travaux de E. Wenkebach et F. Pfaff, précisés notamment par H. Diller et A. Rivier, on sait que la branche MV a subi, à partir de la fin du IX° siècle, une adaptation progressive aux lemmes de Galien, tandis que A présente un texte plus conservateur[1]; effectivement, il existe, pour le traité de la Nature de l'homme, de nombreux passages où A présente incontestablement la bonne leçon contre MV et les lemmes de Galien. Voici quelques exemples parmi d'autres. Pour éviter d'expliquer par une influence secondaire des lemmes de Galien sur MV ce qui risque parfois d'être imputable à une faute de A[2], je ne donnerai que des exemples où la leçon de A est confirmée par un ou plusieurs témoignages directs ou indirects[3]:

174,11	°ἀποφανεῖν A Gal.P (codd.): ἀποφαίνειν MV Gal.(LV)
178,8	°τέθραπταί τε A Gal.E (codd.): ἔπειτα (ἔπειτα δὲ V) τέθραπται MV Gal.(LV) Gal.P (codd.)
178,11	°πίνοντας τοὺς ἀνθρώπους scripsi: τοὺς πίνοντας ἀνθρώπους A Gal.P (codd.): τοὺς πίνοντας MV Gal.(LV)
178,17	°τούτοισι A Gal.P (codd.): τουτέοισι πάντες MV Gal. (LV Ar.)
180,1	°τὸ μὲν πρῶτον A Gal.E (codd.): πρῶτον μὲν MV Gal. (LV)
180,4	°μέλαιναν A Gal.E (codd.): μέλαιναν ἀναγκαζόμενοι MV Gal.(LV Ar.)
180,10	°ὡς γὰρ A Gal.E (codd.): ὥσπερ MV Gal.(LV)
180,13	°καὶ πλεῖστον A Gal.E (codd.): πλεῖστον MV Gal.(LV)
182,13	°πτύουσι(ν) A Gal.P (codd.): πτύουσί τε MV Gal.(LV)
184,2	°τὰ αἵματα A Gal.P (codd.): αἷμα MV Gal.(L): τὸ αἷμα Gal.(V)
194,2	°ἀφήκει M': ἀφίκη A: διήκει MV Gal.(LV)

[1] Pour l'influence des lemmes de Galien sur la branche MV, voir A. Rivier, p. 33–34 (résumé clair des travaux de E. Wenkebach et F. Pfaff), et p. 39, n. 4 (tableau d'exemples tirés de notre traité). Pour l'indépendance de A par rapport aux lemmes, voir H. Diller, C. R. de E. Wenkebach/F. Pfaff . . ., p. 271.

[2] Certains exemples donnés par A. Rivier, p. 39, n. 4, pour montrer l'influence des lemmes de Galien sur MV ne sont pas probants, car le désaccord entre A et MV Gal. provient vraisemblablement d'une faute de A. Ainsi 164,11 τὸ ἕν τε (τι V) καὶ τὸ πᾶν MV Gal.(LV Ar.) probab. recte: τὸ πᾶν A (voir comm. ad loc.); 166,7 φάντα MV Gal. (L) fort. recte: φήσαντα A[3] (φύσαντα A) (voir comm. ad loc.); 178,15 τῇ αὐτῇ (-τέῃ MV) MV Gal.(LV) fort. recte: τοιαύτῃ A (voir comm. ad loc.); 182,4 τὸ μὲν MV Gal.(LV) probab. recte: τὸ A (voir comm. ad loc.).

[3] Pour ces témoignages indirects, voir infra, p. 107 sqq.

194,8 °καὶ τοὺς AM′ Ar.: καὶ ἐς (εἰς Gal.LV) τοὺς MV Gal.(LV)
196,3 °ἐκ AM′: ἀπὸ MV Gal.(LV)
196,6 °οὕτω πεφύκασιν AM′: ὧδε ἔχουσιν MV Gal.(LV)
°πολλαί M′: πολαί A: πάμπολαί M: πάμπολλαί V Gal.(LV)
204,17 °δύο AΠ: πέντε MV Gal.(LV)

Cette influence des lemmes sur le texte de MV[1] a continué à s'exercer après la séparation des branches M/V. C'est assez net pour la branche V. Nous avons montré que certaines innovations d'un modèle de V sont passées dans M par l'intermédiaire d'un correcteur M^2/M^{ras}; or plusieurs de ces innovations rejoignent le texte des lemmes[2]:

170,2 °ταῦτα AM: om. M^{ras} V Gal.(LV)
174,2 °χωρισθῇ AM Gal.P(codd.): εἴη ἢ χωρισθῇ M^2V: ἢ χωρισθῇ Gal.(L): γένηται ἢ χωρισθῇ Gal.(V), cf. est ... et add. Gal.(Ar.) ante χωρισθῇ
176,13 καθαίρεται A: καθαίρειται M: καθαίρει M^{ras}V Gal.(LV): °καθαιρεῖται scripsi
196,9 °διαδιδοῦσιν A: διαδιδόασι(ν) MM′: διδόασιν M^{ras}V Gal.(LV)
200,11 ὑπερβάλλοι AM: ὑπερβάλλωσι(ν) M^2V Gal.(LV) et fort. Gal.(Ar.): °ὑπερβάλλῃ Villaret
206,10 °καὶ μὴ AM: καὶ ὅκως μὴ M^2V Gal.(LUV)

Quant à la branche de M, il y a au moins un exemple certain où le texte hippocratique a été modifié sous l'influence des lemmes;

[1] Théoriquement, quand A présente la bonne leçon, l'accord de MV Gal.(LV) peut s'expliquer aussi bien par une influence de MV sur Gal.(LV) que par une influence des lemmes sur MV. Mais nous sommes à peu près assurés d'une influence des lemmes sur MV quand la traduction arabe, qui remonte à un modèle grec antérieur à l'influence du texte hippocratique sur celui des lemmes (voir infra, p. 103 sqq.) confirme la leçon de Gal.(LV); c'est le cas pour 178,17 et 180,4. Malheureusement, sur les variantes de détail, il est impossible de reconstituer la leçon du modèle grec de la traduction arabe.

[2] Ici également, l'accord de M^2V Gal.(LV) peut provenir d'une influence de M^2V sur les lemmes; cependant, les deux fois (174,2 et 200,11) où la traduction arabe est utilisable, elle semble confirmer la leçon de Gal.(LV) et par conséquent l'influence des lemmes sur M^2V. En revanche, quand M^2V est en accord avec un seul manuscrit grec des lemmes contre l'autre manuscrit des lemmes et AM, il y a de fortes chances pour que l'influence ait eu lieu en sens inverse; ainsi, en 174,4 ἐφ' ἑωυτοῦ AM Gal.(L) recte: ἐφ' ἑωυτῷ M^2V Gal.(V), l'accord de M^2V Gal.(V) provient vraisemblablement d'une influence de M^2V sur Gal.(V).

c'est en 164,7: en face de ἐνεὸν donné par AV, M présente ἓν ἐὸν avec Gal.(LV Ar.)[1].

– Influence des manuscrits hippocratiques sur les manuscrits grecs des lemmes:
C'est ici que le témoignage de la traduction arabe est particulièrement important, car elle remonte à une époque (IXe siècle) où les lemmes de Galien n'étaient pas encore adaptés de façon systématique au texte hippocratique[2]. De la sorte, la traduction arabe est un bon moyen de contrôle pour mesurer l'influence du texte hippocratique sur nos manuscrits grecs des lemmes.

Selon A. Rivier qui précise les conclusions de J. Mewaldt, Gal.(V) présente un texte remanié, probablement à partir du XIVe siècle, à l'aide des manuscrits hippocratiques de la branche MV; Gal.(L), au contraire, qui conserve souvent les leçons originales, serait le « seul porteur de la tradition non remaniée »[3].

En fait, l'examen de la traduction arabe nous amène à nier cette prétendue indépendance du texte de Gal.(L) par rapport à celui des manuscrits hippocratiques[4], et par conséquent à mettre en doute, au moins dans une certaine mesure, pour le texte des lemmes, l'excellence de ce manuscrit[5]. Voici pourquoi: Gal.(L) présente deux lemmes (206,11 τοῦ δὲ θέρεος – 208,8 ὑγρή et 212,11 ἔστι – 14 θάλασσα) qui ne se lisent ni dans Gal.(UV), ni dans Gal.(Ar.). S'agit-il d'omissions de Gal.(UV Ar.) ou d'additions de Gal.(L)? Il est une particularité qui nous permet, semble-t-il, de trancher. Dans le Commentaire de Galien à la Nature de l'homme, tout lemme est normalement suivi d'un commentaire; or les deux lemmes donnés par Gal.(L) seul font justement exception: ils ne sont accompagnés d'aucun commentaire. Il serait étonnant que Galien se soit contenté de recopier ces deux lemmes sans les commenter alors qu'il l'a fait systématiquement pour tous les autres. Galien, selon toute vraisemblance, ne devait pas lire dans son exemplaire d'Hippocrate ces deux passages: ils ont été ajoutés d'après le texte hippocratique par le copiste de Gal.(L) ou d'un de ses proches modèles, postérieurement

[1] Pour ce passage, il est certain que l'influence s'est bien exercée dans ce sens, car Galien dit expressément qu'il vaut mieux lire ἓν ἐὸν en deux mots (cf. J. Mewaldt, p. 12–13).

[2] C'est une des conclusions les plus importantes des travaux de E. Wenkebach et F. Pfaff; voir en particulier F. Pfaff, Die nur arabisch erhaltenen Teile ..., p. 558–581.

[3] A. Rivier, p. 33 sqq. La citation est tirée de la note 2 de la page 42.

[4] J. Kollesch a bien voulu attirer mon attention sur ce point important. Je l'en remercie vivement.

[5] Selon J. Mewaldt (p. X), Gal.(L) est « unicus sat multis et gravissimis locis genuinae memoriae sospitator ».

en tout cas à la séparation de Gal.(L)/Gal.(UV)[1]. Ajoutons qu'un tel procédé, qui consiste à compléter le texte des lemmes par celui d'Hippocrate, n'est pas unique dans la tradition des commentaires d'Hippocrate par Galien[2]. Dès lors, le texte des lemmes donné par Gal.(L) ne saurait être totalement indépendant de celui des manuscrits hippocratiques. Or, comme pour la première addition Gal.(L) est en accord avec MV contre A, tandis que pour la seconde il est en accord avec A contre MV[3], on ne peut exclure, même pour le reste du texte

[1] Si les deux lemmes en question ont été ajoutés par Gal.(L) et non omis par Gal.(UV Ar.), les relations entre les manuscrits des lemmes s'établissent comme suit. D'une part Gal.(LUV) remontent à un modèle commun postérieur à celui de la traduction arabe de Ḥunain, car il y a des passages où Gal.(LUV) présentent une leçon fautive, alors que Gal.(Ar.) en accord avec les manuscrits hippocratiques a conservé la bonne leçon; ainsi 210,2 ἦν μὴ AMV et fort. Gal.(Ar.): ἢ μὴ Gal.(L): μὴ Gal.(UV); 210,11 πίονα AMV Gal.(Ar.): πλέονα vel πλείονα Gal.(LUV); 210,12 πεμμάτων falso Gal.(LUV): non habent AMV Gal.(Ar.); 214,2 δέκα AMV Gal.(Ar.): τέσσαρα Gal.(LU): ιδ̄ Gal.(V); voir aussi les passages où Gal.(LV) en l'absence de Gal.(U) et Gal.(UV) en l'absence de Gal.(L) présentent une faute contre AMV Gal.(Ar.); ainsi, 168,13 ἐν τῷ ἀνθρώπῳ AM²V Gal.(Ar.): ὁ ἄνθρωπος Gal.(LV); 186,9 καλεομένη AMV Gal.(Ar.): om. Gal.(LV); 202,14 κρίσιας (κρίσηας V) AMV Gal.(Ar.): κρίσιας ἀκρητεστάτους (vel ἀκριτεστάτας Gal.(V)) Gal.(LV); 216,18 τοῖσι πυκνοσάρκοισι μάλιστα AMV Gal.(Ar.): μάλιστα τοῖσι πυκνοσάρκοισιν Gal.(UV). D'autre part Gal.(UV) remontent à un modèle commun, car ils donnent une leçon fautive alors que Gal.(L) en accord avec Gal.(Ar.) et AMV a conservé la bonne leçon; ainsi en 210,13 γυμνὸν recte Gal.(L Ar.): συχνὸν Gal.(UV). Ajoutons enfin que Gal.(R) (voir supra, p. 99, n. 3) dérive du même modèle que Gal.(V), modèle postérieur à la séparation de Gal.(U)/Gal.(V), car Gal.(RV) présentent des fautes sur bonne leçon de Gal.(U); ainsi 216,3 κυοτροφίας (κυητροφίας Gal.(U)) Gal.(LU Ar.) recte: οἰκιατροφίας Gal.(VR). Pour plus de précisions sur le modèle commun de Gal.(VR), voir J. Mewaldt, p. XII. On obtient donc le stemma suivant:

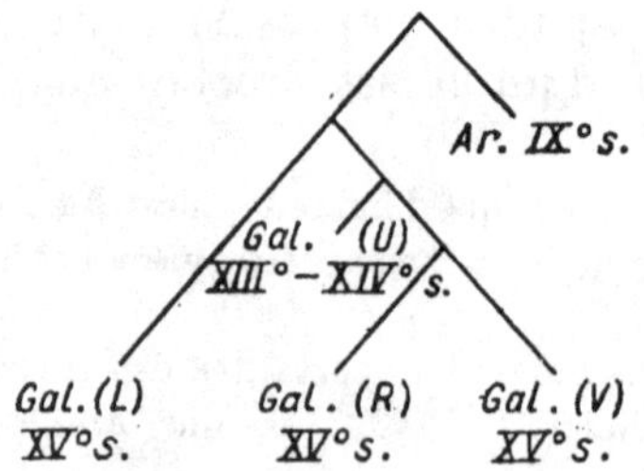

[2] Voir F. Kudlien, Die handschriftliche Überlieferung ..., p. 55–57.

[3] Il suffit de se reporter à l'apparat critique concerné pour le vérifier. Il peut paraître singulier que le texte des lemmes n'ait pas été complété les deux fois à l'aide du même modèle, mais il n'est pas possible de nier le fait. Pour expliquer cette singu-

des lemmes donné par Gal.(L), la possibilité d'une influence secondaire soit du texte de MV, soit du texte de A sur celui de Gal.(L). Effectivement, il y a deux autres passages où l'accord de A Gal.(L) ne peut s'expliquer que par une influence de A sur Gal.(L), car Gal.(Ar.) confirme la leçon de Gal.(V):

174,1 °μάλιστα A Gal.(L): μάλιστα ἦν MV Gal.(V Ar.)
202,4 °λείβονται A Gal.(L): θλίβονται MV Gal.(V Ar.)

En particulier dans le second cas, il est impossible que la rencontre soit fortuite. Etant donné l'accord de Gal.(V Ar.), le modèle commun de Gal.(LV Ar.) comportait θλίβονται qui, dans Gal.(L) ou l'un de ses modèles directs, a été modifié en λείβονται. Cette modification ne peut pas être le résultat d'une faute mécanique, car λείβονται est la lectio difficilior; seule ici une influence de A permet d'expliquer vraisemblablement la leçon de Gal.(L).

Si la traduction arabe infirme la prétendue indépendance du texte de Gal.(L) par rapport à celui des manuscrits hippocratiques, elle confirme en revanche l'influence de MV sur Gal.(V). Une influence de MV sur Gal.(V) est assurée quand Gal.(L Ar.) ou Gal. (U Ar.) sont en accord contre MV Gal.(V), quelle que soit du reste la position de A:

168,9 °νοσημάτων AMV Gal.(V): ἀλγημάτων Gal.(L Ar.)[1]
216,8 °διαθερμαίνοιτο A Gal.(U Ar.): διαθερμαίνοιτο καὶ συνιστοῖτο MV Gal.(V)
218,14 °ὑδαρέα τε καὶ ὅτι ψυχρότατον AMV: ὅτι ψυχρότερον ἢ ὑδαρέα Gal.(U): très froid et plus dilué Gal.(Ar.): ὑδαρέα τε καὶ ὡς ὅτι ψυχρότατον Gal.(V)[2]

Gal. (V) a donc été remanié d'après le texte de MV; en revanche, il est difficile de dire s'il a subi ici ou là l'influence de A[3].

larité, le plus vraisemblable est d'admettre que les deux compléments ne sont pas l'œuvre du même copiste. On notera que la première addition est relativement récente (car elle tient compte, comme les recentiores hippocratiques, des innovations de M²V; voir 206,16–208,1).

1 Le témoignage de Gal.(Ar.) est ici très utile, car en son absence, on aurait été tenté d'expliquer les faits autrement (ἀλγημάτων innovation de Gal.(L)). Bien que ne connaissant pas la leçon de la traduction arabe, A. Rivier (p. 47 = n. 3 de la page 46) attribue la leçon de Gal.(V) à l'influence de MV, mais il s'appuie sur un fait erroné; il attribue la leçon ἀλγημάτων à Gal.(R) qui, en réalité, ne donne pas cette partie du lemme (cf. J. Mewaldt, app. crit., p. 21,26).

2 L'interversion de ὑδαρέα et ψυχρότατον dans Gal.(V) provient sans doute d'une influence de MV.

3 Je ne vois qu'un exemple où la leçon de Gal.(V) pourrait s'expliquer par une influence de A; c'est en 178,4 où Gal.(V) donne ἢ avec A alors que ce mot est omis par Gal.(L Ar.); en revanche, à 192,5, la rencontre de A Gal.(V) sur le

Reste enfin la possibilité d'une influence de MV sur Gal.(LV) avant séparation. Une telle influence est vraisemblable, quand A et Gal.(Ar.) ont conservé la bonne leçon contre MV Gal.(LV):

166,16 °τοῦτο A Gal.(Ar.): τοῦτο ἐν ἐὸν MV Gal.(LV)
182,17 °αἷμα A Gal.(Ar.): αἷμα κατὰ ταῦτα MV: αἷμα κατὰ τὰ αὐτὰ Gal.(LV)
190,10 τὰ μὲν ... τὰ δὲ A et fort. Gal.(Ar.): ποτὲ μὲν ... ποτὲ δὲ MV Gal.(LV)
194,13 ἀριστερά A Gal.(Ar.): ἀριστερά, ἡ δὲ ἀπὸ (δ' ἐκ Gal.(L), δὲ ἐκ Gal.(V)) τῶν ἀριστερῶν ἐς (εἰς Gal.(L), ἐπὶ Gal.(V)) τὰ δεξιά, καὶ ἡ μὲν δεξιὴ ἀφικνέεται (ἐκ τοῦ πνεύμονος add. Gal.(LV)) MV Gal.(LV)

Au moins dans ces deux exemples (182,17 et 194,13), nous sommes assurés que A et Gal.(Ar.) ont conservé la bonne leçon, car cette leçon est confirmée par d'autres sources: pour 182,17 par le De placitis[1], et pour 194,13 par Aristote[2]. La divergence entre Gal.(Ar.) et Gal.(LV) indique que l'innovation dans Gal.(LV) est relativement récente (postérieure en tout cas au IX° siècle, date de la traduction arabe). Dans ces conditions, l'influence de MV sur Gal.(LV) est plus vraisemblable que l'influence inverse[3].

Tels sont les rapports complexes et parfois ambigus entre les manuscrits hippocratiques et ceux du commentaire de Galien. L'existence de tels rapports entraîne les conséquences suivantes pour l'édition:

1. Etant donnée l'influence possible de A sur Gal.(L), l'accord de Gal.(L) avec A n'a plus la valeur qu'on aurait pu lui accorder si le texte de Gal.(L) avait été indépendant. En effet si Gal.(L) de même que A avait été exempt de toute influence, on aurait eu la chance de trouver dans leur accord une base solide pour l'établissement du texte. L'accord de A Gal.(L) contre MV Gal.(V) aurait permis de retrouver avec le maximum de certitude la leçon ancienne. Toutefois, il serait abusif de vouloir expliquer systématiquement l'accord de A Gal.(L) par une influence de A sur Gal.(L). De toute manière, cette

fautif μεταβάλλοντας est purement fortuite, comme l'a justement noté A. Rivier, p. 35, n. 1.

1 Pour ce témoignage, voir infra, p. 107 sqq.

2 Pour ce témoignage, voir infra, p. 122 sqq.

3 Il faudrait supposer, dans le cas d'une influence des lemmes sur MV que les innovations se sont produites dans le texte des lemmes et sont passées dans les manuscrits hippocratiques après la traduction arabe et avant la séparation de MV, c'est-à-dire en gros au cours du IX° siècle et au plus tard au début du X° siècle.

mise en cause de l'accord de A Gal.(L) n'est pas une mise en cause de l'excellence de A.
2. Par suite de l'influence des lemmes sur MV et vice versa de MV sur les manuscrits grecs des lemmes, l'accord de MV Gal.(LV) ou même de MV Gal.(LV Ar.) contre A ne prouve pas nécessairement une faute de A. Cette dernière proposition se vérifiera par l'étude du reste de la tradition indirecte.

Ainsi, en cas de désaccord entre A et MV, le témoignage des lemmes est moins décisif qu'on aurait pu l'espérer. Mais ce témoignage n'est pas inutile. En particulier, l'accord de A Gal.(Ar.), soit sous la forme A Gal.(Ar.) contre MV Gal.(LV), soit sous la forme A Gal.(LV Ar.) contre MV, soit sous la forme AMV Gal.(Ar.) contre Gal.(LV), est une base solide pour l'établissement du texte, s'il est exact que A et Gal.(Ar.) présentent, chacun de leur côté, un texte pratiquement exempt de toute influence. Enfin, même en l'absence de Gal.(Ar.), on peut accorder une grande confiance à l'accord de A Gal.(LV) contre MV, car il indique selon toute probabilité une innovation de MV[1].

γ) Les citations du traité de la Nature de l'homme dans le De elementis ex Hippocratis sententia et dans le De placitis Hippocratis et Platonis

Jusqu'à présent, les éditeurs ont pratiquement négligé ce témoignage qui, à l'examen, se révèle dans bien des cas supérieur à celui des lemmes[2].

Une fois réunies, les citations éparses dans ces deux œuvres donnent une bonne partie des chapitres 1 à 3 et la quasi-totalité des chapitres 4 à 7. Le texte de ces citations doit remonter en dernière analyse au même modèle que celui des lemmes[3]; mais, du moment que les citations sont éparses dans les deux œuvres, leur texte a dû évoluer indépendamment de celui des lemmes et a fortiori de celui des manuscrits hippocratiques. Aussi vaut-il la peine de déterminer le comportement de ces citations par rapport aux lemmes et aux manuscrits hippocratiques. Malheureusement, nous ne lisons pas actuellement ces citations du De elementis et du De placitis dans de

[1] Je dis « selon toute probabilité », car théoriquement une influence de A sur Gal.(LV) n'est pas impossible; mais elle n'est pas démontrée; il n'arrive jamais qu'en cas d'accord entre A et Gal.(LV), Gal.(Ar.) vienne confirmer la leçon de MV.

[2] Pourtant, déjà en 1902, G. Westermann (p. 4–32) avait attiré l'attention sur l'accord entre A et les manuscrits du De placitis pour les citations de la Nature de l'homme.

[3] Toutefois il n'est pas exclu que Galien n'ait pas toujours utilisé le même exemplaire de la Nature de l'homme au cours de sa carrière.

bonnes éditions[1]. En particulier, certains manuscrits n'ont pas été collationnés[2]. Notre connaissance actuelle de ces citations repose sur la collation des manuscrits suivants:

Pour le De elementis[3]:

Laurentianus plut. LXXIV, 5	s. XIV	fol. 3r– 16v	Gal.E(L)
Parisinus gr. 2267	s. XIV	fol. 255r–289v	Gal.E(P)
Marcianus gr. 275	s. XV	fol. 31r– 56v	Gal.E(M)
Oxoniensis Laud. gr. 58	s. XV	fol. 134r–156r	Gal.E(O)
Vaticanus gr. 282	s. XV	fol. 1r– 15r	Gal.E(V)
Cantabrigiensis (Gonville and Caius College) 360	s. XVI	fol. 1r– 85r	Gal.E(C)

Pour le De placitis[4]:

Berolinensis Hamiltonianus 270	s. XIII/XIV		Gal.P(H)
Marcianus gr. 284	s. XV		Gal.P(M)

La comparaison entre le texte des citations, des lemmes et des manuscrits hippocratiques est très instructive: si, dans certains cas, les citations confirment le texte des lemmes contre AMV ou même offrent

[1] G. Helmreich, Galeni De elementis . . .; I. Müller. On consultera ces travaux avec prudence en attendant les éditions préparées par W. M. Read et J. B. Mac Diarmid pour le De elementis et par P. De Lacy pour le De placitis.

[2] Voir la liste des manuscrits du De elementis et du De placitis dans H. Diels, Die Handschriften . . ., p. 63–64 et 74.

[3] Ces manuscrits qui remontent à un même modèle se divisent en deux classes: d'un côté Gal.E(LMP), de l'autre Gal.E(COV). Ce sont, à deux exceptions près, les manuscrits utilisés par G. Helmreich dans son édition: je n'ai pas cru bon d'encombrer l'apparat critique avec le Laurentianus plut. LXXV,14 qui présente un texte proche de Gal.E(L), mais déformé par de nombreuses insertions et conjectures téméraires; j'ai ajouté en revanche le témoignage du Parisinus gr. 2267 qui n'était pas connu d'Helmreich: il présente un texte très proche de Gal.E(M) mais lui est antérieur. Il existe également une traduction latine; voir G. Helmreich, Galeni De elementis . . ., p. XII–XIII. Pour la tradition manuscrite du De elementis, voir G. Helmreich, Observationes criticae . . ., p. 49–79 et, du même, Galeni De elementis . . ., p. VII–XIII.

[4] Les manuscrits Cantabrigiensis (Gonville and Caius College) 47 et Laurentianus plut. LXXIV,22 qui contiennent de courts fragments du De placitis ne donnent pas les citations. Pour la tradition manuscrite du De placitis, voir, outre les travaux d'I. Müller qui sont dépassés dans la mesure où il ne connaît pas le manuscrit le plus important (Berol. Hamilton. 270), E. Wellmann, p. 30–37 et surtout I. Petersen, p. 5–20 qui donne la collation de Gal.P(H); K. Kalbfleisch, p. 1–9, apporte quelques corrections à la collation de Petersen. De l'étude de Petersen, il ressort que le texte des citations du De placitis remonte à une source unique Gal.P(H) dont dérivent Gal.P(M) et le manuscrit qui a servi de modèle à l'Aldine. Quant au Mosquensis gr. 467 qui n'avait pas été collationné jusqu'ici, c'est une copie du Marcianus gr. 284. Je dois cette indication à P. De Lacy.

des innovations sans valeur, en revanche, bien souvent les citations sont en accord avec AMV contre les lemmes. Voici des exemples caractéristiques:

166,9 °οἱ τοιοῦτοι AMV Gal.E(codd.): οὗτοι οἱ Gal.(LV)
166,11 °ὀρθοῦν AMV Gal.E(codd.): ἐπανορθοῦντα Gal.(V): om. Gal.(L)
168,13 °ἐνεὸν AMV Gal.E¹(L): ἓν ἐὸν Gal.E¹–E²(COV): ἓν ἐὼν Gal. E¹⁻²(MP): ἐὼν Gal.(L): ἐὸν Gal.(V)
170,11 °καὶ πάλιν εἰ μὴ AMV Gal.E(codd.): εἰ μὴ γὰρ Gal.(L): εἰ γὰρ μὴ Gal.(V)
174,10 °ἐξέστη A³MV Gal.P(codd.): ἐξέστηκε Gal.(LV)
176,1 °πρῶτον μὲν AMV Gal.P(codd.): μὲν πρῶτον Gal.(LV)
176,6 °ψαύοντι AMV Gal.P(codd.): ψαυόμενα Gal.(LV)
176,8 °ἀλλήλων AMV Gal.E(codd.) Gal.P(codd.): om. Gal. (LV)
176,12 °ἐμεῖται (vel ἐμέε-) AMV Gal.E(codd.) Gal.P(codd.): ἀπεμεῖται Gal.(LV)
178,5 °στερηθῇ AMV Gal.P(codd.): στέρηται Gal.(L): στερηθείη Gal.(V)
178,6 °μὲν AMV Gal.E(codd.) Gal.P(codd.): μὲν γὰρ Gal.(LV)
178,13 °ἕκαστον AMV Gal.P(codd.): ἕκαστος Gal.(LV)
180,4 °χολὴν AMV Gal.E(codd.): καὶ χολὴν Gal.(LV)
180,7 °καὶ ἐν τῷδε AMV Gal.E(codd.): ἐφ' ᾧ Gal.(LV)
182,9 °ἔρχεται AMV Gal.P(codd.): ἄγεται Gal.(LV)
182,13 °ἀπομύσσονται AMV Gal.P(codd.): ἐκμύσσονται (vel -μά-) Gal.(LV)
182,14 °οἰδήματα AMV Gal.P(codd.): οἰδήματα (vel -ματ') αὐτοῖς Gal.(LV)
182,17 °καὶ ὑπὸ AMV Gal.P(codd.): ὑπό τε Gal.(L): καὶ ὑπό τε Gal.(V)
184,2 °ἐρυθροί AMV Gal.P(codd.): ἐρυθρότατοι Gal.(LV)
184,5 °αὐτοῦ (vel -τέου) AMV Gal.P(codd.): αὐτῷ Gal.(LV)
184,8 °χολωδέστατα AMV Gal.P(codd.): χολωδέστερα Gal.(L): χολωδέστερον Gal.(V)
184,10 °ἀσθενέστατόν AMV Gal.P(codd.): ἀσθενέστερόν· Gal.(V) (ἀσθενέ[Gal.(L))
184,12 °τε γάρ AMV Gal.P(codd.): γάρ Gal.(LV)
186,9 °καλεομένη AMV Gal.P(codd.): om. Gal.(LV)

De cet accord des citations avec AMV contre les lemmes, il résulte que l'excellence de notre tradition directe se confirme, mais qu'en revanche les manuscrits des lemmes de Galien nous trompent[1].

[1] Dans les cas où le modèle grec de Gal.(Ar.) peut être restitué, tantôt il confirme (cf. 178,13; 184,2) tantôt il infirme (cf. 166,11; 186,9) la leçon de Gal.(LV).

Il serait donc dangereux de leur accorder une confiance excessive non seulement pour l'édition du traité de la Nature de l'homme, mais aussi pour l'établissement des lemmes eux-mêmes. Je pense que l'édition Mewaldt, pourtant remarquable à bien des égards, pourrait être améliorée par une utilisation de la tradition indirecte (manuscrits hippocratiques, citations du De elementis et du De placitis)[1].

Le témoignage des citations nous amène à une constatation plus importante encore: les cas ne sont pas rares où les citations sont en accord avec le seul manuscrit A contre MV Gal.(LV).

Accord de A et des citations du De elementis:

164,3 °μὲν οὖν A Gal.E¹(LMP) Gal.E²(codd.): μὲν MV Gal.(LV) Gal.E¹(COV)
166,10 °αὐτοὶ ἑωυτοὺς A: αὐτοὶ ἑαυτοὺς Gal.E(codd.): σφᾶς αὐτοὺς MV: αὐτοὶ σφᾶς αὐτοὺς Gal.(LV)
178,1 °αὐτοῦ AM Gal.E(codd.): αὐτῶν M²: αὐτῷ V Gal.(L): αὐτὸν Gal.(V)
178,8 °τέθραπταί τε A Gal.E(codd.): ἔπειτα τέθραπται M Gal.(LV): ἔπειτα δὲ τέθραπται V
180,1 °τὸ μὲν πρῶτον A Gal.E(codd.): πρῶτον μὲν MV Gal.(LV)
180,4 μέλαιναν A Gal.E(codd.): μέλαιναν ἀναγκαζόμενοι MV Gal.(LV)
180,10 °ὡς γὰρ A Gal.E(codd.): ὥσπερ MV Gal.(LV)
180,13 °καὶ πλεῖστον A Gal.E(codd.): πλεῖστον MV Gal.(LV)

Accord de A et des citations du De placitis:

174,2 °χωρισθῇ AM Gal.P(codd.): εἴη ἢ χωρισθῇ M²V: ἢ χωρισθῇ Gal.(L): γένηται ἢ χωρισθῇ Gal.(V)
174,11 °ἀποφανεῖν A Gal.P(codd.): ἀποφαίνειν MV Gal.(LV)
178,11 τοὺς πίνοντας ἀνθρώπους A Gal.P(codd.): °πίνοντας τοὺς ἀνθρώπους scripsi: τοὺς πίνοντας MV Gal.(LV)
178,17 °πάντες om. A Gal.P(codd.): πάντες MV Gal.(LV)
182,13 °καὶ A Gal.P(codd.): τε καὶ MV Gal.(LV)
182,15 °ἔτι μὲν ἰσχυρὸν τὸ φλέγμα ἐστὶν A Gal.P(codd.): τὸ φλέγμα ἐστὶ μὲν (mut. in ἔτι μένει M²) ἰσχυρότερον MV: τὸ φλέγμα ἔτι μένει ἰσχυρόν Gal.(LV)
182,17 °αἷμα A Gal.P(codd.): αἷμα κατὰ ταῦτα MV: αἷμα κατὰ τὰ αὐτὰ Gal.(LV)

[1] En particulier, l'accord de AMV Gal.P(codd.) ou Gal.E(codd.) avec Gal.(V) contre Gal.(L) permettrait sans hésitation de choisir la leçon de Gal.(V).

184,2 °τὰ αἵματα A Gal.P(codd.): αἷμα MV Gal.(L): τὸ αἷμα Gal.(V)
184,11 °ἐοῦσα A: οὖσα Gal.P(codd.): γάρ ἐστι MV Gal.(L): γὰρ Gal.(V)
184,19 °ὡς γὰρ A Gal.P(codd.): ὥσπερ MV: ὥσπερ γὰρ Gal.(V)

Pour l'éditeur cet accord est de la plus haute importance, car il confirme de manière éclatante l'excellence de A, même dans des cas où il paraissait isolé[1]; il confirme aussi la valeur de l'accord de A et de M avant correction contre M²V Gal.(LV). D'après le tableau, on peut constater que A d'un côté et les citations de l'autre ont conservé les anciennes leçons contre les leçons normalisées du reste de la tradition d'Hippocrate et de Galien. Prenons un exemple simple: en c. 7, p. 184,2, le texte du premier siècle après J.-C. (époque des éditions d'Artémidore et de Dioscoride) devait donner τὰ αἵματα conservé fidèlement d'un côté par A, de l'autre par Gal.P(codd.). Ce pluriel, poétique et rare, mais bien attesté chez les médecins, a été normalisé à une date relativement ancienne dans les lemmes en (τὸ) αἷμα, leçon qui a été adoptée par la branche MV avant séparation, à l'époque où son texte a subi l'influence des lemmes. Dès lors, le témoignage des citations encourage l'éditeur à ne pas céder à la facilité quand les leçons anciennes présentent des difficultés apparentes ou réelles[2] et l'autorise à écarter définitivement certaines leçons récentes choisies par la majorité des éditeurs. Ainsi, en c. 7, p. 182,15, Littré, Ermerins, et Jones malgré Villaret, adoptent la leçon des lemmes τὸ φλέγμα ἔτι μένει ἰσχυρόν qui n'a aucune chance d'être ancienne; c'est une innovation propre aux lemmes, et, cette fois, elle n'a eu de l'influence que sur M après correction[3].

[1] Le témoignage est particulièrement précieux dans le cas des prétendues omissions de A en 174,2 et 178,17. Il me paraît peu vraisemblable d'expliquer l'accord de A Gal.P(codd.) par une influence indirecte de la tradition de A sur les manuscrits de Galien, car il s'agit souvent d'un accord sur des lectiones difficiliores.

[2] Voir le commentaire à μὲν οὖν 164,3 et à καὶ πλεῖστον 180,13.

[3] Il y a évidemment des cas où Gal.E(codd.)/Gal.P(codd.) sont en accord avec MV Gal.(LV) contre A. Il peut s'agir de fautes propres à A; ainsi en 164,10 ποιέονται MV Gal.(LV) Gal.E(codd.): προΐενται A; et dans les cas où A présente une omission qui ne se retrouve ni dans MV Gal.(LV) ni dans Gal.E(codd.)/Gal.P(codd.), il y a de fortes chances pour que nous ayons affaire à un oubli de A, alors que le seul accord de MV Gal.(LV) sur une omission de A, quand nous ne possédons pas le témoignage de Gal.E(codd.) ou Gal.P(codd.) ne me paraît nullement déterminant. Mais l'accord de MV Gal.(LV) Gal.E(codd.)/Gal.P(codd.) contre A ne signifie pas nécessairement une faute de A; il y a quelques cas où A est le seul à avoir conservé l'ancienne leçon; par exemple, 172,10 τε γὰρ A: γὰρ MV Gal.(LV) Gal.E(LMP): τε Gal.E(COV); comp. pour le comportement des manuscrits 184,12 τε γάρ AMV Gal.P(codd.): γάρ Gal.(LV) sed τε (τ') in

δ) La citation du traité de la Nature de l'homme dans le De atra bile

Citation du c. 4 (172,13–174,10) de la Nature de l'homme dans le De atra bile. Pour le détail de la tradition manuscrite de ce traité, on se reportera à l'édition de W. de Boer, CMG V, 4,1,1, Leipzig/Berlin 1937, p. X–XVI. Cette édition se fonde sur les manuscrits suivants:

Vaticanus gr. 1845	s. XIII	Gal.A(V)
Marcianus gr. 276	s. XII	Gal.A(M)
Marcianus gr. 284	s. XV	Gal.A(β)
Marcianus gr. App. cl. V 5	s. XV	Gal.A(γ)
Mutinensis gr. 213	s. XV	Gal.A(m)
Ambrosianus gr. Q 3 Sup.	s. XV/XVI	Gal.A(A)

Ces manuscrits, selon de Boer, se divisent en deux classes: d'un côté Gal.A(V), de l'autre Gal.A(MβγmA), cette dernière classe se subdivisant elle-même en deux groupes: Gal.A(Mβ) et Gal.A(γmA). La première classe est la plus conservatrice.

Ce témoignage confirme les conclusions tirées du De elementis et du De placitis. Il arrive que Gal.A(codd.) soit en accord avec AMV contre les lemmes ou même en accord avec A seul contre MV Gal.(LV).

1. Accord de AMV Gal.A(codd.) contre Gal.(LV):

172,14 °αὐτῷ AM^{corr} (ῷ in ras. M^{2}) V Gal.P(codd.): αὐτέῳ Gal.A (codd.): om. Gal.(LV)

174,5 °ἂν AMV Gal.P(codd.) Gal.A(MβγmA): om. Gal.(LV) Gal.A(V)

174,9 °πολλὴ AMV Gal.A(codd.): πολλή γ' Gal.(LV) Gal.P (codd.)

174,10 °ἐξέστη A^{3} (ἐξέστι A) MV Gal.P(codd.) Gal.A(codd.): ἐξέστηκε Gal.(LV)

2. Accord de A Gal.A(codd.) contre MV Gal.(LV):

174,4 °στῇ A Gal.P(codd.) Gal.A(codd.): στῇ ἔνθεν (ἔνθεν M^{ras}: ἐντεῦθεν M) τε ἐξέστηκεν M^{corr}V Gal.(LV)

174,4 sq. °χωρίον ἔνθεν ἐξέστη A Gal.A(Mβγm): χωρίον ὅθεν ἐξέστη Gal.A(VA): χωρίον MV Gal.(LV): χωρισθὲν Gal.P(codd.)

174,8 °ἥν τ' αὖ πάλιν A^{3} (ἦν ταυπάλιν A): ἣν (vel ἦν vel ῆν) τ' αὖ (vel δ' αὖ) πάλιν Gal.A(codd.): ἣν ταῦτα πάλιν MV: ἥν τ' αὖθις Gal.(LV): ἥν τε αὖθις Gal.P(codd.)

textu Gal.(LV); dans les deux exemples la perte de la bonne leçon se produit de la même façon, soit par l'omission de γὰρ, soit par l'omission de τε.

Toutefois, si pour l'ensemble le témoignage du De atra bile va dans le même sens que celui du De placitis (et aussi du De elementis), le détail n'est pas toujours d'interprétation simple. En effet, pour ce c. 4 cité à la fois par le De placitis et le De atra bile, l'accord A Gal.A(codd.) ne se produit pas nécessairement aux mêmes endroits que l'accord A Gal.P(codd.): 174,4 est le seul cas où l'on ait accord de A Gal.P(codd.) Gal.A(codd.) contre MV Gal.(LV); pour le reste, on a tantôt accord de A Gal.P(codd.) (174,2), tantôt accord de A Gal.A(codd.) (174,4 sq.; 174,8). Il est vrai qu'en 174,4 sq. la leçon de Gal.P(codd.) est isolée et n'a pas de valeur, mais en 174,2 la leçon de Gal.A(codd.) et en 174,8 la leçon de Gal.P(codd.) sont comparables à celles de Gal.(LV) ou de Gal.(LV Ar.).

ε) Les citations du traité de la Nature de l'homme dans le Commentaire aux Epidémies

Citation du c. 9 (188,10–190,3) de la Nature de l'homme dans le Commentaire aux Epidémies I (éd. E. Wenkebach/F. Pfaff, CMG V, 10,1, p. 7,26–8,13). A la différence des témoignages précédents, cette citation ne confirme pas le témoignage de A contre le reste de la tradition. Toutefois, en dépit de nombreuses fautes propres, ce témoignage n'est pas totalement dépourvu d'intérêt:

1. Comme les autres citations de Galien, s'il confirme parfois la leçon des lemmes contre AMV, il permet aussi de déceler des fautes des lemmes, quand il est en accord avec AMV contre Gal.(LV). Par exemple:

188,14 ° ὅ τι AMV Gal.Ep.(codd.): ὅ τι ἂν Gal.(LV)

Cf. aussi

188,15 ° τὰ AMV Gal.Ep.(codd.): τά γε Gal.(LV²) (γε in ras. V)
190,1 ° πάντας τρόπους οἱ ἄνθρωποι AMV Gal.Ep.(P^corr): πάντα τρόπον οἱ ἄνθρωποι Gal.Ep.(codd.): οἱ ἄνθρωποι πάντας τρόπους Gal.(L): πάντας τρόπους Gal.(V)

2. Dans le cas de divergence entre Gal.(L) et Gal.(V), il confirme tantôt la leçon de Gal.(L), tantôt celle de Gal.(V). Par exemple:
il confirme Gal.(L) en

188,16 ° ἡμέων A Gal.(L) Gal.Ep.(codd.): ἡμῶν MV: ἡμερῶν Gal.(V)

il confirme Gal.(V) en

188,11 ° τοῦ AMV Gal.(V) Gal.Ep.(codd.): om. Gal.(L)
188,12 ° χρὴ ἑκατέρου ὧδε A: χρὴ ἑκατέρων ὧδε MV: ὧδε χρὴ Gal.(L): ἑκατέρων ὧδε χρὴ Gal.(V) Gal.Ep.(codd.)
188,19 ° ἄρτον σιτεομένων Gal.(L): ἄρτον σιτευμένων A: ἀρτοσιτεόντων MV: ἄρτον σιτευόντων Gal.(V): ἄρτον σιτεόντων Gal.Ep.(codd.)

Le dernier exemple est particulièrement intéressant car il y a accord de Gal.Ep.(codd.) avec Gal.(V) contre A Gal.(L). Faut-il voir ici encore une influence de A sur Gal.(L)? L'accord de Gal.(V) Gal. Ep.(codd.) contre A Gal.(L) n'est évidemment pas aussi décisif que celui de Gal.(V) Gal.(Ar.) contre A Gal.(L).

Citation du c. 14 (202,1–5) de la Nature de l'homme dans le Commentaire des Epidémies VI (éd. E. Wenkebach/F. Pfaff, CMG V, 10,2,2, p. 23,17–21). Le seul intérêt de cette citation est de confirmer que Galien lisait en 202,4 ἔξω θλίβονται de MV Gal.(V Ar.), et non ἔξω λείβονται de Gal.(L), qui a dû subir ici l'influence de A (cf. supra, p. 105).

ζ) Les citations du traité de la Nature de l'homme dans les ouvrages pseudo-Galéniques de l'Introductio sive medicus et du De affectionum causa

Enfin deux ouvrages attribués faussement à Galien contiennent des extraits de notre traité:

Introductio sive medicus (éd. Kühn, XIV, 695,13–696,4) = Nat. hom., c. 3 (172,5 καὶ πάλιν – 12 ἀπεχώρησε).

De affectionum causa (éd. in G. Helmreich, Handschriftliche Studien zu Galen, II. Teil, Programm des Königl. humanistischen Gymnasiums in Ansbach 1910/1911, Ansbach 1911). Helmreich 6,4–17 = Nat. hom., c. 4 (172,13 τὸ δὲ σῶμα – 174,10 ὑπερέβαλεν); Helmreich 9,7–8 = Nat. hom., c. 15 (202,10 οἱ πλεῖστοι – χολῆς); Helmreich 17,16–27 = Nat. hom., c. 9 (188,10 αἱ δὲ νοῦσοι – 18 ὑδροποτεόντων) et Nat. hom., c. 9 (190,2 sq. ὅταν – ἑκάστοισι); Helmreich 17,27–18,3 = Nat. hom., c. 9 (190,12 ὅταν δὲ – 15 ἀνιῷ). Le De affectionum causa est donné par le Marcianus App. cl. V 12 (X°–XI° s.). Pour les citations du De natura hominis son texte est apparenté à celui de M.

Ces deux témoignages indirects ne sont d'aucune utilité pour l'établissement du texte.

3. Le papyrus gr. inv. 26 de Strasbourg

Aux témoignages précédents, il faut ajouter maintenant une citation donnée par un papyrus de Strasbourg. Sur les cinq fragments du P. gr. inv. 26 de Strasbourg, quatre donnent des morceaux de la partie supérieure de trois colonnes. Ces fragments appartiennent à un volumen médical datant probablement du 2ème siècle après J.-C., dont l'origine est inconnue. La troisième colonne présente une citation du c. 4 de la Nature de l'homme, depuis 172,13 τὸ δὲ σῶμα jusqu'à 174,3 πᾶσιν. J'ai publié le texte de cette troisième colonne in Zeitschrift für Papyrologie und Epigraphik, VIII, 1971, p. 148–149.

1. Par rapport à l'archétype de AMV, le papyrus présente les différences suivantes:

172,15 °οὖν AMV Gal.(LV) Gal.P(codd.) Gal.A(codd.): om. prob. Πˢ

174,1 °δυνάμιος AM (δυνάμηος V) Gal.(V¹): δυνάμεως Πˢ Gal.(L) Gal.P(codd.) Gal.A(codd.)

174,2 ante χωρισθῇ add. ᾖ ἤ Πˢ Co Gal.A(VA) Littré, εἴη ἤ M^corr (M² in mg.) V, ἤ Gal.(L), γένηται ἤ Gal.(V), est . . . et Gal.(Ar.), ἤδη Gal.A(Mβγm); °non habent AM Gal.P (codd.)

°χωρισθῇ AMV Gal.(LV) Gal.P(codd.) Gal.A(codd.); cf. etiam Anon. Lond. XIX, 15: κεχωρισμένον ᾖ Πˢ

Que faut-il penser de ces variantes? La variante dialectale δυνάμεως (174,1) atteste que les atticismes ont pénétré très tôt dans l'ionien hippocratique. Pour les variantes qui ne se lisent pas dans le reste de la tradition – directe et indirecte – (172,15; 174,2), étant donné l'ancienneté du témoignage[1], on peut penser à des leçons antérieures au reste de la tradition. L'absence de οὖν en 172,15 n'aurait rien d'étonnant; l'asyndète est fort possible ici car ὑγιαίνει qui commence la phrase reprend ὑγιαίνει de la phrase précédente; pour ce cas d'asyndète, voir Kühner-Gerth, II, 2, p. 345 b). Quant à la forme κεχωρισμένον ᾖ, elle n'est pas déplacée dans le passage; cf. 174,2 μεμιγμένα ᾖ et 174,3 κεκρημένον ᾖ. Toutefois, il peut s'agir aussi d'innovations (ou d'erreurs) du papyrus de Strasbourg (ou d'un de ses modèles directs): la proximité des formes μεμιγμένα ᾖ et κεκρημένον ᾖ est un argument à double tranchant, car elle a pu aussi bien entraîner, par un processus de normalisation, la transformation d'un χωρισθῇ primitif en κεχωρισμένον ᾖ.

Reste une variante du papyrus qui, tout en étant absente de AMV, n'est pas isolée. Après ἔλασσον ἤ πλεῖον (174,2), le papyrus donne vraisemblablement ᾖ ἤ (ou à la rigueur ἤ). Cette leçon se retrouve dans le Corsinianus 1410[2] et dans la citation de Galien, De atra bile. Elle devait également se lire au IXᵉ siècle dans les

[1] Non seulement le papyrus est ancien (2ème siècle après J.-C.), mais, puisqu'il s'agit d'une citation, le papyrus atteste un état du texte hippocratique antérieur à sa copie.

[2] Voir supra, p. 72 sqq. Je pense qu'ici la rencontre entre la leçon du papyrus et celle du Corsinianus est fortuite. Dans un manuscrit où les conjectures (heureuses et malheureuses) ne sont pas rares, la modification de la leçon du modèle M εἴη ἤ en ᾖ ἤ n'est pas étonnante: c'est une simple correction grammaticale. Littré, qui ne connaissait pas le Corsinianus, a conjecturé de son côté ᾖ ἤ d'après la leçon de la vulgate εἴη ἤ.

lemmes du Commentaire de la Nature de l'homme: la traduction arabe donne «est . . . et», et Gal.(L) ἤ probablement, comme le suggère A. Rivier[1] par haplographie de ᾗ ἤ; quant à γένηται ἤ de Gal.(V), il peut résulter d'une conjecture à partir d'un modèle qui, comme Gal.(L), avait perdu le premier ᾗ. Nous avons vu en revanche que A et M (avant correction de M²), et par conséquent l'archétype de AMV, ne comportaient pas ᾗ ἤ[2]; le De placitis ne comporte pas non plus ᾗ ἤ[3]; et d'après les explications que Galien donne de cette phrase dans son Commentaire de la Nature de l'homme (cf. J. Mewaldt, p. 33,25–30), il n'est pas sûr qu'il lisait ᾗ ἤ dans le texte hippocratique qui a servi de base à son commentaire[4]. Devant un tel partage de la tradition manuscrite, le choix est difficile. Littré, Ermerins, Jones donnent ᾗ ἤ, alors que Villaret et Westermann y voient une addition. Je choisis la leçon de AM Gal.P(codd.); mais le débat me paraît plus que jamais ouvert.

2. Quand il y a divergence entre A et MV, le papyrus de Strasbourg se range le plus souvent du côté de MV, branche réputée la moins conservatrice, contre A. C'est là l'intérêt majeur de ce nouveau témoignage. En cela il s'oppose au papyrus d'Antinoopolis qui était en accord avec A contre MV.

Accord de Πˢ MV contre A:

172,14 °καὶ^I A³ s. l.: om. A: τε καὶ ΠˢMV Gal.(LV) Gal.P(codd.) Gal.A(codd.)

172,15 °διὰ ταῦτα ΠˢMV Gal.P(codd.): διὰ ταῦτ' Gal.(LV) Gal. A(MβγmA): δι' αὐτὰ A
°ὅταν A Gal.(LV) Gal.P(codd.) Gal.A(codd.): ὁκόταν ΠˢMV

174,2 °τι τούτων Gal.(L) Gal.P(codd.) Gal.A(Aγm): τι τουτέων ΠˢMV Gal.A(Mβ): τούτων τι A: τε τούτων Gal.(V): om. Gal.A(V)

174,3 °πᾶσιν A Gal.(LV) Gal.P(codd.) Gal.A(codd.): ξύμπασιν ΠˢMV

Accord de ΠˢA contre MV:

174,1 °πρὸς ἄλληλα ΠˢA Gal.(V) Gal.P(codd.) Gal.A(codd.): πρὸς ἄλληλα κρίσιος καὶ M: πρὸς ἄλληλα κρίσηος καὶ V: om. Gal.(L)

Tous les passages où le papyrus de Strasbourg est en accord avec MV contre A n'ont pas la même signification. Il faut distinguer les

[1] Voir p. 49, n. 5 de la p. 48.
[2] Voir supra, p. 68.
[3] Voir supra, p. 110.
[4] Voir G. Westermann, p. 7–8.

cas où Galien confirme la leçon de MV et ceux où il confirme celle de A:

1. Quand Galien donne la leçon de MV, il est naturel de songer à expliquer l'accord de Π^{s}MV contre A par une faute de A. Par exemple en 174,2, τούτων τι de A semble une innovation fautive de A, surtout que A donne τι τούτων avec les autres manuscrits en 174,6. Il en est de même pour δι' αὐτὰ en 172,15. Mais une leçon isolée de A, étant donné le caractère conservateur de ce manuscrit, n'est pas nécessairement une innovation fautive. Par exemple pour 172,14: apparemment ici, plus encore que dans les cas précédents, καὶ qui est une correction de seconde main dans A ne semble pas devoir être préféré à τε καὶ donné par le reste de la tradition; mais la même phrase revient en 176,1, et A, cette fois de première main, donne καὶ en face de τε καὶ donné par MV Gal.(LV).

2. Beaucoup plus intéressant pour l'histoire de la tradition manuscrite est l'accord de Π^{s}MV contre A quand la leçon de Galien rejoint celle de A: deux fois (172,15 et 174,3) le phénomène se produit. En 172,15, il s'agit d'une simple variante dialectale ὁκόταν/ὅταν; à première vue le cas ne paraît donc pas très probant; toutefois, même pour les variantes dialectales, on observait l'accord de A avec le papyrus d'Antinoopolis contre MV. De toute manière, en 174,3, l'accord de Π^s et de MV sur ξύμπασιν contre πᾶσιν de Galien mérite toute notre attention. L'interprétation de ce passage est délicate et ne permet pas d'aboutir à des conclusions sûres. D'un côté, il semble naturel d'admettre que l'accord de A avec Gal.(LV) Gal.P(codd.) et Gal.A (codd.) est garant de la bonne leçon. S'il en est ainsi, il faudrait rattacher le papyrus de Strasbourg à la branche MV, car il paraît peu probable que MV d'un côté et le papyrus de Strasbourg de l'autre aient modifié indépendamment πᾶσιν en ξύμπασιν. Dès lors il faudrait en tirer la conclusion nouvelle que la séparation entre la branche MV et A est beaucoup plus ancienne qu'on ne pouvait le supposer d'après les témoignages dont nous disposions jusqu'ici[1]. Toutefois, avec aussi peu d'éléments, il est difficile d'arriver à une conclusion certaine sur la position du papyrus dans le stemma. Car on pourrait tout aussi bien dire que ξύμπασιν est une lectio difficilior qui a été simplifiée en πᾶσιν de façon indépendante dans la branche de A et dans celle de Galien.

Mais en définitive, même s'il est impossible d'arriver à des conclusions certaines sur la place du papyrus de Strasbourg dans la tradition manuscrite (est-il antérieur ou postérieur à l'archétype de

[1] D'après la traduction latine ancienne, la séparation de A et de MV est antérieure au VIe siècle; voir infra, p. 126 sq.; cf. aussi le témoignage du papyrus d'Antinoopolis, supra, p. 93.

AMV?), son témoignage ne manque pas d'intérêt. Sur un point au moins il apporte un élément décisif: les leçons de MV qui ne sont pas attestées dans le reste de la tradition (directe ou indirecte) ne sont pas nécessairement récentes: certaines peuvent remonter au-delà du 2ème siècle après J.-C. En cela le papyrus de Strasbourg modifie sensiblement ce que nous pouvions déduire des témoignages dont nous disposions jusqu'ici et permet de situer selon une chronologie relative les leçons propres à MV. Alors que ξύμπασιν (174,3) était déjà attesté au deuxième siècle après J.-C., l'addition κρίσιος (vel κρίσηος) καὶ (cf. apparat critique à 174,1) est plus récente.

4. Le traité hippocratique de la Nature des os

Le traité de la Nature des os, au c. 9 (Littré IX, 174–178), reproduit textuellement l'ensemble de la description des vaisseaux sanguins (192,15 sqq.)[1]. Comme le texte de la Nature des os est aussi donné par le manuscrit M (fol. 270r–275v), une comparaison s'impose entre les deux versions de la description contenues dans le même manuscrit et copiées par le même scribe. Nous réserverons le sigle M pour le texte de la Nature de l'homme contenu dans M et désignerons par M' le texte de la Nature des os donné par ce même manuscrit. La comparaison, qui n'avait jamais été faite jusqu'à présent[2], nous amène à des résultats fort inattendus. Voici comment se comporte M' par rapport à AMV:

1. accord de MM'V contre A:

194,4	°ἔξωθεν MM'V Gal.(LV): ποιέεσθαι A
	°ἐκ MM'V: ἀπὸ A
194,6	°παρὰ^{II} MM'V Gal.(L): om. A: περὶ Gal.(V)
194,7	καὶ ἐς MM'V Gal.(V): °καὶ A Gal.(L)
194,11	°ὠμοπλάτας MM'V Gal.(LV): ὠμοπλάτους A
194,14	°ὑπὸ MM'V Gal.(LV): ἐς A
196,2	πήχεων τῶν χειρῶν MM'V: πήχεων καὶ τῶν χειρῶν A: πήχεων Gal.(V): om. Gal.(L)

[1] Ce traité est constitué par la réunion d'extraits relatifs à la description des vaisseaux sanguins provenant d'auteurs et d'époques différentes. Mais cette compilation est ancienne, puisque Baccheios de Tanagra, disciple d'Hérophile, la connaissait déjà; il est possible qu'elle soit d'origine coaque (cf. K. Deichgräber, Die Epidemien . . ., p. 102).

[2] O. Villaret, p. 79 a bien constaté que le texte de la Nature des os est plus proche de A que de MV; mais il pensait que ce traité ne nous était connu que par les recentiores; en cela, il a probablement été égaré par l'édition Littré qui ne connaissait pas M.

196,4 °ἔπειτα MM'V Gal.(LV): ἔπειτα δὲ A
196,7 °ἡ τροφὴ MM'V: τροφὴ A: τροφαὶ Gal.(LV)
196,8 ἐς τὸ MM'V: εἰς τὸ Gal.(LV): °τὸ A
196,10 ποιέεσθαι MM'V: ποιεῖσθαι Gal.(V): χρὴ ποιέεσθαι A: °χρὴ ποιεῖσθαι Gal.(L)

2. accord de AM' contre MV:
194,1 °ἐπὶ AM': καὶ M (in ras.) V: καὶ ἕως Gal.(L): ἕως Gal.(V)
194,2 °ἀφήκει M': ἀφίκη A (cf. 164,4 ἀφήκει A): διήκει MV Gal. (LV)
°ἐπὶ AM': τὰς ἐπὶ MV: τὰς ἀπὸ Gal.(LV)
194,3 °ἐν (τοῖσιν) AM' Gal.(V): om. MV Gal.(L)
194,4 °φλέβες AM': φλέβες ἔχουσιν MV
194,8 °ἐπὶ AM' Gal.(LV): παρὰ MV
°τὰ (ἔσωθεν) AM' Gal.(LV): om. MV
°καὶ AM': καὶ ἐς MV: καὶ εἰς Gal.(LV)
194,13 °τὰ ἀριστερὰ AM': τὰ ἀριστερά, ἡ δὲ ἀπὸ (δ' ἐκ Gal.(L), δὲ ἐκ Gal.(V)) τῶν ἀριστερῶν ἐς (εἰς Gal.(L), ἐπὶ Gal.(V)) τὰ δεξιά, καὶ ἡ μὲν δεξιὴ ἀφικνέεται (ἐκ τοῦ πνεύμονος add. Gal.(LV)) MV Gal.(LV)
194,18 °ἔπειτα AM' Gal.(V): om. Gal.(L): ἔπειτα δὲ MV
196,3 °ἐκ AM': ἀπὸ MV Gal.(LV)
196,5 παχεῖαι M' Gal.(LV): °παχέαι A: παχύταται MV
196,6 °οὕτω πεφύκασιν AM': ὧδε ἔχουσιν MV Gal.(LV)
°πολλαί M': πολαί A: πάμπολαί M: πάμπολλαί V Gal. (LV)
196,13 °ἥκιστα ἥ τε μεταβολή AM' Gal.(LV): ἥ τε μεταβολὴ ἥκιστα MV
°γίνοιτο μεγάλη AM': γίγνοιτο μεγάλη Gal.(LV): μεγάλη γίνοιτο MV
196,14 °μεταστήσειας M': μεταστήσιας A: μεταστήσαις Gal.(LV): μεταστῆσαι MV

3. accord de AMV contre M':
192,16 αἳ μὲν M': °ἓν μὲν AM² in ras. V Gal.(LV)
192,17 ἐς M': εἰς Gal.(LV): °παρὰ AMV
194,5 αἱ om. M': °αἱ AMV Gal.(LV)
194,7 διὰ τῶν om. M': °διὰ τῶν AMV Gal.(LV)
194,11 ἐπὶ M': °ὑπὸ AMV Gal.(LV)
194,17 ὑπὸ τὰς M' Gal.(LV): °τὰς AMV
194,18 ὑπὸ M': °ἐς AMV: εἰς Gal.(LV)
196,9 καὶ ὑπὸ τῶν M': °καὶ ἀπὸ τῶν AMV Gal.(L): ἐς τὸ Gal.(V)
196,11 τρόπους M': °λόγους AMV Gal.(L): om. Gal.(V)
ταμεῖν M': °τάμνειν AMV: τέμνειν Gal.(LV)
196,12 τῶν om. M': °τῶν AMV Gal.(LV)

Puisque M et M′ appartiennent au même manuscrit et sont copiés par le même scribe, on est en droit d'attendre de M′ un comportement analogue à celui de M. La réalité est toute différente. Du tableau, il ressort en effet que M′ se range du côté de A lorsque des divergences importantes séparent A de MV. Et parmi ces divergences, il en est une au moins qui a valeur « séparative »: en 194,13, l'importante addition dans MV ne se retrouve ni dans A ni dans M′ [1]. Pour expliquer cet accord de AM′ contre MV, on peut évidemment faire appel à l'influence secondaire des lemmes de Galien sur MV, influence qui ne s'est pas exercée sur A [2] et qui n'a pas dû se faire sentir dans M′, le traité de la Nature des os n'ayant pas été commenté par Galien. Dans certains cas (accord de MV Gal.(LV) contre AM′), le phénomène a pu se produire. Mais l'influence des lemmes ne saurait rendre compte des divergences pour lesquelles Gal.(LV) sont en accord avec AM′ contre MV. Force nous est donc d'admettre que M′ a un texte plus conservateur que M. De cette conclusion inattendue résultent deux conséquences:

– établissement du texte: M′ est un témoin précieux qui confirme une fois de plus l'excellence de A.

– histoire de la tradition manuscrite; structure des manuscrits M et V: jusqu'à ces dernières années, on pensait que les traités conservés dans M et dans V dérivaient tous d'un même modèle en minuscule contenant une vaste collection hippocratique [3] dont M et V nous offriraient une version abrégée et qui dériverait, en dernière analyse, de l'édition d'Artémidore [4]. Les conclusions auxquelles nous sommes arrivés après étude de la tradition directe et indirecte du traité de la Nature de l'homme nous obligent à mettre en doute un schéma qui s'avère trop simpliste. Nous avons vu que le texte de notre traité, en dépit du sentiment général, a peu de chances de remonter à l'édition d'Artémidore, puisque la seule fois où Galien nous renseigne sur le

[1] Pour cette addition, Gal.(LV) sont en accord avec MV contre A. Mais ce n'est probablement pas le texte que lisait Galien. D'une part, Gal.(Ar.) ne possède pas l'addition; d'autre part, la paraphrase qu'il en donne dans son commentaire (J. Mewaldt, p. 72, 14 sqq. τὴν μὲν ἐκ τῶν δεξιῶν μερῶν ἐπὶ τὰ ἀριστερὰ μετερχομένην, εἶθ' ὑπὸ τὸν μαζὸν ἐπί τε τὸν σπλῆνα καὶ τὸν ἀριστερὸν ἀφικνουμένην νεφρόν, τὴν δ' ἐκ τῶν ἀριστερῶν μερῶν ἐπὶ τὰ δεξιά, εἶθ' ὑπὸ τὸν μαζὸν ἐπί τε τὸ ἧπαρ καὶ τὸν δεξιὸν νεφρόν . . .) semble bien prouver qu'il lisait un texte identique à AM′. L'addition qui ne se trouve pas non plus chez Aristote est récente et ne saurait être retenue, malgré Littré et Jones, dans l'édition.

[2] Voir supra, p. 101 et n. 1.

[3] Le contenu de ce codex nous serait connu par l'index de V (fol. 1^r) et aussi par la Souda (s. v. Ἱπποκράτης; cf. ἑξηκοντάβιβλος).

[4] Voir O. Pöppel, p. 26–27, et A. Rivier, p. 77.

texte d'Artémidore, nos manuscrits sont en désaccord avec lui[1]. Mais surtout, il est permis de douter de l'unité de M. Nous avons en effet la chance de posséder dans ce manuscrit deux fois le même texte: la description des vaisseaux sanguins donnée d'une part dans la Nature de l'homme, d'autre part dans la Nature des os. Or, comme nous l'avons vu, le texte de la Nature des os est proche de A (accord de AM′ contre MV), alors que le texte de la Nature de l'homme dépend d'un modèle différent de celui de A (accord de MV contre A). Autrement dit, la Nature de l'homme dans M présente un texte qui a évolué par suite d'une adaptation aux lemmes de Galien et par suite de la critique conjecturale byzantine, tandis que le texte de la Nature des os dans M, comme le texte de la Nature de l'homme dans A, demeurent indemnes[2]. Dans ces conditions, n'est-il pas difficile de croire que les deux écrits aient pu se trouver dans le même exemplaire dès les premiers siècles de l'époque byzantine? N'est-il pas plus vraisemblable de supposer qu'ils ont évolué séparément et que le texte de la Nature des os de M faisait partie, dans un stade antérieur de la tradition, d'un exemplaire qui, comme celui du texte de la Nature de l'homme donné par A, est resté à l'abri de la critique conjecturale byzantine? Il me paraît difficile d'échapper à la conclusion que les traités contenus dans M ne remontent pas tous à un modèle unique. Contrairement à ce que l'on pouvait croire jusqu'ici, M n'est probablement pas un manuscrit homogène[3].

Le manuscrit V n'est certainement pas non plus un manuscrit homogène. C. Lienau[4] a eu le mérite d'attirer notre attention sur deux faits: 1. le manuscrit comprend deux parties (V^a et V^b) qui ne sont pas écrites par le même copiste (cf. supra, p. 67). 2. V^a, pour le traité de la Superfétation qui est transcrit à la fois dans V^a et dans V^b, présente, par rapport à V^b M, des divergences qui ne peuvent s'expliquer que par des fautes d'onciale[5].

[1] Voir supra, p. 100, n. 2. Ajoutons que la seule fois où Galien nous renseigne sur une leçon de Dioscoride, cette leçon est attestée, sous une forme corrompue, dans une partie de la tradition manuscrite. Je me garderai bien d'en conclure que notre texte dérive de l'édition de Dioscoride. La leçon de Dioscoride est aussi celle que Galien lisait dans son exemplaire; cf. supra, p. 98.

[2] C'est l'accord de AM′Gal.(LV) contre MV qui prouve que M′ n'a pas subi plus que A les méfaits de la critique conjecturale byzantine; voir le tableau ci-dessus, p. 119.

[3] Voir déjà J. Irigoin, p. 166: « L'étude des cinq plus anciens témoins du Corpus, copiés entre le début du Xe et la fin du XIIe, a permis d'établir que les collections les plus importantes, celle du Marcianus gr. 269 (M) et celle du Vaticanus gr. 276 (V), ont été constituées assez tard, à partir de collections plus réduites, comparables à celles qu'offrent les trois autres témoins (A, B, ϑ) ».

[4] C. Lienau, p. 13 sqq.

[5] Voir C. Lienau, p. 16–17.

C. Lienau en est resté là, peut-être parce que la conclusion à en tirer pour la structure de V lui paraissait évidente: puisque les deux versions de la Superfétation contenues dans V remontent à deux exemplaires en onciale distincts (ou, ce qui est peu vraisemblable, à deux translittérations d'un même modèle en onciale), et puisque V^a et V^b ne sont pas écrits par le même copiste, tous les écrits contenus dans V^a d'une part et tous ceux contenus dans V^b de l'autre ont des chances de remonter à deux exemplaires en onciale distincts (ou à deux translittérations distinctes). Mais il n'est pas impossible que la structure de V soit encore plus complexe. En effet, si V^a d'un côté – et V^b de l'autre – forment une unité, on est en droit d'attendre de tous les traités contenus dans V^a d'une part – et dans V^b de l'autre – un comportement identique dans le cas de mélectures d'onciale. Par exemple, puisque V^a offre dans le traité de la Superfétation des divergences par rapport à V^bM, on devrait s'attendre à des divergences analogues entre V^a et M pour les autres traités de V^a. Or, si certains traités dans V^a offrent de telles divergences[1], il n'en est pas de même pour tous[2]. Certes, il convient de souligner que ces faits ne permettent pas de décider à coup sûr du caractère composite de V^a, si comme nous l'avons vu, M est composite. Il n'en reste pas moins vrai que tous ces faits vont dans le sens du caractère composite soit de V soit de M (soit de V et de M) et qu' il y a là un problème qui méritera de la part des spécialistes de la tradition hippocratique un examen plus approfondi.

5. L'Histoire des animaux d'Aristote

Aristote dans son Histoire des animaux, III, 3 (512b–513a) cite, sous le nom de Polybe, la majeure partie de la description des vaisseaux sanguins (c. 11, p. 192,15 jusqu'à c. 11, p. 196,5). La citation n'est pas toujours aussi fidèle qu'on aurait pu le souhaiter. Néanmoins, une comparaison s'impose, car elle devrait nous permettre de remonter parfois à un état du texte antérieur de plusieurs siècles à celui de l'archétype de la tradition manuscrite d'Hippocrate. La comparaison amène aux conclusions suivantes:

[1] Foetus de huit mois, c. 3, CMG I, 2, 1, p. 86,23 οὖν λοχείας V^a: συνλοχείας M; Pronostic, c. 2, Littré II, 116,7 λῆμαι V^a: ἀῆμαι M; c. 18, ibid., 160,5 λαγαρόν V^a: λαπαρόν M; c. 23, ibid., 178,14 ὃ δή V^a: ὅλη M.

[2] Régime dans les mal. aiguës: M et V^a sont en accord contre A et une fois au moins la mauvaise lecture est du côté de MV (c. 4, Littré II, 246,7 κλύσιν recte A: καῦσιν MV^a); la situation est la même dans le traité de la Nat. de l'homme (voir supra, p. 67).

1. Il y a de nombreux cas où les manuscrits de la Nature de l'homme, le manuscrit de la Nature des os et ceux des lemmes de Galien sont en accord contre les manuscrits d'Aristote. Il ne s'ensuit pas nécessairement que dans tous ces cas les manuscrits d'Aristote nous trompent. Toutefois ces divergences attestent souvent une faute des manuscrits d'Aristote. P. Louis, dans sa récente édition de l'Histoire des animaux (Paris, Les Belles Lettres, t. 1, 1964, p. 78–80) aurait pu grâce à un examen attentif de ces divergences améliorer le texte d'Aristote. Il aurait pu en particulier signaler dans les manuscrits d'Aristote une sérieuse omission qui rend le texte peu compréhensible (513a, p. 80,3, au lieu de ἐπὶ τοὺς καρποὺς καὶ τὰς συγκαμπάς, lire ἐπὶ τοὺς καρποὺς καὶ ⟨τοὺς δακτύλους, ἔπειτα ἀπὸ τῶν δακτύλων πάλιν διὰ τῶν στηθέων τῶν χειρῶν καὶ τῶν πήχεων ἄνω ἐς⟩ τὰς συγκαμπάς).

2. Il y a des cas où les manuscrits de Nat. hom., Nat. oss. et des lemmes de Galien sont en accord avec l'une ou l'autre famille des manuscrits d'Aristote[1]. Cet accord est important pour l'établissement du texte d'Aristote. S'il confirme généralement la supériorité de A^aC^a sur D^aP[2], il permet de choisir parfois la leçon de D^aP, là où l'éditeur pourrait avoir des hésitations. C'est ainsi que certains choix de P. Louis en faveur de la leçon de D^aP sont confirmés par la tradition hippocratique (ex.: 513a 6 εἶθ' D^aP Louis: αἱ δ' A^aC^a Guil.: ἔπειτα M M'V Gal. (LV): ἔπειτα δὲ A). Mais il est d'autres passages où la rencontre de D^aP avec AMM'V Gal.(LV) devait inviter à préférer la leçon de D^aP à celle de A^aC^a. Ainsi, en 512b 16 la leçon de D^a me semble devoir être retenue: εἰς τῶν σφυρῶν τὸ ἔξω D^a (cf. ἐπὶ [ἐπὶ AM'; pour les autres mss., voir app. crit. ad loc.] τῶν σφυρῶν τὰ ἔξω AMM'V Gal.(LV)): εἰς τὸ ἔξω τῶν σφυρῶν P: ἐκ τῶν σφυρῶν εἴς τ' ἔξω A^aC^a Louis. De même en 512 b 21 φέρουσι de D^aP est préférable à φέρουσαι de A^aC^a, adopté par Louis, à cause de l'accord sur φέρουσι(ν) de AMM'V Gal. (L). En revanche, il est des cas où P. Louis a choisi la leçon de D^aP alors que les meilleurs manuscrits d'Hippocrate ou des lemmes de Galien sont en accord avec A^aC^a. Ainsi en 512b 22 καὶ τοὺς A^aC^a A Gal.(L): καὶ ἐς τοὺς PD^aMM'V Gal.(V).

La comparaison est donc utile pour l'établissement du texte d'Aristote; elle est également intéressante pour l'établissement du texte hippocratique, car:

[1] Pour ces deux familles, voir P. Louis, p. XLVII–LV: d'un côté, le Marcianus gr. 208 (A^a) et le Laurentianus LXXXVII, 4 (C^a), de l'autre, le Vaticanus gr. 262 (D^a) et le Vaticanus gr. 1339 (P).

[2] Voir par exemple, 512b 16 εἰς A^aC^a Louis: om. D^aP: ἐς (vel εἰς) AMM'V Gal.(LV); 512b 18–19 τῶν σφυρῶν ἔξωθεν A^aC^a Louis MM'V Gal.(LV): σφυρῶν τῶν ἔξωθεν D^a: τῶν ἔξωθεν σφυρῶν P, etc.

3. Il y a des cas où les manuscrits de Nat. hom., Nat. oss. et des lemmes de Galien divergent; dans ces cas, la position des manuscrits d'Aristote est instructive:

– elle confirme l'excellence de l'accord AM′ contre MV Gal.(LV). L'exemple le plus caractéristique est au c. 11 (p. 194,13). Nous avons noté qu'il y avait dans MV Gal.(LV) une importante addition qui ne se lit pas dans AM′. Cette addition n'est pas donnée non plus par les manuscrits d'Aristote[1].

– elle confirme aussi l'excellence de l'accord AMM′V contre Gal. (LV) qui, comme nous l'avons vu, présentent des innovations (cf. supra, p. 109 sq.). Ainsi 192,16 μὲν AMM′V $A^aC^aD^aP$: μὲν δὴ Gal. (LV); 192,17 ἔξωθεν AMM′V $A^aC^aD^aP$: ἔξω Gal.(LV); 194,6 ante παρὰ τὴν ῥάχιν add. ἀπὸ τῆς κοιλίης (κοιλίας Gal.(V)) Gal.(LV): non hab. AMM′V $A^aC^aD^aP$. Elle confirme même la valeur de l'accord de AMV contre M′ Gal.(LV); ainsi en 194,17 τὰς AMV $A^aC^aD^aP$: ὑπὸ τὰς M′ Gal.(LV). Toutefois, il y a un passage où les manuscrits d'Aristote sont en accord avec Gal.(LV) contre AMM′V; c'est en 194,12 ἀπὸ AMM′V: ἐκ Gal.(LV) $A^aC^aD^aP$; mais ce cas est exceptionnel.

– elle confirme enfin la sûreté de l'accord de A M′ Gal.(LV) contre MV. Ainsi 194,8 ἐπὶ AM′ Gal.(LV) $A^aC^aD^aP$: παρὰ MV; 194,8 τὰ (εἴσωθεν) AM′ Gal.(LV) $A^aC^aD^aP$: om. MV; 194,18 ante διὰ add. δὲ MV: non hab. AM′ Gal.(V) $A^aC^aD^aP$; elle confirme a fortiori l'accord de AM′ Gal.(LV) contre M^2V; voir par exemple 192,17 παρὰ^{I} AMM′ Gal.(LV) Ar.: ἐπὶ M^2 s. l.V. Dans ces conditions l'accord des manuscrits d'Aristote avec M^2 s. l.V sur ἐπὶ en 194,18 contre ἐς (εἰς) AMM′ Gal.(V) est purement fortuit.

De façon indubitable, les manuscrits d'Aristote confirment donc les conclusions sur la valeur relative des témoignages directs ou indirects qui donnent soit l'ensemble soit une partie de notre traité. Mais il faut reconnaître qu'à quelques exceptions près ils n'apportent pas une contribution décisive à l'établissement de notre texte[2].

[1] Voir aussi 194,4 post φλέβες add. ἔχουσι(ν) MV Gal.(V): ἔχουσαι Gal.(L): non hab. AM′ $A^aC^aD^aP$; 194,8 καὶ τοὺς AM′ $A^aC^aD^aP$: καὶ ἐς (vel εἰς) τοὺς MV Gal.(LV).

[2] En 194,4, on pouvait hésiter entre ἀπὸ de A (confirmé par les lemmes) et ἐκ de M′ (confirmé par MV); les manuscrits d'Aristote qui donnent ἐκ m'ont en définitive décidé à choisir la leçon de M′. Enfin en 194,17, la leçon d'Aristote διά m'a paru préférable à celles des manuscrits d'Hippocrate et de Galien (voir comm. ad loc.).

b) Les traductions latines

1. La traduction latine ancienne

Elle nous est donnée par le Parisinus lat. 7027 (P), parchemin, X° siècle, fol. 1r–2v [1]. Cette traduction, pour ce qui concerne notre traité, n'a été ni publiée ni utilisée. Pourtant, c'est un témoignage que l'on ne peut a priori négliger, car la traduction, qui date du VI° siècle ou peut-être même du V° [2], remonte à un modèle nettement antérieur à nos manuscrits grecs anciens. Malheureusement, le manuscrit ne donne que l'extrême fin de notre traité (c. 20, p. 212,13 à c. 23, p. 220,7); et surtout le latin est « extrêmement barbare et à peine intelligible » [3]. Voici le tableau des rapports entre P et le reste de la tradition:

1. accord de P avec MV contre A

– accord de PMV contre A Gal.:

	P	MV	A Gal.
212,13 sq.	et marina aqua et cetera similia	καὶ θάλασσα καὶ (καὶ om. V) τὰ τοιαῦτα	° τὰ τοιαῦτα ... καὶ θάλασσα
212,15	et non tenues	καὶ μὴ ἰσχνοὶ	° non hab.
214,11	reicent	ἀνεμέουσι	° μὴ ἀνεμέουσι
214,18	actenus oportet	ὧδε χρὴ	° χρὴ
216,8	et commiscitur	καὶ συνιστοῖτο (cf. etiam Gal. (V))	° om.
216,9	om.	om.	° μάλιστα

[1] Pour la description du manuscrit, voir E. Littré, t. 1, p. 385; J. Heiberg, p. VII et surtout H. Diller, Die Überlieferung . . ., p. 47 sqq. où l'on trouvera une bibliographie détaillée. Le manuscrit, pour notre traité, ne comporte pas de corrections de seconde main.

[2] V. Rose, p. 127, suivi par H. Diels, Hippokratische Forschungen I, p. 137, n. 4, date la traduction du VI° siècle; H. Kühlewein, Die Schrift . . ., p. 254, suivi par J. Heiberg, p. VII, est tenté de la faire remonter au V°; il fait remarquer que cette traduction est plus pauvre que celle du Pronostic « en formations nouvelles et en formes de la latinité tardive ». Quoi qu'il en soit, elle date de l'ère des traductions latines d'Hippocrate (Airs, eaux, lieux – Aphorismes – Pronostic – Régime – Semaines) qui existaient déjà du temps de Cassiodore (voir De inst. divin. litterarum, c. 31, éd. Migne, t. 70, p. 1146: « Post haec, legite Hippocratem et Galenum Latina lingua conversos »); cf. H. Diller, Die Überlieferung . . ., p. 50 et n. 123.

[3] E. Littré, t. 1, p. 385.

– accord de PMV contre A et contre Gal.:

	P	MV	A (M[m] ϑ)	Gal.
220,4	vel	ἢ	°καὶ	ἢ καὶ

– accord de PMV Gal. contre A:

	P	MV Gal.	A
214,5	celerius	°θᾶσσον	om.
220,3	quidem	°μὲν	om.

2. accord de PA contre MV

– accord de PA contre MV Gal.:

	P	A	MV Gal.
218,5	maxime	°μάλιστα	μᾶλλον

– accord de PA Gal. contre MV:

	P	A Gal.	MV
214,9	his	°τούτοισ(ι)	τοῖσι
214,11	quicumque	°ὅσοι	ὁκόσοισι
216,6	inrefrigerit	°κατὰ ψῦχος	κατὰ ξύχως M: κατὰ τάχος V
220,5 sq.	sine dolore multa et alba	°ἀπόνως πολὺ (πολὺν A) καὶ λευκόν	πολὺ (πουλὺ M) καὶ ἀπόνως καὶ λευκόν

3. accord de P Gal. contre AMV

	P	Gal.	AMV
216,3	ad conceptus	°κυοτροφίας	σκιητροφίας

Dans ce tableau, je n'ai pas signalé les nombreuses fautes propres à P; elles ne prouvent rien, sinon la mauvaise qualité du texte que nous lisons actuellement dans P. De l'étude de ces rapports, il ressort que:

– P ne présente aucune bonne leçon contre le reste de la tradition; la traduction latine n'apporte aucun élément nouveau pour l'établissement du texte.

– P a conservé la bonne leçon avec Galien contre AMV en 216,3. Cela implique, semble-t-il, que la traduction latine a été faite sur un modèle grec dérivant d'un exemplaire antérieur à la séparation de A et de MV. Cette hypothèse semble confirmée par le fait que P ne présente pas plus que Galien le c. 24 (= début d'Affections) donné par AMV. Le modèle grec de P dériverait donc d'un exemplaire grec antérieur au nouvel ordre de la Collection qui a entraîné dans AMV l'addition de ce début d'Affections à la fin du traité.

– P présente des fautes communes avec MV; cf. accord de PMV contre A lorsque la leçon de A est confirmée par la tradition indirecte.

Dans l'hypothèse retenue ci-dessus, la rencontre de P et de MV sur des leçons fautives s'explique vraisemblablement par une contamination du modèle grec de P par le texte de la branche MV. Dès lors, le modèle grec de la traduction latine, bien que dérivant d'un exemplaire antérieur à la séparation de A et de MV, implique qu'il est lui-même postérieur à cette séparation. S'il en est ainsi, la séparation de A et de MV a des chances de remonter au moins au VIe siècle.

– P présente parfois la bonne leçon avec A contre MV ou avec MV contre A: les divergences entre A et MV, si elles existaient déjà au VIe siècle, n'ont fait que s'accentuer dans la période byzantine, soit à cause des corruptions ou omissions survenues dans chacune des deux branches séparément (cf. accord de PMV Gal. contre A pour les fautes de A et accord de PA Gal. contre MV pour les fautes de MV), soit à cause de l'influence des lemmes de Galien sur MV (accord de PA contre MV Gal.). Ce témoignage permet dès lors de mesurer plus exactement l'influence de Galien sur MV (accord de PA contre MV Gal.) et de déterminer plus sûrement les fautes de A (car si, comme nous l'avons vu[1], l'accord de MV Gal. contre A ne prouve pas nécessairement une faute de A – par suite de l'influence toujours possible des lemmes sur MV –, il n'en est pas de même de l'accord de PMV Gal. contre A). Il est donc regrettable que nous ne possédions qu'un court fragment de cette traduction.

2. La traduction latine récente[2]

Il existe une traduction latine récente, fort connue si l'on en juge par le nombre des manuscrits que nous possédons encore[3].

Cesenensis Malatest. plut. S. XXVI, 4	s. XIII	fol. 35^{v}–37^{v}
Cracoviensis Jagell. 815	s. XIII/XIV	
Angelicus 1338 (T. 43)	s. XIV	fol. 22^{r}–23^{v}
Cesenensis Malatest. plut. S. V, 4	s. XIV	fol. 41^{v}–42^{v}
Marcianus app. lat. cl. VII, 11	s. XIV	fol. 38^{v}
Neapolitanus VIII D 34	s. XIV	fol. 73^{r}–73^{v}
Parisinus lat. 6865	s. XIV	fol. 75^{v}–76^{v}

1 Voir supra, p. 107.

2 Il n'existe pas, à ma connaissance, d'étude sur cette traduction.

3 La liste de la plupart de ces manuscrits est donnée par H. Diels, Die Handschriften . . ., p. 21 et 22. Il ne mentionne pas le Cracoviensis Jagell. 815 dont Jutta Kollesch a bien voulu me signaler l'existence, et dont je n'ai pu consulter le microfilm. En revanche le Cesenensis Malatest. plut. D. XXIII, 4 ne contient pas la traduction du Rég. sal., comme j'ai pu le vérifier à Cesena; enfin, la cote donnée pour le Marcianus app. lat. cl. XIV,7 (au lieu de VII,11) est fausse.

Vaticanus lat. 2382	s. XIV	fol. 98ᵛ–100ʳ
Vaticanus lat. 2417	s. XIV	fol. 254ᵛ–255ᵛ
Vaticanus pal. lat. 1096	s. XIV	fol. 133ʳ–133ᵛ
Vaticanus pal. lat. 1098	s. XV	fol. 23ʳ–24ᵛ
Monacensis lat. 640	s. XV	fol. 1ʳ–6ʳ [1]

Il faut ajouter le manuscrit qui a servi de modèle à la traduction publiée dans Abubecri Rasis filii Zacharie liber (in decem tractatus ad Almansorem), Mediolani, 1481, fol. 41ʳ–48ʳ (Paris, Bibl. Nat.: Rés. T22 1)[2]. Que tous ces manuscrits remontent à une même traduction, cela ne fait aucun doute: ils possèdent tous, en effet, des fautes caractéristiques[3] et surtout se terminent, d'une manière étrange, au début du c. 9, en plein milieu d'une phrase grecque[4]. Pour l'éditeur, le problème essentiel consiste à déterminer le modèle de la traduction. L'hypothèse d'un modèle arabe, comme c'est le cas par exemple pour la traduction latine récente d'Airs, eaux, lieux[5], est exclue d'emblée, car notre traduction est minutieusement calquée sur le texte grec. Après comparaison avec les manuscrits grecs, il s'avère que le modèle n'est autre que V. Il n'y a en effet aucune divergence notable, et chaque fois que V présente une leçon (ou une omission) qui lui est propre, il est suivi par la traduction latine. Voici les cas les plus significatifs:

172,10	καὶ τελευτᾷ ὁμοίως πάντα AM: om. V Lat. rec.
172,12	οὖν AM: om. V Lat. rec.
174,12	(καὶ) κατὰ νόμον AM: om. V Lat. rec.
180,12	αὐτῷ A: ἑωυτῷ M: om. V Lat. rec.
182,5	κατὰ φύσιν μάλιστα AM: μάλιστα κατὰ φύσιν V: maxime secundum naturam Lat. rec.
186,16	φράσω AM: φράσομεν V: dicemus Lat. rec.

1 Pour le Monac. lat. 640, le Vatic. lat. 2417, le Vatic. lat. 2382 et l'Angelicus 1338, voir K. Freudenmann, p. 57 sqq.

2 Littré, t. VI, p. 30, mentionne parmi les traductions « Latine Andr. Brentio vertente, in Collect. Symphoriani Champerii, in 8°, sine loco et anno ed. – Eadem versio, in operum quorumdam Rhasis Collect. Venet. 1497 in f° ». Ce renseignement, pris dans Fabricius, est erroné. La traduction qui se trouve dans les œuvres de ar-Rāzi n'a aucun rapport avec celle de Brentius. Pour la traduction de Brentius, voir supra, p. 20, n. 5 et infra, p. 132.

3 Par exemple en 166,2, ὅτι οὐδὲ γινώσκουσι(ν) codd.: quod cognoscunt Lat. rec.

4 La traduction se termine par ces mots: « Universaliter autem scire oportet medicum » = τὸ δὲ σύμπαν γνῶναι δεῖ τὸν ἰητρόν . . . 188,6 sq. Les manuscrits peuvent remonter à un modèle tronqué par accident. Mais il n'est pas impossible que le traducteur, uniquement intéressé par la partie théorique, ait trouvé dans cette phrase tronquée et mal construite une formule finale commode.

5 Voir H. Diller, Die Überlieferung . . ., p. 57 sqq.

S'il est possible d'identifier avec certitude le modèle de la traduction, il n'en va pas de même pour l'auteur et la date; car aucun manuscrit ne comporte un explicit donnant des précisions à ce sujet. Je pense toutefois que le problème n'est pas insoluble. Dans quatre de nos manuscrits, à la Nature de l'homme se trouve joint le traité de la Nature de l'enfant[1]. J'ai pu vérifier que V a été également le modèle de cette traduction, ce qui n'a rien d'étonnant, puisque dans V le traité de la Nature de l'enfant fait directement suite au traité de la Nature de l'homme. Or, par les explicit, nous sommes renseignés sur l'auteur de cette deuxième traduction: il s'agit de Bartholomée de Messine, traducteur à la cour du roi Manfred, entre 1258 et 1266[2]. Ce renseignement coïncide parfaitement avec ce que nous savons de l'histoire de V. Ce manuscrit a appartenu à Charles d'Anjou[3]; il devait donc déjà se trouver dans la bibliothèque des rois normands et de Manfred où Bartholomée l'a utilisé pour sa traduction de la Nature de l'enfant. Dans ces conditions, puisque dans trois de nos manuscrits, comme dans V, le traité de la Nature de l'enfant fait suite au traité de la Nature de l'homme, et puisque ces deux traductions sont faites sur V, n'est-il pas possible de penser que Bartholomée est l'auteur des deux traductions? Cette hypothèse est d'autant plus probable qu'elle est confirmée par l'examen des critères stylistiques. L. Minio-Paluello[4] a, par un patient travail de statistique sur une douzaine de mots courants, défini les critères du style de Bartholomée de Messine par rapport à d'autres traducteurs. Aux particularités de son style telles qu'elles sont définies par L. Minio-Paluello correspondent bien celles de notre traducteur:

	Style de Bartholomée selon L. Minio-Paluello	Traduction latine récente de la Nature de l'homme	
δέ	rendu surtout par autem, quelquefois par vero, mais nombreuses omissions	autem (48) om. (12)	vero (15) enim (1)

[1] Il s'agit de l'Angelicus 1338, du Marcianus app. lat. cl. VII, 11, où la Nature de l'enfant fait suite à la Nature de l'homme, du Vaticanus lat. 2417 (même ordre mais insertion d'un traité de Galien entre les deux) et du Vat. lat. 2382 (ordre inverse).

[2] Voir par exemple, l'explicit du Marcianus app. lat. cl. VII, 11, fol. 40: « Explicit liber Ypocratis de natura puerorum translatus de graeco in latinum a magistro Bartholomaeo da Messana ». Cf. aussi l'explicit du Vat. pal. lat. 1079 cité par H. Diller, Die Überlieferung . . ., p. 57. Pour Bartholomée de Messine, on consultera dans le Dizionario biografico degli Italiani, t. VI, Rome, 1964, p. 729–730, l'article de S. Impellizeri qui comporte une abondante bibliographie.

[3] Voir supra, p. 67 et 70, n. 1.

[4] L. Minio-Paluello, p. 1–17.

γάρ	surtout enim, parfois namque	enim (19)	namque (1) om. (3)
ἤ	toujours aut	aut (4)	
ὅτι	soit quod soit quia	quod (4)	
τε	om.	om. (19)	autem (2)
ὅταν	quando	quando (8)	cum (1)
τοιοῦτος	talis ou hujusmodi	talis (5)	hujusmodi (2)
ἔτι	amplius et parfois adhuc	adhuc (2)	

La concordance générale est évidente; et dans le détail il n'y a aucune opposition flagrante avec les caractéristiques les plus marquantes du style de Barthologmée[1]. Disons donc qu'il y a de fortes présomptions pour que la traduction récente de la Nature de l'homme ait été faite par Bartholomée à la cour du roi Manfred entre 1258 et 1266.

Quoi qu'il en soit, il est certain que, pour l'éditeur, elle n'est d'aucune utilité, puisqu'elle dérive d'un manuscrit grec connu. Elle ne figurera donc pas dans l'apparat critique[2].

[1] En utilisant la table comparative de L. Minio-Paluello, on est obligé d'écarter, pour des oppositions flagrantes dans le style, l'hypothèse d'autres traducteurs possibles comme Guillaume de Moerbeke, Robert Grosseteste, Burgundio de Pise, etc. On aurait pu penser à un autre traducteur de l'Italie du Sud, Nicolas de Reggio de Calabre qui a traduit beaucoup plus de traités d'Hippocrate que Bartholomée. Là encore, les critères stylistiques s'y opposent. Nicolas, à la différence de Bartholomée, traduit souvent ἤ par vel. Or dans notre traduction, tout comme chez Bartholomée, nous trouvons toujours aut.

[2] Il existe une autre traduction latine récente donnée par le Parisinus lat. 7026, XVIe siècle; la traduction est élégante, mais n'est d'aucune utilité pour l'établissement du texte.

III. Stemmas

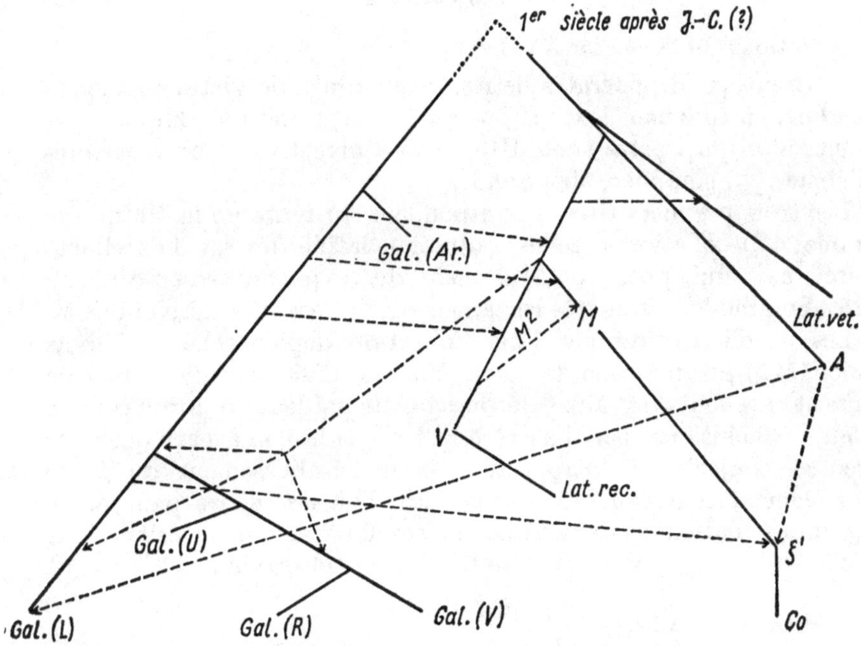

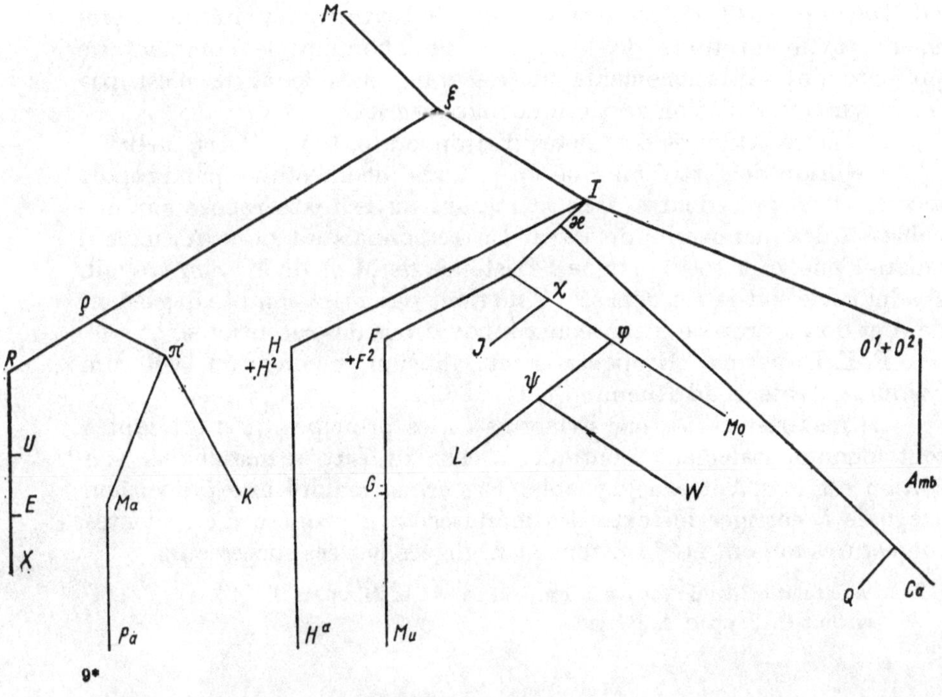

9*

IV. Les éditions

1. Les éditions du XVI° au XVIII°

A. Brentius, Hippocrates de natura hominis, de victu, de tuenda valitudine, medicinae lex, Hippocratis jusjurandum, Hippocratis demonstratio quae artes sunt, Hippocratis invectiva in obtrectatores medicinae . . ., sine loco, sine anno[1].

Les trois premiers titres correspondent au texte de la Nature de l'homme; j'ai collationné cette traduction latine qui est d'excellente qualité, mais qui, pour l'établissement du texte, ne présente aucun intérêt. Son modèle était très certainement un recentior dérivant de M.

Les premières éditions de la Collection depuis celle de Calvus (Rome, 1525) jusqu'à celle de Mack (Vienne, 1743), ont été l'objet de récents et excellents travaux[2], décourageants par leur érudition comme par leurs conclusions; car il s'avère que ces éditions, à part quelques heureuses conjectures, n'apportent pour l'établissement du texte aucun élément nouveau. Je n'ai pas cru bon de refaire pour notre traité une collation systématique de ces éditions; des vérifications partielles m'ont convaincu de l'inutilité d'un tel travail.

2. Les éditions du XIX°

A. J. G. Baumhauer, Commentatio philosophico-literaria in librum qui inter Hippocraticos exstat, Περὶ φύσιος ἀνθρώπου, Trajecti ad Rhenum, 1843. Cette édition donne le texte commenté de la première partie du texte de la Nature de l'homme; le commentaire présente des rapprochements intéressants, mais le texte n'est pas fondé sur une collation sérieuse des manuscrits.

E. Littré, Œuvres complètes d'Hippocrate, t. VI, Paris, 1849.

L'édition de Littré marque un progrès incontestable par rapport aux éditions précédentes dans la mesure où le texte repose sur une collation des manuscrits de Paris. Littré connaissait donc A; mais il ignorait encore à cette époque l'existence de M et de V. Son travail, si admirable soit-il, est dépassé: il ne tient pas assez compte des leçons de A et donne trop de créance aux innovations des recentiores.

F. Z. Ermerins, Hippocratis et aliorum medicorum veterum reliquiae, Trajecti ad Rhenum, t. II, 1862.

Le matériel utilisé par Ermerins et les principes qu'il a adoptés sont fondamentalement identiques à ceux de Littré; néanmoins, son édition est loin d'être négligeable: Ermerins, malgré une propension exagérée à corriger le texte des manuscrits, a proposé d'excellentes conjectures qui ont été injustement négligées par ses successeurs.

[1] Pour la date et le lieu de cette édition, voir supra, p. 21 sq., n. 1.

[2] Voir surtout O. Pöppel; A. Rivier.

3. Les éditions du XX°

O. Villaret, Hippocratis De natura hominis liber ad codicum fidem recensitus, Diss. Berlin, 1914.

Cet ouvrage marque un progrès décisif. Appliquant les principes de l'excellente édition de H. Kühlewein, Hippocratis opera, Leipzig, 1894, Villaret ne retient que les manuscrits AMV et donne pour l'établissement du texte au manuscrit A la prééminence qui lui revient. Le texte est accompagné d'un commentaire sobre, mais excellent. Toutefois, ses collations ne sont pas toujours sûres (en particulier celle de V), et il ne distingue pas avec assez de soin les différents correcteurs; il est vrai qu'il n'a pas consulté directement les manuscrits. De plus, il n'a pas utilisé systématiquement les lemmes de Galien qui, il faut le dire à sa décharge, ne se lisaient pas dans une bonne édition.

W. H. S. Jones, Hippocrates, vol. IV, Cambridge-Londres, 5° éd., 1959.

Cette édition repose, comme celle de Villaret, sur une collation de AMV. La lecture de Jones est plus sûre que celle de Villaret; mais cet éditeur a le tort de ne donner que les rares variantes qui lui paraissent d'importance; son choix est arbitraire et l'on ne peut pas véritablement parler d'apparat critique. Par rapport à l'édition de Villaret, son texte marque un recul de la science; il revient parfois, malgré les remarques définitives de Villaret, à des erreurs de Littré [1].

E. LE DIALECTE

Il n'y a pas lieu, dans le cadre d'une édition, de définir les caractéristiques du dialecte ionien hippocratique [2], mais seulement d'indiquer les raisons qui ont amené l'éditeur à choisir telle ou telle forme. Toutefois, comme ce choix ne saurait être le fruit du hasard, il convient, avant d'en venir aux solutions concrètes, d'indiquer les principes généraux qui ont guidé ce choix.

I. Données du problème: difficultés et principes généraux

Le choix des formes dialectales est une des questions les plus embarrassantes que rencontre l'éditeur d'un traité de la Collection. Les difficultés tiennent à deux raisons:

[1] Voir par exemple supra, p. 21 sq.

[2] Pour l'ionien hippocratique, on se reportera à la bibliographie donnée par A. Thumb/A. Scherer, p. 242–243.

1. L'état de la tradition manuscrite: Sur le point du dialecte, les manuscrits, même les plus anciens et les plus conservateurs, sont incohérents. L'esprit de système voisine bien souvent avec l'arbitraire. La couleur dialectale du texte a été modifiée, au cours des siècles, par suite de deux tendances conjointes, mais contradictoires: d'une part tendance à l'affadissement de la couleur dialectale dû au remplacement des formes ioniennes par des formes attiques, d'autre part, tendance à l'accentuation de la couleur dialectale par introduction d'hyperionismes[1].

2. Le caractère même de l'ionien hippocratique: Puisque les manuscrits sont trompeurs, l'éditeur songera à recourir au témoignage des inscriptions; mais une nouvelle difficulté surgit. L'ionien hippocratique est un dialecte littéraire dont les normes ne coïncident pas nécessairement avec celles du dialecte des inscriptions; par exemple, l'influence de l'épopée homérique, très nette dans le choix des termes[2], a peut-être contribué à différencier le dialecte des médecins de celui des inscriptions. Et il serait dangereux de vouloir faire coïncider le dialecte de notre traité avec celui d'Hérodote, sous prétexte que l'ionien littéraire d'un médecin de Cos, pays de langue dorienne, ne devait pas être très différent de celui d'un historien d'Halicarnasse, pays voisin de langue dorienne; car nous ne sommes pas sûrs que les manuscrits d'Hérodote, en dépit (ou à cause) de leur plus grande unité dialectale, ne soient pas aussi trompeurs que les manuscrits hippocratiques[3].

Devant un tel état de fait, une chose est certaine: il est impossible d'arriver à une totale certitude sur le dialecte hippocratique. Mais ce n'est pas une raison suffisante pour adopter, par scepticisme, des solutions extrêmes: soit respecter scrupuleusement l'arbitraire des manuscrits[4], soit modifier systématiquement le texte en fonction de règles choisies plus pour des raisons pratiques que pour des motifs linguistiques[5]. Entre l'arbitraire et le conventionnel, il y a place pour une tierce solution qui consiste à limiter les erreurs, sans pour cela prétendre atteindre toujours la vérité.

Pour limiter les erreurs, nous disposons principalement de l'examen comparatif des manuscrits et du témoignage des inscriptions[6].

[1] La tendance à l'affadissement de la couleur dialectale est parallèle à la normalisation du vocabulaire (remplacement de mots rares, ioniens ou poétiques, par des mots plus courants ou plus clairs).

[2] Pour les homérismes dans la Collection, voir M. Leumann, p. 308–315.

[3] Voir A. Thumb/A. Scherer, p. 236–239.

[4] Cf. J. L. Heiberg.

[5] Cf. B. Alexanderson, p. 188–191.

[6] Il faut ajouter le témoignage des papyri qui malheureusement ne donnent que d'assez rares fragments de la Collection et ne sont pas toujours d'accord. Ainsi pour notre traité, le papyrus d'Antinoopolis (cf. supra, p. 91 sqq.) confirme l'état

Pris individuellement, les manuscrits sont incohérents; mais comparés entre eux, ils ne se révèlent pas également mauvais. Le manuscrit A est souvent exempt des hyperionismes qui apparaissent régulièrement dans MV; et AMV présentent beaucoup moins d'atticismes que Gal.(LUV). Il en résulte que le témoignage de A, pour le dialecte comme pour le texte, est le moins trompeur; aussi, lorsque A est le seul manuscrit à présenter une forme ionienne, il y a tout lieu de croire que c'est une forme authentique[1]. Mais, malgré la supériorité de A, il ne serait pas de bonne méthode de négliger le témoignage des autres manuscrits qui ont pu çà et là conserver la bonne leçon ou des traces de la bonne leçon. Les manuscrits de Galien, en dépit d'une nette tendance à l'atticisme, présentent parfois une forme ionienne qui n'a pas subsisté dans les manuscrits hippocratiques[2]. Quant à MV, ils ont conservé, par suite d'une mauvaise lecture, la trace d'une ancienne psilose[3].

Quant aux inscriptions, malgré un écart possible entre l'ionien littéraire et l'ionien parlé, elles restent un guide sûr non seulement pour dépister les hyperionismes, mais aussi pour éviter un trop grand dogmatisme.

II. Les solutions concrètes

a) Phonétique

1. Psilose: comme en plusieurs autres endroits de la Collection, il y a dans notre traité une évidente trace de psilose. En 168,5, les manuscrits donnent ὑφ' οὗ A: ὑπό του MV: ὑφ' ὅτου Gal.(LV). Villaret choisit la leçon de A; mais il est certain que Littré qui a repris la leçon de Galien était plus près de la vérité. En effet ὑπό του de MV et ὑφ' ὅτου de Gal.(LV) renvoient à un modèle en onciale ΥΠΟΤΟΥ; il faut lire ΥΠ' ΟΤΟΥ et non ΥΠΟ ΤΟΥ; toutefois ce ΥΠ' ΟΤΟΥ me paraît déjà fautif[4]; il est très probablement la corruption, par confusion de Ε–Ο d'un précédent ΥΠ' ΟΤΕΥ. C'est en effet la forme en -ευ que l'on rencontre régulièrement dans les passages comparables de la Collection. Aux exemples cités par Bechtel[5], on ajoutera:

dialectal de A tandis que le papyrus de Strasbourg (cf. supra, p. 116) rejoint MV pour une forme dialectale.

1 Voir par ex. διδοῖς 176,12 et 178,1 et comm. ad loc.; δοκεῦσί 178,10.

2 Ainsi ἀποφανέω 170,6 et ἡσυχέστερον 210,3 (et 212,18).

3 Voir 168,5.

4 ὅτου n'est pas une forme ionienne.

5 F. Bechtel, p. 38.

Femmes stériles, c. 217, Littré VIII, 420,22 ἀπ' ὅτευ legendum: ἀπό τευ MV
Superfétation, c. 29, CMG I, 2,2, p. 88,17 ἀπ' ὅτευ (= Fem. stériles, loc. cit.): ἀφ' ὅτευ codd.
Mal. femmes I c. 62, Littré VIII, 126,10 ὑπ' ὅτευ legendum: ὑπό τευ ϑ: ὑφ' ὅτευ MV
Mal. femmes, ibid., l. 12 ὑπ' ὅτευ legendum: ὑπό τευ ϑ: ὑφ' ὅτου MV.
Pour notre passage, je propose donc de lire ὑπ' ὅτευ[1].
2. Confusion entre η et ᾱ: il arrive que dans les manuscrits, il y ait confusion entre ᾱ primaire qui, en ionien est passé à η et ᾱ qui est resté α ou même entre ᾱ primaire et ᾰ. Bien qu'une telle confusion s'observe parfois dans les inscriptions[2], de telles formes, dans la Collection, sont vraisemblablement imputables à des fautes de la tradition, car, dans le cas de divergences entre les manuscrits, les plus conservateurs donnent généralement la forme correcte[3]. Il convient donc de lire en 210,15 μηδεμίαν avec Gal.(LUV)[4] et non μὴ δὲ μίην donné par AMV; de même en 218,2 ὀξέα avec Villaret au lieu de ὀξέη donné par A et ὀξείη par MV[5]; en 172,1, lire κρήσιος avec A (κράσιος M^2 [κρίσιος M]: κράσηος V).
3. Hésitation des manuscrits entre ου/ο: α) ου provient de la chute d'un Ϝ.

μοῦνον / μόνον: sur cinq emplois, A présente 3 fois μοῦνον[6] et MV 4 fois (166,13 μοῦνον M^2 in mg. V: om. AM; 168,10 μοῦνον MV: μόνον A; 168,13 μοῦνον AMV; 174,4 μόνον AMV; 180,2 μοῦνον AMV; 202,5 μοῦνον A: om. MV); quand il y a divergence entre les manuscrits, je choisis la forme ionienne; mais l'unique fois où AMV sont d'accord pour donner la forme μόνον (174,4), je n'ai pas cru bon de modifier, car il s'agit du cas particulier οὐ μόνον ... ἀλλὰ καί; lorsque l'adverbe suit immédiatement la négation, les manuscrits

[1] J'ai cru devoir restituer dans ce cas la psilose, bien qu'elle ne soit pas conservée ailleurs dans notre traité; en 194,1 ἀπικνέεται M^2V, il n'y a pas lieu de voir une trace ancienne de psilose; c'est une correction faite dans un ancêtre de V, postérieurement à la séparation de MV et qui est passée dans M après correction; voir supra, p. 68 sq.

[2] Voir A. Thumb/A. Scherer, p. 268.

[3] Cf. H. Kühlewein, Hippocratis opera ..., t. I, p. LXXXIII.

[4] Il faut préciser que Gal.(LUV) n'ont pas conservé la forme authentique, mais qu'ils l'ont retrouvée par hasard; μηδεμίαν est en fait dans Gal.(LUV) un atticisme (cf. la séquence μηδεμίαν ταλαιπωρίαν); ce phénomène se produit dans la majorité des cas où j'adopte les formes dialectales des lemmes.

[5] O. Villaret, p. 11.

[6] Je ne fais pas entrer en ligne de compte μόνον en 170,2 qui est une addition de A^4.

hippocratiques ne présentent pas la forme μοῦνον[1]. Et si, excepté ce cas, la forme simple μοῦνον est prédominante dans la langue hippocratique, il n'en est pas de même pour les composés, qui sont en μον-; ainsi μονοσιτέειν AMV en 210,12 et 216,16[2].

νοῦσος / νόσος[3]: les manuscrits hippocratiques, pour notre traité, comme pour l'ensemble de la Collection[4], sont généralement d'accord pour donner νοῦσος. Sur 15 emplois dans le traité, M a quinze fois νοῦσος et AV quatorze fois (νούσ- est donné par AMV en 188,16; 190,2 bis. 4.9.12.17; 198,11; 200,16 bis; 220,1.5.10; divergence entre νούσ- et νόσ- en 168,8 (νούσ- MV: νόσ- A) et en 188,10 (νούσ- AM: νόσ- V); noter également que'en 186,17, à la place de αὐτῶν donné par A, MV ont τῆς νούσου). Villaret[5], qui n'ose pas choisir νούσους MV la seule fois où A donne νόσους (168,8) me paraît avoir pour le manuscrit A une vénération excessive.

En face de νοῦσος, les manuscrits donnent νοσερός (vel νοσηρός) (174,5 MV; 190,15 AMV), ἐπίνοσος (174,5 A) et νόσημα (sur 18 emplois dont 1 v. l., aucun exemple de νούσημα; voir 168,9; 182,15; 186,13.16.18.19; 188,1.4 bis [νοσήματα add. MV: non hab. A].6.8.12; 190,13; 192,8; 198,5.10; 200,13; 212,3). Il convient de respecter cette opposition; étant donné l'accord des manuscrits, elle a de fortes chances de correspondre à l'usage même des médecins[6].

ὅλος / οὖλος: On serait en droit d'attendre dans la Collection la forme οὖλος. Certes, il existe plusieurs passages où cette forme est attestée; mais dans la très grande majorité des cas, les manuscrits donnent ὅλος[7]; je n'ai donc pas osé corriger ὅλου donné par tous les manuscrits en 198,22. Les manuscrits d'Hérodote donnent également ὅλος.

β) ου provient d'un allongement métrique (forme épique).

ὄνομα / οὔνομα: dans les manuscrits hippocratiques, pour notre traité, l'hésitation est grande entre ὄν- / οὔν-. Tantôt ils s'accordent

1 La fréquence de μόνον dans cet emploi a été soulignée par E. Hermann, p. 61. Cf. aussi A. Rüst, p. 25.

2 Voir H. Kühlewein, Hippocratis opera ..., t. I, p. CXIII; O. Villaret, p. 16; E. Schwyzer in: K. Deichgräber, Hippokrates ..., p. 68; A. Rüst, p. 25.

3 -οῦ- dans νοῦσος, dont l'étymologie est obscure, est interprété tantôt comme un allongement phonétique (cf. M. Lejeune, p. 117), tantôt comme un allongement métrique (cf. E. Schwyzer, I, p. 114).

4 Voir H. Kühlewein, Hippocratis opera ..., t. I, p. CXII.

5 O. Villaret, p. 16.

6 Pour cette opposition, voir déjà H. Kühlewein, Hippocratis opera ..., t. I, p. CXII; E. Schwyzer in: K. Deichgräber, Hippokrates ..., p. 68.

7 Cf. les exemples cités par H. Kühlewein, Hippocratis opera ..., t. I, p. CXIII.

pour donner soit ὄν- (166,10), soit οὔν- (176,2), tantôt ils se partagent sans que l'on puisse déceler une grande constance à l'intérieur de chaque manuscrit (164,12 ὄν- V: οὔν- AM; 176,2 ὄν- A: οὔν- MV; 202,12 ὄν- A: οὔν- MV); les lemmes de Galien donnent constamment les formes en ὄν-; mais ce témoignage n'a pas grande valeur, car ces manuscrits sont trop suspects d'atticismes. Cette incohérence des manuscrits n'est pas propre à notre traité[1]. Pourtant un éditeur doit choisir, car il est peu vraisemblable qu'un médecin emploie dans une même œuvre à la fois les formes en ὄν- et en οὔν-. Faut-il penser que les médecins écrivaient οὔνομα / ὀνομάζω comme μοῦνον / μονοσιτεῖν ou νοῦσος / νοσεῖν? Ou bien faut-il voir dans cette forme épique (qui n'est pas attestée dans les inscriptions ioniennes) un hyperionisme dû à la tradition[2]? Je généralise les formes en ὄν-, sans toutefois être sûr que cela corresponde à l'usage des médecins.

πουλύς: cette forme épique, qui ne se lit pour notre traité que dans MV (cf. 170,13 πουλὺ MV; 198,8 πουλὺ^{I} MV; 198,15 πουλὺν MV; 198,17 πουλὺν MV; 214,15 πουλὺν M; 220,5 πουλὺ M), est très probablement imputable à la tradition[3].

4. Hésitation entre ει / ε: α) par suite de la chute d'un ϝ:

Tous les manuscrits donnent en 192,4 ξεν-, alors qu'on attend en ionien ξειν-. Je n'hésiterai pas à rétablir la forme ξειν- répandue dans toute la littérature ionienne et très bien attestée dans les inscriptions des Cyclades et de l'Asie mineure[4]. Du reste, en Régime, c. 6, Littré VI, 478,18, les manuscrits M et ϑ donnent ξεῖνα.

β) autres cas:

ἐς / εἰς: Pour notre traité, AMV donnent avec une remarquable constance la forme ionienne de la préposition. Sur une quarantaine de cas, ils ne donnent qu'une fois la forme εἰς (A en 196,9 et MV en 208,3). Il en est de même pour le préverbe; dans tous les cas[5], AMV présentent ἐσ-, sauf en 180,8 où V donne εἰσ-. On s'attendrait dans ces conditions à une même unanimité pour ἔσω / εἴσω et pour ἔσωθεν / εἴσωθεν. Il n'en est rien. Pour ἔσωθεν / εἴσωθεν, les manuscrits se séparent: A et M' donnent ἔσ-, MV εἴσ-[6]; et pour ἔσω / εἴσω, AMV s'accordent pour donner εἴσω[7]. Je n'hésite pas à choisir ἔσωθεν qui

[1] Voir H. Kühlewein, Hippocratis opera . . ., t. I, p. CXIII.
[2] Même hésitation pour le texte d'Hérodote; cf. A. Thumb/A. Scherer, p. 238.
[3] Voir infra, p. 149.
[4] Voir F. Bechtel, p. 72.
[5] Voir index des mots du traité à ἐσάγω, ἔσειμι et ἐσέρχομαι.
[6] 194,6 ἔσωθεν AM': εἴσωθεν MV; 194,7 ἔσ- AM': εἴσ- MV; 194,8 ἔσ- AM': εἴσ- MV; 194,10 ἔσ- AM': εἴσ- M^{2}V; 196,9 ἔσ- M': εἴσ- AMV.
[7] 174,8 εἴσω AMV; 196,9 εἴσω AMM'V; 196,10 εἴσω AMV: ἔσω M'.

est donné par les meilleurs manuscrits[1]. Pour ἔσω / εἴσω, le choix est beaucoup plus difficile; je généralise la forme ἔσω, suivant en cela H. Kühlewein[2].

μέζων / μείζων: En 214,18, les manuscrits donnent μείζονα. La forme attendue en ionien est μέζονα[3]. Comme, dans les meilleurs manuscrits, la forme ionienne est bien attestée, même si elle n'est pas majoritaire[4], je rétablis la forme ionienne.

πλείων / πλέων: Pour les formes autres que le neutre singulier, les manuscrits d'Hippocrate et de Galien donnent les formes en -ει-[5]. J'ai suivi l'usage des manuscrits. Pour le neutre, en revanche, les manuscrits hésitent entre πλεῖον et πλέον. J'ai choisi πλέον qui, lorsqu'il y a divergence entre AMV, est donné par A[6]. Toutefois, il paraît impossible de déterminer sur ce point l'usage exact des médecins.

5. Contractions: Par rapport à l'attique, une des caractéristiques de l'ionien est l'absence de certaines contractions; mais la tradition manuscrite a eu tendance à généraliser cette absence de contractions, si bien que le texte est altéré par l'introduction de maints hyperionismes.

ᾰ + ε̆: ᾱ (comme en attique; cf. F. Bechtel, p. 52 sqq.); cette contraction est toujours observée pour notre traité dans A, alors que MV donnent parfois η. Ainsi en 190,17 ὁρᾶν A⁴, ὁρῆν MV Gal.(LV); de même ἰᾶσθαι A, ἰῆσθαι MV en 186,20; alors que tous les manuscrits ont διαιτᾶσθαι en 204,22 et 214,18. Voir aussi ἰᾶται A, ἰῆται MV Gal.(LV) en 188,4.5 bis. 6. Je considère la contraction en η comme un hyperionisme[7].

1 Du reste, la forme εἴσωθεν n'est pas attestée en dehors des manuscrits de la Collection.

2 H. Kühlewein, Hippocratis opera . . ., t. I, p. CVIII–CIX; cf. aussi E. Schwyzer in: K. Deichgräber, Hippokrates . . ., p. 67. Notons que l'accord de AMV sur εἴσω dans notre traité ne correspond pas au comportement d'ensemble de ces manuscrits. A donne parfois ἔσω contre εἴσω MV; ainsi, Rég. mal. aiguës, c. 5, Littré II, 262,10 et Rég. mal. aiguës (app.), c. 4, ibid., 404,3.

3 Voir F. Bechtel, p. 81 qui donne des exemples tirés de la littérature et des inscriptions.

4 Voir H. Kühlewein, Hippocratis opera . . ., t. I, p. CXI.

5 Dans notre traité, les manuscrits donnent 10 fois les formes en -ει-; cf. index des mots du traité. Seul V donne en 208,3 πλέω.

6 174,2 πλεῖον AMV: πλέον Gal.(LV); 174,7 πλέον A Gal.(LV): πλεῖον MV; 204,11 πλεῖον A^4MV: πλέον Gal.(LV); 206,4 πλέον codd.; 208,17 πλέον A^3 Gal.(LUV): πλείω MV.

7 Voir H. Kühlewein, Hippocratis opera . . ., t. I, p. CII. Toutefois ὁρῆν n'est pas nécessairement un hyperionisme; cf. F. Bechtel, p. 196. Voir aussi E. Schwyzer I, p. 190 et bibliographie ad loc.

En 184,3, les manuscrits hésitent entre αἴρεται (αἶρεται Gal.V) A Gal.P(codd.): ἀείρεται MV Gal.(L). Puisque en ionien α + ε après chute du ϝ donne α, on attend normalement αἴρω (fait sur le fut. ᾱρῶ < *ἀϝερῶ?). Les inscriptions donnent la forme contracte (cf. A. Thumb/A. Scherer, p. 257). Les formes non contractes sont probablement à interpréter comme des formes poétiques qui dérivent de l'épopée. Pour les manuscrits de la Collection, les formes en ἀειρ- sont plus rares que les formes en αἰρ-. Quand il y a divergence entre les manuscrits, comme c'est le cas ici, la forme en ἀειρ- peut être interprétée soit comme une réfection récente[1], soit comme une forme ancienne[2]. Il est donc difficile de savoir si les médecins employaient les formes épiques ou les formes ioniennes. Dans le cas présent, l'accord de A Gal.P(codd.) semble indiquer que ἀείρεται de MV est une forme récente. D'où je choisis αἴρεται; mais il n'est pas exclu que ce αἴρεται, qui devait se lire dans l'archétype de AMV, soit une dégradation d'une forme épique ἀείρεται.

ᾰ + ο: ω (comme en attique; cf. E. Bechtel, p. 52 sqq.). On attend donc les participes διαιτώμενοι, ὁρῶντες, ἐσορῶντι qui sont effectivement donnés par A en 190,1, 178,11 et 15, 220,7. Les manuscrits MV offrent en face les formes διαιτεύμενοι, ὁρέοντες et ἐσορέοντι. Il est vrai que dans la littérature ionienne les verbes en -άω ont tendance à passer dans la catégorie des verbes en -έω[3]; néanmoins je n'hésite pas à considérer les formes données par MV comme des réfections récentes. L'exemple de ἐσορέοντι (220,7) est significatif; le passage est repris de Mal. II c. 12, Littré VII, 20,4, où M et ϑ présentent, comme A, ἐσορῶντι. Du reste, tous les manuscrits d'Hippocrate et de Galien donnent προσορώμενα en 176,6.

ε + ε: ει; ε + ει: ει. Pour les verbes, rares sont les formes contractes qui apparaissent dans les trois manuscrits à la fois; c'est le cas pour δεῖ qui est toujours contracte; cf. 188,7, 190,7; cf. 190,15 (χρὴ AM: δεῖ V); 194,2.9; 206,13.15; 208,18; 210,2; 212,7; voir aussi 186,10 ἐμεῖταί AMV et 210,13 περιπατεῖν AMV. La plupart

[1] Ainsi en Nat. enfant, c. 21, Littré VII, 512,1 αἴρονται codd.: ἀείρονται H in mg.

[2] Voir Mal. femmes I c. 61, Littré VIII, 124,23 ἀείρονται ϑ: αἴρονται vulg.; de même Mal. femmes II c. 169, Littré VIII, 348,12 ἀείρεται ϑ: αἴρεται vulg. De plus, en c. 133, Littré VIII, 282,19, la mélecture du manuscrit ϑ ἀϑηρόμεναι pour ἀειρόμεναι des autres manuscrits atteste l'ancienneté du ε à cause de la confusion dans un exemplaire en onciale de E-Θ. Enfin, dans Articulations, c. 10, Littré IV, 104,11, le témoignage très précieux d'Apollonios de Citium va dans le même sens; en face de ἆραι donné par tous les manuscrits, il donne ἀεῖραι. Or, il est certain que par ailleurs Apollonios de Citium a conservé des formes authentiques; ainsi, en Articulations, c. 47, Littré IV, 204,8, en face de la forme vulgaire ἔπειτα donnée par les manuscrits, Apollonios a conservé la forme ionienne ἔπειτεν.

[3] Voir A. Thumb/A. Scherer, p. 278.

du temps, les trois manuscrits présentent les formes non contractes. Ainsi 166,5 ἐπικρατέῃ (= έει) A: ἐπικρατέει MV; 168,2 δοκέει AMV; 168,4 ἤλγεεν M: ἄλγεεν A; 172,15 ἀλγέει AMV; 174,2 ἀλγέει AMV; 180,3 ἐμέει AMV; 180,15 ποιέει A: ποιέειν MV; 188,10 δοκέει AMV; 188,12 ποιέεσθαι AMV; 190,4 ποιέεσθαι AM; 190,9 ποιέεσθαι AM; 190,16 ποιέεσθαι AM; 192,4 προμηθέεσθαι AM; 192,11 πονέεσθαι AM[2]; 194,1 ἀφικνέεται AM: ἀπικνέεται M[2]V; 194,4 ποιέεσθαι AMV; 194,9 ποιέεσθαι AMV; 196,4 ἀφικνέεται AMV; 196,10 ποιέεσθαι AMV; 198,9 ὁμολογέειν AM in mg. V; 200,15 ποιέεσθαι AMV; 202,14 ποιέεται AMV; 204,14 ποιέεται AMV; 206,4 ποιέεσθαι A: ποιέειν MV; 206,7 ποιέεσθαι AMV; 208,19 ποιέεσθαι AMV; 210,1 ὁδοιπορέειν AMV; 210,3 ὁδοιπορέειν A[3] (-ρέην A) MV; 210,8 ποιέεσθαι AMV; 210,12 μονοσιτέειν AMV; 210,12 ἀλουτέειν AMV; 210,13 σκληροκοιτέειν MV: σκληροσιτέειν A; 210,15 ποιέεσθαι AMV; 212,2 ἐμέειν AMV; 212,14 ποιέεσθαι AMV; 214,6 ἐξεμέειν AMV; 214,6 ποιέεσθαι AMV; 214,8 ἀνεμέειν AV: ἀπεμέειν M; 214,13 ποιέειν AMV; 214,17 ποιέειν AMV; 216,11 ἀφαιρέειν AMV; 216,16 μονοσιτέειν AMV; 216,19 κρεηφαγέειν AMV; 218,14 ἀφαιρέειν AMV; 220,2 οὐρέει AMV; 220,5 οὐρέει AMV; 220,10 ὠφελέεσθαι AMV. Quand il y a divergence entre les manuscrits, A donne, à une exception près, la forme contracte: 166,12 ἀρκεῖ MV: ἀρκέει A; 176,7 δοκεῖ A: δοκέει MV; 176,12 ἐμεῖταί A: ἐμέεται MV; 176,13 ἐμεῖται A: ἐμέεται MV; 182,1 ῥεῖ A: ῥέει MV; 184,2 ῥεῖ AM: ῥέει V; 198,12 ῥεῖ A: ῥέει M: διαρρέει V; 198,21 καλεῖται A: καλέεται M; 210,9 ἐπεχειρεῖν A: ἐπιχειρέειν MV; 210,14 ποιεῖν A: ποιέειν MV; 212,20 ποιείσθωσαν A: ποιεέσθωσαν MV; 216,5 περιπατεῖν A: περιπατέειν MV.

Pour les adjectifs, les manuscrits présentent les formes non contractes ὑγιέες AMV (200,8) et παχέες (210,14 et 212,15). Tous les érudits sont maintenant d'accord pour considérer les formes en εε ou εει comme des hyperionismes[1]. Pour les formes verbales, Jones dans son édition a rétabli les contractions; mais il laisse pour les adjectifs les formes non contractes; il y a là une inconséquence que rien ne justifie[2]. Je rétablis ὑγιεῖς et παχεῖς.

ε + ο: εο ou ευ[3]. Nos manuscrits présentent généralement εο, parfois ευ. Voici les cas où au lieu de εο apparaît ευ: 166,8 ἐπικρατέοντα A: ἐπικρατοῦντα M: ἐπικρατεῦντα V; 166,14 ποιέονται A: ποιεῦνται MV; 188,19 ἄρτον σιτευμένων A: ἀρτοσιτεόντων MV; 188,19 ταλαιπωρεόντων A: ταλαιπωρεύντων MV; 192,10 πονεομένου M:

[1] Cf. F. Bechtel, p. 12 et 51 sqq.; E. Schwyzer in: K. Deichgräber, Hippokrates . . ., p. 69; A. Thumb/A. Scherer, p. 258; voir aussi P. Gärtchen/O. Hoffmann, p. 915.

[2] Les inscriptions présentent les formes contractes; voir F. Bechtel, p. 54.

[3] La contraction ευ n'apparaît dans les inscriptions qu'à partir du IVe siècle; mais étant donné le caractère conservateur du dialecte des inscriptions, il est fort possible qu'un médecin de la fin du Ve siècle connût déjà les formes en ευ.

πονευμένου AV; 208,4 ποιεύμενον AMV. Je n'admets la contraction en ευ que dans le cas où tous les manuscrits hippocratiques sont d'accord; ainsi en 208,4 ποιεύμενον AMV. Une contraction en ου est exclue; à la place de ἐμούντων (212,15) donné par AMV, je lis ἐμεύντων plus satisfaisant du point de vue paléographique que ἐμεόντων[1].

De même, les génitifs des thèmes en -ς sont en -εος et non en -ους; il faut lire en 212,16 τάχεος avec Gal.(V) et non τάχους MV (om. A).

ε + οι: εοι, derrière consonne[2]. Ainsi, ἐπικρατέοι (216,17) donné par A (avec une faute d'orthographe) et confirmé par Gal.(UV); je lis donc en 170,11 συντελέοιτο avec M^2V et non συντελοῖτο avec A.

ε + ω donne normalement après consonne εω[3]. Ainsi ἀφαιρέων codd. (208,1); je lis donc pour le futur de ἀποφαίνω en 170,6 ἀποφανέω avec Gal.(LV) et non ἀποφανῶ avec AMV et les éditions[4]. De même on lira ἡμέων en 188,16 avec A et non ἡμῶν avec MV.

ε + ọ: εου ou ευ. En 178,10, j'ai adopté δοκεῦσί de A, quoique δοκέουσί MV Gal.(LV) soit également possible[5].

η + ε: η[6]. D'où χρῆσθαι donné par les inscriptions, le papyrus d'Antinoopolis et les meilleurs des manuscrits hippocratiques[7]. De même, on lira avec A χρήσθωσαν (216,15) et non χρεέσθωσαν avec MV.

η + ο: εω. On attend les formes χρέωμαι, χρέωνται, χρεώμενος[8]. Les manuscrits hésitent entre εω/εο/ω. Voici le tableau des formes: 164,9 χρέωνται scripsi: χρέονται A^4 (χρῶνται A) MV; 166,1 προσχρέωνται scripsi: προσχρέονται A^4 (προσχρῶνται A) MV; 178,15 χρέωνται M: χρέονται A^3 (χρῶνται A) V; 178,17 χρέωνται M: χρῶνται A: χρέονται V; 188,15 χρεώμεθα M: χρώμεθα A: χρεόμεθα V; 206,9

[1] Dans un modèle en onciale, la confusion de ΕΥ-ΟΥ est facilement explicable; comp. ὑπ' ὅτευ (168,5) et voir supra, p. 135.

[2] Ainsi dans une inscription de Téos ἀνωθεοίη à côté de ποιοῖ (éd. Schwyzer, 710 A) vers 479 av. J.-C.

[3] Voir F. Bechtel, p. 53.

[4] C'est un des rares cas où les mss. de Galien semblent avoir conservé un ionisme qui a disparu de la tradition hippocratique.

[5] Comp. δοκεῦσ(α) Hérondas, III, 29.

[6] Voir F. Bechtel, p. 53.

[7] Pour notre traité, A donne 15 fois χρῆσθαι (178,11; 190,19; 192,2; 206,2. 7.13; 208,11.15; 210,4; 212,2.5; 214,10; 216,12; 218,10.17) et 2 fois χρεῖσθαι corrigé par A^3 en χρῆσθαι (190,6; 208,13). En revanche, MV présentent 11 (ou 12) fois l'hyperionisme χρέεσθαι (190,19; 192,2; 206,5.13; 208,11 V. 15; 212,2.5; 214,10; 216,12; 218,10.17) et 6 (ou 5) fois la forme correcte (178,11; 190,6; 206,2.7; 208,11 M; 210,4). Pour des exemples en dehors du traité, voir H. Kühlewein, Hippocratis opera . . ., t. I, p. CII–CIII.

[8] Voir E. Schwyzer I, p. 721.

χρεώμενος scripsi: χρώμενος AV: χρεόμενος M; 206,11 χρεωμένῳ scripsi: χρωμένῳ A: χρεομένῳ MV.

η + ω. Pour le génitif pluriel des thèmes en ᾱ, les inscriptions donnent -έων derrière consonne et -ῶν derrière voyelle[1]. Cet usage s'observe aussi généralement dans l'ionien hippocratique[2]. Aussi convient-il de choisir avec MV en 166,4 ἀκροατέων et non ἀκροατῶν A; en 190,11 ἡλικιῶν avec A contre MV ἡλικιέων; en 194,7 et 10 ἰγνύων avec MM'V contre A ἰγνυέων; en 218,13 ταλαιπωριῶν avec A contre ταλαιπωριέων M (ταλαιπωρέων V)[3].

ο + ο: ου comme en attique; cf. F. Bechtel, p. 53 sqq. Il convient de lire en 218,19 πληρούμεναι avec les lemmes de Galien et non πληρεύμεναι avec AMV. O. Villaret, qui ne connaissait pas la leçon des lemmes, avait déjà rétabli la forme correcte.

6. Autres cas

αἰεί / ἀεί: αἰεί est la forme régulièrement donnée par les manuscrits hippocratiques pour notre traité[4]. En 170,4, je rétablis donc αἰεί (om. A: εἰ MV: ἀεὶ Gal.(LV)).

αὖτις / αὖθις: En 186,16, les manuscrits hésitent entre αὖτις A et αὖθις MV Gal.(LV). Bien que dans la Collection la tradition manuscrite soit indécise[5], il convient de choisir la forme ionienne donnée par le meilleur manuscrit. Du reste, la confusion entre αὖτις et ἄν τις qui se rencontre dans les manuscrits de la Collection confirme l'ancienneté de la forme αὖτις; ainsi Fractures, c. 16, Littré III, 476,6 αὖτις recte Kühlewein: ἄν τις BMV Littré; Humeurs, c. 20, Littré V, 502,7 αὖτις scribendum: ἄν τις A: αὖθις M Littré.

γιν- / γιγν-: Les manuscrits hippocratiques AMV et le papyrus d'Antinoopolis présentent les formes en γιν-. Les formes γιγν- données parfois par les manuscrits de Galien, et en particulier Gal.(V) doivent être considérées comme des atticismes.

ἐθέλω / θέλω: Je choisis la forme θέλ- donnée les 2 fois par A; 182,7 θέλοις A: ἐθέλοις MV; 186,9 θέλοις AV: ἐθέλοις M[6].

μαλθακός / μαλακός: Les manuscrits hippocratiques hésitent entre les deux formes (voici le tableau des formes: 198,7 μαλθακῇ V:

[1] Cf. P. Gärtchen/O. Hoffmann, p. 933.

[2] Pour notre traité, AMV sont d'accord pour donner ἡμερέων (200,6 et 7), ὡρέων (204,19) en face de θερμημεριῶν (182,18), δυσεντεριῶν (184,1), ἡλικιῶν (204,18).

[3] C'est par une fausse analogie que nous lisons en 184,2 ῥινέων M; la forme correcte ῥινῶν est conservée par AV.

[4] Voir 166,8 αἰεὶ AMV; 174,11 αἰεὶ AMV; 178,7 αἰεὶ MV: ἰδεῖν A; 184,17 αἰεὶ MV: ἀΐδια A.

[5] On observe tantôt comme ici un désaccord entre les manuscrits, tantôt un accord sur αὖθις et tantôt, mais plus rarement, un accord sur αὖτις.

[6] Dans ces deux exemples, la forme θέλοις est confirmée par Gal.P(codd.).

μαλλακῇ A: μαλθακὶ M; 206,5 μαλθακωτέροισι A: μαλακωτέροισι MV; 206,8 μαλθακοῖσι A: μαλακωτέροισι MV; 206,12 μαλθακῇ A: μαλακῇ MV; 206,14 μαλθακὸν M^{corr} (θ add. M^{2} s. l.): μαλακὸν AM; 208,9 μαλθακοῖσι V: μαλακοῖσι AM (sed θα add. M^{2} in mg.); 208,14 μαλθακωτέροισι AM^{corr} (θ add. M^{2} s. l.) V: μαλακωτέροισι M; il en est de même du papyrus d'Antinoopolis qui, à quelques lignes d'intervalle, présente μαλακοισι (185 (b) l. 5 éd. Barns-Zilliacus = 206,8 de mon édition), mais μαλθακον (185 (b) l. 9 éd. Barns-Zilliacus = 206,14 de mon édition). Une seule fois les manuscrits AMV sont d'accord: ils donnent tous en 208,18 μαλθακά. Je généralise avec H. Kühlewein les formes en μαλθα-.

μέχρι / μέχρις: μέχρι, même devant voyelle, est la forme ionienne, bien attestée dans les inscriptions[1]. Ici encore, A a conservé la forme correcte; en 178,4, il convient de lire μέχρι avec A et non μέχρις avec A^{3}MV[2].

ὀπ- / ὀκ-: La divergence des manuscrits hippocratiques est sur ce point systématique. Pour ὅπως / ὅκως, A donne 7 fois ὅπως (aucun ὅκως), alors que MV donnent six fois ὅκως contre un seul ὅπως. De même pour ὅταν / ὁπόταν / ὁκόταν, MV présentent régulièrement les formes en ὀκ-[3] tandis que A offre le plus souvent ὅταν (16 fois), parfois ὁπόταν (2 fois) et exceptionnellement ὁκόταν (1 fois). Pour ὅσος / ὁπόσος / ὁκόσος, A donne surtout ὅσος (38 fois), rarement ὁπόσος (1 fois), et pas une seule fois ὁκόσος; au contraire, MV ont surtout ὁκόσος (33 fois pour M, 32 fois pour V par suite d'une omission), quelquefois ὅσος (6 fois), et pas une seule fois ὁπόσος. De cette statistique, il résulte que A présente la plupart du temps soit les formes brèves, soit les formes en -π-, que MV au contraire donnent les formes longues en -κ-. Quant aux manuscrits de Galien, ils ne nous permettent pas de trancher, car ils se rangent de façon arbitraire tantôt du côté de A, tantôt du côté de MV. Etant donné d'une part le caractère conservateur de A et d'autre part le témoignage des autres manuscrits conservateurs de la Collection (θ et B donnent aussi généralement les formes brèves), il est possible que les formes en -κ- soient des réfections dues à un copiste d'un ancêtre commun de MV[4]. Il semble donc que l'archétype de AMV donnait les formes brèves ou les formes

[1] Cf. P. Gärtchen/O. Hoffmann, p. 955 et 957.

[2] Voir aussi H. Kühlewein, Hippocratis opera ..., t. I, p. CXVII–CXVIII.

[3] Sur 19 cas, 16 fois ὀκ-, 3 fois ὅταν et pas une seule fois ὁπόταν.

[4] Il est même un endroit où la réfection est postérieure à la séparation de MV. En 206,3 AM présentent ὅταν (qui se lisait dans l'archétype AMV) mais M^{2} a corrigé ὅταν en ὁ^{κό}ταν d'après un ancêtre de V qui présentait déjà ὁκόταν comme V. Toutefois, les formes en -κ- sont déjà attestées dans le papyrus de Strasbourg, voir supra, p. 116.

en -π-. Certes, il n'est pas exclu que les formes en -π- de l'archétype dérivent d'anciennes formes en -κ-; Galien qui reproche à Artémidore Capiton d'avoir donné dans son édition un texte peu conservateur[1] nous apprend que ce dernier employait régulièrement les formes en -π-, alors que la plupart des éditeurs donnent les formes en -κ-[2]. Comme, selon une thèse généralement admise, l'archétype de la Collection dériverait en dernière analyse de l'édition d'Artémidore[3], on pourrait penser que la réfection systématique des formes en -κ- dans l'ancêtre de MV a été précédée par une réfection plus ancienne des formes en -π- par le modèle de l'archétype de AMV. Mais il n'est pas prouvé que notre traité remonte à l'édition d'Artémidore[4], et, d'après ce que nous dit Galien, Artémidore n'était pas le seul à donner les formes en -π-. Par ailleurs, les formes en -π- ne sont pas nécessairement des atticismes; elles sont attestées dans les inscriptions des Cyclades[5]. Dans ces conditions, il est impossible pour l'éditeur d'arriver à une certitude; j'adopterai ici encore les formes de A, le meilleur manuscrit.

οὐδείς / οὐθείς: Les formes récentes en οὐθ- ne se trouvent pas dans A: 176,4 οὐδὲν A: οὐθὲν MV; 180,1 οὐδείς A: οὐθείς MV.

πλεύμων / πνεύμων: Le mot se rencontre deux fois dans notre traité, en 194,12 et 14. Les deux fois A et M donnent πλεύ- tandis que V présente πνεύ-. L'accord de AM renvoie à un archétype qui donnait πλεύ-. Les formes en πλεύ- sont confirmées les deux fois par M'.

πόμα / πῶμα: MV donnent toujours les formes en -ό-, tandis que A donne généralement les formes en -ω- (qui ont été systématiquement corrigées en -ο- par A³). Voici le tableau des formes pour notre traité: 204,23 πόμα A³ MV: πῶμα A; 206,4 πόμα AMV; 206,10 πόμασιν A³MV: πώμασι(ν) AΠ; 206,12 πόματι A: ποτῷ MV; 208,6 πόμασιν A³MV: πώμασιν A; 216,2 πόματα A³MV: πώματα A; 218,16 πόματι A³MV: πώματι A. J'ai donné dans le texte les formes en -ο- qui se rencontrent également dans la prose ionienne d'Hérodote. Toutefois les formes en -ω- se lisaient déjà au VIᵒ siècle dans le texte hippocratique; cf. en 206,10 l'accord de AΠ sur πώμασι(ν).

σμικρός / μικρός: En 202,6, les manuscrits donnent soit σμικρὰ A Gal.(LV), soit μικρὰ M^{corr}V. Etant donné l'accord de A et des lemmes

[1] Voir supra, p. 100.

[2] Galien, éd. Kühn XVII A 798 ἔνιοι δ' οὐ διὰ τοῦ κ γράφουσιν « ὁκόσῃσιν », ἀλλὰ διὰ τοῦ π τὴν δευτέραν συλλαβήν, καθάπερ ὁ Καπίτων οὐ τοῦτο μόνον, ἀλλὰ καὶ πάντα τὰ τοιαῦτα; voir J. Ilberg, Hippokratesausgaben . . ., p. 122.

[3] Voir supra, p. 120.

[4] Voir supra, p. 100, n. 2.

[5] Voir F. Bechtel, p. 87–89, et A. Thumb/A. Scherer, p. 262–263.

de Galien, je choisis σμικρὰ, forme qui du reste prévaut dans les manuscrits d'Hippocrate[1].

σύν / ξύν et συν- / ξυν-: Dans les manuscrits hippocratiques, les deux formes se côtoient avec le plus grand arbitraire. A a tendance à donner συν- (27 fois συν- contre 10 ξυν-), MV ξυν- (26 ou 27 ξυν- contre 11 ou 12 συν-); et pourtant, il arrive que A soit le seul manuscrit à donner ξυν-[2]. Voici le tableau des formes:

1. Pour la préposition: 202,4 σύν AMV.

2. Pour le préverbe: 170,11 συντελέοιτο M^{corr} (εοι in ras. M^2) V: συντελοῖτο A; 172,4 συμβαλλομένων Gal.(V): ξυμβ- AMV; 172,5 συνεβάλετο A: ξυνεβάλλετο MV; 172,10 συνίσταται A: ξυν-MV; 172,12 συνέστη A^3 (συνέστι A): ξυν- MV; 174,3 πᾶσιν A: ξύμπασιν MVΠ^s; 178,5 ξυμγεγονότων A: ξυγγ- MV; 178,5 ξυγγέγονε AMV; 178,6 ξυγγέγονε AMV; 186,3 συνέστηκεν A: ξυνέστηκέ MV; 186,4 συγγεγονότων Gal.(V): ξυγγ- AMV; 188,7 σύμπαν A: ξύμπαν MV; 188,8 συντείνοντα AMV; 188,9 συντείνειν AMV; 194,12 συμφέρονται A^4 (συμφέρωνται A) MV: ξυμ- M'; 194,18 συγκαμπάς M': συνκαμπάς A: ξυγκαμπάς MV; 196,2 συνκαμπάς A: ξυγκαμπάς MM'V; 196,13 συλλέγεσθαι AMV; 196,15 συλλέγεσθαι A: ξυλ- MM'V; 202,3 συνεστράφησαν MV: ξυνεστράφησαν A; 202,7 συνεξέρχεται A: συνέρχεται MV; 202,12 σύνοχος A: ξύν- MV; 202,13 σύνοχος A: ξύν- MV; 202,15 συντήκεται AMV; 204,2 σύνοχον A: ξύν- MV; 204,3 συνόχου A: ξυν- MV; 204,4 συνόχῳ A: ξυν- MV; 208,10 συμφέρει A: ξυμ- MV; 208,14 ξυμφέρει AMV; 214,3 συμμίξας MV: ξυμμ- A; 214,9 συμφέρει A: ξυμ- MV; 214,13 ξυμφέρει AMV; 216,8 post διαθερμαίνοιτο add. καὶ συνιστοῖτο MV; 216,12 συνθάλπειν Gal.(U) in text.: ξυνθάλπειν A: ξυνθάλπει MV; 216,17 συνθάλποιτο Gal.(UV) in text.: συνθάλποιτε A (συνθάλποιται A^{corr} [αι add. A^3 s. l.]): ξυνθάλποιτο MV; 218,8 συμφέρει AV: ξυμ- M; 218,16 συμφέρει A: ξυμ- MV; 220,8 συνετός A: δυνατός MV. Un tel arbitraire est peu vraisemblable. Comme les inscriptions ioniennes ne connaissent pas ξυν-[3], je généralise la forme συν- qui est majoritaire dans le manuscrit le plus conservateur. Il est possible que les Ioniens aient écrit ξυν- dans ξυνίημι; mais pour notre traité, nous n'en trouvons aucune trace, car les manuscrits hippocratiques sont d'accord pour donner ἀσυνεσίη et συνετός[4].

τέσσαρα / τέσσερα et τεσσαράκοντα / τεσσεράκοντα: Les manuscrits donnent les formes en -α- sauf une fois M qui donne une forme en -ε- (192,15 τέσσαρα AMV; 200,10 $\overline{Β}$ καὶ τε $\overline{μ}$ A: πεντεκαιτεσσαρακονθήμεροι MV; 202,11 τέσσαρα AMV; 204,17 τεσσεράκοντα M: τε $\overline{μ}$

[1] Cf. H. Kühlewein, Hippocratis opera . . ., t. I, p. CXVII.
[2] Voir 202,3 ξυνεστράφησαν et 214,3 ξυμμίξας.
[3] Cf. F. Bechtel, p. 241.
[4] Cf. index des mots du traité, s. v.

A: τεσσαράκοντα V). Bien que le vocalisme en -α- ne soit pas inconnu des inscriptions ioniennes les plus anciennes (cf. Bechtel, p. 156), je rétablis les formes en -ε- qui semblent prédominantes dans le dialecte ionien[1].

τοτέ / ποτέ: A présente toujours τοτέ (12 fois), MV tantôt τοτέ (8 fois M avant correction, 7 fois V: 184,18 τοτέ^{I} M: ποτέ M^{2}V; 186,5. 6 ter. 7 bis.8), tantôt ποτέ (6 fois M avant correction, 7 fois V: 166,5 bis.6; 184,18 τοτέ^{I} M: ποτέ M^{2}V; 184,18; 190,10 bis [v. l.]). Avec A, j'ai toujours donné τοτέ.

ψόαι / ψύαι: Le mot est employé deux fois dans le traité. A donne les formes en -ο-, MV les formes en -υ- (194,6 ψόας A: ψύας MV; 194,9 ψοῶν A: ψυῶν MV). Les formes en -υ- sont très probablement des réfections récentes de MV postérieures à la séparation de A/MV, car les formes en -ο- sont confirmées par la tradition indirecte (M′ et Gal.(LV))[2].

b) Morphologie

1. Flexion des noms, des pronoms et des adjectifs

α) Les thèmes en -ᾰ

J'ai uniformisé pour les féminins des adjectifs en -υς les formes en -έα, -έης, qui se rencontrent dans les manuscrits de la Collection les plus conservateurs[3].

β) Les thèmes en -ο

Les finales en -οισι dans les manuscrits sont nettement majoritaires. Toutefois les finales en -οις apparaissent plus fréquemment dans A que dans MV. Voici les endroits où se rencontrent les finales en -οις: Pour A: 166,10 τοῖς; 188,3 ἐκείνοις; 198,8 ὅσοις; 206,7 ὀλίγοις; 206,9 ὄψοις; 206,9 λαχάνοις; 206,12 τοῖς; 206,12 ὄψοις; 206,13 τούτοις; 206,15 τοῖς; 208,19 τοῖς; 210,8 τοῖς A^{3} (douteux, car τοισιτίοισιν de A peut être une haplologie pour τοῖσι σιτίοισιν); 210,10

[1] Pour la Collection hippocratique, le manuscrit ϑ a souvent conservé les formes en -ε-.

[2] Les manuscrits d'Aristote donnent en 194,6 ψοιὰς PD^{a}: ψυὰς C^{a} et en 194,9 ψοιὰς PD^{a}A^{a2}: ψυὰς C^{a}.

[3] Ainsi dans notre traité, quand il y a divergence entre les manuscrits, les formes en -έη (hyperionisme pour -έα) sont dans A; cf. 218,2 ὀξέη A: ὀξείη MV; 196,5 παχέαι A: παχεῖαι M′: παχύταται MV. Toutefois noter en 196,8 παχειῶν AMV; 202,2 παχείῃ AMV. Pour d'autres traités de la Collection, voir H. Kühlewein, Hippocratis opera . . ., t. I, p. LXXXVI, n. 1.

σησάμοις; 210,11 τοῖς[II]; 210,15 κείνοις; 212,9 ὑγροτέροις; 214,8 ὅσοις; 214,8 ὅσοις.

Pour M 208,6 τοῖς, sed corr. M² in τοῖσι; 212,6 τοῖς. Pour V 212,6 τοῖς; 216,6 τούτοις. Faut-il généraliser les finales en -οισι, ou conserver les désinences en -οις les rares fois où elles sont attestées dans le meilleur manuscrit? H. Kühlewein[1] pense que les formes en -οις dans A ne sont pas employées au hasard, mais qu'elles obéissent pour ainsi dire à une loi: elles se rencontrent devant voyelle, et O. Villaret[2] estime que ces remarques de H. Kühlewein se vérifient dans notre traité. J'admets volontiers que, dans la majorité des cas, la finale -οις se trouve devant voyelle (13 fois sur 17), mais il est hasardé de parler de loi; on ne pourrait parler de loi que si, dans les cas où la finale -οις / -οισι est suivie d'une voyelle, on observait une majorité de -οις, ce qui n'est pas le cas. Que dire d'une séquence telle que τοῖσι ἄλλοισι τοῖς τοιουτοτρόποισι donnée par A et acceptée par Villaret? Une telle fantaisie ne se rencontre pas dans les inscriptions. Comme, dans notre traité, il n'y a pas un seul endroit où la finale -οις soit donnée par l'ensemble des manuscrits hippocratiques[3], je préfère généraliser la finale -οισι. Toutefois, je choisis en 176,10 τοῖσδε avec AM^ras V et non τοῖσιδε avec M. En ionien, deux formes sont attestées: τοῖσδε et τοῖσδεσι; τοῖσιδε semble un hyperionisme; voir F. Bechtel, p. 167.

Cas particuliers: 1. Souvent dans MV, rarement dans A, nous trouvons pour les pronoms des masculins et des neutres en -έου, -έῳ, -έους, -έων, -έοισι, et des féminins en -έη, -έης, -έῃ. Ces formes qui ne se rencontrent pas dans les inscriptions sont des hyperionismes et doivent être proscrites. Voici les endroits où apparaissent ces hyperionismes:

MV: 164,4 αὐτέης M: αὐτέη V; 164,4 τουτέῳ; 166,1 αὐτέῃ; 166,3 αὐτέοισιν; 166,4 αὐτέων; 166,11 αὐτέων; 166,12 τουτέων; 166,13 αὐτέων; 166,15 αὐτέων; 168,3 τουτέων; 168,9 αὐτέων; 172,10 αὐτέων; 172,11 τουτέων; 174,2 τουτέων; 174,4 τουτέων; 174,6 τουτέων; 176,1 τουτέων; 176,2 αὐτέων; 176,10 αὐτέων; 176,11 ἑωυτέου; 178,5 τουτέων; 178,13 αὐτέων; 178,15 αὐτέῃ; 178,17 τουτέοισι; 180,9 αὐτέῳ; 180,13 τουτέου; 180,14 ἑωυτέῳ; 182,6 τουτέων; 182,18 αὐτέων; 184,2 αὐτέοισι; 184,5 αὐτέου; 184,10 αὐτέου; 184,18 ἑωυτέων; 186,1 τουτέων M² (τουτέωι M) V; 186,3 αὐτέης; 186,4 τουτέων; 186,9 αὐτέῳ; 186,13 τουτέων; 186,15 αὐτέων; 186,18 τουτέων; 188,1 τουτέων; 188,14 τουτέῳ; 188,14 αὐτέῳ; 190,1 αὐτέης; 190,7 αὐτέων; 192,16 αὐτέων; 196,10 τουτέους;

[1] H. Kühlewein, Hippocratis opera . . ., t. I, p. LXXXI–LXXXII.

[2] O. Villaret, p. 11.

[3] Quand A présente -οις, MV présentent -οισι et vice versa.

198,4 τουτέοισι; 198,5 αὐτέου; 198,5 τουτέους; 198,22 τουτέου; 200,5 τουτέον; 200,15 αὐτέων; 202,1 τουτέοισι; 202,5 τουτέοισι; 202,9 τουτέων; 202,12 αὐτέοισίν; 204,11 αὐτέοισιν; 206,13 τουτέοισιν; 212,8 τουτέων; 212,13 τοιουτέων; 214,12 τουτέοισι; 214,12 τουτέου; 218,6 αὐτέοισιν; 218,7 αὐτέοισιν; 218,19 τοιουτέων. Pour M, on ajoutera 164,9 αὐτέῃ; 170,8 αὐτέου; 178,2 αὐτέῳ; 208,11 τουτέων.

A: 164,4 τουτέῳ A^3 (τοῦτο A): τούτῳ Ermerins; 172,11 τουτέων A^3, sed τούτων A; 180,9 αὐτέῳ; 180,13 τουτέου; 184,10 αὐτέου; 186,4 τουτέων; 186,13 τουτέων; 202,1 τουτέοισι; 202,9 τουτέων A^1 (τουτέως A).

2. πολλός, πολλή, πολλόν. Le thème πολλό- a supplanté en ionien le thème πολύ-[1]. Dans notre traité, les manuscrits hippocratiques sont d'accord pour donner quatre fois la forme ionienne[2]; pour les six autres cas, ils présentent soit πουλύ(ν)[3], soit πολλύ[4], soit πολύ(ν)[5]. La forme πουλύ, qui ne se rencontre que dans MV, est inacceptable; il s'agit très probablement d'une réfection récente. La forme aberrante πολλύ recouvre vraisemblablement un πολλόν primitif; quant à la forme πολύ, il est probable qu'elle a remplacé, dans certains cas du moins, la forme ionienne. Ainsi en 214,5, en face de πολλόν donné par AMV, les manuscrits Gal.(LUV) présentent dans les lemmes πολύ, mais dans le commentaire πολλόν. Dans les lemmes, qui ont été lus et corrigés plus que le texte, la forme ionienne a été remplacée par une forme attique. Il n'est pas impossible que cette évolution se soit produite à une époque plus reculée dans la tradition hippocratique elle-même. En accord avec F. Bechtel[6], je généralise le thème πολλό-.

γ) Les thèmes en -ι

Pour le génitif singulier, le nominatif et l'accusatif pluriels, en face des formes en -ιος données régulièrement par AM, le manuscrit V présente des formes en -ηος, -ηες et -ηας; ce sont là des réfections récentes postérieures à la séparation de MV; ces formes n'ont donc aucune valeur pour l'édition.

δ) ἔαρ, ἦρος

Les manuscrits, pour notre traité, sont d'accord pour donner ἦρος (182,15 [falso ἠέρος A]; 184,1; 186,11.16.18; 206,7), mais divergent sur ἔαρ toujours donné par A et ἦρ présenté la plupart du temps par MV (186,6 ἔαρ A: ἦρ MV; 206,3 ἔαρ AMV; 206,16 ἔαρ

1 Voir F. Bechtel, p. 122–123.
2 Voir 198,1.2.8 (πολλὸν^{II}); 214,5.
3 Voir supra, p. 138.
4 Donné par A en 198,8 (πολλὸν^{I}).
5 Ainsi A en 170,13; 198,15.17; 214,15; 220,5; ainsi V en 214,15 et 220,5.
6 F. Bechtel, p. 123.

A: ἦρ M²V). Dans le reste de la Collection, la position des manuscrits est analogue. Les manuscrits donnent avec une grande constance ἦρος, ἦρι, mais se séparent entre ἔαρ et ἦρ[1]. Je lis avec A ἔαρ / ἦρος; peut-être serait-il préférable de restituer les formes non contractes ἔαρος, ἔαρι qui sont attendues en ionien[2].

ε) οὖς, ὠτός

Si en 220,4 tous les manuscrits donnent ὦτα, il y a divergence en 194,5 entre ὦτα AM′ et οὔατα MV Gal.(LV). Les formes en ὠτ-, quand il y a divergence entre les manuscrits de la Collection, sont régulièrement données, comme ici, par les manuscrits conservateurs. Les formes en οὐατ-, que l'on pourrait à la rigueur interpréter comme des homérismes, semblent donc être des innovations de copiste.

ζ) Comparatif ἡσυχέστερον / -χαίτερον

On observe dans le dialecte ionien une extension notable du suffixe de comparatif -έστερον[3]; je choisis donc, en 210,3 et en 212,18 au lieu de ἡσυχαίτερον (donné par AV en 210,3 et par AMV en 212,18), ἡσυχέστερον donné par les manuscrits de Galien peu susceptibles d'hyperionismes. Comparer Pronostic, c. 17, Littré II, 154,14 ἡσυχέστερον V Gal. Kühlewein Alexanderson: ἡσυχέτερον M: ἡσυχαίτερον I Littré.

2. Les formes verbales

α) En ionien, la tendance des verbes en -μι à passer à la conjugaison thématique est bien connue. Il est notable que, dans le cas de divergences entre les manuscrits sur les formes des verbes en -μι, le manuscrit le plus conservateur A donne les formes thématiques:

δείκνυμι: 168,10 δεικνύειν A³ (δικνύει A) Gal.E²(codd.): δεικνύναι MV Gal.(LV) Gal.E¹(codd.). Dans la Collection, le passage de δείκνυμι à la conjugaison thématique est bien attesté, même si les formes thématiques ne sont pas majoritaires[4]. Certes, à ma connaissance, δεικνύειν n'est pas conservé ailleurs en ionien; selon E. Schwyzer[5],

[1] Il est notable que A présente toujours la forme ἔαρ; Θ en revanche donne presque toujours ἦρ.

[2] Cf. F. Bechtel, p. 54.

[3] Cf. F. Bechtel, p. 105–106.

[4] Cf. Fractures, c. 10, Littré III, 452,7 δεικνυόντων; Ep. VII, c. 84, Littré V, 440,21 ἐδείκνυεν; Régime, c. 32, Littré VI, 506,15 ἀποδεικνύει; c. 65, ibid., 582,10 ἀποδεικνύει; Art, c. 13, ibid., 26,10 ἐπιδεικνύουσι; Prorrhétique II, c. 23, Littré IX, 52,12 ἀποδεικνύουσι.

[5] Cf. E. Schwyzer I, p. 698–699.

δεικνύειν serait de l'attique récent; mais je ne peux considérer ici la leçon de A comme un atticisme, d'une part à cause du caractère conservateur de A, d'autre part et surtout à cause de l'accord de A et de Gal.E^2(codd.)[1].

δίδωμι: 176,12 et 178,1 διδοῖς A: διδῷς MV. Aucun éditeur n'a retenu la leçon de A; pourtant il s'agit d'un subjonctif ionien; voir commentaire p. 261.

196,9 διαδιδοῦσιν A: διαδιδόασι(ν) MM': διδόασιν M^{ras} V Gal. (LV). Je donne ici cet exemple, bien que seule l'accentuation soit celle des verbes contractes.

ἐξανίημι: 182,16 ἐξανίει MV Gal.(LV) (ἐξανείει A). Comme il s'agit d'un présent contracte et non d'un imparfait, il convient de rétablir ἐξανιεῖ.

β) Enfin, pour le verbe εἰμί, le manuscrit A est exempt des hyperionismes ou des atticismes de M ou de V. Ainsi on trouve en **198,14 ἐνῇ** recte A: ἐνέῃ M^{corr}V (hyperionisme): ἔνι M; en 188,2 ἐοῦσαν recte AV: οὖσαν M (atticisme).

Voici le tableau des variantes purement dialectales[2] des manuscrits AMV qui ne figurent pas dans l'apparat critique:

p. 164 2 Tit. φύσιος A: φύσεως MV 3 φύσιος AM: φύσηος V 4 ὅσον A: ὁκόσον MV αὐτῆς A: αὐτέης M τούτῳ Ermerins: τουτέῳ A^{3}MV 6 οὔτε^{IV} A: οὔτ' MV 7 ἐστιν AM^{3}V: ἐστι M 9 αὐτῇ AV: αὐτέῃ M χρέωνται scripsi: χρέονται A^4 (χρῶνται A) MV 11 τοῦτο A: τοῦτ' MV 12 ὀνόματα V: οὐνόματα AM ὁμολογέουσιν A: -σι MV αὐτῶν A: αὐτέων MV τοῦτο A: τοῦτ' MV **p. 166** 1 προσχρέωνται scripsi: προσχρέονται A^4 (προσχρῶνται A) MV δὲ^{I} A: δ' MV 3 αὐτοῖσιν A: αὐτέοισιν MV ἀντιλέγουσιν A: -σι MV 4 αὐτῶν A: αὐτέων MV ἀκροατέων MV: ἀκροατῶν A 5 τοτὲ^{I} A: ποτὲ MV ἐπικρατεῖ Gal.(L): ἐπικρατέῃ A: ἐπικρατέει MV τοτὲ^{II} A: ποτὲ MV 6 δὲ^{I} A: δ' MV τοτὲ A: ποτὲ MV δὲ^{II} A: δ' MV 8 ἐπικρατέοντα A: ἐπικρατοῦντα M: ἐπικρατεῦντα V ἐόντα AM^{corr} V, sed ἐ- in ras. M^2 10 τοῖσιν MV: τοῖς A ὀνόμασι AV: -σιν M 12 τούτων A: τουτέων MV ἀρκεῖ MV: ἀρκέει A 13 δὲ αὐτῶν A: δ' αὐτέων MV 14 ποιέονται A: ποιεῦνται MV **p. 168** 2 δὲ A: δ' MV δοκεῖ Jones: δοκέει codd. 3 τούτων A: τουτέων MV 4 οὐδέποτ' AM: οὐδέποτε V ἤλγει scripsi: ἤλγεεν MV: ἄλγεεν A 6 ἐστιν AM^{3}V: ἐστι M 7 ὅταν A: ὁκόταν MV 8 νούσους MV: νόσους A 10 μοῦνον MV: μόνον A δεικνύειν A^3 (δικνύει A): δεικνύναι MV **p. 170** 6 ἀποφανέω Gal.(LV): ἀποφανῶ AMV 10 ἐόντα AM: ὄντα V 11 συντελέοιτο M^{corr} (-έοι- in ras. M^2) V: συντελοῖτο A 13 πολλὸν scripsi: πολὺ A: πουλὺ MV **p. 172** 1 κρήσιος A: κράσιος M^2 (κρίσιος M): κράσηος V 2 φύσιος AM: φύσηος V 4 συμβαλλομένων Gal.(V): ξυμβ- AMV 10 συνίσταταί A: ξυν- MV αὐτῶν A: αὐτέων MV 11 τούτων A: τουτέων A^{3}MV 12 ἀπεχώρησε AV: -σεν M 14 ταῦτά A:

[1] Pour l'accord de A et de Gal.E(codd.), voir supra, p. 107 sqq.

[2] Ce tableau contient également les variantes dues aux élisions et aux -ν éphelcystiques.

ταῦτ' MV ἐστιν A^3MV: ἐστι A 15 ἀλγεῖ Jones: ἀλγέει $AMV\Pi^8$ ὅταν A: ὁκόταν $MV\Pi^8$ **p. 174** 1 δυνάμιος AM: δυνάμηος V: δυναμεως Π^8 2 ἀλγεῖ Jones: ἀλγέει $AMV\Pi^8$ δ' $AM\Pi^{8(?)}$: δὲ M^2V ὅταν A: ὁκόταν MV et fort. Π^8 τούτων A: τουτέων MV et fort. Π^8 πλέον Gal.(LV): πλεῖον $AMV\Pi^8$ 3 ὅταν A: ὁκόταν MV 4 τούτων A: τουτέων MV 6 ὅταν AM^{ras} V: ὁκόταν probabiliter M τούτων A: τουτέων MV 7 πλέον A: πλεῖον MV 8 ἔσω Littré: εἴσω AMV 12 δὲ A: δ' MV **p. 176** 1 τούτων A: τουτέων MV 2 ὀνόματα Gal. (LV): οὐνόματα AMV αὐτῶν A: αὐτέων MV ὄνομα A: οὔνομα MV 4 οὐδὲν A: οὐθὲν MV 6 ὁμοῖα scripsi: ὅμοια AMV ὁμοῖα scripsi: ὅμοια AMV 7 δοκεῖ A: δοκέει MV 10 τοῖσδε $AM^{ras}V$: τοῖσιδε M ἐστίν A^3MV: ἐστί A 11 ἑωυτοῦ A: ἑωυτέου MV 12 ἐμεῖταί A: ἐμέεταί MV 13 ἐμεῖταί A: ἐμέεταί MV **p. 178** 2 αὐτῷ AV: αὐτέῳ M 4 μέχρι A: μέχρις A^3MV 5 τούτων A: τουτέων MV συγγεγονότων Jones: ξυμγ- A: ξυγγ- MV συγγέγονε Jones: ξυγγ- AMV 6 συγγέγονε Jones: ξυγγ- AMV ἐστιν AM^3V: ἐστι M 9 ὅσα A: ὁκόσα MV 10 δοκεῦσί A: δοκέουσί MV 11 ὁρῶντες A: ὁρέοντες MV 12 ὑπερκαθάρσεσιν AM: -σι V 13 αὐτῶν A: -τέων MV 15 αὐτῇ Gal.(LV): αὐτέῃ MV χρέωνται M: χρέονται A^3 (χρῶνται A) V ὁρῶντες A: ὁρέοντες MV 17 τούτοισι A: τουτέοισι MV χρέωνται M: χρῶνται A: χρέονται V **p. 180** 1 οὐδείς A: οὐθείς MV 2 ἀπέθανεν AM: -νε V ὁπόταν A: ὁκόταν MV 3 ἐμεῖ Jones: ἐμέει AMV 4 τούτοισι A: τούτοισιν A^4 ἐμέουσιν A: -σι MV 6 ἐμέουσιν AM^3V: -σι M 7 ἀποθνήσκουσιν A: -σι MV 8 ὅταν A: ὁκόταν MV ἐσέλθῃ AM: εἰσέλθῃ V 9 αὐτῷ Gal.(LV): αὐτέῳ AMV 11 ὁπόταν A: ὁκόταν MV 13 τούτου Gal.(V): τουτέου AMV 14 δὲ A: δ' M^2V 15 ποιεῖ Gal. (LV): ποιέει A ὅσα A: ὁκόσα MV **p. 182** 1 ῥεῖ A: ῥέει MV 6 ἐστιν A: ἐστι MV 7 θέλοις A: ἐθέλοις MV 9 ὅσα A: ὁκόσα MV 11 φύσιος AM: φύσηος V δὲ AV: δ' M 13 πτύουσιν A: -σι MV 17 δὲ A: δ' MV **p. 184** 2 ῥινῶν AV: ῥινέων M ῥεῖ AM: ῥέει V αὐτοῖσι A: αὐτέοισι MV 3 αἴρεται A: ἀείρεται MV 5 αὐτοῦ A: αὐτέου MV ἐστί A: ἐστίν MV 7 ἐμέουσι AV: -σιν M 10 αὐτοῦ Gal.(L): αὐτέου AMV 11 δὲ A: δ' MV 12 ἐστιν A: ἐστι MV 14 ὅταν Gal.(LV): ὁκόταν AMV δὲ A: δ' MV 18 τοτὲ AM: ποτὲ M^2V τοτὲ A: ποτὲ MV δὲ A: δ' MV **p. 186** 2 πάντα A: πάντ' MV 3 αὐτῆς A: αὐτέης MV συνέστηκέ Gal.(L): συνέστηκέν A: ξυνέστηκέ MV 4 τούτων Gal.(LV): τουτέων AMV συγγεγονότων Gal.(V): ξυγγ- AMV 6 ἔαρ A: ἦρ MV 9 θέλοις AV: ἐθέλοις M αὐτῷ A: αὐτέῳ MV 13 τούτων Gal.(LV): τουτέων AMV ὅσα A: ὁκόσα MV 14 ὅσα A: ὁκόσα MV 15 ὅσα A: ὁκόσα MV 16 αὖτις A: αὖθις MV ὅσα A: ὁκόσα MV 17 ὅσα A: ὁκόσα MV 18 τούτων A: τουτέων MV **p. 188** 1 τούτων A: τουτέων MV 2 ἐοῦσαν AV: οὖσαν M 3 ἐκείνοισιν MV: ἐκείνοις A ὅσα A: ὁκόσα MV 4 ἴᾶται A: ἰῆται MV ὅσα A: ὁκόσα MV κενώσιος AM: κενώσηος V 5 ἴᾶται A: ἰῆται MV ὅσα A: ὁκόσα MV ἰᾶται A: ἰῆται MV ὅσα δὲ A: ὁκόσα δ' MV 6 ἰᾶται A: ἰῆται MV 7 σύμπαν A: ξύμπαν MV 10 δοκεῖ Jones: δοκέει codd. νοῦσοι AM: νόσοι V 12 ποιεῖσθαι Gal. (LV): ποιέεσθαι AMV ὅταν A: ὁκόταν MV 14 τούτῳ A: τουτέῳ MV ἐστιν A: ἐστι MV αὐτῷ A: αὐτέῳ MV 15 χρεώμεθα M: χρώμεθα A: χρεόμεθα V ἔστιν A: ἔστι MV 16 ἡμέων A: ἡμῶν MV 19 σιτεομένων Gal.(L): σιτευμένων A ταλαιπωρεόντων A: ταλαιπωρεύντων MV 20 ὅταν A: ὁκόταν MV **p. 190** 1 διαιτώμενοι A: διαιτεύμενοι MV αὐτῆς A: αὐτέης MV 2 ὅταν δὲ A: ὁκόταν δ' MV 4 ποιεῖσθαι Gal.(LV): ποιέεσθαι AMV 7 αὐτῶν A:

αὐτέων MV 9 ποιεῖσθαι Gal.(V): ποιέεσθαι AMV 11 ἡλικιῶν A: ἡλικιέων MV 12 ὅταν A: ὁκόταν MV 14 τοῦτ' A: τοῦτο MV ἐστιν[II] A: ἐστι MV 15 παραινέσιας AM: παραινέσηας V 16 ποιεῖσθαι Gal.(V): ποιέεσθαι AMV ἀνθρώποισιν A: -σι MV 17 ὁρᾶν A[4]: ὁρῆν MV ὅπως A: ὅκως MV 19 χρῆσθαι A: χρέεσθαι MV **p. 192** 2 χρῆσθαι A: χρέεσθαι MV 4 ὅπως AV: ὅκως M προμηθεῖσθαι Gal.(LV): προμηθέεσθαι AMV 8 ὅσα A: ὁκόσα MV 10 ἔνθ' A: ἔνθα MV πονεομένου M: πονευμένου AV 11 πονεῖσθαι Jones: πονέεσθαι AM[2]V 12 ὅσα A: ὁκόσα M 15 πεφύκασι AMV: -σιν M′ τέσσερα scripsi: τέσσαρα codd. 16 αὐτῶν A: αὐτέων MV M′ **p. 194** 1 ἀφικνεῖται Gal.(V): ἀφικνέεται AM M′: ἀπικνέεται M[2] (add. π s. φ) V 3 τοῖσιν AMV: τοῖς M′ ἰγνύων MV M′: ἰγνυέων A 4 ποιεῖσθαι Gal.(V): ποιέεσθαι AMV M′ 5 ὦτα A M′: οὔατα MV 6 ἔσωθεν A M′: εἴσωθεν MV φέρουσιν A: -σι MV M′ ψόας A M′: ψύας MV 7 ἰγνύων MV M′: ἰγνυέων A ἔσωθεν A M′: εἴσωθεν MV 8 ἔσωθεν A M′: εἴσωθεν MV 9 ποιεῖσθαι Gal.(V): ποιέεσθαι AMV M′ ψοῶν A M′: ψυῶν MV 10 ἰγνύων MV M′: ἰγνυέων A ἔσωθεν A M′: εἴσωθεν M[2] s. l. V 12 συμφέρονται A[4] (συμφέρωνται A) MV: ξυμ- M′ πλεύμονα AM M′: πνεύμονα V 14 δὲ A: δ' MV M′ πλεύμονος AM M′: πνεύμονος V 15 δὲ A M′: δ' MV 18 συγκαμπάς M′: συνκαμπάς A: ξυγκαμπάς MV **p. 196** 2 συγκαμπάς edd.: συνκαμπάς A: ξυγκαμπάς MV M′ 3 πλευρέων AMV: πλευρῶν M′ 4 ἀφικνεῖται Gal.(V): ἀφικνέεται AMV M′ 5 παχέαι A: παχεῖαι M′ 8 παχέων Gal.(LV): παχειῶν AMV M′ 9 ἔσω Gal. (V): εἴσω AMV M′ ἐς MV M′: εἰς A διαδιδοῦσιν A: διαδιδόασιν M: διαδιδόασι M′ ἔσωθεν M′: εἴσωθεν AMV 10 ἔσω M′: εἴσω AMV ποιεῖσθαι Gal.(LV): ποιέεσθαι AMV M′ τούτους A M′: τουτέους MV 12 ἔνθ' A: ἔνθα MV M′ 13 οὕτω AV M′: οὕτως M 15 συλλέγεσθαι A: ξυλ- MV M′ **p. 198** 1 ὅσοι A: ὁκόσοι MV 2 ἐοῦσι AV: -σιν M ὅσοισι scripsi: ὅσοις A: ὁκόσοισι MV 4 τριήκοντα MV: λ̄ A τούτοισι A: τουτέοισι MV 5 αὐτοῦ A: αὐτέου MV τούτους A: τουτέους MV 7 δὲ A: δ' MV μαλθακῇ V: μαλλακῇ A: μαλθακὶ M 8 πολλὸν[I] scripsi: πολλὺ A: πουλὺ MV 9 ὁμολογεῖν Gal.(LV): ὁμολογέειν AM in mg. V 10 ὅταν A: ὁκόταν MV 12 ῥεῖ A: ῥέει M 14 ἐνῇ A: ἐνέῃ M[2]V 15 πολλὸν scripsi: πολὺν A: πουλὺν MV 16 καθάρσιος AM: -σηος V 17 πολλὸν scripsi: πολὺν A: πουλὺν MV 21 καλεῖται A: καλέεται M 22 τούτου A: τουτέου MV ἀνδράσι A: -σιν A[3]MV **p. 200** 3 δὲ A: δ' MV 4 ὅταν A: ὁκόταν MV δὲ A: δ' MV 5 τοῦτον A: τουτέον MV 6 ὅσον A: ὁκόσον MV 8 ὑγιεῖς scripsi: ὑγιέες codd. 9 οὕτω A: οὕτως MV 10 τεσσεράκοντα scripsi: τε μ̄ A 13 ὅσα A: ὁκόσα MV προφάσιες AM: -σηες V 14 δὲ A: δ' MV ἐστιν A: ἐστι MV δὲ A: δ' MV 15 ποιεῖσθαι Gal.(LV): ποιέεσθαι AMV αὐτῶν Gal.(V): αὐτέων MV **p. 202** 1 τούτοισι Ermerins: τουτέοισι AMV 2 παχέῃ scripsi: παχείῃ codd. 3 συνεστράφησαν MV: ξυν- A 5 τούτοισι A: τουτέοισι MV 6 σμικρὰ A: μικρὰ M[corr] (ι in ras. M[2]) V 7 δὲ A: δ' MV 8 ὅσοισι A: ὁκόσοισι MV οἷον A: ὁκοῖον MV 9 δὲ A: δ' M 11 τέσσερα scripsi: τέσσαρα AMV ὀδύνησιν A: -σι MV 12 ὀνόματα A: οὐνόματα MV αὐτοῖσί A: αὐτοῖσίν A[3]: αὐτέοισίν MV ἐστιν A: ἐστι MV σύνοχος A: ξύν- MV 13 σύνοχος A: ξύν- MV 14 κρίσιας AM: κρίσηας V ποιεῖται Gal.(LV): ποιέεται AMV **p. 204** 1 δὲ A: δ' MV 2 σύνοχον A: ξύν- MV ἀπαλλάσσεται MV: ἀπαλλάττεται A 3 συνόχου A: ξυν- MV ὅσῳ A: ὁκόσῳ MV 4 συνόχῳ A: ξυν- MV 6 ὅσῳ A: ὁκόσῳ MV 9 δὲ A: δ' MV ὅσῳ A: ὁκόσῳ MV 11 πλέον Gal.(LV): πλεῖον A[4] (πλείων A) MV μετέχουσι

AMV: μετεχουσιν Π αὐτοῖσιν A: αὐτέοισιν MV 14 ποιεῖται Jones: ποιέεται AMV 15 μετέχουσιν A: -σι MV 17 εἴκοσιν M[3]: -σι M τεσσεράκοντα M: τε μ̄ A: τεσσαράκοντα V 19 ὅσοι in ras. A[4]: ὁκόσοι MV 23 δὲ[I] A: δ' MV πόμα A[3]MV: πῶμα A p. 206 2 δὲ A: δ' MV 3 ὅταν AM: ὁκόταν M[corr] (-κό- M[2] s. l.) V 4 ποιεῖσθαι Gal.(LUV): ποιέεσθαι A 5 μαλθακωτέροισι A: μαλακωτέροισι MV χρῆσθαι Gal.(LUV): χρέεσθαι MV 7 ποιεῖσθαι Gal.(LUV): ποιέεσθαι AMV λαχάνοισιν A: -σι MV ὀλίγοισιν MV: ὀλίγοις A 8 ὅπως A: ὅκως MV μαλθακοῖσι A: μαλακοῖσι Π 9 χρεώμενος scripsi: χρώμενος AV: χρεόμενος M ὄψοισιν MV: ὄψοις A λαχάνοισιν Gal.(LV): λαχάνοις A: λαχάνοισι MV 10 πόμασιν A[3]MV: πώμασι A: πωμασιν Π ὑδαρεστάτοισι AV: -σιν M 11 χρεωμένῳ scripsi: χρωμένῳ A: χρεομένῳ MV 12 μαλθακῇ A: μαλακῇ MV τοῖσιν ὄψοισιν MV: τοῖς ὄψοις A 13 χρῆσθαι AΠ: χρέεσθαι MV τούτοισιν Jones: τούτοις A: τουτέοισιν MV ὅπως A: ὅκως MV 14 μαλθακὸν M[2]VΠ: μαλακὸν AM 15 τοῖσιν MV: τοῖς A p. 208 3 ἐς A: εἰς MV 5 ὅπως A: ὅκως MV 6 τοῖσί AM[2]V: τοῖς M πόμασιν A[3]MV: πώμασιν A σιτίοισι AM: -σιν A[3]M[3]V 7 ξηροτάτοισι A: -σιν A[3]MV 9 μαλθακοῖσι V: μαλακοῖσι AM (sed -θα- add. M[2] in mg.) 10 συμφέρει A: ξυμ- MV 11 χρῆσθαι AM: χρέεσθαι V τούτων AV: τουτέων M 14 συμφέρει Jones: ξυμ- AMV μαλθακωτέροισι AM[corr] (θ add. M[2] s. l.) V: μαλακωτέροισι M 15 χρῆσθαι A: χρέεσθαι MV διαιτήμασι A: -σιν A[3]MV 19 ποιεῖσθαι Gal.(U): ποιέεσθαι AMV τοῖσι MV: τοῖς A p. 210 1 ὁδοιπορεῖν Jones: ὁδοιπορέειν AMV 2 ὁδοιπορῇ Jones: ὁδοιπορέῃ M[corr] (η in ras. M[2], post η ras. 2 litt.) V 3 ὁδοιπορεῖν Gal.(LUV): ὁδοιπορέειν A[3] (-ρέην A) MV 8 ποιεῖσθαι Gal.(LUV): ποιέεσθαι AMV τοῖσι σιτίοισιν MV: τοῖς σιτίοισιν A[3] (τοισιτίοισιν A) 9 ἐπιχειρεῖν Gal.(LUV): ἐπιχειρέειν MV 10 σησάμοισιν MV: σησάμοις A 11 τοῖσι[I] A: -σιν A[3]MV τοῖσι[II] MV: τοῖς A δὲ A: δ' MV 12 μονοσιτεῖν Jones: -τέειν AMV ἀλουτεῖν Jones: -τέειν AMV 13 σκληροκοιτεῖν Jones: -τέειν MV 14 παχεῖς scripsi: παχέες AMV ποιεῖν A: ποιέειν MV 15 κείνοισι MV: κείνοις A μηδεμίαν Gal.(LUV): μὴ δὲ μίην AMV ποιεῖσθαι Gal.(U): ποιέεσθαι AMV p. 212 1 δὲ A: δ' MV 2 χρῆσθαι A: χρέεσθαι MV ἐμεῖν Jones: ἐμέειν AMV 5 χρῆσθαι A: χρέεσθαι MV 6 τοῖσι A: τοῖς MV 8 τούτων A[3]: τουτέων MV 9 ὑγροτέροισιν MV: -τέροις A 13 τοιούτων A: τοιουτέων MV 14 ποιεῖσθαι Gal. (LUV): ποιέεσθαι AMV 15 παχεῖς Gal.(LUV): παχέες AMV ἐμεύντων scripsi: ἐμούντων codd.: ἐμεόντων edd. 16 τάχεος Gal.(V): τάχους MV 18 ἡσυχέστερον Gal.(LUV): -χαίτερον AMV 19 δὲ[I] A: δ' MV 20 ποιείσθωσαν A: ποιεέσθωσαν MV p. 214 2 ἀλλ' A: ἀλλὰ MV 3 συμμίξας MV: ξυμ- A 6 εἴωθεν AM: εἴωθε V ἐξεμεῖν Jones: ἐξεμέειν AMV ποιεῖσθαι Gal.(LUV): ποιέεσθαι AMV 7 ἡμέρῃσιν A: -σι MV 8 ὅσοισι scripsi: ὅσοις A: ὁκόσοισι M: ὁκόσοισιν V ἀνεμεῖν Gal.(LUV): -μέειν AV ὅσοισιν Jones: ὅσοις A: ὁκόσοισιν MV 9 συμφέρει A: ξυμ- MV 10 χρῆσθαι A: χρέεσθαι MV 12 τούτοισι A: τουτέοισι MV τούτου A: τουτέου MV 13 συμφέρει ποιεῖν Jones: ξυμφέρει ποιέειν AMV 15 πολλὸν scripsi: πολὺν AV: πουλὺν M 16 παντάπασι AV: -σιν M 17 ποιεῖν Jones: ποιέειν AMV ὅπως A: ὅκως MV 18 μέζονα scripsi: μείζονα A[3] (μίζονα A) MV p. 216 2 μαλθακότητα MV: μαλακότητα A πόματα A[3]MV: πώματα A 3 ὑστέρας MV: -ρέας A 5 περιπατεῖν A: -τέειν MV 6 ὅσοι A: ὁκόσοι MV 7 ὅσοι A: ὁκόσοι MV δ' MV: δὲ A κοπιῶσιν A: -σι MV 9 ὁπόσους A: ὁκόσους MV 10 τούτοισί A: τουτέοισι MV 11 ἀφαιρεῖν Gal.(UV): -ρέειν AMV τοῖσιν AV: -σι M 12 ἡμίσεσιν A: -σι MV χρῆσθαι A: χρέεσθαι MV συνθάλπειν Gal.(U) in text.: ξυν- A 15 χρήσθωσαν A: χρεέσθωσαν MV 16 μονοσιτεῖν Gal.(U): -τέειν AMV 17 συνθάλποιτο Gal.(UV): ξυν- MV 19 ὅταν A: ὁκόταν MV κρεηφαγεῖν Gal.(UV): -γέειν AMV φύσιος AM: φύσηος V p. 218 2 ἔστιν A: ἔστι MV ὀξέα Villaret: ὀξέη A: ὀξείη MV 6 αὐτοῖσιν A: αὐτέοισιν MV ὅσοι A: ὁκόσοι MV 7 αὐτοῖσιν A: αὐτέοισιν MV 8 συμφέρει AV: ξυμ- M 10 χρῆσθαι A: χρέεσθαι MV 12 ὅσους A: ὁκόσους MV 13 λαμβάνουσιν A: -σι MV ταλαιπωριῶν A: -ριέων M 14 ἀφαιρεῖν Gal.(U): -ρέειν AMV 16 συμφέρει A: ξυμ- MV πόματι A[3]MV: πώματι A 17 χρῆσθαι A: χρέεσθαι MV 19 πληρούμεναι Gal.(UV): πληρεύμεναι AMV τοιούτων A: -τέων MV p. 220 1 νάρκη AMV M[m]: νάρκα ϑ 2 οὐρεῖ Jones: οὐρέει AMV ϑ M[m] ὅσα A: ὁκόσα MV 4 ἀπαλλάσσεται AM[2]V ϑ: ἀπαλλάττεται M[m] 5 οὐρεῖ Jones: οὐρέει AMV ϑ M[m] 7 ἐσορῶντι A ϑ M[m]: ἐσορέοντι MV 9 τοῖσιν AV ϑ: τοῖσι MM[a] ἀνθρώποισιν A: -σι MV ϑ M[a] ἔστιν AMV ϑ: -τι M[a] ὑγιείη MV ϑ M[a]: ὑγείη A[4] (ὑγίη A) 10 νούσοισιν AMV ϑ: -σι M[a] ὠφελεῖσθαι Jones: ὠφελέεσθαι AMV ϑ M[a]

F. LES PRINCIPES DE L'EDITION

De l'étude de la tradition directe et indirecte, il résulte que l'apparat critique doit comporter les indications suivantes:
1. pour l'ensemble du traité: a) les manuscrits hippocratiques AMV à l'exclusion de tout recentior[1]. Il importait de faire le départ entre les leçons de première main et les différentes corrections. Nous avons vu en effet l'importance de l'accord de AM contre M^{2}V. J'ai noté toutes les divergences dialectales[2]; car, à mon sens, nous ne pourrons arriver à une bonne connaissance du dialecte hippocratique que lorsque les éditeurs se décideront à signaler dans leur apparat critique les leçons dialectales des manuscrits A, M, V, B, ϑ. Je n'ai évidemment pas signalé l'absence ou la présence des iotas souscrits, les fautes (ou corrections de fautes) d'orthographe et d'accentuation, sauf lorsque cela pouvait entraîner quelques doutes sur la leçon originelle.

La collation a été faite sur les manuscrits eux-mêmes.

b) les manuscrits des lemmes du commentaire de Galien. Une comparaison systématique, qui n'avait pas été faite jusqu'à présent, entre les leçons de AMV et celles des manuscrits des lemmes est nécessaire pour mesurer la valeur relative de chacune des deux traditions. Nous avons vu l'importance de l'accord de A Gal.(Ar.), soit sous la forme A Gal.(Ar.) contre MV Gal.(LV), soit sous la forme A Gal.(LV Ar.) contre MV, soit sous la forme AMV Gal.(Ar.) contre Gal.(LV), ou

1 J'ai mentionné la leçon des recentiores dans de rares cas (bonne conjecture ou leçon choisie par les précédents éditeurs).

2 Pour alléger l'apparat critique, j'ai regroupé les variantes purement dialectales, les élisions et les -ν éphelcystiques dans le chapitre sur le dialecte (voir supra, p. 151 sqq.).

aussi, en l'absence de Gal.(Ar.), de A Gal.(LV) contre MV; nous avons vu en revanche l'ambiguïté de l'accord de A Gal.(L) contre MV Gal.(V) ou de MV Gal.(LV) contre A.

La traduction arabe devrait être citée aussi systématiquement que Gal.(LUV); malheureusement, cela n'est pas possible car elle ne permet pas toujours de reconstituer avec certitude la leçon du modèle grec. En conséquence, lorsque Gal.(Ar.) n'est pas cité, cela signifie soit que Gal.(Ar.) présente le texte hippocratique, soit que sa leçon ne permet de tirer aucune conclusion sur son modèle grec.

Sur le plan dialectal, je n'ai pas mentionné les variantes des manuscrits de Galien[1]. On se reportera pour cela à l'édition de J. Mewaldt.

J'ai vérifié sur les manuscrits Gal.(LUV) la collation de J. Mewaldt, qui, à de très rares exceptions près, est excellente.

Pour la traduction arabe, j'ai utilisé l'ouvrage de J. N. Mattock et M. C. Lyons, et j'ai reçu le concours du Dr. Strohmaier que je remercie vivement.

2. pour certaines parties du traité: a) le papyrus d'Antinoopolis. Je n'ai pas tenu compte des restitutions de J. W. B. Barns et H. Zilliacus, même lorsqu'elles me paraissaient vraisemblables. Nous avons vu l'importance de l'accord de AΠ contre MV et contre les lemmes de Galien.

b) la traduction latine ancienne. Je ne l'ai mentionnée que dans les cas jugés dignes d'intérêt. L'accord de AP contre MV Gal.(LV) permet de retrouver la leçon de la tradition hippocratique antérieure à l'influence des lemmes de Galien.

c) les citations du De elementis et du De placitis. Malgré la valeur de ce témoignage, il m'était impossible de donner toutes les leçons de Gal.E(codd.) et Gal.P(codd.). Je les ai omises lorsqu'elles sont manifestement fautives (par exemple accord de AMV Gal.(LV) contre Gal.E(codd.) ou Gal.P(codd.)), ou lorsqu'elles confirment les leçons de Gal.(LV). J'ai mentionné les leçons de Gal.E(codd.) et Gal.P(codd.) soit lorsqu'elles sont en accord avec celles d'un ou plusieurs manuscrits hippocratiques contre les lemmes de Galien[2], soit lorsqu'elles sont en accord avec un manuscrit de Galien contre l'autre ou les autres[3].

Pour les manuscrits du De elementis, j'ai repris la collation de G. Helmreich, que j'ai vérifiée partiellement; j'y ai ajouté la collation

[1] Pour les manuscrits de Galien, je n'ai pas noté non plus les variantes dues aux élisions et aux -ν éphelcystiques.

[2] Nous avons vu l'importance de l'accord de AMV Gal.E(codd.) ou Gal.P(codd.) contre Gal.(LV) et de A Gal.E(codd.) ou Gal.P(codd.) contre MV Gal.(LV).

[3] Dans ce cas, Gal.E(codd.) ou Gal.P(codd.) permettent de donner parfois raison à Gal.(V) contre Gal.(L) qui passe pour être le meilleur manuscrit des lemmes.

du Parisinus gr. 2267. Pour le manuscrit du De placitis Gal.P(H), j'ai repris la collation de J. Petersen, en tenant compte des quelques corrections données par K. Kalbfleisch. P. De Lacy a bien voulu me confirmer l'excellence de cette collation, et me faire part de quelques précieux compléments.

d) pour le chapitre 11, le texte correspondant de la Nature des os donné par M'. Nous avons vu en effet la valeur de l'accord de AM' contre MV et éventuellement Gal.(LV). La collation a été faite sur le manuscrit lui-même.

e) pour le chapitre 11, le texte correspondant d'Aristote (= Ar.). Il m'était impossible de signaler systématiquement toutes les leçons des manuscrits d'Aristote. Je les ai mentionnées surtout quand il y avait divergence dans le reste de la tradition.

f) pour les chapitres 24 et 25, les textes correspondants donnés dans Ꝋ, M^m et M^a.

L'apparat critique est négatif pour tous les manuscrits régulièrement utilisés (AMV Gal.(LUV Ar.))[1]. Il l'est également pour M' Ꝋ M^m et M^a. Pour les autres témoignages indirects (P, Gal. E (codd.), Gal.P(codd.), Ar. etc.), l'apparat est positif et sélectif.

[1] Toutefois, pour les leçons de Gal.(LUV) in text., l'apparat critique est positif et sélectif. Et pour les leçons de Gal.(Ar.), voir restrictions supra, p. 156.

ΙΠΠΟΚΡΑΤΟΥΣ
ΠΕΡΙ ΦΥΣΙΟΣ ΑΝΘΡΩΠΟΥ

HIPPOCRATE
LA NATURE DE L'HOMME

CONSPECTVS SIGLORVM

I. CODICES

1. De natura hominis

A = Parisinus gr. 2253; s. XI

- A^1 = emendatio scribae ipsius
- A^2 A^3 A^4 = manus posteriores
- A^{corr} = lectio post correctionem
- A^{ras} = emendatio per rasuram

M = Marcianus gr. 269; s. X

- M^1 = emendatio scribae ipsius
- M^2 M^3 = manus posteriores
- M^{corr} = lectio post correctionem
- M^{ras} = emendatio per rasuram

V = Vaticanus gr. 276; s. XII

Π = Papyrus Antinoopolitana; s. VI

Raro memorantur:

Co = Corsinianus 1410; s. XV

recc. = recentiores (plerique vel omnes)

P = versio Latina in Parisino lat. 7027; s. X

2. Lemmata in Galeni In Hippocratis De natura hominis commentariis servata:

Gal.(L) = Laurentianus plut. LIX, 14; s. XV

Gal.(U) = Marcianus gr. 278; s. XIII/XIV

Gal.(V) = Marcianus gr. 282; s. XV

Gal.(Ar.) = Ḥunaini versio Arabica in Aya Sofya 3632 (s. XIII) et in Laur. ar. 226 (olim orient. 173) (s. XIII/XIV) servata

3. Loci a Galeno in De elementis ex Hippocratis sententia prolati:

Gal.E(C) = Cantabrigiensis (Gonville and Caius College) 360; s. XVI

Gal.E(L) = Laurentianus plut. LXXIV, 5; s. XIV

Gal.E(M) = Marcianus gr. 275; s. XV

Gal.E(O) = Oxoniensis Laud. gr. 58; s. XV

Gal.E(P) = Parisinus gr. 2267; s. XIV

Gal.E(V) = Vaticanus gr. 282; s. XV

$Gal.E^1$ $Gal.E^2$: Si scriptum De natura hominis a Galeno bis profertur, $Gal.E^1$ primum locum designat, $Gal.E^2$ secundum.

4. Loci a Galeno in De placitis Hippocratis et Platonis prolati:

Gal.P(H) = Berolinensis Hamiltonianus 270; s. XIII/XIV

Gal.P(M) = Marcianus gr. 284; s. XV
Gal.P(codd.) = Gal.P(HM)

5. Locus (= c. 4 Nat. hom.) a Galeno in De atra bile prolatus:
Gal.A(V) = Vaticanus gr. 1845; s. XIII
Gal.A(M) = Marcianus gr. 276; s. XII
Gal.A(β) = Marcianus gr. 284; s. XV
Gal.A(γ) = Marcianus gr. app. cl. V 5; s. XV
Gal.A(m) = Mutinensis gr. 213; s. XV
Gal.A(A) = Ambrosianus gr. Q 3 Sup.; s. XV/XVI

6. Locus (= c. 9 Nat. hom., p. 188,10–190,3) in Galeni In Hippocratis Epidemiarum librum I commentario I servatus:
Gal.Ep.(codd.), vide CMG V, 10,1, p. VII–XXXIV

7. Locus (= c. 14 Nat. hom., p. 202,1–5) in Galeni In Hippocratis Epidemiarum librum VI commentario I servatus:
Gal.Epid.(codd.), vide CMG V, 10,2,2, p. IX–XXV et p. 2.

8. Locus (= c. 4 Nat. hom., p. 172,13–174,3) in Papyro Stratoburgensi servatus:
Π^s = Papyrus Stratoburgensis gr. inv. 26; s. II p. J.-C.

9. Descriptio venarum (= c. 11 Nat. hom.) in De natura ossium servata:
M′ = Marcianus gr. 269; s. X

10. Descriptio venarum (= c. 11 Nat. hom.) in Aristotelis De animalium historia servata:
Ar. = consensus codicum Aristotelis
A^a = Marcianus gr. 208; s. XIII
C^a = Laurentianus plut. LXXXVII, 4; s. XIV
D^a = Vaticanus gr. 262; s. XIV
P = Vaticanus gr. 1339; s. XV

11. Descriptio morborum capitis (= c. 24 Nat. hom.) in De morbis II legitur:
θ = Vindobonensis medicus gr. 4; s. XI
M^m = Marcianus gr. 269; s. X

12. Vltimum caput scripti De nat. hom. in De affectionibus legitur:
θ = Vindobonensis medicus gr. 4; s. XI
M^a = Marcianus gr. 269; s. X

II. EDITIONES

Ermerins = F. Z. Ermerins, Hippocratis et aliorum medicorum veterum reliquiae, t. II, Trajecti ad Rhenum, 1862
Foes = A. Foes, Magni Hippocratis . . . opera omnia, Francfort, 1595
Jones = W. H. S. Jones, Hippocrates, vol. IV, 5ème éd., Cambridge-Londres, 1959
Littré = E. Littré, Œuvres complètes d'Hippocrate, t. VI, Paris, 1849
van der Linden = J. van der Linden, Hippocratis Coi opera omnia graece et latine . . ., Leyde, 1665
Villaret = O. Villaret, Hippocratis De natura hominis liber ad codicum fidem rec., Diss., Berlin, 1911
Zwing. = Th. Zwinger, Hippocratis Coi . . . viginti duo commentarii tabulis illustrati . . ., Bâle, 1579

ΙΠΠΟΚΡΑΤΟΥΣ

ΠΕΡΙ ΦΥΣΙΟΣ ΑΝΘΡΩΠΟΥ

VI 32 Littré 1. Ὅστις μὲν οὖν εἴωθεν ἀκούειν λεγόντων ἀμφὶ τῆς φύσιος τῆς ἀνθρωπίνης προσωτέρω ἢ ὅσον αὐτῆς ἐς ἰητρικὴν ἀφήκει, τούτῳ μὲν οὐκ ἐπιτήδειος ὅδε ὁ λόγος ἀκούειν· οὔτε γὰρ τὸ πάμπαν ἠέρα λέγω τὸν ἄνθρωπον εἶναι, οὔτε πῦρ, οὔτε ὕδωρ, οὔτε γῆν, οὔτε ἄλλο οὐδὲν ὅ τι μὴ φανερόν ἐστιν ἐνεὸν ἐν τῷ ἀνθρώπῳ· ἀλλὰ τοῖσι βουλομένοισι ταῦτα
2 λέγειν παρίημι. δοκέουσι μέντοι μοι οὐκ ὀρθῶς γινώσκειν οἱ ταῦτα λέγοντες· γνώμῃ μὲν γὰρ τῇ αὐτῇ πάντες χρέωνται, λέγουσι δ' οὐ ταὐτά· ἀλλὰ τῆς μὲν γνώμης τὸν ἐπίλογον τὸν αὐτὸν ποιέονται – φασί τε γὰρ ἕν τε εἶναι, ὅ τι ἐστί, καὶ τοῦτο εἶναι τὸ ἕν τε καὶ τὸ πᾶν –, κατὰ δὲ τὰ ὀνόματα οὐχ ὁμολογέουσιν· λέγει δ' αὐτῶν ὁ μέν τις φάσκων ἠέρα τοῦτο εἶναι τὸ ἕν τε καὶ τὸ πᾶν, ὁ δὲ ὕδωρ, ὁ δὲ πῦρ, ὁ δὲ γῆν, καὶ ἐπιλέγει ἕκαστος τῷ ἑωυτοῦ λόγῳ μαρτύριά τε καὶ τεκμήρια ἅ ἐστιν οὐδέν.

3–220,7] *cf.* Gal. In Hipp. De nat. hom. comm., p. 1–113 Mewaldt   3–7 ἀνθρώπῳ] *cf.* Gal. De elem. ex Hipp. sent. I 3: p. 18,1–6 Helmr.   3–6 εἶναι] *cf.* Gal. De elem. ex Hipp. sent. I 5: p. 28,1–5 Helmr.   9 sq. γνώμῃ – ποιέονται] *cf.* Gal. De elem. ex Hipp. sent. I 4: p. 24,5–8 Helmr.   10 φασί – 13 γῆν] *cf.* Gal. De elem. ex Hipp. sent. I 3: p. 18,17–19,2 Helmr.   13 sq. καὶ^{II} – οὐδέν] *cf.* Gal. De elem. ex Hipp. sent. I 4: p. 25,3–4 Helmr.

1 ζ' M *in mg.*: ιαʹ V *in mg.*   Ἱπποκράτους *om.* M   3 μὲν οὖν] μὲν MV *Gal.*(LV) *Gal.E*^{1}(COV): μὲν οὖν *Gal.E*^{1}(LMP) *Gal.E*^{2}*(codd.)*   ἀμφὶ] περὶ *Gal.*(V)   τῆς^{II} *om. Gal.*(V)   4 ἀνθρωπείης A^{corr} (-θρωπεί- A^{4} -ωπεί- *in ras.*)   αὐτέῃ V   ἀφίκει MV   τοῦτο A, *corr.* A^{3}: τουτέων *Gal.*(L)   5 οὐκ] ἐκ *Gal.*(V)   πάνπαν A: πᾶν V   6 οὔτε πῦρ *om.* M, *add.* M^{2} *in mg.*   γῆν *in ras.* M   7 ἓν ἐὸν M *Gal.*(LV *Ar.*) *contra priores interpretes*   8 πάρειμι *Gal.*(V)   μέντοι] δὲ MV *Gal.*(LV)   ταῦτα] τὰ τοιαῦτα MV *Gal.*(LV)   9 μὲν *om. Gal.*(V)   πάντες τῇ αὐτῇ *Gal.*(V)   ταὐτά] τὰ αὐτά *Gal.*(LV)   10 ποιέονται] προΐενται A   τε *om.* MV *Gal.*(LV)   11 τε^{I}] τι MV   τὸ ἕν – πᾶν] τὸ ἕν τι καὶ τὸ πᾶν V: τὸ πᾶν A   12 δ'] γὰρ *Gal.*(LV): δ' *Gal.E(codd.)*   φάσκων *om. Gal.*(LV)   τοῦτο *om. Gal.*(L)   13 τὸ^{I} *om.* A, *add.* A^{3} *s. l.*   ὁ δὲ πῦρ, ὁ δὲ ὕδωρ MV *Gal.*(LV *Ar.*)   14 ἑωυτῷ *Gal.*(V)

HIPPOCRATE

LA NATURE DE L'HOMME

1. Quiconque a l'habitude d'écouter des exposés sur la nature
humaine qui sortent du strict domaine de la médecine n'a aucun
intérêt à écouter le présent exposé. Car je ne déclare nullement que
l'homme est air, feu, eau, terre, ou toute autre substance dont la
présence en l'homme n'est pas manifeste. Je laisse ces déclarations à
qui se plaît à les tenir. J'ai l'impression, toutefois, que les gens qui 2
font de telles déclarations n'ont pas une connaissance exacte des
choses. Car, sur le fond, ils sont tous d'accord, mais sur les termes, ils
ne le sont plus. Sur le fond, ils tiennent même raisonnement: ils
prétendent que ce qui existe est un et que c'est là l'un et le tout. Sur
les noms, en revanche, ils sont en désaccord: cet un et ce tout ils le
nomment qui l'air, qui l'eau, qui le feu, qui la terre; et chacun appuie
sa thèse de témoignages et de preuves qui ne valent rien. Dès lors,

ὁπότε δὲ γνώμῃ τῇ αὐτῇ πάντες προσχρέωνται, λέγουσι δὲ οὐ ταὐτά,
3 δῆλον ὅτι οὐδὲ⟨ν⟩ γινώσκουσι. γνοίη δ' ἂν τῷδέ τις μάλιστα παραγε-
νόμενος αὐτοῖσιν ἀντιλέγουσιν· πρὸς γὰρ ἀλλήλους ἀντιλέγοντες οἱ
αὐτοὶ ἄνδρες τῶν αὐτῶν ἐναντίον ἀκροατέων οὐδέποτε τρὶς ἐφεξῆς ὁ
34 αὐτὸς περιγίνεται ἐν τῷ λόγῳ, ἀλλὰ τοτὲ μὲν οὗτος ἐπικρατεῖ, | τοτὲ
δὲ οὗτος, τοτὲ δὲ ᾧ ἂν τύχῃ μάλιστα ἡ γλῶσσα ἐπιρρυεῖσα πρὸς τὸν
ὄχλον. καίτοι δίκαιόν ἐστι τὸν φάντα ὀρθῶς γινώσκειν ἀμφὶ τῶν πρηγ-
μάτων παρέχειν αἰεὶ ἐπικρατέοντα τὸν λόγον τὸν ἑωυτοῦ, εἴπερ ἐόντα
4 γινώσκει καὶ ὀρθῶς ἀποφαίνεται. ἀλλ' ἔμοιγε δοκέουσιν οἱ τοιοῦτοι
ἄνθρωποι αὐτοὶ ἑωυτοὺς καταβάλλειν ἐν τοῖσιν ὀνόμασι τῶν λόγων
⟨τῶν⟩ ἑωυτῶν ὑπὸ ἀσυνεσίης, τὸν δὲ Μελίσσου λόγον ὀρθοῦν.

2. Περὶ μὲν οὖν τούτων ἀρκεῖ μοι τὰ εἰρημένα· τῶν δὲ ἰητρῶν οἱ
μέν τινες λέγουσιν ὡς ὥνθρωπος αἷμά ἐστιν, οἱ δὲ αὐτῶν χολήν φασιν
2 εἶναι τὸν ἄνθρωπον, ἔνιοι δέ τινες φλέγμα· ἐπίλογον δὲ ποιέονται καὶ
οὗτοι πάντες τὸν αὐτόν· ἓν γὰρ εἶναί φασιν, ὅ τι ἕκαστος αὐτῶν βούλεται
ὀνομάσας, καὶ τοῦτο μεταλλάσσειν τὴν ἰδέην καὶ τὴν δύναμιν, ἀναγκα-

1 sq. ὁπότε – γινώσκουσι] *cf.* Gal. De elem. ex Hipp. sent. I 4: p. 25,7–9 Helmr. 6 sq. ᾧ – ὄχλον] *cf.* Gal. De elem. ex Hipp. sent. I 4: p. 25,12–13 Helmr. 7 δίκαιόν] *cf.* Erotian. Δ 8: p. 32,3 Nachm. 9 ἀλλ' – 11] *cf.* Gal. De elem. ex Hipp. sent. I 4: p. 25,16–26,1 Helmr. 12 τῶν – 14 φλέγμα] *cf.* Gal. De elem. ex Hipp. sent. I 3: p. 19,3–5 Helmr.

1 ὁπότε] ὅτι MV *Gal.*(LV): ὅτε *Littré* δὲ γνώμῃ τῇ αὐτῇ] μὲν γὰρ τῇ αὐτέῃ γνώμῃ MV: γὰρ τῇ μὲν γνώμῃ τῇ αὐτῇ *Gal.*(L): μὲν γὰρ τῇ γνώμῃ τῇ αὐτῇ *Gal.*(V): γνώμῃ μὲν τῇ αὐτῇ *Gal.E*(CLOV): γνώμῃ τε τοιαύτῃ *Gal.E*(MP) πάντες *om.* A *Gal.(Ar.)* χρέονται *Gal.*(LV) ταὐτά] τὰ αὐτά MV *Gal.*(LV) 2 οὐδὲν *Wilamowitz (cf. Villaret, p. 57)*: οὐδὲ AMV *Gal.*(LV) γινώσκουσι] γινώσκουσιν αὐτά MV τόδε A^3 (ὁ *s. l.*) V: ὧδέ *Gal.*(LV) παραγιγνόμενος *Gal.*(V) 4 ἄνδρες] ἄνθρωποι MV ἐναντίων A^3 (ω *s. l.*) *Gal.*(V) τρεῖς AMV 5 *post* αὐτὸς *add.* ἄνθρωπος MV *post* τῷ *add.* αὐτῷ M^1 *(s. l.)* V ἐπικρατέῃ A 6 οὗτος] ἐκεῖνος *Gal.*(L) τοτὲ *om.* *Gal.*(LV) δὲ ᾧ] ὁτέῳ *Gal.*(L): ὅτε δὲ ᾧ *Gal.*(V) τύχοι *Gal.*(L): τύχῃ *Gal.E(codd.)* ῥυεῖσα MV *Gal.*(LV) 7 καίτοι] καὶ τὸ M^{ras}V τὸν] τὸ V φάντα] φύσαντα A: φήσαντα A^3: πάντα *Gal.*(V) 8 *post* πρηγμάτων *add.* ἐπαγγελλόμενον *Gal.*(V) ἑωυτὸν *Gal.*(V) εἴπερ] ὑπὲρ A, *corr.* A^3 *post* εἴπερ *ras. 4 litt.* M ἐόντα] ἐ- *in ras.* M^2: ὄντως *Gal.*(V) 9 ἀποφαίνει *Gal.*(LV) οὗτοι οἱ *Gal.*(LV): οἱ τοιοῦτοι *Gal.E(codd.)* 10 αὐτοὶ ἑωυτοὺς] σφᾶς αὐτοὺς MV: αὐτοὶ σφᾶς αὐτοὺς *Gal.*(LV): αὐτοὶ ἑαυτοὺς *Gal.E(codd.)* 11 τῶν *addidi* ἑωυτῶν *scripsi*: αὐτῶν A *Gal.*(V) *Gal.E(codd.)*: αὐτέων MV: *om.* *Gal.*(L) Περὶ Μελίσσου M^2 *in mg.* τὸν δὲ – ὀρθοῦν *om.* *Gal.*(L) ἐπανορθοῦντα *Gal.*(V): ὀρθοῦν *Gal.E (codd.)* 12 Περὶ – εἰρημένα *om.* *Gal.*(LV *Ar.*) 13 ἄνθρωπος A: ὁ ἄνθρωπος *Gal.*(LV) *post* αἷμά *add.* μοῦνον M^2 *(in mg.)* V *Gal.E*(L) 13 sq. εἶναί φασι *Gal.*(L) 14 τινες *om.* *Gal.*(L) δὲ *om.* *Gal.*(V) 15 οὗτοι] αὐτοὶ MV *post* γὰρ *add.* τι M^1 *(s. l.)* V 15 sq. αὐτῶν – ὀνομάσας] ἠθέλησεν ὀνομάσαι αὐτέων M: ὀνομάσαι ἠθέλησεν αὐτέων V: βούλεται ὀνομάσας *Gal.*(LV) 16 *post* τοῦτο *add.* ἓν ἐὸν MV *Gal.*(LV)

puisqu'ils sont tous d'accord sur le fond sans l'être sur les termes, il
est évident qu'ils n'y connaissent rien. On peut s'en rendre compte 3
surtout au spectacle de leurs joutes oratoires: lorsque les mêmes adversaires sont aux prises devant le même public, il n'arrive jamais que le même soit trois fois de suite vainqueur dans la discussion; dans la première manche, c'est l'un qui triomphe, dans la seconde, c'est l'autre, et dans la troisième, celui qui, par chance, se montre le plus volubile devant la foule. Pourtant il est normal que celui qui prétend avoir une connaissance exacte des choses fasse toujours triompher sa thèse, si effectivement cette connaissance repose sur la réalité et si la
démonstration est exacte. Mais, personnellement, je pense que de tels 4
individus, par sottise, se terrassent eux-mêmes par les termes de leurs thèses: c'est la thèse de Mélissos qu'ils remettent sur pied!

2. En voilà assez sur ces gens-là. Passons aux médecins. Les uns déclarent que l'homme c'est du sang, d'autres prétendent que c'est de
la bile, certains même du phlegme. Eux aussi tiennent tous le même 2
raisonnement: ils prétendent qu'il existe une substance unique – quel que soit le nom que chacun se plaît à lui donner –, et que cette substance change d'aspect et de propriété sous la contrainte du chaud et

ζόμενον ὑπό τε τοῦ θερμοῦ καὶ τοῦ ψυχροῦ, καὶ γίνεσθαι γλυκὺ καὶ
3 πικρὸν καὶ λευκὸν καὶ μέλαν καὶ παντοῖον. ἐμοὶ δὲ οὐδέν τι δοκεῖ ταῦτα
οὕτως ἔχειν. οἱ μὲν οὖν πλεῖστοι τοιαῦτά τινα ἢ ὅτι ἐγγύτατα τούτων
ἀποφαίνονται, ἐγὼ δέ φημι, εἰ ἓν ἦν ὥνθρωπος, οὐδέποτ᾽ ἂν ἤλγει·
36 οὐδὲ γὰρ ἂν ἦν ὑπ᾽ ὅτευ ἀλγήσειεν ἓν ἐόν· εἰ δ᾽ οὖν καὶ | ἀλγήσειεν,
ἀνάγκη καὶ τὸ ἰώμενον ἓν εἶναι· νῦν δὲ πολλά· πολλὰ γάρ ἐστιν ἐν τῷ
σώματι ἐνεόντα, ἅ, ὅταν ὑπ᾽ ἀλλήλων παρὰ φύσιν θερμαίνηταί τε καὶ
ψύχηται, καὶ ξηραίνηται καὶ ὑγραίνηται, νούσους τίκτει· ὥστε πολλαὶ
4 μὲν ἰδέαι τῶν νοσημάτων, πολλὴ δὲ ἡ ἴησίς ἐστιν. ἀξιῶ δ᾽ ἐγὼ τὸν
φάσκοντα αἷμα μοῦνον εἶναι τὸν ἄνθρωπον, καὶ ἄλλο μηδέν, δεικνύειν
αὐτὸ[ν] μήτε μεταλλάσσον[τα] τὴν ἰδέην μήτε γινόμενον παντοῖον,
ἀλλ᾽ ἢ ὥρην τινὰ τοῦ ἐνιαυτοῦ ἢ τῆς ἡλικίης τῆς τοῦ ἀνθρώπου, ἐν
ᾗ αἷμα ἐνεὸν φαίνεται μοῦνον ἐν τῷ ἀνθρώπῳ· εἰκὸς γάρ ἐστιν εἶναι

4 ἐγὼ – 6 εἶναι] *cf.* Gal. De elem. ex Hipp. sent. I 3: p. 15,8–11 Helmr. ἐγὼ – 5 ἐόν] *cf.* Gal. De elem. ex Hipp. sent. I 2: p. 2,20–21 Helmr. εἰ – ἤλγει] *cf.* Macrob. Saturn. 7,5,19: p. 417 Willis 5 οὐδὲ – ἐόν] *cf.* Gal. De elem. ex Hipp. sent. I 2: p. 9,17–18 Helmr. 9 ἀξιῶ – 170,3 εἶναι] *cf.* Gal. De elem. ex Hipp. sent. I 3: p. 19,9–20,4 Helmr. 10 δεικνύειν – 170,1 ἐστίν] *cf.* Gal. De elem. ex Hipp. sent. II 4: p. 64,8–13 Helmr.

1 γίγνεται *Gal.*(V) 1 sq. καὶ γλυκὺ καὶ πικρὸν MV: πικρὸν καὶ γλυκὺ *Gal.*(V), γλυκὺ καὶ πικρὸν *Gal.*(V) *in textu* 2 οὐδέν] οὐδὲ M *Gal.*(LV): οὐ V τι] τοι A^{corr} (οι A^{3} *s. l.*): *om.* MV *Gal.*(LV) ταῦτα *ante* δοκεῖ *trsp.* M *Gal.*(LV) 3 οὕτως] ὧδε MV οἱ – 4 ἀποφαίνονται *om. Gal.*(LV *Ar.*) μὲν *om.* A ἢ ὅτι *Ermerins*: καὶ A: καὶ ἔτι MV 4 ὁ ἄνθρωπος MV *Gal.*(LV) ἄλγεεν A 5 ἂν ἦν] ἦν A, *post* ἦν *add.* ἂν A^{4} *in mg.*: ἂν V ὑπ᾽ ὅτευ *scripsi*: ὑφ᾽ οὗ A: ὑπό του MV: ὑφ᾽ ὅτου *Gal.*(LV) ἀλγήσειεν^{I}] ἀλγήσῃ A, *corr.* A^{3} ἐνεον A, *corr.* A^{3}: ἓν ἐὼν *cod. Fevr. ap. Foes. edd.* ἀλγήσειεν^{II}] ἀλγήσει *Gal.*(LV): ἀλγήσειεν *Gal.E(codd.)* 6 νῦν δὲ πολλά *om. Gal.*(LV) νυνὶ MV πολλά *om.* A *Gal.(Ar.)* 7 ἐόντα M^{ras} (*ex* ἐνεόντα) V ἅ *om.* M, *add.* M^{2} ὑπ᾽] παρ᾽ *Gal.*(LV) τε *om. Gal.*(LV) 8 καὶ ξηραίνηται] ξηραίνηταί τε MV ὥστε] ὡς *Gal.*(L) 9 νοσημάτων] ἀλγημάτων *Gal.*(L *Ar.*) *post* δὲ *add.* καὶ MV *post* ἴησίς *add.* αὐτέων MV ἔγωγε A^{corr} (γε *add.* A^{3}) MV *Gal.*(LV) *Gal.E*(CLOV): ἐγὼ *Gal.E*(MP) 10 *post* μηδέν *add.* εἶναι A 11 αὐτὸ *Ermerins*: αὐτὸν AMV *Gal.*(LV) μήτε μεταλλάσσον *scripsi*: μήτε ἀλάσσοντα A: μὴ μεταλλάσσοντα M^{corr} (-ντι M *mut. in* -ντα M^{2}) V *Gal.*(LV): μὴ μεταλλάσσειν *Ermerins* μήτε^{II}] μηδὲ MV *Gal.*(LV) *Gal.*E^{1}(L): μήτε *Gal.*E^{1}(CMOPV) *Gal.*E^{2}*(codd.)* γινόμενον *Fredrich, p. 30 Höttermann (cf. Villaret, p. 62)*: γίνεσθαι AMV *Gal.*(LV): γί(γ)νεσθαι *Gal.*E^{1}*(codd.)*: γι(γ)νόμενον *Gal.*E^{2}*(codd.)* 12 ἀλλ᾽ ἢ] ἄλλην *Gal.*(V) τῆς^{II} *om.* MV 13 ἐνεὸν] ἐὼν *Gal.*(L): ἐὸν *Gal.*(V): ἓν ἐὸν *Gal.*$E^{1.2}$(COV): ἓν ἐὼν *Gal.*$E^{1.2}$(MP): ἐνεὸν *Gal.*E^{1}(L) φαίνηται A ἐν τῷ ἀνθρώπῳ *in ras.* M^{2}: ὁ ἄνθρωπος *Gal.*(LV): ἐν τῷ ἀνθρώπῳ *Gal.*E^{1}*(codd.) Gal. (Ar.), ut vid.*: *om. Gal.*E^{2}*(codd.)* εἰκὸς] εἰ *Gal.*(V) ἐστιν – 170,1 ὥρην] ἐς τινᾶ ὡρὴν A: ἐστιν τινὰ (τι *s. l.*) ὥρην A^{4}: ἢ εἰκὸς γὰρ εἶναί τινα ὥρην A^{3} *in mg.*: εἶναι μίαν (μίαν *in ras.* M^{2}) τινὰ ὥρην M^{corr} V: ἐστιν εἶναι μίαν τέ τινα ὥρην *Gal.*(V)

du froid, et devient douce ou amère, blanche ou noire, bref, subit des modifications multiples. Mais, à mon sens, il n'en va nullement ainsi. 3
Contrairement à la plupart des gens qui professent des théories semblables ou très voisines, je prétends, moi, que si l'homme était un, jamais il ne souffrirait. De fait, il ne saurait exister un principe cause de souffrance, si l'homme était un. Supposons même qu'il y ait souffrance: nécessairement le remède, lui aussi, serait un; mais en fait il en existe plusieurs. C'est qu'il existe, dans le corps, plusieurs éléments qui, par une action réciproque, peuvent s'échauffer, se refroidir, se dessécher ou s'humidifier anormalement, et ainsi produire des maladies. Aussi y a-t-il plusieurs sortes de maladies et plusieurs modes de traitement. Pour ma part, de celui qui prétend que l'homme est exclusive- 4
ment du sang et rien d'autre, j'attends qu'il montre que cette substance ne change pas d'aspect, ni ne subit des modifications multiples, et qu'il existe une période, soit dans l'année, soit dans la vie de l'homme, au cours de laquelle le sang est manifestement l'élément exclusif dans l'homme. Car il faut bien qu'il y ait une période quelconque au cours

μίαν γέ τινα ὥρην, ἐν ᾗ φαίνεται αὐτὸ ἐφ' ἑωυτοῦ ἐόν, ὅ τι ἐστίν· ταὐτὰ δὲ λέγω ταῦτα καὶ περὶ τοῦ φάσκοντος φλέγμα εἶναι τὸν ἄνθρωπον, καὶ περὶ τοῦ χολὴν φάσκοντος εἶναι. ἐγὼ μὲν γὰρ ἀποδείξω ἃ ἂν φήσω τὸν ἄνθρωπον εἶναι, καὶ κατὰ [τὸν] νόμον καὶ κατὰ [τὴν] φύσιν, αἰεὶ ταὐτὰ ἐόντα ὁμοίως, καὶ νέου ἐόντος καὶ γέροντος, καὶ τῆς ὥρης ψυχρῆς ἐούσης καὶ θερμῆς, καὶ τεκμήρια παρέξω, καὶ ἀνάγκας ἀποφανέω, δι' ἃς ἕκαστον αὔξεταί τε καὶ φθίνει ἐν τῷ σώματι.

3. Πρῶτον μὲν οὖν ἀνάγκη τὴν γένεσιν γενέσθαι μὴ ἀφ' ἑνός·
38 πῶς γὰρ ἂν ἕν γ' ἐόν τι γεννήσειεν, εἰ μή τινι μιχθείη; εἶτ' οὐδὲ | ἢν μὴ ὁμόφυλα ἐόντα μίσγηται καὶ τὴν αὐτὴν ἔχοντα δύναμιν, γέννα οὐδ' ἂν μία συντελέοιτο. καὶ πάλιν, εἰ μὴ τὸ θερμὸν τῷ ψυχρῷ καὶ τὸ ξηρὸν τῷ ὑγρῷ μετρίως πρὸς ἄλληλα ἕξει καὶ ἴσως, ἀλλὰ τὸ ἕτερον τοῦ ἑτέρου πολλὸν προέξει καὶ τὸ ἰσχυρότερον τοῦ ἀσθενεστέρου, ἡ γένεσις οὐκ ἂν γένοιτο. ὥστε πῶς εἰκὸς ἀπὸ ἑνός τι γεννηθῆναι, ὅτε γε οὐδ' ἀπὸ

8 sq. Πρῶτον – μιχθείη] *cf.* Gal. De elem. ex Hipp. sent. I 3: p. 20,5–7 Helmr. 11 καὶ^{I} – 14 γένοιτο] *cf.* Gal. De elem. ex Hipp. sent. I 8: p. 48,11–15 Helmr. εἰ – 14 γένοιτο] *cf.* Gal. De elem. ex Hipp. sent. I 9: p. 55,17–20 Helmr. 14 ὥστε – 172,2 ἄλληλα] *cf.* Gal. De elem. ex Hipp. sent. I 3: p. 20,8–10 Helmr.

1 φαίνηται αὐτῷ A ἐφ' ἑωυτοῦ] ἐν ἑαυτῷ A: ἐν ἑωυτῷ MV: ἐφ' ἑωυτῷ *Gal.*(V): ἐν ἑωυτῷ (*vel* -τέῳ) *Gal.E(codd.)* ἐόν] ἐνεόν M: ἓν ἐόν *Gal.*(LV) ὅ ἐστιν A: ὅ τι ἐστίν *del.* M^{ras}: *om.* V *Gal.*(L): ὅ τι ἐστί *Gal.*(V) *Gal.E(codd.)* ταὐτὰ] τὰ αὐτὰ MV *Gal.*(LV) 2 ταῦτα *del.* M^{ras}: *om.* V *Gal.*(LV) φλέγμα – 3 φάσκοντος *om.* M, *add.* M^{2} *in mg.* *post* φλέγμα *add.* μόνον A^{4} *infra l.* 3 τοῦ φάσκοντος χολὴν M^{corr} (τοῦ φάσκοντος *add.* M^{2} *in mg.*) V *Gal.E*(COV), τοῦ χολὴν φάσκοντος *Gal.E*(LMP): τοῦ χολὴν *Gal.*(L): τοὺς χολὴν φάσκοντας *Gal.*(V) εἶναι *om.* *Gal.*(LV) *Gal.E*(COV), *hab.* *Gal.E*(LMP) 4 καὶ^{I} *om.* MV τὸν^{II} ... τὴν *del. van der Linden* αἰεὶ *scripsi*: *om.* A: εἰ MV: ἀεὶ *Gal.*(LV) 5 ταὐτὰ] τὰ αὐτὰ A *Gal.*(L): ταῦτα MV ὅμοια ἐόντα A: ἐόντα ὅμοια MV 5 sq. ἐούσης καὶ ψυχρῆς MV ψυχρῆς ... θερμῆς] chaud ... froid *Gal.(Ar.)* 6 *post* ἃς *add.* ἂν *Gal.*(LV) 7 αὔξηται *Gal.*(LV) φθίνῃ *Gal.*(LV) 8 *post* γένεσιν *add.* αὐτέου M, *expunx.* M^{2} γίνεσθαι MV 9 ἂν *om.* A *Gal.*(L), *hab.* *Gal.E(codd.)* ἓν *om.* *Gal.*(V) γ' ἐόν τι *edd.*: γε ὄν τι A: γε ὄντα M: γε ἐόν τι V: ἐόν τι *Gal.*(LV) γεννήσειεν] γεννήσει ἓν M: γεννήσῃ ἓν V *post* γεννήσειεν *add.* ἄλλο *Gal.*(LV*Ar.*) μιχθείει A (-ει *in ras.*) εἶτ' οὐδὲ ἢν *scripsi*: εἴ που δ' ἐὰν A (*super* εἴ *scr.* ὃ A^{1}): ἔπειτα οὐδὲ ἂν MV: ἔπειτα οὐδ' ἂν *Gal.*(LV): εἶτ' οὐδ' ἐὰν *Diels (cf. Villaret, p. 64)* 10 μίσγειται A (*corr.* A^{3}): μίγνυται *Gal.*(V) γέννα – 11 συντελέοιτο] et parfois aussi ces choses ne nous sont d'aucune utilité pour la naissance *Gal.(Ar.)* γέννα *Ermerins Wilamowitz (Euripides Herakles, edit. alt., vol. III, Darmstadt 1959, p. 188)*: γενναί A: γενναίαν A^{corr} (-αν *add.* A^{3} *s. l.*): γεννᾷ MV *Gal.*(LV) 11 μία *Wilamowitz (l. l.)*: ἡμῖν A: ταῦτα ἡμῖν MV: τὰ αὐτὰ ἡμῖν *Gal.*(LV): οὕτω ἡμῖν *Ermerins* συντελέοιτο (-έοι- *in ras.* M^{2}) M^{corr}: συντελοῖντο *fort.* M: ξυντελοῖντο *Gal.*(LV) καὶ πάλιν *om.* *Gal.*(LV), *hab.* *Gal.E(codd.)* μὴ] μὴ γὰρ *Gal.*(L): γὰρ μὴ *Gal.*(V) 12 τὸ στερὸν τοῦ ἑτέρου A: θάτερον θατέρου MV 13 ἰσχυρὸν A γέννησις *Gal.*(L) 14 εἰκῶς M ἀπὸ ἑνός *om.* *Gal.*(L) τι *om.* A ὅτε γε] ὅτε A: ὅπου γε *Gal.*(LV) *Gal.E*(COV): ὁπότε γε *Gal.E*(MP)

de laquelle tout être, qui existe réellement, se manifeste en soi et à part soi. Ces mêmes remarques s'appliquent à qui prétend que l'homme n'est que phlegme ou que bile. Pour ma part, je vais montrer que les éléments qui d'après moi constituent l'homme sont, selon l'usage et selon la nature, constamment et invariablement identiques, pendant la jeunesse et pendant la vieillesse, pendant la saison froide et pendant la saison chaude; je vais en fournir les preuves et j'énoncerai les lois nécessaires en vertu desquelles chaque élément augmente et diminue dans le corps.

3. Premièrement, il est nécessaire, pour qu'il y ait naissance, de ne pas partir d'un principe unique. Comment en effet un être unique pourrait-il engendrer, s'il ne s'unissait pas à un autre être? De plus, pas même dans le cas d'une union où les êtres ne sont pas de même race et n'ont pas même propriété, pas même dans ce cas une seule naissance ne pourrait se produire. Et encore, si entre le chaud et le froid, entre le sec et l'humide, il n'existe pas une juste proportion et un équilibre, si au contraire la prédominance d'un élément sur l'autre, c'est-à-dire du plus fort sur le plus faible, est nette, la naissance ne saurait avoir lieu. De la sorte, comment est-il pensable que la génération se produise à partir d'un être unique, dès lors qu'elle ne se produit

τῶν πλειόνων γίνεται, ἢν μὴ τύχῃ καλῶς ἔχοντα τῆς κρήσιος τῆς
2 πρὸς ἄλληλα; ἀνάγκη τοίνυν, τῆς φύσιος τοιαύτης ὑπαρχούσης καὶ
τῶν ἄλλων πάντων καὶ [τῆς] τοῦ ἀνθρώπου, μὴ ἓν εἶναι τὸν ἄνθρωπον,
ἀλλ' ἕκαστον τῶν συμβαλλομένων ἐς τὴν γένεσιν ἔχειν τὴν δύναμιν ἐν
3 τῷ σώματι, οἵην περ συνεβάλετο. καὶ πάλιν γε ἀνάγκη ἀναχωρεῖν ἐς
τὴν ἑωυτοῦ φύσιν ἕκαστον, τελευτῶντος τοῦ σώματος τοῦ ἀνθρώπου,
τό τε ὑγρὸν πρὸς τὸ ὑγρὸν καὶ τὸ ξηρὸν πρὸς τὸ ξηρὸν καὶ τὸ θερμὸν
4 πρὸς τὸ θερμὸν καὶ τὸ ψυχρὸν πρὸς τὸ ψυχρόν. τοιαύτη δὲ καὶ τῶν
ζῴων ἐστὶν ἡ φύσις, καὶ τῶν ἄλλων πάντων· γίνεταί τε ὁμοίως πάντα
καὶ τελευτᾷ ὁμοίως πάντα· συνίσταταί τε γὰρ αὐτῶν ἡ φύσις ἀπὸ
τούτων τῶν εἰρημένων πάντων, καὶ τελευτᾷ κατὰ τὰ εἰρημένα· ἐς
τωὐτὸ ὅθεν περ συνέστη ἕκαστον, ἐνταῦθα οὖν καὶ ἀπεχώρησε.
40 4. Τὸ δὲ σῶμα τοῦ ἀνθρώπου ἔχει ἐν ἑωυτῷ αἷμα καὶ φλέγμα | καὶ
χολὴν ξανθὴν καὶ μέλαιναν, καὶ ταῦτά ἐστιν αὐτῷ ἡ φύσις τοῦ σώματος,
2 καὶ διὰ ταῦτα ἀλγεῖ καὶ ὑγιαίνει. ὑγιαίνει μὲν οὖν μάλιστα, ὅταν μετρίως

2 sqq.] *cf.* Anon. Lond. ex Arist. Iatr. Menon. et aliis med. ecl. XIX 2 sqq. Diels 2 sq. ἀνάγκη – ἄνθρωπον] *cf.* Gal. De elem. ex Hipp. sent. I 3.8: p. 20,11–13. 48,2–4 Helmr. 5 καὶ – 12] *cf.* [Gal.] Introd. sive med. 9: XIV, p. 695,13–696,4 Kühn καὶ – 8 ψυχρόν] *cf.* Gal. De elem. ex Hipp. sent. I 8: p. 46,13–17 Helmr. 8 τοιαύτη – 12] *cf.* Gal. De elem. ex Hipp. sent. I 8: p. 47,2–7 Helmr. 13–174,10] *cf.* Gal. De plac. Hipp. et Plat. VIII 4: p. 677,13–678,13 Müller Gal. De atra bile 5,2–6: CMG V, 4,1,1, p. 79,7–20 Anon. Lond. ex Arist. Iatr. Menon. et aliis med. ecl. XIX 8–18 Diels [Gal.] De affect. causa, p. 6,4–17 Helmr. 13–174,3 πᾶσιν] *cf.* Pap. Strat. gr. inv. 26, col. 3,1–16 Jouanna

1 γίνεται] γεννᾶται MV: γίνονται *Gal.*(L): γίγνονται *Gal.*(V): γί(γ)νεται *Gal.E (codd.)* εἰ *Gal.*(LV): ἢν *Gal.E(codd.)* τύχοι *Gal.*(L): τύχῃ *Gal.E(codd.)* 1 sq. τῆς πρὸς ἄλληλα κρήσιος *Gal.*(L) 2 ἄλληλας A (ς *eras.*) ἀνάγκη – 5 συνεβάλετο *om. Gal.*(L) 3 πάντων] ἁπάντων M *Gal.*(LV) *in textu Gal.E(codd.)*: ἀνθρώπων V τῆς *del. Kühlewein, Observationes, p. 103* 4 τὴν^{II}] τινὰ MV *Gal.*(V) 5 οἵη *Gal.*(V) ξυνεβάλλετο MV *Gal.*(LV) ἀναχωρεῖν *Jones*: ἀναχωρέειν A: ἀποχωρέειν MV: ἀποχωρεῖν *Gal.*(LV) 7 τό – ξηρὸν^{II}] le sec vers le sec et l'humide vers l'humide *Gal.(Ar.)* 8 *ante* τῶν *add.* ἡ *Gal.*(V) 9 ἐστὶν *om. Gal.*(L) ἁπάντων *Gal.*(LV) τε *om. Gal.*(V) 10 καὶ – ὁμοίως *om.* V ἅπαντα A^{corr} (ἅ *add.* A^{4} *s. l.*) *Gal.*(L): πάντα *Gal.E(codd.)*: *om.* V *Gal.*(V) τε γὰρ] γὰρ MV *Gal.*(LV) *Gal.E*(LMP): τε *Gal.E*(COV) 11 προειρημένων MV *Gal.E*(LMP): εἰρημένων *Gal.E*(COV) κατὰ τὰ εἰρημένα] ὁμοίως *Gal.*(L): κατὰ τὴν εἰρημένην *Gal.*(V): (et retournent) à eux tous *Gal.(Ar.)*: κατὰ τὸ εἰρημένον *Gal.E*(COV): κατὰ τὰ προειρημένα *Gal.E*(LMP) 12 τωὐτὸ] τὸ αὐτὸ A: τὸ ἑωυτὸ *Gal.*(LV), ἑ *eras. Gal.*(L) ἔνθεν περ M, *corr.* M^{2}: ἔνθα περ *Gal.*(V) συνέστι A, *corr.* A^{3}: ξυνέστη MV *Gal.*(V) οὖν *om.* V ἀποχωρέει *Gal.*(V) 14 *post* χολὴν *add.* διττὴν M καὶ^{I} *om.* A, *add.* A^{3} *s. l.*: τε καὶ MV *Gal.*(LV) Π^{8} αὐτῷ] -ῷ *in ras.* M^{2}: *om. Gal.*(LV): αὐτῷ *Gal.P(codd.)*: αὐτέῳ *Gal.A(codd.)* 15 δι' αὐτὰ A οὖν *om. prob.* Π^{8}

même pas à partir de plusieurs, s'ils n'ont pas la chance de former ensemble un mélange harmonieux? Nécessairement donc, puisque telle 2
est la nature de tous les êtres et de l'homme en particulier, l'homme n'est pas un, mais chacun des éléments qui contribuent à sa naissance conserve dans le corps la propriété qu'il a apportée en contribution. Et nécessairement aussi, chaque élément retourne à sa nature propre, 3
lorsque finit le corps de l'homme, l'humide vers l'humide, le sec vers le sec, le chaud vers le chaud et le froid vers le froid. Telle est aussi 4
la nature des êtres vivants, et de tous les êtres en général. Tout commence semblablement, tout s'achève semblablement. Car la nature des êtres se forme par la réunion de tous les éléments susdits et s'achève comme il a été dit: à l'endroit même d'où chaque être est venu lors de sa formation, c'est donc là aussi qu'il retourne.

4. Le corps de l'homme renferme du sang, du phlegme, de la bile jaune et de la bile noire. Voilà ce qui constitue la nature du corps; voilà ce qui est cause de la maladie ou de la santé. Dans ces conditions, 2
il y a santé parfaite quand ces humeurs sont dans une juste proportion

ἔχῃ ταῦτα τῆς πρὸς ἄλληλα δυνάμιος καὶ τοῦ πλήθεος, καὶ μάλιστα μεμιγμένα ᾖ· ἀλγεῖ δ' ὅταν τι τούτων ἔλασσον ἢ πλέον χωρισθῇ ἐν τῷ σώματι καὶ μὴ κεκρημένον ᾖ τοῖσι πᾶσιν. ἀνάγκη γάρ, ὅταν τι τούτων χωρισθῇ καὶ ἐφ' ἑωυτοῦ στῇ, οὐ μόνον τοῦτο τὸ χωρίον ἔνθεν ἐξέστη ἐπίνοσον γίνεσθαι, ἀλλὰ καὶ ἔνθα ἂν στῇ καὶ ἐπιχυθῇ, ὑπερπιμπλάμενον ὀδύνην τε καὶ πόνον παρέχειν. καὶ γὰρ ὅταν τι τούτων ἔξω τοῦ σώματος ἐκρυῇ πλέον τοῦ ἐπιπολάζοντος, ὀδύνην παρέχει ἡ κένωσις. ἤν τ' αὖ πάλιν ἔσω ποιήσηται τὴν κένωσιν καὶ τὴν μετάστασιν καὶ τὴν ἀπόκρισιν ἀπὸ τῶν ἄλλων, πολλὴ αὐτῷ ἀνάγκη διπλῆν τὴν ὀδύνην παρέχειν κατὰ τὰ εἰρημένα, ἔνθεν τε ἐξέστη καὶ ἔνθα ὑπερέβαλεν.

5. Εἰπὼν δέ, ἃ ἂν φήσω τὸν ἄνθρωπον εἶναι, ἀποφανεῖν αἰεὶ ταὐτὰ ἐόντα καὶ κατὰ νόμον καὶ κατὰ φύσιν, φημὶ δὲ εἶναι αἷμα καὶ

11–178,9] *cf.* Gal. De plac. Hipp. et Plat. VIII 5: p. 689,9–691,9 Müller

1 ταῦτα *om. Gal.*(L) πρὸς ἄλληλα] πρὸς ἄλληλα κρίσιος (-ηος V) καὶ MV: *om. Gal.*(L): πρὸς ἄλληλα *Gal.P(codd.) Gal.A(codd.)* *post* μάλιστα *add.* εἰ A^{4} *s. l.*, ἦν MV *Gal.*(V *Ar.*) 2 τούτων τι A: τε τούτων *Gal.*(V): τι τούτων *Gal.P(codd.)*: τι τουτέων (*vel* -των) *Gal.A(codd.)* ἐλάσσων A, *corr.* A^{3} ἔλασσον ἢ πλέον] μᾶσσον *proposuerim* *ante* χωρισθῇ *add.* εἴη ἢ M^{2} (*in mg.*) V, ἢ *Gal.*(L), γένηται ἢ *Gal.*(V), est . . . et *Gal.(Ar.)*, ᾖ ἢ Π^{s} Co *Gal.A*(VA) *Littré, nihil add. Gal.P(codd.)* χωρισθῇ] κε]χωρισμενον η Π^{s} 2 sq. ἐν – σώματι *om. Gal.(Ar.)* 3 κεκριμένον M (*corr.* M^{3}) V ᾖ *om. Gal.*(L) ξύμπασιν MVΠ^{s} 3 sq. ὅταν – στῇ *om. Gal. (Ar.)* τούτων τι χωρισθῇ A: τι χωρισθῇ τούτων *Gal.*(L) 4 ἑωυτῷ M^{2} (-οῦ M) V *Gal.*(V): ἑωυτοῦ *vel* ἑαυτοῦ *Gal.P(codd.)* στῇ] τῇ A, *corr.* A^{3} *post* στῇ *add.* ἔνθεν (ἔνθεν M^{ras}, ἐντεῦθεν M) τε ἐξέστηκεν M^{corr} V *Gal.*(LV), *non add. Gal.P(codd.) Gal.A(codd.)* 4 sq. ἔνθεν ἐξέστη *om.* MV *Gal.*(LV): ἔνθεν (*vel* ὅθεν) ἐξέστη *Gal.A (codd.)* 5 ἐπίνοσον] νοσερὸν MV γίνεσθαι] -ί- *in ras.* A: γίνεται MV ἂν *om. Gal.*(LV) *Gal.*(L) *in textu, hab. Gal.*(V) *in textu Gal.P(codd.)* στῇ καὶ *om.* MV ἐπιχυθείη *Gal.*(LV) *Gal.*(L) *in textu*: ἐπιχυθῇ *Gal.*(V) *in textu* ὑπερεμπιπλάμενον *Gal.*(V) *Gal.P(codd.)*: ὑπερπιμπλάμενον *Gal.A(codd.)* 6 παρέχει *Gal.*(V) *Gal.A (codd.)*: παρέχειν *Gal.P(codd.)* 8 ἦν ταυπάλιν A, *corr.* A^{3}: ἦν ταῦτα πάλιν MV: ἤν τ' αὖθις *Gal.*(LV): ἤν τε αὖθις *Gal.P(codd.)*: ἤν (*vel* ἦν *vel* ἥν) τ' αὖ (*vel* δ' αὖ) πάλιν *Gal.A(codd.)* ποιήσηι τε M, *corr.* M^{2}: ποιήσεται *Gal.*(V): ποιήσηται *Gal.P (codd.) Gal.A(codd.)* *post* κένωσιν *add.* τε M^{2} (*s. l.*) V μετανάστασιν V 9 ἀπὸ *om.* M, *add.* M^{2} *s. l.* ἀπὸ τῶν ἄλλων *om. Gal.*(V), *hab. Gal.P(codd.) Gal.A(codd.)* *post* πολλὴ *add.* γ' *Gal.*(LV) *Gal.P(codd.)*, *non add. Gal.A(codd.)* αὐτὸ M 10 προειρημένα *Gal.*(V): εἰρημένα *Gal.P(codd.) Gal.A(codd.)* ἔνθεν τε] ὅθεν τ' *Gal.* (V) ἐξέστι A, *corr.* A^{3}: ἐξέστηκε *Gal.*(LV): ἐξέστη *Gal.P(codd.) Gal.A(codd.)* ὑπερέβαλεν] γρ καὶ ὑπερβάλλει M^{2} *in mg.*: ὑπερβάλλει V: ὑπερέβαλλεν *Gal.*(L) *Gal. P(codd.)*: ὑπερέβαλεν *Gal.A(codd.)* 11 εἶπον MV *Gal.*(L) *Gal.P(codd.)* δή M^{corr} (ή *in ras.* M^{2}) V *Gal.*(L): δέ *Gal.P(codd.)* ἃ *in ras.* M^{2} *post* ἂν *ras. 2 litt.* M ἀποφανεῖν αἰεὶ] ἀποφανεῖν αἰ- *in* ἀποφανῆναι *mut.* A^{3}, -εὶ *in* οἱ A^{4}: ἀποφαίνειν αἰεὶ (ἀεὶ *Gal.*(V)) MV *Gal.*(LV): ἀποφανεῖν αἰεὶ *Gal.P(codd.)* 12 ταὐτὰ *Zwing. in mg.*: ταῦτα AMV *Gal.*(LV) καὶ^{I} *om.* A *Gal.*(V), *hab. Gal.P(codd.)* καὶ κατὰ νόμον *om.* V δὲ] δὴ *recc. edd.* εἶναι *post* φλέγμα *(p. 176,1) trsp. Gal.*(V)

entre elles tant du point de vue de la qualité que de la quantité et
quand leur mélange est parfait; il y a maladie quand l'une de ces 3
humeurs, en trop petite ou trop grande quantité, s'isole dans le corps au lieu de rester mêlée à toutes les autres. Car, nécessairement, quand l'une de ces humeurs s'isole et se tient à part soi, non seulement l'endroit qu'elle a quitté devient malade, mais aussi celui où elle va se fixer et s'amasser, par suite d'un engorgement excessif, provoque souffrance et douleur. De fait, quand l'une de ces humeurs s'écoule hors du corps plus qu'il ne faut pour résorber la surabondance, la vacuité provoque de la souffrance; si, inversement, c'est à l'intérieur que l'humeur s'évacue, change de place et se sépare des autres, de toute nécessité, d'après ce qui a été dit, c'est une double souffrance qu'elle provoque: à l'endroit qu'elle a quitté et à celui où elle s'est amassée en excès.

5. Ayant donc promis de montrer que les éléments, qui, selon moi, constituent l'homme sont toujours identiques selon l'usage et selon la nature, je déclare donc qu'il s'agit du sang, du phlegme, de la

2 φλέγμα καὶ χολὴν ξανθὴν καὶ μέλαιναν. καὶ τούτων πρῶτον μὲν κατὰ
42 νόμον τὰ ὀνόματα διωρίσθαι φημὶ καὶ οὐδενὶ αὐτῶν | τωὐτὸ ὄνομα
εἶναι, ἔπειτα κατὰ φύσιν τὰς ἰδέας κεχωρίσθαι, καὶ οὔτε τὸ φλέγμα
οὐδὲν ἐοικέναι τῷ αἵματι, οὔτε τὸ αἷμα τῇ χολῇ, οὔτε τὴν χολὴν τῷ
φλέγματι. πῶς γὰρ ἂν ἐοικότα ταῦτα εἴη ἀλλήλοισιν, ὧν οὔτε τὰ
χρώματα ὁμοῖα φαίνεται προσορώμενα, οὔτε τῇ χειρὶ ψαύοντι ὁμοῖα
δοκεῖ εἶναι; οὔτε γὰρ θερμὰ ὁμοίως ἐστὶν οὔτε ψυχρὰ οὔτε ξηρὰ οὔτε
ὑγρά. ἀνάγκη τοίνυν, ὅτε τοσοῦτον διήλλακται ἀλλήλων τὴν ἰδέην
τε καὶ τὴν δύναμιν, μὴ ἓν αὐτὰ εἶναι, εἴπερ μὴ πῦρ τε καὶ ὕδωρ ἕν ἐστι.
3 γνοίης δ' ἂν τοῖσδε, ὅτι οὐχ ἓν ταῦτα πάντα ἐστίν, ἀλλ' ἕκαστον ἔχει
δύναμίν τε καὶ φύσιν τὴν ἑωυτοῦ· εἰ γὰρ διδοίης ἀνθρώπῳ φάρμακον ὅ
τι φλέγμα ἄγει, ἐμεῖταί σοι φλέγμα· καὶ ἢν διδοῖς φάρμακον ὅ τι χολὴν
ἄγει, ἐμεῖταί σοι χολή. κατὰ ταὐτὰ δὲ καὶ χολὴ μέλαινα καθαρεῖται, ἢν

8 sq. ἀνάγκη – ἐστι] *cf.* Gal. De elem. ex Hipp. sent. I 3: p. 20,13–21,2 Helmr.
11 εἰ – 13 χολή] *cf.* Gal. De elem. ex Hipp. sent. II 4: p. 64,16–19 Helmr.

1 *post* ξανθὴν *add.* τε MV *Gal.*(LV) τοῦτον *Gal.*(V) μὲν πρῶτον *Gal.*(LV): πρῶτον μὲν *Gal.P(codd.)* 2 *ante* νόμον *add.* τὸν MV *Gal.P(codd.)* τὰ] καὶ τὰ *Gal.*(L): τὰ *Gal.P(codd.)* διορίσθαι A (*corr.* A^4) *Gal.*(L) φημὶ – 3 κεχωρίσθαι *om. Gal.*(L) τωὐτὸ] τὸ αὐτὸ A *Gal.*(V): τωὐτὸ *Gal.P(codd.)* 3 κεχωρῆσθαι M φλέγμα] αἷμα *Gal.*(L): φλέγμα *Gal.P(codd.)* 4 ἔοικεν A αἵματι] φλέγματι *Gal.*(L): αἵματι *Gal.P(codd.)* οὔτε^{I} – χολῇ *om. Gal.(Ar.)* τὸ αἷμα] τῷ αἷμα M: τῷ αἵματι A: *om. Gal.*(L): τὸ αἷμα *Gal.P(codd.)* τῇ χολῇ] ἡ χολή A^{corr} (ἡ *add.* A^3 *s. l.*) 5 εἴη ταῦτα *Gal.*(V) *Gal.P(codd.)* διαλλήλοισιν *Gal.*(V): ἀλλήλοισι(ν) *Gal.P(codd.)* 6 προσορώμενα φαίνεται A ψαυόμενα *Gal.*(LV): ψαύοντι *Gal.P(codd.)* *post* ὁμοῖα *add.* δὲ A (*post* δὲ *add.* οὐ A^3 *s. l.*) 7 οὔτε ξηρὰ οὔτε ψυχρὰ A: οὔτε ξηρὰ *Gal.*(V): οὔτε ψυχρὰ οὔτε ξηρὰ *Gal.P(codd.)* 7 sq. ξηρὰ . . . ὑγρά] humides . . . secs *Gal.(Ar.)* 8 ἀλλήλων *post* δύναμιν *(l. 9) trsp. Gal.*(LV), *non trsp. Gal.E(codd.) Gal.P(codd.)* 9 πῦρ . . . ὕδωρ] eau . . . feu *Gal.(Ar.)* τε^{II} *om.* V: γε *Gal.*(V): τε *Gal.P(codd.)* ἕν] ταὐτόν MV *Gal.P(codd.)*: ἕν *Gal.E(codd.)* 10 γνοίης δ' ἂν] γνοῖς *(ras. 1 litt.)* ἂν A (*corr.* A^3): γνοίης δ' ἐν *Gal.*(L) ἕκαστον *om. Gal.*(LV) *post* ἕκαστον *add.* αὐτέων MV *Gal.P(codd.)* 11 καὶ] ἢ *Gal.*(V) ἑωυτοῦ] αὐτοῦ ἕκαστον *Gal.*(LV): ἑωυτοῦ *Gal.P*(H) εἰ γὰρ διδοίης Co: εἰ γάρ τι δοίης A: ἢν γάρ τινι διδῷς MV: εἰ γὰρ δὴ δοίης *Gal.*(L): εἰ γάρ τις δοίη *Gal.*(V): ἢν γάρ τοι δῴης *Gal.E*(COV): ἢν γὰρ δοίης *Gal.E*(LMP): εἰ γάρ τινι διδῷς *Gal.P(codd.)* 12 ἀπεμεῖταί *Gal.*(LV): ἐμεῖταί *Gal.E(codd.) Gal.P(codd.)* ἢν διδῷς MV *Gal.E*(L): εἰ δοίης *Gal.*(LV^{corr}): ἢν διδοῖς *Gal.P(codd.)*: ἢν δῴης *Gal.E*(COV): ἢν δοίης *Gal.E*(MP) *post* χολὴν *add.* μέλαιναν *Gal.*(V), *non add. Gal.E(codd.) Gal.P(codd.)* 13 ἀπεμεῖταί *Gal.*(L): ἐμεῖταί *Gal.E(codd.) Gal.P(codd.)* χολή] χολήν A^{corr} (ν *add.* A^4) V *Gal.*(LV) κατὰ – 178,1 ἄγει *om. Gal.(Ar.)* ταὐτὰ *Gal.P*(H *s. l.*): ταῦτα AMV *Gal.P(codd.)*: αὐτὰ *Gal.*(L): τὰ αὐτὰ *Gal.*(V) χολὴν μέλαιναν MV *Gal.*(LV) καθαρεῖται *scripsi*: καθαίρεται A: καθαίρει M^{ras} (καθαίρειται M) V *Gal.*(LV) *ante* ἢν *ras. 1 litt. (=* καὶ *?)* M

bile jaune et de la bile noire. Et à mon sens, premièrement, selon 2
l'usage, ces humeurs ont des noms nettement distincts et aucune d'entre elles ne porte le même nom; deuxièmement, selon la nature, elles ont un aspect radicalement différent: le phlegme ne ressemble nullement au sang, ni le sang à la bile, ni la bile au phlegme. Comment, en effet, ces humeurs pourraient-elles se ressembler, elles qui n'offrent ni la même couleur à la vue ni la même sensation au toucher? C'est que ni le chaud, ni le froid, ni le sec, ni l'humide ne s'y trouvent au même degré. Nécessairement donc, dès lors qu'elles présentent entre elles une si grande différence d'aspect et de propriété, elles ne sont pas une substance unique, s'il est bien vrai que le feu et l'eau ne sont pas
une substance unique. On peut du reste se rendre compte, par les 3
faits suivants, que toutes ces humeurs, bien loin d'être une substance unique, possèdent chacune leur propriété et leur nature respectives: donnez à un individu un médicament qui attire le phlegme, vous observerez un vomissement de phlegme; et si vous lui donnez un médicament qui attire la bile, vous observerez un vomissement de bile; de même, il y aura aussi évacuation de bile noire, si vous lui

διδοῖς φάρμακον ὅ τι χολὴν μέλαιναν ἄγει· καὶ ἢν τρώσῃς αὐτοῦ τοῦ
σώματός τι ὥστε ἕλκος γενέσθαι, ῥυήσεται αὐτῷ αἷμα· καὶ ταῦτα
ποιήσει σοι πάντα πᾶσαν ἡμέρην καὶ νύκτα καὶ χειμῶνος καὶ θέρεος,
μέχρι ἂν δυνατὸς ᾖ τὸ πνεῦμα ἕλκειν ἐς ἑωυτὸν καὶ πάλιν μεθιέναι, ἢ
ἔστ' ἄν τινος τούτων στερηθῇ τῶν συγγεγονότων. συγγέγονε δὲ
4 ταῦτα τὰ εἰρημένα· πῶς γὰρ οὐ συγγέγονε; πρῶτον μὲν φανερός ἐστιν
ὥνθρωπος ἔχων ἐν ἑωυτῷ ταῦτα πάντα ἀΐδια ἕως ἂν ζῇ, ἔπειτα δὲ
44 γέγονεν ἐξ | ἀνθρώπου ταῦτα πάντα ἔχοντος, τέθραπταί τε ἐν ἀνθρώπῳ
ταῦτα πάντα ἔχοντι, ὅσα ἐγώ φημί τε καὶ ἀποδείκνυμι.

6. Οἱ δὲ λέγοντες ὡς ἕν ἐστιν ὥνθρωπος, δοκεῦσί μοι ταύτῃ τῇ γνώμῃ χρῆσθαι· ὁρῶντες πίνοντας τοὺς ἀνθρώπους τὰ φάρμακα καὶ ἀπολλυμένους ἐν τῇσιν ὑπερκαθάρσεσιν, τοὺς μὲν χολὴν ἐμέοντας, τοὺς δέ τινας φλέγμα, τοῦτο δὲ ἕκαστον αὐτῶν ἐνόμισαν εἶναι τὸν ἄνθρωπον, ὅ τι καθαιρόμενον εἶδον αὐτὸν ἀποθανόντα· καὶ οἱ τὸ αἷμα φάντες εἶναι τὸν ἄνθρωπον τῇ αὐτῇ γνώμῃ χρέωνται· ὁρῶντες ἀποσφαζομένους τοὺς ἀνθρώπους καὶ τὸ αἷμα ῥέον ἐκ τοῦ σώματος, τοῦτο νομίζουσιν εἶναι τὴν ψυχὴν τῷ ἀνθρώπῳ· καὶ μαρτυρίοισι τούτοισι χρέωνται

1 καὶ – 3 θέρεος] *cf.* Gal. De elem. ex Hipp. sent. II 4: p. 64,19–65,2 Helmr. 6 πρῶτον – 9] *cf.* Gal. De elem. ex Hipp. sent. II 4: p. 65,4–8 Helmr. 10–180,1 λόγοισι] *cf.* Gal. De plac. Hipp. et Plat. VIII 5: p. 692,5–15 Müller 10–11 χρῆσθαι] *cf.* Gal. De elem. ex Hipp. sent. I 3: p. 21,8–9 Helmr.

1 διδῷς MV *Gal.P(codd.)*: δῷς *Gal.*(LV) κἢν *Gal.*(L): καὶ ἢν *Gal.E(codd.) Gal.P(codd.)* αὐτῶν M² (-οῦ M): αὐτῷ V *Gal.*(L): αὐτὸν *Gal.*(V): αὐτοῦ *Gal.E (codd.)* 2 *post* σώματός *add.* μέρος MV *Gal.*(V) *Gal.P(codd.), non add. Gal.E(codd.)* ἕλκος] τραῦμα M² *in ras.* (ἕλκος M?) V 3 πάντα σοι πᾶσαν *Gal.*(L): παντάπασιν *Gal.*(V): σοι πάντα πάσῃ *Gal.E*(COV) *post* ἡμέρην *add.* τε *Gal.*(V) *Gal.E*(LMP), *non add. Gal.E*(COV) *Gal.P(codd.)* καὶ χειμῶνος] χειμῶνός τε *Gal.*(L): καὶ χειμῶνος *Gal.E(codd.) Gal.P(codd.)* χειμῶνος ... θέρεος] été ... hiver *Gal.(Ar.)* 4 μετιέναι *Gal.*(V) ἢ] εἰ δυνατὸς ἔσται MV: *om. Gal.*(L *Ar.*): καὶ δυνατὸς ἔσται *Gal.P (codd.)* 5 τούτων τινὸς *Gal.*(V): τινος τουτέων (*vel* -των) *Gal.P(codd.)* στέρηται *Gal.*(L): στερηθείη *Gal.*(V): στερηθῇ *Gal.P(codd.)* συγγέγονε – 6 συγγέγονε *om. Gal.(Ar.)* δὲ *om. Gal.*(V) 6 πρῶτος *Gal.*(V) *post* μὲν *add.* γὰρ *Gal.*(LV), *non add. Gal.E(codd.) Gal.P(codd.)* φανερόν MV 7 ὁ ἄνθρωπος *Gal.*(LV) ἀΐδια *scripsi*: ἰδεῖν A *Gal.*(LV): αἰεὶ MV *Gal.P(codd.)*: *om. Gal.(Ar.) Gal.E(codd.)* 8 ἀνθρώπων A, *corr.* A³ τέθραπταί – 9 ἔχοντι *om. Gal.(Ar.)* τέθραπταί τε] ἔπειτα τέθραπται M *Gal.*(LV) *Gal.P(codd.)*: τέθραπταί τε *Gal.E(codd.)*: ἔπειτα δὲ τέθραπται V 9 πάντα *om.* A, *add.* A³ *s. l.* ἔγωγε MV: ἔγω τε *Gal.P(codd.)* 10 ὁ ἄνθρωπος *Gal.*(LV) 11 κεχρῆσθαι M πίνοντας τοὺς ἀνθρώπους *scripsi*: τοὺς πίνοντας ἀνθρώπους A *Gal.P(codd.)*: τοὺς πίνοντας MV *Gal.*(LV) *edd.* τὰ *om.* V καὶ *om. Gal.*(LV) 13 δὲ^II *om.* MV *Gal.*(LV) ἕκαστος *Gal.*(LV *Ar.*): ἕκαστον *Gal.P(codd.)* 14 *post* ὅ τι *add.* καὶ A εἶδον αὐτὸν] εἶδον *Gal.*(L) *Gal. P*(H): αὐτὸν εἶδον *Gal.*(V) 15 τῇ αὐτῇ] τοιαύτῃ A 17 *ante* τῷ *add.* ἐν MV *post* τούτοισι *add.* πάντες MV *Gal.*(LV *Ar.*), *non add. Gal.P(codd.)*

donnez un médicament qui attire la bile noire; et si vous le blessez en un point du corps de manière à faire une plaie, son sang coulera. Et ces réactions, vous les observerez chez l'homme toutes à tout moment, jour et nuit, hiver comme été, tant qu'il sera capable d'inspirer l'air et de l'expirer, ou tant qu'il ne sera pas privé d'un de ces
éléments congénitaux. Or sont congénitaux les éléments que j'ai 4
nommés. Comment en effet ne le seraient-ils pas? D'abord, il est manifeste que l'homme renferme tous ces éléments perpétuellement tant qu'il vit; ensuite, il est né d'un être humain qui les possédait tous, et a été nourri dans un être humain qui les possédait tous, je veux dire tous ces éléments qui sont l'objet de ma thèse et de ma démonstration.

6. Ceux qui prétendent que l'homme est un font, à mon avis, le raisonnement suivant: observant, dans le cas des individus qui prennent des médicaments évacuants et meurent dans les superpurgations, des vomissements soit de bile, soit de phlegme, ils en ont déduit que l'homme est constitué de l'une ou l'autre de ces humeurs, suivant celle qu'ils lui ont vu évacuer en mourant. Et ceux qui prétendent que l'homme est sang font le même raisonnement: voyant, dans les cas d'égorgement, le sang couler hors du corps, ils en déduisent que cette humeur est pour l'homme le principe de vie. Voilà du reste les

2 ἐν τοῖσι λόγοισι. καίτοι τὸ μὲν πρῶτον ἐν τῇσιν ὑπερκαθάρσεσιν οὐδείς πω ἀπέθανεν χολὴν μοῦνον καθαρθείς· ἀλλ' ὁπόταν πίῃ τις φάρμακον ὅ τι χολὴν ἄγει, πρῶτον μὲν χολὴν ἐμεῖ, ἔπειτα δὲ καὶ φλέγμα· ἔπειτα ἐπὶ τούτοισι ἐμέουσιν χολὴν μέλαιναν, τελευτῶντες δὲ αἷμα ἐμέουσι καθαρόν. ταὐτὰ δὲ πάσχουσι καὶ ὑπὸ τῶν φαρμάκων τῶν τὸ φλέγμα ἀγόντων· πρῶτον μὲν φλέγμα ἐμέουσιν, ἔπειτα δὲ χολὴν ξανθήν, ἔπειτα δὲ μέλαιναν, τελευτῶντες δὲ αἷμα καθαρόν, καὶ ἐν τῷδε ἀπο-
3 θνήσκουσιν. τὸ γὰρ φάρμακον, ὅταν ἐσέλθῃ ἐς τὸ σῶμα, πρῶτον μὲν ἄγει ὃ ἂν αὐτῷ κατὰ φύσιν μάλιστα ᾖ τῶν ἐν τῷ σώματι ἐνεόντων, ἔπειτα δὲ καὶ τἄλλα ἕλκει τε καὶ καθαίρει. ὡς γὰρ τὰ φυόμενά τε καὶ σπειρόμενα, ὁπόταν ἐς τὴν γῆν ἔλθῃ, ἕλκει ἕκαστον τὸ κατὰ φύσιν αὐτῷ ἐνεὸν ἐν τῇ γῇ· ἔνι δὲ καὶ ὀξὺ καὶ πικρὸν καὶ γλυκὺ καὶ ἁλμυρὸν |
46 καὶ παντοῖον· πρῶτον μὲν οὖν καὶ πλεῖστον τούτου εἵλκυσεν ἐς ἑωυτό, ὅ τι ἂν ᾖ αὐτῷ κατὰ φύσιν μάλιστα, ἔπειτα δὲ ἕλκει καὶ τὰ ἄλλα· τοιοῦτο δέ τι καὶ τὰ φάρμακα ποιεῖ ἐν τῷ σώματι· ὅσα χολὴν ἄγει, πρῶτον μὲν ἀκρητεστάτην ἐκάθηρε χολήν, ἔπειτα δὲ μεμιγμένην· καὶ τὰ τοῦ φλέγματος φάρμακα πρῶτον μὲν ἀκρητέστατον τὸ φλέγμα ἄγει, ἔπειτα δὲ

1 sq. καίτοι – καθαρθείς] *cf.* Gal. De elem. ex Hipp. sent. I 3: p. 21,15–22,1 Helmr. 2 ὁπόταν – 7 ἀποθνήσκουσιν] *cf.* Gal. De elem. ex Hipp. sent. II 4: p. 66,7–14 Helmr. 10 ὡς – 15 σώματι] *cf.* Gal. De elem. ex Hipp. sent. II 5: p. 68,11–17 Helmr.

1 καίτοι] καὶ MV τὸ μὲν πρῶτον] πρῶτον μὲν MV *Gal.*(LV): τὸ μὲν πρῶτον *Gal.E(codd.)* 2 πω] που *Gal.*(LV): πω *Gal.E*(COV) μόνην *Gal.*(LV) τις πίῃ MV *Gal.E*(LMP): πίῃ τις *Gal.E*(COV) 3 πρῶτα *Gal.*(L): πρῶτον *Gal.E (codd.)* δὲ καὶ *om. Gal.*(L) καὶ *om. Gal.E(codd.)* *post* ἔπειτα *add.* δ' MV *Gal.E(codd.)* 4 τούτοισι] τῇ χολῇ MV *ante* χολὴν *add.* καὶ *Gal.*(LV), *non add. Gal.E(codd.)* *post* μέλαιναν *add.* ἀναγκαζόμενοι MV *Gal.*(LV *Ar.*), *non add. Gal. E(codd.)* *post* δὲ *add.* καὶ MV *Gal.*(V), *non add. Gal.E(codd.)* 5 ταῦτα AV *Gal.E*(MP): τὰ αὐτὰ *Gal.*(LV) *Gal.E*(CLOV) πάσχουσι] φάσκουσι A τὸ *om. Gal.*(LV) 6 *post* μὲν *add.* γὰρ MV δὲ *om.* MV *Gal.*(L) *Gal.E*(COV): *hab. Gal.E* (LMP) ξανθὴν χολήν *Gal.*(LV) *Gal.E*(MP): χολὴν ξανθήν *Gal.E*(CLOV) 7 δὲ[I] *om.* MV *Gal.*(LV) καὶ ἐν τῷδε] ἐφ' ᾧ *Gal.*(LV): καὶ ἐν τῷδε *Gal.E(codd.)* 8 *post* μὲν *add.* ἅπαν *Gal.*(V) 9 ᾖ μάλιστα *Gal.*(V): ἐστι μάλιστα *Gal.*(L) 10 τὰ ἄλλα *Gal.*(LV) ἕλκει . . . καθαίρει] évacue . . . attire *Gal.(Ar.)* ἕλκειται A, *corr.* A[4] ὡς γὰρ] ὥσπερ MV *Gal.*(LV): ὡς γὰρ *Gal.E(codd.)* 11 ἕλκη A 12 αὐτῷ] ἑωυτῷ M *Gal.*(V): *om.* V: ἐν ἑωυτῷ *Gal.*(L) πικρὸν καὶ γλυ καὶ V: γλυκὺ καὶ πικρὸν καὶ *Gal.*(LV *Ar.*) 13 περὶ ποιοτήτων γῆς M *in mg.* καὶ[II] *om.* MV *Gal.*(LV): *hab. Gal.E(codd.)* τοῦτο πλεῖστον *Gal.*(L): πλεῖστον τούτου *Gal.E*(LMP): πλεῖστον *Gal.E*(COV) εἴρυσεν *Gal.*(L): εἵλκυσεν *Gal.E(codd.)* ἐς ἑωυτό] ἐν ἑωυτῷ *Gal.*(V): εἰς ἑωυτό *Gal.E(codd.)* 14 αὐτῷ] ἑωυτέῳ MV ἔπειτα δ' ἕλ(κει) *in ras.* M[2] τἄλλα M τοιοῦτον MV *Gal.*(LV) 15 δέ] δή *Gal.*(L) ποιεῖ] ποιέειν MV *post* ὅσα *add.* ἂν MV, γὰρ τὴν *Gal.*(LV) ἄγῃ V μὲν *om.* MV 16 ἐκάθηρον *Gal.*(L) *ante* χολήν *add.* τὴν *Gal.*(LV) 17 ἀκρητέστερον V τὸ *om.* V

faits qu'ils apportent en témoignage dans leurs argumentations. Mais 2
d'abord, dans les cas de superpurgation, personne jusqu'à présent n'est mort en rendant uniquement de la bile; en réalité, après absorption d'un médicament qui attire la bile, il y a d'abord vomissement de bile, puis de phlegme, puis, outre cela, de bile noire et enfin de sang pur. Les effets sont analogues dans le cas des médicaments qui attirent le phlegme: d'abord vomissement de phlegme, puis de bile jaune, puis de bile noire et enfin de sang pur; c'est alors que survient la mort. Car le 3
médicament, une fois dans le corps, commence par attirer l'humeur du corps qui est la plus conforme à sa nature, puis attire et évacue aussi les autres humeurs. En effet, de la même manière que les végétaux plantés ou semés, une fois en terre, attirent chacun le suc de la terre qui est conforme à leur nature – la terre renferme des sucs acide, amer, doux, salé, bref, des sucs de toutes sortes –; d'abord donc, ils absorbent la plus grande quantité possible du suc qui est le plus conforme à leur nature, puis attirent également les autres sucs; d'une manière analogue, les médicaments agissent dans le corps: ceux qui attirent la bile commencent par évacuer une bile très pure, puis une bile mélangée; quant aux phlegmagogues, ils commencent par attirer un

μεμιγμένον· καὶ τοῖσιν ἀποσφαζομένοισι τὸ αἷμα ῥεῖ πρῶτον θερμότατον
καὶ ἐρυθρότατον, ἔπειτα δὲ ῥεῖ φλεγματωδέστερόν τε καὶ χολωδέ-
στερον.

7. Αὔξεται δ' ἐν τῷ ἀνθρώπῳ τὸ μὲν φλέγμα τοῦ χειμῶνος· τοῦτο
γὰρ τῷ χειμῶνι κατὰ φύσιν ἐστὶ μάλιστα τῶν ἐν τῷ σώματι ἐνεόντων·
2 ψυχρότατον γάρ ἐστιν. τεκμήριον δὲ τούτου, ὅτι τὸ μὲν φλέγμα ψυχρό-
τατον, εἰ θέλοις ψαῦσαι φλέγματος καὶ χολῆς καὶ αἵματος, τὸ φλέγμα
εὑρήσεις ψυχρότατον ἐόν· καίτοι γλισχρότατόν ἐστι καὶ βίῃ μάλιστα
ἄγεται μετά γε χολὴν μέλαιναν· ὅσα δὲ βίῃ ἔρχεται, θερμότερα γίνεται,
ἀναγκαζόμενα ὑπὸ τῆς βίης· ἀλλ' ὅμως καὶ πρὸς ταῦτα πάντα ψυχρό-
3 τατον ἐὸν τὸ φλέγμα φαίνεται ὑπὸ τῆς φύσιος τῆς ἑωυτοῦ. ὅτι δὲ ὁ
χειμὼν πληροῖ τὸ σῶμα φλέγματος, γνοίης ἂν τοῖσδε· οἱ ἄνθρωποι
πτύουσιν καὶ ἀπομύσσονται φλεγματωδέστατον τοῦ μὲν χειμῶνος,
καὶ τὰ οἰδήματα λευκὰ γίνεται μάλιστα ταύτην τὴν ὥρην, καὶ τἆλλα
4 νοσήματα φλεγματώδεα. τοῦ δὲ ἦρος ἔτι μὲν ἰσχυρὸν τὸ φλέγμα ἐστὶν
ἐν τῷ σώματι, καὶ τὸ αἷμα αὔξεται· τά τε γὰρ ψύχεα ἐξανιεῖ καὶ τὰ
48 ὕδατα ἐπιγίνεται, τὸ δὲ αἷμα | αὔξεται ὑπό τε τῶν ὄμβρων καὶ ὑπὸ τῶν
θερμημεριῶν· κατὰ φύσιν γὰρ αὐτῷ ταῦτ' ἐστὶ μάλιστα τοῦ ἐνιαυτοῦ·
ὑγρόν τε γάρ ἐστι καὶ θερμόν. γνοίης δ' ἂν τοῖσδε· οἱ ἄνθρωποι τοῦ

4–186,12] *cf.* Gal. De plac. Hipp. et Plat. VIII 6: p. 693,11–697,3 Müller

1 μεμιγμένον – 2 δὲ *om. Gal.*(V) *post* πρῶτον *add.* μὲν MV *post* θερμότατον *add.* τε MV *Gal.*(L) 2 ἐρυθρώτατον A ῥεῖ *om. Gal.*(L) τε *om.* M *Gal.*(L) 4 μὲν *om.* A *Gal.P(codd.)* 5 *post* γὰρ *add.* τῶν χυμῶν *Gal.*(V), *non add. Gal.P*(H) κατὰ φύσιν *post* μάλιστα *trsp.* V ἐστὶ *om.* AMV *Gal.P(codd.)* 6 γάρ *om.* AV *Gal.P(codd.)* τεκμήρια MV *Gal.P(codd.)* τούτων A *Gal.P(codd.)*: τουτέων MV μὲν *om. Gal.*(LV) 7 θέλεις *Gal.*(LV): θέλοις *Gal.P(codd.)* αἵματος, τὸ *om.* A 8 γλισχρότατόν] σκληρότατόν *Gal.*(V): γλισχρότατόν *Gal.P(codd.)* 9 γε] δὲ A: *om.* M *(ras. 2 litt. = δὲ ?)* V *Gal.*(V): γε *Gal.P(codd.)* ἔρχεται] ἄγεται *Gal.*(LV): ἔρχεται *Gal.P(codd.)* 10 πάντα ταῦτα MV 13 *post* πτύουσιν *add.* τε MV *Gal.*(LV), *non add. Gal.P(codd.)* ἐκμύσσονται *Gal.*(L): ἐκμάσσονται *Gal.*(V): ἀπομύσσονται *Gal.P(codd.)* φλεγματωδέστατα *Gal.*(V): φλεγματωδέστατον *Gal.P(codd.)* μὲν *om.* MV *Gal.*(LV) 14 τὰ *om. Gal.*(V) *post* οἰδήματα *add.* αὐτοῖς *Gal.*(LV), *non add. Gal.P(codd.)* λευκότατα MV γίνονται A: γίγνονται *Gal.P(codd.)* *ante* ταύτην *add.* κατὰ *Gal.*(LV) τὰ ἄλλα MV *Gal.*(LV): τἆλλα *Gal.P(codd.)* 15 ἥερος A ἔτι – ἐστὶν] τὸ φλέγμα ἐστὶ μὲν *(mut. in* ἔτι μένει M[2]*)* ἰσχυρότερον MV: τὸ φλέγμα ἔτι μένει ἰσχυρὸν *Gal.*(LV *Ar.*): ἔτι μὲν ἰσχυρὸν τὸ φλέγμα ἐστὶν *Gal.P(codd.)* 16 ἐξανιεῖ *scripsi*: ἐξανίει MV *Gal.*(LV): ἐξανείει τε A 17 τὸ δὲ] καὶ τὸ *Gal.*(V): τὸ δὲ *(vel* τὸ δ'*) Gal.P(codd.)* *post* αἷμα *add.* κατὰ ταῦτα MV, κατὰ τὰ αὐτὰ *Gal.*(LV), *nihil add. Gal.P(codd.)* τε τῶν] τουτῶν A (τοῦ τῶν A[3]): τῶν MV καὶ ὑπὸ] ὑπό τε *Gal.*(L): καὶ ὑπό τε *Gal.*(V): καὶ ὑπὸ *Gal.P(codd.)* 18 *ante* κατὰ *add.* καὶ MV αὐτέων MV τοῦτ' ἐστὶ μάλιστα *Gal.*(L): μάλιστα ταῦτά ἐστι *Gal.*(V): ταῦτά ἐστι μάλιστα *Gal.P(codd.)* 19 ὑγρόν ... θερμόν] chaud ... humide *Gal.(Ar.)*

phlegme très pur, puis un phlegme mélangé; et dans les cas d'égorgement, le sang coule d'abord très chaud et très rouge, puis il coule mêlé de phlegme et de bile.

7. Il y a augmentation du phlegme chez l'homme en hiver; car c'est l'humeur du corps qui est la plus conforme à la nature de l'hiver, puisqu'elle est la plus froide. Voici une preuve que le phlegme est 2
l'humeur la plus froide: touchez du phlegme, de la bile et du sang, vous constaterez que le phlegme est le plus froid. Pourtant c'est l'humeur la plus visqueuse et celle qui – évidemment après la bile noire – demande la plus grande violence pour être attirée. Or ce qui demande de la violence pour être évacué s'échauffe sous l'effet de cette violence. Néanmoins, en dépit de toutes ces conditions, le phlegme apparaît manifestement comme l'humeur la plus froide, et cela, en vertu de sa nature particulière. Que l'hiver remplisse le corps de 3
phlegme, vous pouvez vous en rendre compte par les faits suivants: c'est en hiver que les crachats et le mucus nasal contiennent le plus de phlegme, c'est à cette saison surtout que surviennent les leucophlegmasies et les autres maladies phlegmatiques. Au printemps, le 4
phlegme conserve encore de la force dans le corps, et le sang augmente, car les froids se relâchent et les pluies surviennent. Le sang, donc, augmente sous l'effet des averses et des jours de chaleur; car ce sont là les conditions de l'année qui sont les plus conformes à la nature de cette humeur; de fait, le sang est humide et chaud. Qu'il en soit ainsi, vous pouvez vous en rendre compte par les faits suivants: c'est au

ἦρος καὶ τοῦ θέρεος μάλιστα ὑπό τε τῶν δυσεντεριῶν ἁλίσκονται, καὶ
ἐκ τῶν ῥινῶν τὰ αἵματα ῥεῖ αὐτοῖσι, καὶ θερμότατοί εἰσι καὶ ἐρυθροί·
τοῦ δὲ θέρεος τό τε αἷμα ἰσχύει ἔτι, καὶ ἡ χολὴ αἴρεται ἐν τῷ σώματι καὶ
5 παρατείνει ἐς τὸ φθινόπωρον· ἐν δὲ τῷ φθινοπώρῳ τὸ μὲν αἷμα ὀλίγον
γίνεται· ἐναντίον γὰρ αὐτοῦ τὸ φθινόπωρον τῇ φύσει ἐστί· ἡ δὲ χολὴ
τοῦ θέρεος κατέχει τὸ σῶμα καὶ τοῦ φθινοπώρου. γνοίης δ' ἂν τοῖσδε·
οἱ ἄνθρωποι αὐτόματοι ταύτην τὴν ὥρην χολὴν ἐμέουσι, καὶ ἐν
τῇσι φαρμακοποσίῃσι χολωδέστατα καθαίρονται· δῆλον δὲ καὶ τοῖσι
πυρετοῖσι καὶ τοῖσι χρώμασι τῶν ἀνθρώπων. τὸ δὲ φλέγμα τοῦ
θέρεος ἀσθενέστατόν ἐστιν αὐτὸ ἑωυτοῦ· ἐναντίη γὰρ αὐτοῦ τῇ φύσει
ἐστὶν ἡ ὥρη, ξηρή τε ἐοῦσα καὶ θερμή. τὸ δὲ αἷμα τοῦ φθινοπώρου
ἐλάχιστον γίνεται ἐν τῷ ἀνθρώπῳ· ξηρόν τε γάρ ἐστιν τὸ φθινόπωρον καὶ
ψύχειν ἤδη ἄρχεται τὸν ἄνθρωπον· ἡ δὲ μέλαινα χολὴ τοῦ φθινοπώρου
6 πλείστη τε καὶ ἰσχυροτάτη ἐστίν. ὅταν δὲ ὁ χειμὼν καταλαμβάνῃ, ἥ
τε χολὴ ψυχομένη ὀλίγη γίνεται, καὶ τὸ φλέγμα αὔξεται πάλιν ὑπό τε
7 τῶν ὑετῶν τοῦ πλήθεος καὶ ὑπὸ τῶν νυκτῶν τοῦ μήκεος. ἔχει μὲν οὖν
ταῦτα πάντα ἀΐδια τὸ σῶμα τοῦ ἀνθρώπου, ὑπὸ δὲ τῆς ὥρης περιιστα-
μένης τοτὲ μὲν πλείω γίνεται αὐτὰ ἑωυτῶν, τοτὲ δὲ ἐλάσσω, ἕκαστα
8 κατὰ μέρος τε καὶ κατὰ φύσιν. ὡς γὰρ ὁ ἐνιαυτὸς μετέχει μὲν πᾶς πάντων
καὶ τῶν θερμῶν καὶ τῶν ψυχρῶν καὶ τῶν ξηρῶν καὶ τῶν ὑγρῶν· οὐ

1 ἁλίσκονται — 19 φύσιν] *foliorum particulis abscissis nonnullarum vocum syllabae quaedam perierunt in Gal.*(L) 2 τὰ αἵματα] αἷμα MV *Gal.*(L): τὸ αἷμα *Gal.*(V): τὰ αἵματα *Gal.P(codd.)* ἐρυθρότατοι *Gal.*(LV): ἐρυθροί *Gal.P(codd.)* 3 αἴρεται *Gal.*(V): αἴρεται *Gal.P(codd.)* 5 αὐτῷ *Gal.*(LV): αὐτοῦ *Gal.P(codd.)* *post* φθινόπωρον *ras. 6 litt.* M 6 τὴν θερίην M: τὴν θερείην V: ἡ θερινὴ *Gal.*(LV): τὸ θέρος *Gal.P(codd.)* τοῦ φθινοπώρου *scripsi*: τὸ φθινόπωρον *codd. edd.* 8 φαρμακοποσίηι M, *corr.* M[1vel2] (σι *s. l.*) χολωδέστερα *Gal.*(L): χολωδέστερον *Gal.*(V): χολωδέστατα *Gal.P(codd.)* *ante* τοῖσι *add.* ἐν *Gal.*(L), *non add. Gal.P(codd.)* 9 *ante* τοῖσι *add.* ἐν *Gal.*(L), *non add. Gal.P(codd.)* *post* χρώμασι *add.* τοῖσι *Gal.*(LV) 9 sq. τοῦ θέρεος] τῆς θερίης M: τῆς θερείης V: *om. Gal.*(L): τοῦ θέρεος *Gal.P(codd.)* 10 ἀσθενέστερόν *Gal.*(V): ἀσθενέ[*Gal.*(L): ἀσθενέστατόν *Gal.P(codd.)* αὐτοῦ] αὕτη *Gal.*(V): αὐτοῦ *Gal.P(codd.)* 11 ξηρή ... θερμή] chaude ... sèche *Gal.(Ar.)* ἐοῦσα] γάρ ἐστι MV *Gal.*(L): γὰρ *Gal.*(V): οὖσα *Gal.P(codd.)* 12 ξηρότερον *Gal.*(V): ξηρόν *Gal.*(V) *in textu Gal.P(codd.)* τε γάρ] γάρ *Gal.*(LV): τε *Gal.*(L) *in textu*: τ' *Gal.*(V) *in textu*: τε γάρ *Gal.P(codd.)* 15 τε[I]] γε M ὑπό τε] ἀπό τε MV *Gal.P(codd.)*: ἀπὸ *Gal.*(V) 16 καὶ ὑπὸ] καὶ A: καὶ ἀπὸ *Gal.*(LV): καὶ ὑπὸ *Gal.P(codd.)* ἔχει — 19 φύσιν] *paucae litterae supersunt singulorum versuum in Gal.*(L) 17 ταῦτα *om.* A ἀΐδια] αἰεὶ MV *Gal.P(codd.)*: *defic. Gal.*(L) παριϊσταμένης (α[I] *in ras.*) *Gal.*(V[corr]): περιϊσταμένης Gal.(V) *in textu* 18 αὐτὰ ἑωυτῶν] σφῶν αὐτὰ ἑωυτέων MV: αὐτὰ ἑωυτοῦ *Gal.*(V): αὐτὰ ἑωυτῶν *Gal.P(codd.)*: *defic. Gal.*(L) 19 τε *om.* MV: *defic. Gal.*(L) ὡς γὰρ] ὥσπερ MV: ὥσπερ γὰρ *Gal.*(LV): ὡς γὰρ *Gal.P(codd.)* 20 οὐ] οὐδὲ V *Gal.*(LV): οὐ *Gal.P(codd.)*

printemps et en été que se produisent surtout les attaques de dy-
senterie et les hémorragies nasales, que le corps est à son maximum
de chaleur et que le teint est rouge. En été, le sang conserve encore
de la force, tandis que la bile s'accroît dans le corps et persiste ainsi
jusqu'en automne. En automne, le sang diminue, car l'automne est 5
contraire à sa nature. La bile, elle, prédomine dans le corps en été et
en automne. Vous pouvez vous en rendre compte par les faits suivants:
pendant cette saison-là, il y a des vomissements spontanés de bile, et
les évacuations provoquées par les remèdes sont très riches en bile.
On s'en assurera aussi par les fièvres et par la coloration du teint.
Le phlegme, lui, est en été à son degré minimum de force; car la saison,
qui est sèche et chaude, est contraire à sa nature. Le sang, en automne,
atteint son minimum dans l'homme; car l'automne est sec et commence
déjà à refroidir le corps. La bile noire, en revanche, est, en automne,
à son maximum du point de vue tant de la quantité que de la force.
Mais, au retour de l'hiver, la bile, se refroidissant, diminue, tandis que 6
le phlegme augmente à nouveau par suite de l'abondance des pluies
continues et de la longueur des nuits. Ainsi, tous ces éléments existent 7
perpétuellement dans le corps de l'homme, mais, avec le cycle des
saisons, ils passent par des phases d'augmentation et de diminution,
chacun selon son tour et selon sa nature. En effet, de même que l'année 8
participe pendant toute sa durée à tous les éléments, le chaud, le froid,

50 γὰρ ἂν | μείνειεν οὐδὲν οὐδένα χρόνον ἄνευ πάντων τῶν ἐνεόντων ἐν
τῷδε τῷ κόσμῳ, ἀλλ' εἰ ἕν τί γε ἐκλείποι, πάντα ἂν ἀφανισθείη· ἀπὸ
γὰρ τῆς αὐτῆς ἀνάγκης πάντα συνέστηκέ τε καὶ τρέφεται ὑπ' ἀλλήλων·
οὕτω δὲ καὶ εἴ τι ἐκ τοῦ ἀνθρώπου ἐκλείποι τούτων τῶν συγγεγονότων,
9 οὐκ ἂν δύναιτο ζῆν ὥνθρωπος. ἰσχύει δ' ἐν τῷ ἐνιαυτῷ τοτὲ μὲν ὁ
χειμὼν μάλιστα, τοτὲ δὲ τὸ ἔαρ, τοτὲ δὲ τὸ θέρος, τοτὲ δὲ τὸ φθινόπωρον· οὕτω δὲ καὶ ἐν τῷ ἀνθρώπῳ τοτὲ μὲν τὸ φλέγμα ἰσχύει, τοτὲ
δὲ τὸ αἷμα, τοτὲ δὲ ἡ χολή, πρῶτον μὲν ἡ ξανθή, ἔπειτα δὲ ἡ μέλαινα
10 καλεομένη. μαρτύριον δὲ σαφέστατον, εἰ θέλοις τῷ αὐτῷ ἀνθρώπῳ
δοῦναι τὸ αὐτὸ φάρμακον τετράκις τοῦ ἐνιαυτοῦ, ἐμεῖταί σοι τοῦ μὲν
χειμῶνος φλεγματωδέστατα, τοῦ δὲ ἦρος ὑγρότατα, τοῦ δὲ θέρεος
χολωδέστατα, τοῦ δὲ φθινοπώρου μελάντατα.

8. Ὀφείλει οὖν, τούτων ὧδε ἐχόντων, ὅσα μὲν τῶν νοσημάτων
χειμῶνος αὔξεται, θέρεος φθίνειν, ὅσα δὲ θέρεος αὔξεται, χειμῶνος
λήγειν, ὅσα μὴ ἐν περιόδῳ ἡμερέων ἀπαλλάσσεται· τὴν δὲ περίοδον
αὖτις φράσω τὴν τῶν ἡμερέων. ὅσα δὲ γίνεται ἦρος νοσήματα, προσδέχεσθαι χρὴ φθινοπώρου τὴν ἀπάλλαξιν ἔσεσθαι αὐτῶν· ὅσα δὲ
φθινοπωρινὰ νοσήματα, τούτων τοῦ ἦρος τὴν ἀπάλλαξιν ἀνάγκη
52 γενέσθαι· ὅ τι δ' ἂν τὰς ὥρας ταύτας ὑπερβάλλῃ νό|σημα, εἰδέναι χρὴ
ἐνιαύσιον αὐτὸ ἐσόμενον. καὶ τὸν ἰητρὸν χρὴ οὕτως ἵστασθαι πρὸς τὰ

1 μείνειεν] μένηι^{ει} ἓν M (*mut. in* μένηιεν^{ει} M^{ras}): μενεῖ V οὐδὲν] τουτέων οὐδὲν M^{corr} (τουτέωι M *mut. in* τουτέων M^2) V *Gal.P(codd.)*: *om. Gal.*(LV) ὑπεόντων *Gal.*(L) ἐν *om. Gal.*(L) 2 ἕν *om. Gal.*(L) γε *om.* MV *Gal.*(L), *hab. Gal.P (codd.)* ἐκλίποι MV *Gal.*(V): ἐκλείποι *Gal.P(codd.)* ἀφανισθῇ A 3 τε *om.* A ὑπ'] ἀπ' MV *Gal.*(L): ὑπ' *Gal.P(codd.)* 4 ἐκ *om.* A ἐκλίποι MV: ἐκλείπει *Gal.*(L): ἐκλείποι (ο *ex* ε *corr. Gal.*(V)) *Gal.*(V) *Gal.P(codd.)* 5 ὁ ἄνθρωπος *Gal.*(LV) 6 τὸ^{II} – δὲ^{III} *om.* M, *add.* M^2 *in mg.* θέρεος A 7 sq. τοτὲ^{II} – αἷμα *om. Gal.(Ar.)* 8 δὲ^{III} *om.* M 9 καλεομένη *om. Gal.*(LV), *hab. Gal.P(codd.)* σαφέστερον MV: *om. Gal.*(L *Ar.*): σαφέστατον *Gal.P(codd.)* θελήσειας *Gal.*(L): θέλεις *Gal.*(V): θέλοις *Gal.P(codd.)* 9 sq. δοῦναι τῷ αὐτῷ ἀνθρώπῳ *Gal.*(LV): τῷ αὐτῷ ἀνθρώπῳ δοῦναι *Gal.P(codd.)* 13 Ὀφείλει] φιλεῖ *quosdam scripsisse dixit Galenus* οὖν] γοῦν *Gal.*(L): δὲ *Gal.*(V) ὧδε] οὕτως *Gal.*(LV) τῶν νοσημάτων ὅσα χειμῶνος αὔξεται θέρους φθίνει M *in mg.* 14 χειμῶνος^{I}] τοῦ χειμῶνος MV θέρεος^{I}] θέρος V φθίνειν] λέγει M (*mut. in* λέγειν M^2): λήγειν M^3 (ή M^3 *s. l.*) V: φθίνει *Gal.*(V) 15 λήγει M, *corr.* M^2: λήγειεν *Gal.*(V) *post* μὴ *add.* αὐτέων MV 16 φράσομεν V τὴν *om.* A ἦρος γίνεται (γίγνεται *Gal.*(V)) MV *Gal.*(LV) 17 χρὴ *om.* V φθινοπώρῳ *Gal.*(L) ἀπάλλαξιν – αὐτῶν] ἀπαλλαγὴν ἔσεσθαι τῆς νούσου MV: ἀπάλλαξιν αὐτῶν ἔσεσθαι *Gal.*(V) 18 *ante* νοσήματα *add.* τὰ A τοῦ *deleverit Fredrich, p. 15* ἀνάγκη τὴν ἀπάλλαξιν MV *Gal.*(LV) 19 γενέσθαι] ἔσεσθαι *Gal.*(L) ὑπερβάλῃ MV *post* χρὴ *add.* ὡς MV 20 αὐτὸ *deleverit Wilamowitz (cf. Fredrich, p. 15)* οὕτω χρὴ MV *Gal.*(LV) ἵστασθαι πρὸς] ἰᾶσθαι A: ἰῆσθαι πρὸς MV

le sec et l'humide – en effet, pas un seul être dans notre univers ne pourrait subsister un seul instant sans tous les autres, et l'absence d'un seul entraînerait la disparition de tous; car c'est en vertu d'une seule et même loi qu'ils se trouvent tous réunis et qu'ils se nourrissent les uns les autres –, de même aussi, l'absence dans l'homme d'un de
ces principes congénitaux ôterait toute possibilité de survie. Mais dans 9
l'année, c'est tantôt l'hiver qui prédomine, tantôt le printemps, tantôt l'été, tantôt l'automne. De même aussi dans l'homme, c'est tantôt le phlegme qui domine, tantôt le sang, tantôt la bile, d'abord la
bile jaune, puis la bile dite noire. En voici une preuve très claire: 10
donnez au même individu le même médicament évacuant quatre fois dans l'année, vous constaterez que le vomissement, pour l'hiver, est très riche en phlegme, pour le printemps, très humide, pour l'été, très bilieux, et pour l'automne, très noir.

8. Puisqu'il en est ainsi, toutes les maladies qui croissent en hiver doivent s'éteindre en été, toutes celles qui croissent en été cesser en hiver, excepté celles qui se terminent en une période de jours; pour cette période de jours, j'exposerai plus tard ce qu'il en est. Pour toutes les maladies qui naissent au printemps, il faut en attendre le terme en automne. Quant aux maladies automnales, c'est au printemps qu'elles auront nécessairement leur terme. Mais pour toute maladie qui dépassera les saisons indiquées, il faut savoir que la durée sera d'un an. Et le médecin doit avoir dans l'esprit, quand il s'oppose

νοσήματα ὡς ἑκάστου τούτων ἰσχύοντος ἐν τῷ σώματι κατὰ τὴν ὥρην
τὴν αὐτῷ κατὰ φύσιν ἐοῦσαν μάλιστα.
9. Εἰδέναι δὲ χρὴ καὶ τάδε πρὸς ἐκείνοισιν· ὅσα πλησμονὴ τίκτει
νοσήματα, κένωσις ἰᾶται, ὅσα δὲ ἀπὸ κενώσιος γίνεται, πλησμονὴ
ἰᾶται, ὅσα δὲ ἀπὸ ταλαιπωρίης γίνεται, ἀνάπαυσις ἰᾶται, ὅσα δὲ
2 ὑπερτέρη ἀργίη νοσήματα τίκτει, ταῦτα ταλαιπωρίη ἰᾶται. τὸ δὲ
σύμπαν γνῶναι, δεῖ τὸν ἰητρὸν ἐναντίον ἵστασθαι τοῖσι καθεστηκόσι
νοσήμασι καὶ εἴδεσι καὶ ὥρῃσι καὶ ἡλικίῃσι, καὶ τὰ συντείνοντα λύειν,
καὶ τὰ λελυμένα συντείνειν· οὕτω γὰρ ἂν μάλιστα τὸ κάμνον ἀναπαύοιτο,
3 ἥ τε ἴησις τοῦτό μοι δοκεῖ εἶναι. αἱ δὲ νοῦσοι γίνονται, αἱ μὲν ἀπὸ τῶν
διαιτημάτων, αἱ δὲ ἀπὸ τοῦ πνεύματος, ὃ ἐσαγόμενοι ζῶμεν. τὴν δὲ
διάγνωσιν χρὴ ἑκατέρου ὧδε ποιεῖσθαι· ὅταν μὲν ὑπὸ ἑνὸς νοσήματος
πολλοὶ ἄνθρωποι ἁλίσκωνται κατὰ τὸν αὐτὸν χρόνον, τὴν αἰτίην χρὴ
ἀνατιθέναι τούτῳ ὅ τι κοινότατόν ἐστιν καὶ μάλιστα αὐτῷ πάντες
χρεώμεθα· ἔστιν δὲ τοῦτο ὃ ἀναπνέομεν. φανερὸν γὰρ δὴ ὅτι τὰ διαιτή-
ματα ἑκάστου ἡμέων οὐκ αἰτιά ἐστιν, ὅτε γε ἅπτεται πάντων ἡ νοῦσος
54 ἑξῆς καὶ τῶν νεωτέ|ρων καὶ τῶν πρεσβυτέρων, καὶ γυναικῶν καὶ ἀν-
δρῶν, ὁμοίως δὲ καὶ τῶν θωρησσομένων καὶ τῶν ὑδροποτεόντων, καὶ
τῶν μάζαν ἐσθιόντων καὶ τῶν ἄρτον σιτεομένων, καὶ τῶν πολλὰ ταλαι-
πωρεόντων καὶ τῶν ὀλίγα· οὐκ ἂν οὖν τὰ διαιτήματα αἴτια εἴη, ὅταν

3 ὅσα – 5 ἰᾶται[I]] *cf.* Hipp. Aph. II, 22: IV, p. 476,6–7 Littré 6 ὑπερτέρη] *cf.* Erotian. Υ 9: p. 88,15 Nachm. 10 αἱ[I] – 192,7] *cf.* Anon. Lond. ex Arist. Iatr. Menon. et aliis med. ecl. VII 15–24 Diels αἱ[I] – 190,3 ἑκάστοισι] *cf.* Gal. In Hipp. Epid. lib. I comm. I prooem.: CMG V, 10,1, p. 7,26–8,13 Wenkebach αἱ[I] – 18 ὑδροποτεόντων] *cf.* [Gal.] De affect. causa, p. 17,16–26 Helmr. 15 φανερὸν – 18 ὑδροποτεόντων] *cf.* Gal. In Hipp. Aph. comm. II, 21: XVII B, p. 498,13–499,2 Kühn

2 τὴν αὐτῷ] τὴν ἑωυτοῦ MV: αὐτοῦ *Gal.*(L): τὴν αὐτοῦ *Gal.*(V) 2 sq. μάλιστα. Εἰδέναι δὲ χρὴ] Μάλιστα δὲ χρὴ εἰδέναι MV: μάλιστα. Εἰδέναι χρὴ *Gal.*(LV) 3 Εἰδέναι – 10 εἶναι *a Dioscoride obelatum esse ait Galenus* *ante* ὅσα *add.* ὅτι MV 4 *ante* κένωσις *add.* ταῦτα V ἴῆται κένωσις *Gal.*(V): κένωσις ἴῆται *Gal.*(V) *in textu* *post* γίνεται *add.* νοσήματα MV *Gal.*(LV) 6 ὑπερτέρη – τίκτει] ὑπ' ἀργίης νοσήματα τίκτεται MV ταῦτα *om.* MV *Gal.*(LV) 7 καθεστεῶσι MV 8 *ante* νοσήμασι *add.* καὶ MV *Gal.*(LV), *non add. Gal.*(V) *in textu* εἴδεσι] ἰδέῃσι A συντείνοντα] ξυντεταμένα *Ermerins* 9 ἀναπαύοιτο] ἅπαν παύοιτο *Gal.*(L): γρ ἀναπαύοιτο *Gal.* (L[2]) 10 τῶν *om.* MV *Gal.*(LV) 11 τοῦ *om. Gal.*(L), *hab. Gal. Ep.(codd.)* 12 χρὴ ἑκατέρων ὧδε MV: ὧδε χρὴ *Gal.*(L): ἑκατέρων ὧδε χρὴ *Gal.*(V) *Gal.Ep.(codd.) et fort. Gal.(Ar.)* 13 ἁλίσκωνται] ω *in ras. Gal.*(V) 14 *post* ὅ τι *add.* ἂν *Gal.*(LV), *non add. Gal.Ep.(codd.)* 15 *post* τὰ *add.* γε *Gal.*(L, *in ras.* V), *non add. Gal.Ep.(codd.)* 16 ἡμέων] ἡμερῶν *Gal.*(V): ἡμέων *Gal.Ep.(codd.)* ὅτε γε] ὅτε τε MV: ὅτε *Gal.*(LV) 17 τῶν[II] *om. Gal.*(L), *hab. Gal.Ep.(codd.)* 18 δὲ *om.* MV *Gal.Ep.(codd.)* 19 τῶν μάζαν] τῶν μᾶζαν *Gal.*(L): τὴν μᾶζαν *Gal.*(V) τῶν[II]] τὸν A, *corr.* A[3] ἄρτον σιτεομένων] ἀρτοσιτεόντων MV: ἄρτον σιτευόντων *Gal.*(V): ἄρτον σιτεόντων *Gal.Ep.(codd.)* 19 sq. πολλὰ ... ὀλίγα] peu ... beaucoup *Gal.(Ar.)* 20 *post* τὰ *add.* γε MV *Gal.*(L), τε *Gal.*(V)

aux maladies, que chacune d'entre elles domine dans le corps suivant la saison qui est la plus conforme à sa nature.

9. Voici ce qu'il faut savoir en outre: les maladies causées par la réplétion sont guéries par la vacuité; celles qui proviennent de la vacuité sont guéries par la réplétion. Celles qui proviennent de l'exercice sont guéries par le repos; celles qui sont causées par une trop grande inaction sont guéries, elles, par l'exercice. Pour résumer toutes 2
ces notions, le médecin doit s'opposer au caractère établi des maladies, des constitutions, des saisons et des âges, relâcher ce qui se tend et tendre ce qui est relâché. C'est la meilleure méthode, en effet, pour apporter du soulagement à la partie malade. Voilà en quoi consiste, à mon sens, le traitement. Les maladies proviennent soit du régime, 3
soit de l'air que nous inspirons pour vivre. Le diagnostic, pour chacune de ces deux catégories, doit se faire ainsi: quand une seule maladie atteint un grand nombre d'individus au même moment, il faut en attribuer la cause à ce qui est le plus commun, à ce que nous utilisons tous le plus; or c'est ce que nous respirons. Il est bien clair en effet que le régime de chacun d'entre nous ne peut être cause de la maladie, dès lors qu'elle attaque tout le monde tour à tour, jeunes et vieux, femmes et hommes, et, sans distinction, ceux qui boivent du vin et ceux qui boivent de l'eau, ceux qui mangent du pain d'orge et ceux qui se nourrissent de pain de blé, ceux qui font beaucoup d'exercices et ceux qui en font peu. Le régime ne saurait donc être en cause,

διαιτώμενοι πάντας τρόπους οἱ ἄνθρωποι ἁλίσκωνται ὑπὸ τῆς αὐτῆς
4 νούσου. ὅταν δὲ αἱ νοῦσοι γίνωνται παντοδαπαὶ κατὰ τὸν αὐτὸν χρόνον,
δῆλον ὅτι τὰ διαιτήματά ἐστιν αἴτια ἕκαστα ἑκάστοισι, καὶ τὴν θεραπείην
χρὴ ποιεῖσθαι ἐναντιούμενον τῇ προφάσει τῆς νούσου, ὥσπερ μοι πέ-
φρασται καὶ ἑτέρωθι, καὶ ἐκ τῶν διαιτημάτων μεταβάλλειν· δῆλον γὰρ
ὅτι οἷσί γε εἴωθε χρῆσθαι ὤνθρωπος διαιτήμασιν, οὐκ ἐπιτήδειά οἵ
ἐστιν, ἢ πάντα, ἢ τὰ πλείω, ἢ ἕν γέ τι αὐτῶν· ἃ δεῖ καταμαθόντα μετα-
βάλλειν, καὶ σκεψάμενον τοῦ ἀνθρώπου τήν τε ἡλικίην καὶ τὸ εἶδος καὶ
τὴν ὥρην τοῦ ἔτεος καὶ τῆς νούσου τὸν τρόπον, τὴν θεραπείην ποιεῖσθαι,
τὰ μὲν ἀφαιρέοντα, τὰ δὲ προστιθέντα, ὥσπερ μοι καὶ πάλαι εἴρηται,
⟨καὶ⟩ πρὸς ἕκαστα τῶν ἡλικιῶν καὶ τῶν ὡρέων καὶ τῶν εἰδέων καὶ τῶν
5 νούσων ἔν τε τῇ φαρμακείῃ προστρέπεσθαι καὶ ἐν τῇ διαίτῃ. ὅταν δὲ
νοσήματος ἑνὸς ἐπιδημίη καθεστήκῃ, δῆλον ὅτι οὐ τὰ διαιτήματα αἴτιά
ἐστιν, ἀλλ' ὃ ἀναπνέομεν, τοῦτ' αἴτιόν ἐστιν, καὶ δῆλον ὅτι τοῦτο
56 νοσερὴν τὴν ἀπόκρισιν ἔχον ἀνιᾷ. τοῦτον χρὴ τὸν χρόνον τὰς | παραινέ-
σιας ποιεῖσθαι τοῖσιν ἀνθρώποισιν τοιάσδε· τὰ μὲν διαιτήματα μὴ
μεταβάλλειν, ὅτε γε οὐκ αἰτιά ἐστι τῆς νούσου, τὸ δὲ σῶμα ὁρᾶν ὅπως
ἔσται ἀογκότατον καὶ ἀσθενέστατον, τῶν σιτίων τε ἀφαιρέοντα καὶ
τῶν ποτῶν, οἷσιν εἴωθε χρῆσθαι, κατ' ὀλίγον· ἢν γὰρ μεταβάλλῃ

2 ὅταν – 3 ἑκάστοισι] *cf.* [Gal.] De affect. causa, p. 17,26–28 Helmr. 12 ὅταν – 15 ἀνιᾷ] *cf.* [Gal.] De affect. causa, p. 17,28–18,3 Helmr.

1 οἱ ἄνθρωποι πάντας τρόπους *Gal.*(L): πάντας τρόπους *Gal.*(V): πάντα τρόπον οἱ ἄνθρωποι *Gal.Ep.(codd.)* ἁλίσκονται A *Gal.*(LV), ω *s. l.* *Gal.*(V) 2 γίνονται A: γένωνται V: γίγνονται *Gal.*(V), ω *s. l.* *Gal.*(V) παντοδαπαὶ] παντοδαποὶ *Gal.*(V): παντοδαπαὶ *post* χρόνον *trsp.* V τοὺς αὐτοὺς χρόνους A 5 ἐκ – μεταβάλλειν] τῶν διαιτημάτων μεταβολῇ MV: τῶν διαιτημάτων τῇ μεταβολῇ *Gal.*(V) 6 ὅτι] δὴ ὅτι *Gal.*(L): δὴ ὅτι γε *Gal.*(V) εἴωθε χρῆσθαι] εἰώθη χρῆσθαι A^{corr} (χρεῖσθαι A, *mut. in* χρῆσθαι A³): χρῆσθαι εἴωθεν MV ὁ ἄνθρωπος *Gal.*(LV) οἵ *om.* *Gal.*(LV) 7 δεῖ] χρὴ *Gal.*(LV) καταμαθόντα M^{corr} (-α *in ras.* M²): καταμανθάνοντας *Gal.*(LV) 8 *post* ἀνθρώπου *add.* τὴν φύσιν MV 10 τὰ^{I}] ποτὲ MV *Gal.*(LV) τὰ^{II}] ποτὲ MV *Gal.*(LV) καὶ *om.* MV 11 καὶ^{I} *addidi* πρὸς] προ A, *corr.* A³ ἑκάστας MV ἰδεῶν A⁴ (ι *s. l.*) M *Gal.*(V) 12 τῇ φαρμακίῃ A, *corr.* A³: τῇσι φαρμακίῃσι M: τῇσι φαρμακείῃσι V προτρέπεσθαι MV *Gal.*(LV) τῇσι διαιτήμασιν M *Gal.*(V): τοῖσι διαιτήμασιν V: τῇσι διαίτῃσιν *Gal.*(L) 13 νοσήματα *Gal.*(L) καθεστήκει V: καταστῇ *Gal.*(L): κρατῇ *Gal.*(V) δῆλον ὅτι] καὶ δῆλον ᾗ ὅτι A: δηλονότι V *Gal.*(L) 14 καὶ δῆλον ὅτι τοῦτο] δῆλον ἔτι τοῦτο A: καὶ τοῦτο δηλονότι *Gal.*(L): καὶ τοῦτο δῆλον ὅτι *Gal.*(V) 15 νοσηρὴν A⁴ MV τὴν] τινα MV ἔχον ἀνιᾷ *Ermerins*: ἔχον (-ων M) ἂν εἴη AMV *Gal.*(LV): ἔχον ἀνίει *Littré* *ante* χρὴ *add.* οὖν *Gal.*(LV) χρὴ] δεῖ V πῶς χρὴ διαιτᾶσθαι ὅτε τὸ νόσημα ἓν *in mg.* MV 17 ὅτι A *Gal.*(V) οὐκ M² *in ras.* ὡρᾶν A, *corr.* A⁴: ἢ ὡρὰν A⁴ *in mg.* 18 *post* ἔσται *add.* ὡς M² *s. l.* V εὐογκότατον MV τὸν σιτίον τε A, *corr.* A³: τῶν τε σιτίων *Gal.*(LV) 19 εἰώθει MV: εἰώθασι *Gal.*(L): εἴωθα *Gal.*(V) ἢν] εἰ *Gal.*(L) μεταβάλλην A, *mut. in* μεταβάλλειν A³: μεταβάλῃ MV: μεταβάλλοι *Gal.*(L)

quand, malgré la plus grande diversité dans le régime, les individus sont atteints de la même maladie. Mais quand ce sont des maladies 4
de toute espèce qui se produisent au même moment, il est évident que la cause en est, dans chaque cas, le régime de chacun; il faut alors, pour le traitement, s'opposer à la cause de la maladie, comme je l'ai expliqué aussi ailleurs, et procéder à des changements dans le régime. Il est évident, en effet, que le régime habituellement suivi par le patient ne lui est pas approprié, et cela, soit en totalité, soit en grande partie, soit du moins pour une part. C'est ce degré qu'il faut déterminer avec précision pour procéder au changement; il faut aussi prendre en considération l'âge et la constitution du patient, la saison de l'année et le caractère de la maladie pour effectuer le traitement en retranchant ici, ajoutant là, comme je l'ai déjà dit depuis longtemps et il faut avoir en vue, dans chaque cas, l'âge, la saison, la constitution et la maladie, pour les médicaments comme pour le régime. Mais quand il 5
s'agit d'une seule maladie établie sous forme d'épidémie, il est évident que la cause n'en est pas le régime; c'est l'air que nous respirons qui en est la cause; et il est évident que c'est parce qu'il contient le germe pathogène que l'air est nocif. Il faut, à ce moment-là, donner les consignes suivantes à la population: ne pas changer le régime, dès lors qu'il n'est pas cause de la maladie, mais veiller à amaigrir et à affaiblir le corps à l'extrême, en retranchant des aliments et des boissons du régime habituel, mais progressivement, car si l'on change brusquement

ταχέως τὴν δίαιταν, κίνδυνος καὶ ἀπὸ τῆς μεταβολῆς νεώτερόν τι γενέσθαι ἐν τῷ σώματι· ἀλλὰ χρὴ τοῖσι μὲν διαιτήμασιν οὕτω χρῆσθαι, ὅτε γε φαίνεται οὐδὲν ἀδικέοντα τὸν ἄνθρωπον· τοῦ δὲ πνεύματος ὅπως ἡ ῥύσις ὡς ἐλαχίστη ἐς τὸ σῶμα ἐσίῃ καὶ ὡς ξεινοτάτη προμηθεῖσθαι, τῶν τε χωρίων τοὺς τόπους μεταβάλλοντα ἐς δύναμιν, ἐν οἷσιν ἂν ἡ νοῦσος καθεστήκῃ, καὶ τὰ σώματα λεπτύνοντα· οὕτω γὰρ ἂν ἥκιστα πολλοῦ τε καὶ πυκνοῦ τοῦ πνεύματος χρῄζοιεν οἱ ἄνθρωποι.

10. Ὅσα δὲ τῶν νοσημάτων γίνεται ἀπὸ τοῦ σώματος τῶν μελέων τοῦ ἰσχυροτάτου, ταῦτα δὲ δεινότατά ἐστι· καὶ γὰρ ἢν αὐτοῦ μένῃ ἔνθ' ἂν ἄρξηται, ἀνάγκη, τοῦ ἰσχυροτάτου τῶν μελέων πονεομένου, πᾶν τὸ σῶμα πονεῖσθαι· καὶ ἢν ἐπὶ τῶν ἀσθενεστέρων τι ἀφίκηται
2 ἀπὸ τοῦ ἰσχυροτάτου, χαλεπαὶ αἱ ἀπολύσιες γίνονται. ὅσα δ' ἂν ἀπὸ τῶν ἀσθενεστέρων ἐπὶ τὰ ἰσχυρότερα ἔλθῃ, εὐλυτώτερά ἐστιν· ὑπὸ γὰρ τῆς ἰσχύος ἀποπαλήσεται ῥηϊδίως τὰ ἐπιρρέοντα. |

58 11. Αἱ παχύταται τῶν φλεβῶν ὧδε πεφύκασι. τέσσερα ζεύγεά ἐστιν ἐν τῷ σώματι, καὶ ἓν μὲν αὐτῶν, ἀπὸ τῆς κεφαλῆς ὄπισθεν, διὰ τοῦ αὐχένος, ἔξωθεν παρὰ τὴν ῥάχιν ἔνθεν τε καὶ ἔνθεν, παρὰ τὰ ἰσχία

14 ἀποπαλήσεται] *cf.* Gal. Gloss. Hipp.: XIX, p. 84,8–12 Kühn   15–196,15] *v.* Hipp. De nat. oss. 9: IX, p. 174,13–178,2 Littré *cf.* Gal. De plac. Hipp. et Plat. VI 3: p. 515,14–517,14 Müller   15–196,5 ἀμφότεραι] *cf.* Arist. Hist. anim. III 3: p. 512 b 12–513 a 7

1 *ante* ταχέως *add.* τὴν *Gal.*(V)   2 γίνεσθαι M (*corr.* M²) V   *post* οὕτω *add.* δὴ *Gal.*(L)   3 γε *om.* A   οὐδὲν] μηδὲν *Gal.*(L)   δὲ *om.* M, *add.* M² *s. l.*   4 ῥεῦσις MV: ῥῶσις *Gal.*(L)   ἐσίοι MV: εἰσῄει *Gal.*(V)   ξεινοτάτη *scripsi*: ξεναιτάτη A: ξενωτάτη M *Gal.*(LV): ξενοτάτη V   *post* ξεινοτάτη *add.* ἔσται M^corr (ἐστι M: ἔσται M²) V   5 τε] δ' αὖ *Gal.*(LV)   μεταβάλλοντας A *Gal.*(V)   6 καθεστήκοι V: καθεστήκει *Gal.*(LV)   καὶ *om.* *Gal.*(V)   7 τοῦ *om.* MV *Gal.*(LV)   8 ἀπὸ] ἀπ' αὐτοῦ A: ἀπὸ *bis scr.* *Gal.*(V)   9 ταῦτα – 10 ἰσχυροτάτου *om.* *Gal.*(V)   δὲ *del.* M^ras: *om.* V *Gal.*(L)   *post* αὐτοῦ *add.* μὲν MV   μενὴ A, *mut. in* μενεῖ A³: μείνῃ *Gal.*(L)   10 τοῦ *om.* V   11 ἅπαν MV   πονέεται M, *corr. in* πονέεσθαι M²: ὀχλεῖσθαι *Gal.*(L): καὶ χλεῖσθαι *Gal.*(V)   καὶ ἢν] κἢν MV   τι τῶν ἀσθενεστέρων τι M^corr (τι^I *add.* M² *s. l.*): τι τῶν ἀσθενεστέρων V: τὰ ἀσθενέστερά τι *Gal.*(L)   ἀφίκηται – 13 ἀσθενεστέρων *om.* V   12 ἰσχυροτέρου M *Gal.*(L^corr) (-έρ- *in ras.*)   αἱ *om.* M, *add.* M² *s. l.*   13 ἰσχυρότατα MV   εὐλυτώτερά (ο *s. l.*) V: εὐλυτότερά *Gal.*(L) *Gal.*(V) *in textu*: εὐλυτότερόν *Gal.*(V)   14 ὑπὸ] ἀπὸ *Gal.*(L): ὑπὸ *Gal.*(L) *in textu*   ἀποπαλλήσσεται (*lege* ἀποπαλήσεται) *Gal. in Gloss. s. v.* ἀποπαλλήσιος (*lege* ἀποπαλήσιος): ἀποκληΐζεται A: ἀπαλλάσσεται MV: ἀποπλήσσεται *Gal.*(LV): ἀποκλείζεται *Gal.*(L) *in textu*: est . . . rejeté *Gal.(Ar.)*: ἀναλώσεται *coll. Gal. Littré*   15 Περὶ φλεβῶν *in mg.* M²V   παχύτητες *Gal.*(V)   16 ἓν M² *in ras.*: αἱ M' (*et fortasse* M): ἓν *Ar.*   *post* μὲν *add.* δὴ *Gal.*(LV), *non add.* *Ar.*   ἀπὸ τῆς κεφαλῆς αὐτέων *Gal.*(V)   ὄπισθεν] τὸ ἐξόπισθεν *Gal.*(V)   17 ἔξω *Gal.*(LV): ἔξωθεν *Ar.*   παρὰ^I] ἐπὶ M² *s. l.* V: παρὰ *Ar.*   τε καὶ] καὶ καὶ M'   παρὰ^II] ἐς M': εἰς *Gal.*(LV)

le régime, le changement risque d'entraîner de surcroît un nouveau dérangement dans le corps. Pour le régime, il faut donc procéder ainsi, dès lors que manifestement il ne fait aucun mal. Mais pour l'air, voici les précautions à prendre: inspirer le moins d'air possible et l'air le moins contaminé possible; pour cela, déserter autant que faire se peut, dans la région, les endroits infestés par la maladie, puis faire une cure d'amaigrissement, car c'est la meilleure façon d'éviter le besoin d'une respiration forte et fréquente.

10. Les maladies qui ont leur origine dans la partie du corps la plus résistante sont les plus redoutables. De fait, si elles demeurent à l'endroit même où elles sont nées, nécessairement, puisque la partie la plus résistante est souffrante, tout le corps est souffrant; et si elles se déplacent vers une partie plus faible, quittant la partie la plus résistante, les solutions deviennent difficiles. En revanche, les maladies 2
qui se déplacent des parties plus faibles vers les parties plus résistantes sont de solution plus facile, car ces parties, grâce à leur résistance, n'auront pas de mal à faire refluer les humeurs.

11. Les vaisseaux sanguins les plus gros sont disposés comme suit. Il y en a quatre paires dans le corps. L'une de ces paires part de la partie postérieure de la tête, passe par le cou, longe du côté externe la colonne vertébrale de part et d'autre, arrive, le long des hanches,

ἀφικνεῖται καὶ ἐς τὰ σκέλεα, ἔπειτα, διὰ τῶν κνημέων, ἐπὶ τῶν σφυρῶν τὰ ἔξω καὶ ἐς τοὺς πόδας ἀφήκει. δεῖ οὖν τὰς φλεβοτομίας ἐπὶ τῶν ἀλγημάτων τῶν ἐν τῷ νώτῳ καὶ ἐν τοῖσιν ἰσχίοισιν ἀπὸ τῶν ἰγνύων
2 ποιεῖσθαι καὶ ἀπὸ τῶν σφυρῶν ἔξωθεν. αἱ δ' ἕτεραι φλέβες, ἐκ τῆς κεφαλῆς παρὰ τὰ ὦτα διὰ τοῦ αὐχένος, αἱ σφαγίτιδες καλεόμεναι, ἔσωθεν παρὰ τὴν ῥάχιν ἑκατέρωθεν φέρουσιν παρὰ τὰς ψόας ἐς τοὺς ὄρχιας καὶ τοὺς μηρούς, καὶ διὰ τῶν ἰγνύων ἐκ τοῦ ἔσωθεν μέρεος, ἔπειτα διὰ τῶν κνημέων ἐπὶ τῶν σφυρῶν τὰ ἔσωθεν καὶ τοὺς πόδας. δεῖ οὖν τὰς φλεβοτομίας ποιεῖσθαι πρὸς τὰς ὀδύνας τὰς ἀπὸ τῶν ψοῶν
3 καὶ τῶν ὀρχίων ἀπὸ τῶν ἰγνύων καὶ ἀπὸ τῶν σφυρῶν ἔσωθεν. αἱ δὲ τρίται φλέβες ἐκ τῶν κροτάφων διὰ τοῦ αὐχένος ὑπὸ τὰς ὠμοπλάτας, ἔπειτα συμφέρονται ἐς τὸν πλεύμονα καὶ ἀφικνέονται ἡ μὲν ἀπὸ τῶν δεξιῶν ἐς τὰ ἀριστερὰ ὑπὸ τὸν μαζὸν καὶ ἐς τὸν σπλῆνα καὶ ἐς τὸν νεφρόν, ἡ δὲ ἀπὸ τῶν ἀριστερῶν ἐς τὰ δεξιὰ ἐκ τοῦ πλεύμονος ὑπὸ τὸν μαζὸν καὶ
60 ἐς τὸ ἧπαρ καὶ ἐς τὸν νεφρόν, τελευτῶσι δὲ ἐς τὸν ἀρ|χὸν αὗται ἀμφό-
4 τεραι. αἱ δὲ τέταρται ἀπὸ τοῦ ἔμπροσθεν τῆς κεφαλῆς καὶ τῶν ὀφθαλμῶν ὑπὸ τὸν αὐχένα καὶ τὰς κληῖδας, ἔπειτα διὰ τῶν βραχιόνων ἄνωθεν ἐς τὰς συγκαμπάς, ἔπειτα διὰ τῶν πήχεων ἐς τοὺς καρποὺς καὶ τοὺς

1 ἐπὶ] καὶ M^1vel2^ *in ras.* V: καὶ ἕως *Gal.*(L): ἕως *Gal.*(V): εἰς *Ar.*(D^a^P): ἐκ *Ar.* (A^a^C^a^) 2 ἀφίκη A: διήκει MV *Gal.*(LV) ἐπὶ] τὰς ἐπὶ MV: τὰς ἀπὸ *Gal.*(LV): ἐπὶ *Gal.*(V) *in textu (Mewaldt, p. 76,19)* 3 ἐν^II^ *om.* MV *Gal.*(L) ἰσχύοις *Gal.*(V): ἰσχίοισιν *Gal.*(V) *in textu (ibid.)* 4 ἔξωθεν] ποιέεσθαι A *post* φλέβες *add.* ἔχουσιν MV, ἔχουσαι τὴν ἀρχὴν *Gal.*(L), ἔχουσι τὴν ἀρχὴν *Gal.*(V), *non add. Ar.* ἐκ] ἀπὸ A *Gal.*(LV): ἐκ *Ar.* 5 παρὰ] ἐπὶ *Gal.*(V): παρὰ *Ar.* (A^a^C^a^P) αἱ *om.* M′ σφραγίτιδες *Gal.*(V) 6 παρὰ^I^] ἀπὸ τῆς κοίλης παρὰ *Gal.*(L): ἀπὸ τῆς κοιλίας περὶ *Gal.*(V): παρὰ *Ar.*(C^a^D^a^P) φέρουσαι *Gal.*(V) *Ar.*(A^a^C^a^): φέρουσι *Ar.*(D^a^P) παρὰ^II^ *om.* A: περὶ *Gal.*(V) *Ar.*(A^a^): παρὰ *Ar.*(C^a^D^a^P) ἐς] καὶ *Gal.*(L): καὶ ἐς *Gal.*(V): εἰς *Ar.* 7 καὶ^I^] καὶ ἐς MM′V *Gal.*(V): καὶ εἰς *Ar.*(D^a^P): καὶ *Ar.*(A^a^C^a^) διὰ τῶν *om.* M′ ἔξωθεν *Gal.*(V) 8 ἐπὶ] παρὰ MV: ἐπὶ *Ar.* τῶν σφυρῶν *Ermerins*: τὰ σφυρὰ *codd.* τὰ *om.* MV, *hab. Ar.* ἔξωθεν *Gal.*(V): εἴσω *Ar.* καὶ] καὶ ἐς MV: καὶ εἰς *Gal.*(LV): καὶ *Ar.* 10 ἔσωθεν *om.* M, εἴσωθεν *add.* M² *s. l.*: ἔξωθεν *Gal.*(V): ἔσωθεν *Gal.*(V) *in textu (Mewaldt, p. 76,23)* 11 ἐκ] ἀπὸ *Gal.*(V): ἐκ *Ar.* ὑπὸ] ὑ *e corr. Gal.*(V): ἐπὶ M′: ὑπὸ *Ar.* ὠμοπλάτους A 12 ἔπειτα] ἔπει A, *corr.* A³ ἐς] ἐπὶ *Gal.*(LV): εἰς *Ar.* ἀπὸ] ἐκ *Gal.*(LV) *Ar.* 13 *post* ἀριστερὰ *add.* ἡ δὲ ἀπὸ (δ' ἐκ *Gal.*(L): δὲ ἐκ *Gal.*(V)) τῶν ἀριστερῶν ἐς (εἰς *Gal.*(L): ἐπὶ *Gal.*(V)) τὰ δεξιά, καὶ ἡ μὲν δεξιὴ ἀφικνέεται ἐκ τοῦ πνεύμονος (ἐκ τοῦ πνεύμονος *non hab.* MV) MV *Gal.*(LV), *non add. Ar.* 14 ἡ δὲ ἀπὸ] ἐκ δὲ *Gal.*(V): αἱ δ' ἀπὸ *Ar.* ἐς] ἐπὶ *Gal.*(V): εἰς *Ar.* ἐκ] διὰ *Gal.*(L): *om. Gal.*(V): ἐκ *Ar.* ὑπὸ] ἐς A: εἰς *Ar.*(D^a^P): ὑπὸ *Ar.*(A^a^C^a^) 17 τὸν] τῶν M (*corr.* M¹) V τὰς] ὑπὸ τὰς M′ *Gal.*(LV): τὰς *Ar.* *post* κληῖδας *add.* à l'intérieur *Gal.(Ar.)* διὰ *sec. Ar. scripsi*: δὲ ἐπὶ A: ὑπὲρ MV: ἀπὸ M′: δὲ ἀπὸ *Gal.*(LV) 18 ἐς^I^] ὑπὸ M′: εἰς *Ar.* συγκοπάς *Gal.*(V) ἔπειτα – 196,2 συγκαμπάς *om. Gal.*(L) ἔπειτα] ἔπειτα δὲ MV: εἶτα *Ar.* ἐς^II^] κ̣α̣ὶ̣ M: ἐπὶ M² (*s. l.*) V *Ar.*

jusqu'aux membres inférieurs, puis passe par les jambes pour aboutir aux chevilles, du côté externe, et aux pieds. Il faut donc, pour les douleurs du dos et des hanches, faire les saignées aux jarrets, et aux chevilles du côté externe. Les vaisseaux de la seconde paire partent de la tête, le long 2
des oreilles, et traversent le cou; on les appelle jugulaires; ils longent, du côté interne, la colonne vertébrale de part et d'autre, et se portent, en longeant les lombes, jusqu'aux testicules et aux cuisses, passent par les jarrets, du côté interne, puis par les jambes, pour aboutir aux chevilles, du côté interne, et aux pieds. Il faut donc faire les saignées, pour les douleurs des lombes ou des testicules, aux jarrets et aux chevilles, du côté interne. Les vaisseaux de la troisième paire partent 3
des tempes, traversent le cou, passent sous les omoplates, puis convergent vers le poumon; l'un, allant de droite à gauche, passe sous le sein et arrive à la rate et au rein; l'autre, allant de gauche à droite, à la sortie du poumon, passe sous le sein et arrive au foie et au rein; tous deux se terminent à l'anus. Les vaisseaux de la quatrième paire 4
partent de la partie antérieure de la tête et des yeux, passent sous le cou et les clavicules, ensuite descendent par la partie supérieure des bras jusqu'aux plis du coude, puis, par les avant-bras, jusqu'aux poignets

δακτύλους, ἔπειτα ἀπὸ τῶν δακτύλων πάλιν διὰ τῶν στηθέων τῶν
χειρῶν καὶ τῶν πήχεων ἄνω ἐς τὰς συγκαμπάς, καὶ διὰ τῶν βραχιόνων
τοῦ κάτωθεν μέρεος ἐς τὰς μασχάλας, καὶ ἐκ τῶν πλευρέων ἄνωθεν ἡ
μὲν ἐς τὸν σπλῆνα ἀφικνεῖται, ἡ δὲ ἐς τὸ ἧπαρ, ἔπειτα ὑπὲρ τῆς γαστρὸς
5 ἐς τὸ αἰδοῖον τελευτῶσιν ἀμφότεραι. καὶ αἱ μὲν παχέαι τῶν φλεβῶν
οὕτω πεφύκασιν. εἰσὶ δὲ καὶ ἀπὸ τῆς κοιλίης φλέβες ἀνὰ τὸ σῶμα πολλαί
τε καὶ παντοῖαι, δι' ὧν ἡ τροφὴ τῷ σώματι ἔρχεται. φέρουσι δὲ καὶ
ἀπὸ τῶν παχέων φλεβῶν ἐς τὴν κοιλίην καὶ τὸ ἄλλο σῶμα καὶ ἀπὸ
τῶν ἐξωτάτω καὶ ἀπὸ τῶν ἔσω, καὶ ἐς ἀλλήλας διαδιδοῦσιν αἵ τε ἔσωθεν
6 ἔξω καὶ αἱ ἔξωθεν ἔσω. τὰς οὖν φλεβοτομίας χρὴ ποιεῖσθαι κατὰ τούτους
τοὺς λόγους· ἐπιτηδεύειν δὲ χρὴ τὰς τομὰς ὡς προσωτάτω τάμνειν
ἀπὸ τῶν χωρίων, ἔνθ' ἂν αἱ ὀδύναι μεμαθήκωσι γίνεσθαι καὶ τὸ αἷμα
συλλέγεσθαι· οὕτω γὰρ ἂν ἥκιστα ἥ τε μεταβολὴ γίνοιτο μεγάλη
ἐξαπίνης, καὶ τὸ ἔθος μεταστήσειας ἂν ὥστε μηκέτι ἐς τὸ αὐτὸ χωρίον
συλλέγεσθαι.

10 τὰς – 15] *cf.* Cels. De med. II 10,13: CML I, p. 79,26–29 Marx

1 *post* ἔπειτα *add.* δὲ *Gal.*(V) 1 sq. τῶν στηθέων τῶν χειρῶν καὶ τῶν πήχεων *Littré*: τῶν στηθέων καὶ τῶν πήχεων καὶ τῶν χειρῶν A: τῶν στηθέων καὶ διὰ τῶν πήχεων τῶν χειρῶν M (*eras.* στηθέων καὶ διὰ *et expunx.* τῶν M²): τῶν στηθέων καὶ τῶν πήχεων τῶν χειρῶν M′: τῶν πήχεων τῶν χειρῶν V: τῶν χειρῶν καὶ τῶν πήχεων *Gal.*(V): τῶν πήχεων *Gal.(Ar.)*: καὶ τῶν χειρῶν *deleverit Villaret* 2 ἄνω] ἄνωθεν MV: ὧι M′ συγκοπάς *Gal.*(V) 2 sq. διὰ ... τοῦ κάτωθεν μέρεος] du côté intérieur *Gal.(Ar.)* 3 ἐκ] ἀπὸ MV *Gal.*(LV) ἄνωθεν] à l'extérieur *Gal.(Ar.)* 3 sq. ἡ – σπλῆνα *in ras.* M 4 ἔπειτα] ἔπειτα δὲ A: εἶθ' *Ar.*(DᵃP): αἱ δ' *Ar.*(AᵃCᵃ) *post* γαστρὸς *add.* à l'extérieur *Gal.(Ar.)* 5 παχύταται MV 6 οὕτω πεφύκασιν] ὧδε ἔχουσιν MV *Gal.*(LV) περὶ τῶν ἀπὸ τῆς κοιλίας φλεβῶν M² *in mg.* κοίλης *Gal.*(L) ἀνὰ τὸ σῶμα *om. Gal.*(L) πολαί A: πάμπολαί M: πάμπολλαί V *Gal.*(LV) 7 ἡ *om.* A ἡ – ἔρχεται] τῷ σώματι τροφαὶ ἔρχονται *Gal.*(L): τῷ σώματι ἔρχονται τροφαὶ *Gal.*(V) φέρουσι δὲ] ἔρχεται δὲ V, γρ ἔ. δὲ *in mg.* M² 8 ἐς – σῶμα] à tout le corps *Gal.(Ar.)* κοίλην *Gal.*(V) *ante* τὸ *add.* ἐς MM′V, εἰς *Gal.*(V) 9 ἐξωτάτων A: ἐξωτάτωι M (-τάτωι *punctis del.* M²): ἔξω V καὶ ἀπὸ τῶν] καὶ ἀπὸ τῶν M (ἀπὸ τῶν *punctis del.* M²): καὶ ὑπὸ τῶν M′: ἐς τὸ *Gal.*(V) *in ras.* καὶ[II] *om. Gal.*(L), *add. Gal.*(L²) διαδιδοῦσιν] διδόασίν *post ras.* M^corr (διαδιδόασιν M) V *Gal.*(LV) 9 sq. αἵ – ἔσω] et les veines qui sont à l'extérieur parviennent vers celles qui sont à l'intérieur et celles qui sont à l'intérieur vers celles qui sont à l'extérieur *Gal.(Ar.)* 10 αἱ *add.* M′ *s. l.* χρὴ *om.* MM′V *Gal.*(V) 10 sq. κατὰ – λόγους *om. Gal.*(V) 11 λόγους] τρόπους M′ δὲ *om. Gal.*(L) ὅτι τὰς τομὰς βαθείας δεῖ ποιεῖν M² *in mg.* πορρωτάτω (προσω *s. l.*) *Gal.*(L): aux endroits les plus éloignés *Gal.(Ar.)*: πρὸς τὸ *Gal.*(V) ταμεῖν M′: τέμνειν *Gal.*(LV) 12 τῶν *om.* M′ χώρων *Gal.*(V) ἂν *om.* M, *add.* M² *in mg.* μεμαθητίκωσι A (*mut. in* -κοσι A³): μεμαθήκασι A⁴ *(in mg.)* MV: μεμαθήκεσαν *Gal.*(LV) 13 ἥ τε μεταβολὴ ἥκιστα μεγάλη γίνοιτο MV 14 μεταστήσιας A: μεταστῆσαι MV: μεταστήσαις *Gal.*(LV) τὸ αὐτὸ] τωὐτὸ MV

et aux doigts ; puis, des doigts, ils remontent par les paumes des mains et les avant-bras jusqu'aux plis du coude, et par la partie inférieure des bras jusqu'aux aisselles ; et, quittant la partie supérieure des côtes, ils parviennent l'un à la rate, l'autre au foie ; puis, passant au-dessus du ventre, ils se terminent tous deux aux organes génitaux. Telle est la 5
disposition des gros vaisseaux. Il existe aussi des vaisseaux qui, partant du ventre, se répandent à travers le corps ; ils sont nombreux et variés ; c'est eux qui assurent le transport de la nourriture pour le corps. Il en est aussi qui, partant des gros vaisseaux, soit externes soit internes, se portent vers le ventre et vers le reste du corps ; et ils communiquent entre eux, les vaisseaux internes allant vers l'extérieur et les vaisseaux externes vers l'intérieur. Il faut donc pratiquer les 6
saignées conformément à ces indications ; mais il faut avoir soin de faire les incisions le plus loin possible des endroits où les douleurs ont tendance à se produire et le sang à s'accumuler. Car, de la sorte, tout en évitant au maximum un changement important et soudain, on peut empêcher, par une modification de l'habitude, que le sang ne continue à s'accumuler au même endroit.

62 12. Ὅσοι πύον πολλὸν πτύουσιν ἄτερ πυρετοῦ ἐόντες, καὶ | οἷσιν
ὑπὸ τὸ οὖρον πύον ὑφίσταται πολλὸν ἄτερ ὀδύνης ἐοῦσι, καὶ ὅσοισι τὰ
ὑποχωρήματα αἱματώδεα ὥσπερ ἐν τῇσι δυσεντερίῃσι καὶ χρόνιά ἐστιν
ἐοῦσι πέντε καὶ τριήκοντα ἐτέων καὶ γεραιτέροισι, τούτοισι πᾶσιν
2 ἀπὸ τοῦ αὐτοῦ τὰ νοσήματα γίνεται· ἀνάγκη γὰρ τούτους ταλαι-
πώρους τε γενέσθαι καὶ φιλοπόνους τῷ σώματι καὶ ἐργάτας νεηνίσκους
ἐόντας, ἔπειτα δὲ ἐξανεθέντας τῶν πόνων σαρκωθῆναι μαλθακῇ σαρκὶ
καὶ πολλὸν διαφερούσῃ τῆς προτέρης, καὶ πολλὸν διακεκριμένον ἔχειν
τὸ σῶμα τό τε προϋπάρχον καὶ τὸ ἐπιτραφέν, ὥστε μὴ ὁμολογεῖν.
3 ὅταν οὖν νόσημά τι καταλάβῃ τοὺς οὕτω διακειμένους, τὸ μὲν παρα-
χρῆμα διαφεύγουσιν, ὕστερον δὲ μετὰ τὴν νοῦσον χρόνῳ τήκεται τὸ
σῶμα, καὶ ῥεῖ διὰ τῶν φλεβῶν, ᾗ ἂν εὐρυχωρίης μάλιστα τύχῃ, ἰχω-
4 ροειδές· ἢν μὲν οὖν ὁρμήσῃ ἐς τὴν κοιλίην τὴν κάτω, σχεδόν τι οἷόν περ
⟨ἂν⟩ ἐν τῷ σώματι ἐνῇ τοιοῦτον καὶ τὸ διαχώρημα γίνεται· ἅτε γὰρ
τῆς ὁδοῦ κατάντεος ἐούσης, οὐχ ἵσταται πολλὸν χρόνον ἐν τῷ ἐντέρῳ.
5 οἷσι δ' ἂν ἐς τὰ στήθεα ἐσρυῇ, ὑπόπυον γίνεται· ἅτε γὰρ τῆς καθάρ-
σιος ἀνάντεος ἐούσης, καὶ χρόνον ἐναυλιζόμενον πολλὸν ἐν τῷ στήθει,
6 κατασήπεται καὶ γίνεται πυοειδές. οἷσι δ' ἂν ἐς τὴν κύστιν ἐξερεύγηται,
ὑπὸ τῆς θερμότητος τοῦ χωρίου λευκὸν γίνεται, καὶ διακρίνεται· καὶ
τὸ μὲν ἀραιότατον ἐφίσταται ἄνω, τὸ δὲ παχύτατον κάτω, ὃ δὴ πύον
64 καλεῖται. γίνονται δὲ καὶ οἱ λίθοι τοῖσι παι|δίοισι διὰ τὴν θερμότητα
τοῦ χωρίου τε τούτου καὶ τοῦ ὅλου σώματος, τοῖσι δὲ ἀνδράσι οὐ

17 ἐναυλιζόμενον] *cf.* Erotian. E 24: p. 37,3 Nachm.

1 ἄτερ AV: ἅτε M   ἐόντος M (-ος *punctis del. et* -ες *sscr.* M²) *Gal.*(LV)   ὁκόσοισι M: ὁκόσοισιν V   2 ἄτερ A   ἐούσης M³ (-ης *supra* -ιν *add.*)   οἷσιν *Gal.*(L)   2 sq. αἱματώδεα τὰ ὑποχωρήματα *Gal.*(LV)   3 sq. ἐστιν ἐοῦσι] ἐστι (*eras. et* ἃ *in ras. add.* M²) νέοισιν ἐοῦσιν M: ἃ νέοισιν ἐοῦσι V   4 ἐτέων M^corr (-ων *in ras.* M²): ἔτεσι M *Gal.*(V)   5 τοῦ αὐτοῦ] ταὐτομάτου *Gal.*(LV)   γίνονται *Gal.*(V)   6 τε γενέσθαι] γεγενῆσθαι A: γίνεσθαι *Gal.*(L): γίγνεσθαι *Gal.*(V)   7 ἐξαναθέντας *Gal.*(V)   8 ἔχον *Gal.*(L)   9 ὑπάρχον *Gal.*(V)   μὴ ὁμονοεῖν M, γρ μὴ ὁμολογέειν M *in mg.*   10 οὖν *om.* A   τὸ] τοτὲ *Gal.*(LV)   11 μετὰ τὴν νοῦσον *om. Gal.*(L)   12 ῥεῖ] διαρρέει V   εὐρυχωρίη MV *Gal.*(L)   τύχοι *Gal.*(LV)   ἰχωροειδές] τὸ χωροειδές *Gal.*(V)   13 ἐς] ἐπὶ *Gal.*(L)   τι *post* περ *trsp.* A: *om.* MV   οἷόν *om. Gal.*(V) *ante* περ *spat. 3 litt. rel.*   14 ἂν *addidi*: *ante* ἐνῇ *add. Littré*   ἐνῇ] ἐνι M (ἐνέῃ M²): ἐνῆν *Gal.*(LV)   ἄτερ A, *corr.* A^ras   15 οὐχ ἵσταται] οὐκ ἴσχεται MV: οὐχ ἥκιστα *Gal.*(V)   16 ὁκόσοισι MV: ὅσοισι *Gal.*(LV)   τὸ στῆθος MV *Gal.*(LV)   ἐνρυῇ MV   ὑπόπυοι γίνονται MV   γὰρ *om.* MV   18 κατασήπεται] καταστῇ σήπεται A   ὁκόσοισι MV: ὅσοισι *Gal.*(V)   ἐξερεύγηται] ἐξερεύγη τοῦς A, *mut. in* ἐξερεύγη, τοῖς A³   19 τῆς *om. Gal.*(L)   *ante* τοῦ *add.* τούτου *Gal.*(LV)   *post* χωρίου *add.* τοῦτο καὶ θερμὸν καὶ MV   20 ἀραιότατον] λεπτότατον *Gal.*(V)   ἀμφίσταται A   21 καλεῖται] λέγεται V   καὶ *om. Gal.*(LV)   22 τε *om.* MV   τοῖσι – 200,1 σώματος *om. Gal.*(LV *Ar.*), *haec Galenus in suo exemplari non legisse videtur*

12. Les individus qui crachent beaucoup de pus sans qu'il y ait
fièvre, ceux dont l'urine laisse déposer beaucoup de pus sans qu'il y
ait douleur, et ceux qui ont des selles sanguinolentes, comme dans les
dysenteries, de façon chronique, s'ils ont atteint ou dépassé l'âge de
trente cinq ans, doivent tous leur maladie à la même cause. Néces- 2
sairement, en effet, ces gens-là ont mené une existence laborieuse, se sont
dépensés physiquement et ont exercé un métier manuel durant leur jeu-
nesse; puis, une fois libérés de leurs activités, ils sont devenus charnus,
mais d'une chair flasque fort différente de la première; et dans leur corps
règne alors un profond divorce entre la partie primitive et la partie
surajoutée, au point que l'accord est impossible. Quand donc de tels 3
tempéraments sont atteints d'une maladie, sur le moment ils en réchap-
pent, mais plus tard, après la maladie, le corps à la longue se fond et
du sang séreux s'écoule par les vaisseaux sanguins là où il trouve la
voie la plus large. Dès lors, si le flux se dirige vers le ventre, l'humeur 4
reste, à peu de chose près, semblable à ce qu'elle était dans le corps,
quand elle passe dans les selles; étant donné, en effet, que le trajet
suivi est descendant, l'humeur ne se fixe pas longtemps dans l'intestin.
En revanche, dans les cas où le flux se porte vers la poitrine, l'humeur 5
devient purulente. Etant donné, en effet, que l'évacuation s'effectue en
montant, l'humeur, séjournant longtemps dans la poitrine, se putréfie
et prend l'aspect du pus. Enfin, dans les cas où le flux se déverse dans 6
la vessie, l'humeur, par suite de la chaleur de l'organe, blanchit et se
dissocie: la partie la plus fine gagne la surface, tandis que la plus
dense se dépose au fond; ce dépôt s'appelle le pus. Et si l'on assiste
en plus à la formation de calculs, chez les enfants, par suite de la
chaleur de cet organe et de l'ensemble du corps, chez les adultes, en

γίνονται λίθοι διὰ τὴν ψυχρότητα τοῦ σώματος. εὖ γὰρ χρὴ εἰδέναι
ὅτι ὁ ἄνθρωπος τῇ πρώτῃ τῶν ἡμερέων θερμότατός ἐστιν αὐτὸς ἑωυτοῦ,
τῇ δὲ ὑστάτῃ ψυχρότατος· ἀνάγκη γὰρ αὐξανόμενον καὶ χωρέον τὸ
σῶμα πρὸς βίην θερμὸν εἶναι· ὅταν δὲ ἄρξηται μαραίνεσθαι τὸ σῶμα,
καταρρέον πρὸς εὐπέτειαν, ψυχρότερον γίνεται· καὶ κατὰ τοῦτον τὸν
λόγον, ὅσον τῇ πρώτῃ τῶν ἡμερέων πλεῖστον αὔξεται ὥνθρωπος,
τοσοῦτον θερμότατος γίνεται, καὶ τῇ ὑστάτῃ τῶν ἡμερέων, ὅσον
7 πλεῖστον καταμαραίνεται, τοσοῦτον ψυχρότατον ἀνάγκη εἶναι. ὑγιεῖς
δὲ γίνονται αὐτόματοι οἱ οὕτω διακείμενοι, πλεῖστοι μὲν ἐν τῇ ὥρῃ,
ᾗ ἄρχονται τήκεσθαι, δυοῖν καὶ τεσσεράκοντα ἡμερέων· οἷσι δ' ἂν τὴν
ὥρην ταύτην ὑπερβάλλῃ, ἐνιαυτῷ αὐτόματοι, ἣν μή τι ἄλλο κακουργῆται ὥνθρωπος.

13. Ὅσα τῶν νοσημάτων ἐξ ὀλίγου γίνεται, καὶ ὅσων αἱ προφάσιες εὔγνωστοι, ταῦτα δὲ ἀσφαλέστατά ἐστιν προ[σ]αγορεύεσθαι· τὴν δὲ ἴησιν χρὴ ποιεῖσθαι αὐτῶν ἐναντιούμενον τῇ προφάσει τῆς νούσου· οὕτω γὰρ ἂν λύοιτο τὸ τὴν νοῦσον παρέχον τῷ σώματι.

3 sq. ἀνάγκη – βίην] *cf.* Gal. Adv. Lycum 6,19: CMG V, 10,3, p. 23,21–22 Wenkebach 5 εὐπέτειαν] *cf.* Erotian. E 25: p. 37,4 Nachm.

2 ὅτι *om.* A θερμότερός A 3 αὐξανόμεν A, *corr.* A[3] 4 δὲ *om.* *Gal.*(L) ἄρχηται MV μαραίνεσθαι] θερμαίνεσθαι A 5 ψυχρότατον V (ψυχρότερον V *s. l.*) *Gal.*(V): ψυχρὸν *Gal.*(L) καὶ *om.* MV 6 τὴν πρώτην MV: τῇ προτέρῃ *Gal.*(L): τῇ προτέρα *Gal.*(V) πλείστων A, *corr.* A[3] ὁ ἄνθρωπος A *Gal.*(LV) 7 θερμότερος MV *post* ἡμερέων *add.* ἔχει *Gal.*(V) 8 ἀνάγκη ψυχρότερον MV 9 οἱ *om.* AM (*add.* M[1] *s. l.*) 9 sq. μὲν ἐν τῇ ὥρῃ ᾗ ἄρ- *casu eras.* A 10 ἣν ἄρξωνται MV: ἣν ἄρχονται *Gal.*(L) τήκεσθαι *om.* A δυοῖν καὶ τεσσεράκοντα ἡμερέων *scripsi*: β̄ καὶ τε μ̄ ἡμερέων A: πεντεκαιτεσσαρακονθήμεροι MV: πέντε καὶ τεσσαράκοντα (μ̄ *Gal.*(V)) ἡμερέων *Gal.*(LV *Ar.*) ὁκόσοισι M: ὁκόσοι V *Gal.*(LV) 11 ὑπερβάλλῃ *Villaret*: ὑπερβάλλοι AM: ὑπερβάλλωσι M[corr] (ω *add.* M[2] *s. l. et* -οι *mut. in* σι): ὑπερβάλλωσιν V *Gal.*(LV), -ε- *in ras.* *Gal.*(V) ἐνιαυτῶν A[3] (ἐνιαυτῷ A): ἐνιαυτὸν A[4] *post* αὐτόματοι *add.* ὑγιέες γίνονται M[2] *(in. mg.)* V *Gal.*(V) ἄλλο] ἕτερον A: ἐς ἄλλο *Gal.*(L): εἰς ἄλλα *Gal.*(V) κακουχῆται *Gal.*(L): κακουργεῖται *Gal.*(V) 12 ὁ ἄνθρωπος A *Gal.*(LV) 13 *ante* τῶν *add.* δὲ *Gal.*(LV) γίνεται ἐξ ὀλίγου *Gal.*(L): γίγνονται ἐξ ὀλίγου *Gal.*(V) ὅσον A: ὁκόσον MV 14 ταῦτα δὲ] ταῦτα δὴ *Gal.*(L): ταυτῆς *Gal.*(V) ἐστιν *om.* *Gal.*(L) προαγορεύεσθαι *edd.*: προσαγορεύεσθαι AMV *Gal.*(LV) 15 αὐτῶν] αὐτὸν A: *om.* *Gal.*(L) τῆς *om.* V, *add.* V[1] *s. l.* 16 ἂν *om.* A λύοιτο τὸ] λύοι τὸ A: λύοιτο V παρασχὸν MV *ante* τῷ *add.* ἐν MV *Gal.*(LV)

revanche, cette formation n'a pas lieu, à cause de la froideur du corps. Il faut bien savoir, en effet, que l'homme, au premier jour de sa vie, est à son maximum de chaleur, tandis qu'au dernier il est à son maximum de froideur. Nécessairement, en effet, le corps qui croît et qui a des évacuations difficiles est chaud; au contraire, le corps qui entre dans son déclin et qui, dès lors, est facilement sujet à des flux abondants, se refroidit. Et en vertu de cette loi, dans la mesure où l'homme, au premier jour de sa vie, est à son maximum de croissance, il est à son maximum de chaleur, et au dernier jour de sa vie, dans la mesure où il est à son maximum de déclin, il est à son maximum de
froideur, cela est nécessaire. La santé se rétablit spontanément chez 7
les gens qui ont un tel tempérament, dans la plupart des cas en la saison même où le corps s'est mis à fondre, au bout de quarante deux jours; dans les cas où la maladie se prolonge au-delà de cette saison, c'est au bout d'un an que la santé se rétablit spontanément, à moins qu'un nouveau mal ne vienne éprouver le sujet.

13. Toutes les maladies qui proviennent d'un petit dérangement et dont les causes sont faciles à connaître sont celles qui offrent le pronostic le plus sûr. Pour leur traitement, il faut s'opposer à la cause de la maladie; de la sorte, on pourra dissiper ce qui provoque la maladie dans le corps.

66 14. Οἷσι δὲ ψαμμώδεα ὑφίσταται ἢ πῶροι ἐν τῷ οὔρῳ, | τούτοισι
τὴν ἀρχὴν φύματα ἐγένετο πρὸς τῇ φλεβὶ τῇ παχέῃ, καὶ διεπύησεν,
ἔπειτα δέ, ἅτε οὐ ταχέως ἐκραγέντων τῶν φυμάτων, πῶροι συνεστρά-
φησαν ἐκ τοῦ πύου, οἵτινες ἔξω λείβονται διὰ τῆς φλεβὸς σὺν τῷ οὔρῳ
2 ἐς τὴν κύστιν. οἷσι δὲ μοῦνον αἱματώδεα τὰ οὐρήματα, τούτοισι δὲ αἱ
3 φλέβες πεπονήκασιν· οἷσι δ' ἐν τῷ οὐρήματι παχεῖ ἐόντι σαρκία σμικρὰ
τριχοειδέα συνεξέρχεται, ταῦτα δὲ ἀπὸ τῶν νεφρῶν εἰδέναι χρὴ ἐόντα·
4 ὅσοισι δὲ καθαρὸν τὸ οὖρον, ἄλλοτε δὲ καὶ ἄλλοτε οἷον πίτυρα ἐμφαίνεται
ἐν τῷ οὐρήματι, τούτοισι δὲ ἡ κύστις ψωριᾷ.

15. Οἱ πλεῖστοι τῶν πυρετῶν γίνονται ἀπὸ χολῆς· εἴδεα δὲ σφέων
ἐστὶ τέσσερα, χωρὶς τῶν ἐν τῇσιν ὀδύνῃσιν γινομένων τῇσιν ἀποκεκρι-
μένῃσιν· ὀνόματα δ' αὐτοῖσί ἐστιν σύνοχος καὶ ἀμφημερινὸς καὶ τριταῖος
2 καὶ τεταρταῖος. ὁ μὲν οὖν σύνοχος καλεόμενος γίνεται ἀπὸ πλείστης
χολῆς καὶ ἀκρητεστάτης, καὶ τὰς κρίσιας ἐν ἐλαχίστῳ χρόνῳ ποιεῖται·
τὸ γὰρ σῶμα οὐ διαψυχόμενον οὐδένα χρόνον συντήκεται ταχέως,

1–5 κύστιν] *cf.* Gal. In Hipp. Epid. lib. VI comm. I 6: CMG V, 10,2,2, p. 23,17–21 Wenkebach Οἷσι – οὔρῳ] *cf.* Hipp. Aph. IV, 79: IV, p. 530,12 Littré 2 sq. διεπύησεν – ἐκραγέντων] *cf.* Hipp. Aph. IV, 82: IV, p. 532,6 Littré 4 λείβονται] *cf.* Erotian. Λ 15: p. 57,21 Nachm. 5 sq. οἷσι – πεπονήκασιν] *cf.* Hipp. Aph. IV, 78: IV, p. 530,10–11 Littré 6 sq. οἷσι – ἐόντα] *cf.* Hipp. Aph. IV, 76: IV, p. 530,6–7 Littré 8 sq.] *cf.* Hipp. Aph. IV, 77: IV, p. 530,8–9 Littré 10 Οἱ – χολῆς] *cf.* [Gal.] De affect. causa, p. 9,7–8 Helmr. 11 ἀποκεκριμένῃσιν] *cf.* Gal. Gloss. Hipp.: XIX, p. 84,2 Kühn

1 ὁκόσοισι MV *Gal.*(LV) δὲ *om.* MV ψαμμώδεα] -δεα *in. ras. Gal.*(V): ψαμμοειδέα M^{corr} (-α *in ras.* M^{2}, -ς *fort.* M)V περὶ ψαμμίων καὶ ὅσοις αἱματώδεα· καὶ ὅσοις σαρκώδεα καὶ ὅσοις πιτυρώδεα M *in mg.* τοῖσιν οὔροισιν M: τοῖσιν οὔροισι V *Gal.*(LV), -ροισι *in ras. Gal.*(V): τῷ οὔρῳ *Aphor. IV, 79* 2 ἐγένοντο *Gal.*(LV) διεποίησεν A, *corr.* A^{3} 3 ἅτε οὐ ταχέως *om.* A: αὐτέων οὐ ταχέως *Gal.*(L) πόροι A^{corr} (ο^{I} *add.* A^{4} *s. l.*) συνετράφησαν *Gal.*(L) 4 ἐκ – οἵτινες *om.* A ἔξω] ἐξ ὧν A λείβονται] θλίβονται MV *Gal.*(V) *Gal. Ep.(codd.)*: λείβονται *prob. Erotianus* 5 ἐς τὴν *om. Gal.*(V) *spat. 4 litt. rel.* ὁκόσοισι MV *Gal.*(LV) μοῦνον αἱματώδεα] αἱματώδεα μὲν MV: αἱματώδεα μόνον *Gal.*(LV) δὲ^{II} *om. Gal.*(LV) 6 ὁκόσοισι MV *Gal.*(LV) *ante* ἐν *add.* ἂν A 7 συνέρχεται MV: συνεξέρχονται *Aphor. IV, 76* δὲ *om. Gal.*(LV) *post* ἐόντα *add.* καὶ ἀπὸ ἀρθριτικῶν MV, *non add. Aphor. IV, 76* 8 οἷσι *Gal.*(LV) δὲ^{II} *om.* MV *Gal.*(V) *post* οἷον *add.* εἰ MV, τι *Gal.*(L), τε *Gal.*(V) ἐπιφαίνεται MV: ἐμφέρεται *Gal.*(L): ἐκφέρεται *Gal.*(V) 9 τουτέων A^{1} (τουτέως A) MV δὲ *om.* V *Gal.*(LV) 10 *ante* Οἱ *add.* ὅτι εἴδη πυρετῶν εἰσιν .Δ̄. σύνοχος. ἀμφημερινὸς τριταῖος καὶ τεταρταῖος A, περὶ πυρετῶν MV *in mg.* ἰδέαι *Gal.*(LV) σφέων] αὐτῶν *Gal.*(LV) 11 εἰσὶν A *Gal.*(LV) τέσσαρες *Gal.*(L): δ̄ *Gal.*(V) ἐν τῇσιν] σύν τισιν A^{corr} (τησιν A, *mut. in* τισιν A^{ras}) τῇσιν^{II} *om.* M, τῇσι *add.* M$^{1 vel 2}$ *s. l.*: τοῖσιν *Gal.*(L) ἀποκεκρημένῃσιν M: ἀποκεκρυμμένῃσιν V: ἀποκεκριμένοισιν *Gal.*(L) 12 αὐτῶν *Gal.*(LV) εἰσι *Gal.*(L) σύναχος *Gal.*(V) ἀφημερινὸς MV 13 περὶ συνόχου A *in mg.* σύναχος *Gal.*(V) καλεόμενος *om.* A 14 ἀκριτεστάτης *Gal.*(V) *post* κρίσιας *add.* ἀκρητεστάτους *Gal.*(L), ἀκριτεστάτας *Gal.*(V) 15 χρόνω A, *corr.* A^{3}

14. Quand il se fait des dépôts de sable ou des concrétions calcaires
dans l'urine, c'est qu'il y a eu, à l'origine, des abcès contre la grosse
veine avec formation de pus; ensuite, les abcès ne s'étant pas ouverts
rapidement, le pus a donné naissance en s'agglomérant à des concré-
tions calcaires qui se déversent alors une à une par la veine avec l'urine
dans la vessie. Quand il y a simplement du sang dans les urines, c'est 2
que les vaisseaux ont des lésions. Quand, dans une urine épaisse, sont 3
évacués en même temps des petits filaments de chair semblables à
des cheveux, il faut savoir que ces filaments proviennent des reins.
Quand l'urine est limpide mais présente de temps en temps des furfurs, 4
c'est que la vessie est atteinte de desquamation.

15. La plupart des fièvres proviennent de la bile. Il y en a quatre
sortes, outre celles qui surviennent dans le cas de douleurs localisées.
On les nomme synoque, quotidienne, tierce et quarte. La fièvre dite 2
synoque provient de la bile la plus abondante et la plus pure; et elle
offre les crises les plus courtes, car le corps, ne pouvant à aucun instant

3 ἅτε ὑπὸ πολλοῦ τοῦ θερμοῦ θερμαινόμενον. ὁ δὲ ἀμφημερινὸς μετὰ τὸν
σύνοχον ἀπὸ πλείστης χολῆς γίνεται, καὶ ἀπαλλάσσεται τάχιστα τῶν
ἄλλων, μακρότερος δ' ἐστὶ τοῦ συνόχου, ὅσῳ ἀπὸ ἐλάσσονος γίνεται
χολῆς, καὶ ὅτι ἔχει ἀνάπαυσιν τὸ σῶμα, ἐν δὲ τῷ συνόχῳ οὐκ ἀναπαύεται
4 οὐδένα χρόνον. ὁ δὲ τριταῖος μακρότερός ἐστι τοῦ ἀμφημερινοῦ, καὶ
ἀπὸ χολῆς ἐλάσσονος γίνεται· ὅσῳ δὲ πλείονα χρόνον ἐν τῷ τριταίῳ
68 ἢ ἐν τῷ ἀμφημερινῷ τὸ | σῶμα ἀναπαύεται, τοσούτῳ χρονιώτερος
5 οὗτος ὁ πυρετὸς τοῦ ἀμφημερινοῦ ἐστιν. οἱ δὲ τεταρταῖοι τὰ μὲν ἄλλα
κατὰ τὸν αὐτὸν λόγον, χρονιώτεροι δέ εἰσι τῶν τριταίων, ὅσῳ ἔλασσον
μετέχουσι μέρος τῆς χολῆς τῆς τὴν θερμασίην παρεχούσης, τοῦ τε διαψύχεσθαι τὸ σῶμα πλέον μετέχουσι· προσγίνεται δ' αὐτοῖσιν ἀπὸ
μελαίνης χολῆς τό τε περισσὸν τοῦτο καὶ δυσαπάλλακτον· μέλαινα
γὰρ χολὴ τῶν ἐν τῷ σώματι ἐνεόντων γλισχρότατον, καὶ τὰς ἕδρας
χρονιωτάτας ποιεῖται. γνώσῃ δὲ τῷδε, ὅτι οἱ τεταρταῖοι πυρετοὶ
μετέχουσιν τοῦ μελαγχολικοῦ· φθινοπώρου μάλιστα οἱ ἄνθρωποι
ἁλίσκονται ὑπὸ τῶν τεταρταίων καὶ ἐν τῇ ἡλικίῃ τῇ ἀπὸ πέντε καὶ
εἴκοσιν ἐτέων ἐς τὰ δύο καὶ τεσσεράκοντα· ἡ δὲ ἡλικίη αὕτη ὑπὸ μελαίνης
χολῆς κατέχεται μάλιστα πασέων τῶν ἡλικιῶν, ἥ τε φθινοπωρινὴ
ὥρη μάλιστα πασέων τῶν ὡρέων. ὅσοι δ' ἂν ἁλῶσιν ἔξω τῆς ὥρης
ταύτης καὶ τῆς ἡλικίης ὑπὸ τεταρταίου, εὖ χρὴ εἰδέναι μὴ χρόνιον
ἐσόμενον τὸν πυρετόν, ἢν μή τι ἄλλο κακουργῆται ὤνθρωπος. |
72 16. (Salubr. 1) Τοὺς ἰδιώτας ὧδε χρὴ διαιτᾶσθαι· τοῦ μὲν χειμῶνος
ἐσθίειν ὡς πλεῖστα, πίνειν δὲ ὡς ἐλάχιστα· εἶναι δὲ χρὴ τὸ πόμα οἶνον

22 τοῦ – 206,2 ὥρην] *cf.* Cels. De med. I 3,34: CML I, p. 37,22–24 Marx

1 ἀφημερινὸς MV *Gal.*(V), *corr.* *Gal.*(V) 2 γίνεται *om.* *Gal.*(LV) 3 τοῦ] τῆς *Gal.*(V) ὅσῳ] ὅτι *Gal.*(LV) *post* ἐλάσσονος *add.* τε *Gal.*(L) 4 ἀνάπαυσιν ἔχει *Gal.*(LV) 5 ἀφημερινοῦ MV 6 ὅσα *Gal.*(V) τρίτῳ *Gal.*(V) 7 ἐν *om.* MV ἀφημερινῷ MV *post* χρονιώτερος *add.* γίνεται A 8 ὁ πυρετὸς *om.* *Gal.*(V) ἀφημερινοῦ MV ἐστιν] δ. *Gal.*(V) 9 αὐτὸν *om.* A ὅσον *Gal.*(LV) ἐλάσσω A 10 μετέχουσι μέρος χολῆς MV: μέρος τῆς χολῆς μετέχουσι (μετάγουσι *Gal.*(L)) *Gal.*(LV) τῆς^{II} *om.* A: *supra* τῆς *add.* οἷς *Gal.*(L) θερμανσίην V: θέρμην *Gal.*(LV) τοῦ τε] τοῦ δὲ MV *Gal.*(L): τ̣ο̣υ̣ τ̣ε̣ Π: τοσούτῳ τοῦ *Gal.*(V) 11 προσγίνονται *Gal.*(V) δ' *om.* MV αὐτῇσιν *Gal.*(L) 12 χολῆς μελαίνης *Gal.*(V) τε *om.* MV *Gal.*(LV) 13 ἐννεόντων A *post* ἐνεόντων *add.* χυμῶν *recc. edd.* 14 χρονιωτέρας Π *recc.* ποιεῖ *Gal.*(LV) γνώσῃ δὲ] γνοίης δ' ἂν *Gal.*(L) τῷδε] τόδε A *Gal.*(V): *om.* *Gal.*(L) 15 *post* φθινοπώρου *add.* τε γὰρ MV, γὰρ *Gal.*(LV [*in ras.*]), *non add.* Π ὤνθρωποι MV 15 sq. ἁλίσκονται οἱ ἄνθρωποι *Gal.*(LV) 16 τῇ^{II} *om.* MV 16 sq. πέντε – ἐτέων] ε̄ καὶ κ̄ ἐτέων A *Gal.*(V): πέντε καὶ τριήκοντα ἐτέων M^{2} *(γρ. in mg.)* V 17 τὰ] τὸ *Gal.*(V) δύο] β̄ A: πέντε (ε̄ *Gal.*(V)) MV *Gal.*(LV *Ar.*): δύο Π τεσσεράκοντα] τε μ̄ A: μ̄ *Gal.*(V) 17 sq. ὑπελαίνης χολῆς A, *corr.* A^{3}: ὑπὸ χολῆς μελαίνης *Gal.*(LV) 19 ὅσοι *in ras.* A^{4}: ὅτι *fortasse* A 20 τετάρτης *Gal.*(V) εὖ] οὐ *Gal.*(V) 21 ἄλλο τι AM ὁ ἄνθρωπος *Gal.*(LV) 22 *ante* Τοὺς *add.* Περὶ διαίτης AM V *in mg.* 23 εἶναι] εἰδέναι A χρὴ *om.* MV οἶνον] οἷον M, *corr.* M^{2}

se refroidir, se fond rapidement sous l'effet de la forte chaleur. La 3
quotidienne est, après la synoque, celle qui provient de la bile la plus
abondante; elle se termine plus rapidement que les deux dernières,
mais elle est plus longue que la synoque, dans la mesure où elle est due
à une moindre quantité de bile, et parce que le corps a du répit, alors
que dans la synoque il n'en a jamais. La tierce est plus longue que la 4
quotidienne et provient d'une bile moins abondante. Dans la mesure
où les intervalles de répit dont jouit le corps dans la tierce sont plus
longs que dans la quotidienne, cette fièvre-là dure plus longtemps que
la quotidienne. Quant aux fièvres quartes, elles suivent, dans l'ensemble, 5
la même règle: elles durent plus longtemps que les tierces, dans la mesure où, dans ces fièvres, la quantité de bile qui provoque la chaleur est moindre et les intervalles de refroidissement pour le corps plus longs. Mais elles ont de surcroît une particularité due à la bile noire: c'est cet excès de durée et cette ténacité. Car la bile noire est de toutes les humeurs du corps la plus visqueuse et celle qui se fixe le plus longtemps au même endroit. Que dans les fièvres quartes il y ait présence de bile noire, vous vous en rendrez compte par le fait suivant: c'est en automne surtout que les individus sont atteints par les fièvres quartes, et, pour l'âge, entre vingt cinq et quarante deux ans; or c'est à cet âge plus qu'à tout autre que prédomine la bile noire, et à cette saison plus qu'à toute autre. Mais quand on est atteint par une fièvre quarte en dehors de cette saison ou de cet âge, il faut savoir que la fièvre ne sera pas de longue durée, à moins qu'un nouveau mal ne vienne éprouver le sujet.

16. Pour les gens qui mènent une vie normale, voici le régime à suivre; en hiver, manger le plus possible et boire le moins possible; il

ὡς ἀκρητέστατον, τὰ δὲ σιτία ἄρτον καὶ τὰ ὄψα ὀπτὰ πάντα, λαχάνοισι
δὲ ὡς ἐλαχίστοισι χρῆσθαι ταύτην τὴν ὥρην· οὕτω γὰρ ἂν μάλιστα
2 τὸ σῶμα ξηρόν τε εἴη καὶ θερμόν. ὅταν δὲ τὸ ἔαρ ἐπιλαμβάνῃ, τό τε
πόμα χρὴ πλέον ποιεῖσθαι καὶ ὑδαρέστερον καὶ κατ' ὀλίγον, καὶ τοῖσι
σιτίοισι μαλθακωτέροισι χρῆσθαι καὶ ἐλάσσοσι καὶ τῶν ἄρτων ἀφαι-
ρέοντα μάζαν προστιθέναι καὶ τὰ ὄψα κατὰ τὸν αὐτὸν λόγον ἐκ τῶν
ὀπτῶν ἑφθὰ ποιεῖσθαι καὶ λαχάνοισιν ἤδη χρῆσθαι τοῦ ἦρος ὀλίγοισιν,
ὅπως ἐς τὴν θερείην καταστήσεται ὥνθρωπος τοῖσί τε σιτίοισι μαλθακοῖσι
πᾶσι χρεώμενος καὶ τοῖσιν ὄψοισιν ἑφθοῖσι καὶ λαχάνοισιν ὠμοῖσι καὶ
ἑφθοῖσι καὶ τοῖσι πόμασιν ὡς ὑδαρεστάτοισι καὶ πλείστοισι, καὶ μὴ
μεγάλη ἡ μεταβολὴ ἔσται ἐξαπίνης χρεωμένῳ τοῦ [δὲ] θέρεος τῇ τε
μάζῃ μαλθακῇ καὶ τῷ πόματι ὑδαρεῖ καὶ πολλῷ καὶ τοῖσιν ὄψοισιν
74 ἑφθοῖσι πᾶσι· δεῖ γὰρ χρῆ|σθαι τούτοισιν, ὅταν τὸ θέρος ᾖ, ὅπως τὸ
σῶμα ψυχρὸν καὶ μαλθακὸν γένηται· ἡ γὰρ ὥρη θερμή τε καὶ ξηρή,
καὶ παρέχεται τὰ σώματα καυματώδεα καὶ αὐχμηρά· δεῖ οὖν τοῖσιν
3 ἐπιτηδεύμασιν ἀλέξασθαι. κατὰ δὲ τὸν αὐτὸν λόγον, ὥσπερ ἐν τῷ ἦρι

3 ὅταν – 7 ὀλίγοισιν] *cf.* Cels. De med. I 3,35: CML I, p. 38,3–6 Marx 11 τοῦ – 14 γένηται] *cf.* Cels. De med. I 3,36: CML I, p. 38,6–10 Marx 16 ἀλέξασθαι] *cf.* Erotian. A 51: p. 18,16 Nachm.

1 ὡς ἀκρητέστατον] ἀκρητέστερον *Gal.*(U*Ar.*) *post* ἄρτον *add.* τὸν A καὶ τὰ] τὰ δὲ *Gal.*(LUV) 2 ἐλαχίστῃσι A, *corr.* A^{4} ἂν] καὶ *Gal.*(V) 3 ξηρόν – θερμόν] θερμόν τε ᾖ καὶ ξηρόν *Gal.*(LUV*Ar.*) ὑπολαμβάνει A τό τε *vel* τότε *codd.* 4 ποιέειν MV ὑδαρέστατον A *Gal.*(U): ὑδαρέστατερον *Gal.*(U^{1}) κατ' ὀλίγον] κατὰ λόγον M, *corr.* M^{2} 5 μαλθακωτέροισι . . . ἐλάσσοσι] en plus petite quantité . . . plus humides *Gal.(Ar.)* χρῆσθαι *om.* A ἐλάσσοσι *Gal.*(U) (ο *e corr.* U^{2}): ἐλάσσουσι *Gal.*(V) τὸν ἄρτον MV *Gal.*(V) *post* ἄρτων *add.* ἂν *Gal.*(U) 6 τὸν *om.* V, *add.* V^{1} *s. l.* *post* λόγον *add.* ἀφαιρέειν καὶ MV *post* ἐκ *add.* τε *Gal.*(LUV) 7 *post* ὀπτῶν *add.* πάντα MV ἤδη *om.* MV: ἤδὲ *Gal.*(V) διαχρῆσθαι MV 8 ὅπως] ἕως *Gal.*(LUV) θερίην AM^{corr} (η *in ras.* M^{2}): θερινὴν *Gal.*(LUV) καταντήσεται *Gal.*(U) ὁ ἄνθρωπος *Gal.*(LUV) τε *e* τοι *corr.* *Gal.*(U^{2}) μαλακωτέροισι MV 9 πᾶσι *om.* MV *Gal.*(U*Ar.*): *ante* μαλθακοῖσι *trsp.* *Gal.*(LV) τοῖσιν *om.* A 9 sq. ὠμοῖσι καὶ ἑφθοῖσι] καὶ ἑφθοῖσι καὶ ὠμοῖσι MV 10 καὶ μὴ] καὶ ὅκως μὴ M^{corr} (ὅκως *add.* M^{2} *s. l.*) V *Gal.*(LUV): ἀλλ' ὅκως μὴ *recc.* *Littré Jones* 11 ἡ *om.* *Gal.*(U) ἔσται] ἔξαι *Gal.*(L): ἔστω *Villaret* *post* ἔσται *add.* κατὰ μικρὸν μὴ *recc.* *Littré Jones* χρωμένοις *Gal.*(U) τοῦ – 208,8 ὑγρή *om.* *Gal.*(UV*Ar.*) δὲ *seclusi* 12 *post* μαλθακῇ *add.* τρέφεσθαι *recc.* *Littré Villaret* ποτῷ MV *Gal.*(L) 13 τὸ^{I} *om.* A ὅπως *om.* *Gal.*(L) 13 sq. τὸ^{II} – γένηται] ψυχρὸν τὸ σῶμα ᾖ καὶ μαλθακὸν M^{corr} (μαλακὸν M, θ *add.* M^{2} *s. l.*): τὸ σῶμα ψυχρὸν ᾖ καὶ μαλθακὸν V:]το σωμα και μαλθακον[Π: καὶ μαλακὸν *Gal.*(L) 16 ἀλέξεσθαι A *Gal.*(L): ἀλέξασθαι *Erotianus* ὥσπερ – 208,1 καταστῆσαι *scripsi*: ὥσπερ ἕως τὸ ἔαρ ἐκ τοῦ χειμῶνος οὕτως ἐς τὸ θέρος καταστῆσαι A: ὥσπερ *(deinde ras. 7 litt.)* ἐκ τοῦ χειμῶνος ἐς τὸ θέρος καταστῆσαι M: ὥσπερ ἐκ τοῦ χειμῶνος ἐς τὸ ἦρ, οὕτως ἐκ τοῦ ἦρος εἰς τὸ θέρος καταστήσεται M^{corr} (*post* τὸ *add. in textu* ἦρ, *in mg.* οὕτως ἐκ τοῦ ἦρος εἰς τὸ, *praeterea* καταστῆσαι *mut. in* καταστήσεται M^{2}) V *Gal.*(L)

faut, pour boisson, du vin aussi pur que possible, et pour nourriture, du pain de blé et des mets uniquement rôtis; quant aux légumes, on en consommera le moins possible en cette saison; c'est là le meilleur régime pour rendre le corps sec et chaud. Avec la venue du printemps, 2
il faut augmenter la boisson, mais couper le vin avec plus d'eau et n'en boire que peu à la fois; prendre des aliments plus émollients et en plus petite quantité; retrancher une partie du pain de blé pour ajouter du pain d'orge, et, suivant le même principe, remplacer des mets rôtis par des mets bouillis; consommer désormais des légumes au printemps, mais en petite quantité; tout cela afin de pouvoir, à l'entrée de l'été, user d'aliments uniquement émollients, de mets bouillis, de légumes crus ou bouillis, et de boissons aussi coupées et aussi abondantes que possible, et afin d'éviter un changement important et brutal à l'organisme qui, en été, est au régime du pain d'orge émollient, de la boisson coupée d'eau et abondante et des mets uniquement bouillis. Un tel régime est en effet nécessaire, en été, pour rafraîchir et ramollir le corps. Car la saison qui est chaude et sèche rend les corps brûlants et desséchés. Il faut donc, par le genre de vie, se prémunir contre elle.
Suivant le même principe, de même qu'au printemps on doit ménager 3

ἐκ τοῦ χειμῶνος ἐς τὸ θέρος καταστῆσαι τῶν μὲν σιτίων ἀφαιρέοντα, τῷ δὲ ποτῷ προστιθέντα, οὕτω δὲ καὶ τὰ ἐναντία ποιέοντα καταστῆσαι ἐκ τοῦ θέρεος ἐς τὸν χειμῶνα ἐν [δὲ] τῷ φθινοπώρῳ, τὰ μὲν σιτία πλείω ποιεύμενον καὶ ξηρότερα καὶ τὰ ὄψα κατὰ λόγον, τὰ δὲ ποτὰ ἐλάσσω καὶ ἀκρητέστερα, ὅπως ὅ τε χειμὼν ἀγαθὸς ἔσται καὶ ὥνθρωπος διαχρήσεται τοῖσί τε πόμασιν ἀκρητεστάτοισιν καὶ ὀλίγοισι καὶ τοῖσι σιτίοισι ὡς πλείστοισί τε καὶ ξηροτάτοισι· οὕτω γὰρ ἂν καὶ ὑγιαίνοι μάλιστα καὶ ῥιγῴη ἥκιστα· ἡ γὰρ ὥρη ψυχρή τε καὶ ὑγρή.

17. (Salubr. 2) Τοῖσι δὲ εἴδεσι τοῖσι σαρκώδεσι καὶ μαλθακοῖσι
καὶ ἐρυθροῖσι συμφέρει τὸν πλείω χρόνον τοῦ ἐνιαυτοῦ ξηροτέροισι
τοῖσι διαιτήμασι χρῆσθαι· ὑγρὴ γὰρ ἡ φύσις τῶν εἰδέων τούτων.
2 τοὺς δὲ στιφροὺς καὶ προσεσταλμένους καὶ πυρροὺς καὶ μέλανας τῇ
ὑγροτέρῃ διαίτῃ χρῆσθαι τὸν πλείω χρόνον· τὰ γὰρ σώματα ταῦτα
3 ὑπάρχει ξηρὰ ἐόντα. καὶ τοῖσι νέοισι τῶν σωμάτων συμφέρει μαλθακωτέροισι καὶ ὑγροτέροισι χρῆσθαι τοῖσι διαιτήμασι· ἡ γὰρ ἡλικίη ξηρή,
4 καὶ τὰ σώματα πέπηγεν ἔτι· τοὺς δὲ πρεσβυτέρους τῷ ξηροτέρῳ τρόπῳ
76 χρὴ τὸ πλέον τοῦ χρόνου διάγειν· τὰ | γὰρ σώματα ἐν ταύτῃ τῇ ἡλικίῃ
5 ὑγρὰ καὶ μαλθακὰ καὶ ψυχρά. δεῖ οὖν πρὸς τὴν ἡλικίην καὶ τὴν ὥρην καὶ τὰ εἴδεα τὰ διαιτήματα ποιεῖσθαι ἐναντιούμενον τοῖσι καθισταμένοισι καὶ θάλπεσι καὶ χειμῶσιν· οὕτω γὰρ ἂν μάλιστα ὑγιαίνοιεν.

3 ἐν – 5 ἀκρητέστερα] *cf.* Cels. De med. I 3,37: CML I, p. 38,10–14 Marx
12 στιφροὺς] *cf.* Erotian. Σ 16: p. 78,6–8 Nachm.

1 σίτων A ἀφαιρέοντα *scripsi*: ἀφαιρέων *codd. edd.* 2 προστιθέντα *scripsi*: προστιθείς *codd. edd.* καὶ *om.* MV *Gal.*(L) ἐναντία] ἐνιαύσια MV: ἐναύσια *Gal.*(L) 3 δὲ *seclusi* πλείω A^{corr} (-λει- *in ras.* A^{3}): πλέω V 4 *post* ἐλάσσω *add.* τε MV *Gal.*(L) 5 ὅ τε] ὅτε *Fredrich, p. 195* ἀγαθὸς *om.* A, *deleverit Fredrich, p. 195* διαχρήσηται A 6 ἀκρητεστέροισι MV: καὶ ἀκρητεστέροισι *Gal.*(L) 7 ὑγιαίνοι A^{corr} (οι *in ras.* A^{3}) 8 ῥιγώοι A^{corr} (ῥιγώ A, οι *add. in ras.* A^{4} *s. l.*) 9 τοῖσι σαρκώδεσι *punctis del.* $M^{1 vel 2}$: *om.* V 10 πλεῖστον A χρόνον] χρώμενον *Gal.*(V) 11 τοῖσι *om.* MV εἰδέων] ἐξέων M, γρ τῶν εἰδέων M^{2} 12 δὲ] μὲν *Gal.*(UV) στυφροὺς A^{3} (στιφροὺς A): στριφνοὺς MV: στρυφνοὺς *Gal.*(LV): στερίφους *Gal.*(U) *post* στιφροὺς *add.* τε A πυρροὺς – μέλανας] qui ont tendance à être bruns ou blonds *Gal.*(*Ar.*) 13 χρεῖσθαι A, *corr.* A^{3}: *om.* M: χρὴ M^{2} *(s. l.)* V *Gal.*(LUV) τὸν – χρόνον] τὸ πλεῖον τοῦ χρόνου διαιτᾶσθαι MV: τὸν πλείω διαιτᾶσθαι χρόνον *Gal.*(LUV) σώμα M, *corr.* M^{2} 14 ἐόντα *om.* *Gal.*(LUV) νέοισι] ἐορσι *Gal.*(V) 15 *ante* καὶ *add.* τε MV 16 καὶ τὰ σώματα *om.* A: καὶ τὸ σῶμα *Gal.*(V) πέπηγεν ἔτι· τοὺς δὲ] πέπηγε· τοὺς δὲ MV: πέπηγεν ἔτι δὲ τοὺς *Gal.*(U) 16 sq. χρὴ τρόπῳ MV *Gal.*(LUV) 17 τὸ πλέων A, *corr.* A^{3}: τὸν πλείω MV 18 *post* ὥρην *add.* καὶ τὸ ἔτος καὶ τὴν χώρην MV, καὶ τὸ ἔθος καὶ τὴν χώρην *edd.* 19 τὸ εἶδος M, *corr.* M^{2}: τὰ εἴδεα καὶ *Gal.*(L): τὰ ἴδεα *Gal.*(V) *post* εἴδεα *ras. 3 litt.* M καθεσταμένοισι A, *corr.* A^{4} 20 καὶ θάλπεσι *om.* V χειμῶνι *Gal.*(U) ὑγιαίνειεν A: ὑγιαίνοι M, *corr.* M^{2}: ὑγιαινοίει *Gal.*(U), *corr.* *Gal.*(U^{2})

le passage de l'hiver à l'été en diminuant les aliments et en augmentant la boisson, de même aussi, mais en procédant inversement, on ménagera le passage de l'été à l'hiver, en automne, par une augmentation des aliments qui seront plus secs, par une modification des mets en conséquence, et par une diminution des boissons qui seront plus pures; tout cela afin de pouvoir passer un bon hiver et adopter le régime suivant: boissons très pures en petite quantité, et aliments aussi abondants et aussi secs que possible. Grâce à ce régime, en effet, on se portera au mieux et on souffrira le moins du froid. Car la saison est froide et humide.

17. Les constitutions charnues, molles, et qui ont le teint rouge,
ont intérêt à suivre pendant la majeure partie de l'année un régime
plus sec, car la nature de ces constitutions est humide. Tandis que les 2
individus qui ont le corps ferme et mince, le teint rouge basané ou
brun, ont intérêt à suivre un régime plus humide la plupart du temps;
car chez ces individus le corps se trouve être sec. De plus, les jeunes ont 3
intérêt à suivre un régime plus émollient et plus humide, car cet âge
est sec et le corps est encore ferme; les personnes âgées, au contraire, 4
doivent s'en tenir la plupart du temps à un régime plus sec; car le
corps à cet âge est humide, mou et froid. On doit donc adapter le 5
régime à l'âge, à la saison et aux constitutions, en s'opposant au règne
des chaleurs et des froids. C'est en effet la meilleure méthode pour
être en bonne santé.

18. (Salubr. 3) Καὶ ὁδοιπορεῖν τοῦ μὲν χειμῶνος ταχέως χρή,
τοῦ δὲ θέρεος ἡσυχῇ, ἢν μὴ δι' ἡλίου ὁδοιπορῇ· δεῖ δὲ τοὺς μὲν σαρκώ-
2 δεας θᾶσσον ὁδοιπορεῖν, τοὺς δὲ ἰσχνοὺς ἡσυχέστερον. λουτροῖσι δὲ
χρὴ πολλοῖσι χρῆσθαι τοῦ θέρεος, τοῦ δὲ χειμῶνος ἐλάσσοσι· τοὺς
3 στιφροὺς χρὴ μᾶλλον λούεσθαι τῶν σαρκωδέων. ἠμφιέσθαι δὲ χρὴ
τοῦ μὲν χειμῶνος καθαρὰ ἱμάτια, τοῦ δὲ θέρεος ἐλαιοπινέα.

19. (Salubr. 4) Τοὺς παχέας χρή, ὅσοι βούλονται λεπτοὶ γενέσθαι, τὰς ταλαιπωρίας νήστιας ἐόντας ποιεῖσθαι ἁπάσας, καὶ τοῖσι σιτίοισιν ἐπιχειρεῖν ἀσθμαίνοντας καὶ μὴ ἀνεψυγμένους καὶ προπεπωκότας οἶνον κεκρημένον μὴ σφόδρα ψυχρόν· καὶ τὰ ὄψα σκευάζειν σησάμοισιν ἡδύσμασι καὶ τοῖσι ἄλλοισι τοῖσι τοιουτοτρόποισι· καὶ πίονα δὲ ἔστω· οὕτω γὰρ ἂν ἀπὸ ἐλαχίστων ἐμπιπλαῖντο· καὶ μονοσιτεῖν καὶ ἀλουτεῖν καὶ σκληροκοιτεῖν καὶ γυμνὸν περιπατεῖν ὅσον οἷόν τε μάλιστ' ἂν ᾖ.
78 2 ὅσοι δὲ βούλονται λεπτοὶ ἐόντες παχεῖς γενέσθαι, τά τε ἄλλα | ποιεῖν
τἀναντία κείνοισι, καὶ νήστιας μηδεμίαν ταλαιπωρίην ποιεῖσθαι.

7–13 ᾖ] *cf.* Cels. De med. I 3,16: CML I, p. 34,23–35,3 Marx 11 ἡδύσμασι] *cf.* Erotian. Η 4: p. 42,16 Nachm.

1 τοῦ μὲν] μὲν τοῦ *Gal.*(L) 2 τοῦ] τὸ *Gal.*(UV) ἡσυχῇ] ἡσυχί^{η}αν ἔχειν *Gal.*(V) ἢν μὴ] ἢ μὴ *Gal.*(L): μὴ *Gal.*(UV): ἢν μὴ *Gal.*(U) *in textu* δι' ἡλίου] διὰ καύματος MV ὁδοιπορῇ – 3 θᾶσσον *om.* A ὁδοιπορῇ] ὁδοιπορέειν *Gal.*(LUV) *et fort.* M *ante corr.* 3 ἡσυχαίτερον AMV: -χαίστερον M^{corr} (ἱ *add.* M^{2} *s. l. et* ιτ *mut. in* στ) M^{2} *in mg.* λουτροῖσι – 5 σαρκωδέων *om. Gal.*(LUV *Ar.*) 5 στιφροὺς *scripsi*: τιφροὺς A: στριφνοὺς M (γρ τοὺς ἰσχνοὺς M^{2}): ἰσχνοὺς V ἠμφῆσθαι A^{3} (ἠμφῖσθαι A) δὲ *om.* A 6 μὲν *om.* MV *post* ἐλαιοπινέα *add.* τοὺς δὲ στριφνοὺς τοὐναντίον MV 7 Τοὺς] Τοὺς δὲ MV παχέες M *in mg.* χρή *post* γενέσθαι *trsp.* V γίνεσθαι A 9 ἐπεχειρεῖν A ἀνεψυγμένοντας A καὶ μὴ προπεπτωκότας *Gal.*(U), τ^{I} *del. Gal.*(U^{2}) 10 σκευάζειν *e* παρασκευάζειν *corr. Gal.*(L): σκευάσας *Gal.*(V) 11 *ante* ἡδύσμασι *add.* ἢ M^{2}V *Gal.*(LV) ἡδύσμασι] ὑδ *et post spat. 3 litt.* υγμασι *Gal.*(V) ἄλλοισι τοῖσι *om. Gal.*(U) τοιουτοτρόφοισι *Gal.*(L): τοιουτοτρόφοις *Gal.*(U) καὶ^{II} *om. Gal.*(LU) πίονα] πλέονα *Gal.*(LU): πλείονα *Gal.*(V) 12 ἂν *om.* A ἀπὸ] ἀπό γε *Gal.*(LV): ἀπό γ' *Gal.*(U): ἀπὸ *Gal.*(LUV) *in textu* ἐλαχίστω A, *corr.* A^{3}: ἐλαττόνων πεμμάτων *Gal.*(LUV): ἐλαχίστων *Gal.*(UV) *in textu*: ἐλαττόνων *Gal.*(L) *in textu* ἐμπιμπλαῖντο M: ἐμπίπλανται *Gal.*(L): ἀναπίμπλαται *Gal.*(U): ἀνεμπίπλανται *Gal.*(V) 13 σκληροσιτέειν A (-οσ- *in ras.*) γυμνὸν] συχνὸν *Gal.*(UV): γυμνὸν *Gal.*(UV) *in textu* μάλιστ' ἂν ᾖ *edd.*: μάλιστ' ἂν εἴη A *Gal.*(LV): μάλιστα ᾖ MV: μάλιστα *Gal.*(U) 14 λεπτοί M *in mg.* παχύτεροι *Gal.*(LUV) γίνεσθαι MV 15 τὰ ἐναντία MV *Gal.*(L) νηστίην A (*mut. in* νηστείην A^{3}): νηστίη M^{corr} (-ίη *in ras.* M^{2}): νῆστιν V *ante* ταλαιπωρίην *add.* καὶ A^{3} *s. l.*

18. Quant à la marche, elle sera rapide en hiver, lente en été, sauf
si l'on marche en plein soleil. Les personnes bien en chair doivent
marcher plus rapidement, les gens maigres plus lentement. Quant aux 2
bains, ils seront fréquents en été, en hiver plus espacés; les gens qui
ont le corps ferme se baigneront plus que les personnes bien en chair.
On portera en hiver des vêtements sans apprêt, en été des vêtements 3
huilés.

19. Les personnes grosses qui désirent maigrir doivent pratiquer
à jeun tous les exercices, se mettre à manger tant qu'elles sont encore
haletantes et qu'elles n'ont pas encore retrouvé leur souffle, et boire
au préalable un vin coupé d'eau qui ne sera pas glacé. Les mets doivent
être assaisonnés avec des graines de sésame et avec tout autre condi-
ment du même genre; et ils seront gras; de la sorte, en effet, avec le
minimum d'aliments on sera rassasié. Il faut en outre ne faire qu'un
repas, supprimer les bains, coucher sur la dure, se promener nu, tout
cela dans la mesure du possible. Au contraire, les personnes maigres 2
qui désirent grossir doivent, pour l'ensemble, prendre les précautions
inverses, et en particulier ne faire aucun exercice à jeun.

20. (Salubr. 5) Τοῖσι δὲ ἐμέτοισι χρὴ καὶ τοῖσι κατακλύσμασι τῆς
2 κοιλίης ὧδε χρῆσθαι· ἓξ μῆνας τοὺς χειμερινοὺς ἐμεῖν· οὗτος γὰρ ὁ χρόνος
φλεγματωδέστερος τοῦ θερινοῦ, καὶ τὰ νοσήματα γίνεται περὶ τὴν
3 κεφαλὴν καὶ τὸ χωρίον τοῦτο τὸ ὑπὲρ τῶν φρενῶν· ὅταν δὲ ᾖ τὰ θάλπεα,
τοῖσι κατακλύσμασι χρῆσθαι· ἡ γὰρ ὥρη καυματώδης, καὶ χολωδέστερον
τὸ σῶμα, καὶ βαρύτητες ἐν τῇ ὀσφύϊ καὶ ἐν τοῖσι γούνασι, καὶ θέρμαι
γίνονται, καὶ ἐν τῇ γαστρὶ στρόφοι γίνονται· δεῖ οὖν τὸ σῶμα ψύχειν
4 καὶ τὰ μετεωριζόμενα κάτω ὑπάγειν ἀπὸ τῶν χωρίων τούτων. ἔστω
δὲ τὰ κατακλύσματα τοῖσι μὲν παχυτέροισι καὶ ὑγροτέροισιν ἁλμυρώτερα καὶ λεπτότερα, τοῖσι δὲ ξηροτέροισι καὶ προσεσταλμένοισι καὶ
ἀσθενεστέροισι λιπαρώτερα καὶ παχύτερα· ἔστι δὲ τῶν κατακλυσμάτων
λιπαρὰ καὶ παχέα τὰ ἀπὸ τῶν γαλάκτων καὶ ἀπὸ ἐρεβίνθων ὕδωρ
ἑφθὸν καὶ τῶν ἄλλων τῶν τοιούτων· λεπτὰ δὲ καὶ ἁλμυρὰ τὰ τοιαῦτα,
5 ἅλμη καὶ θάλασσα. τοὺς δὲ ἐμέτους ὧδε χρὴ ποιεῖσθαι· ὅσοι μὲν τῶν
ἀνθρώπων παχεῖς εἰσι νήστιες ἐμεύντων δραμόντες ἢ ὁδοιπορήσαντες
διὰ τάχεος κατὰ μέσον ἡμέρης· ἔστω δὲ ἡμικοτύλιον ὑσσώπου τετριμμένης ἐν ὕδατος χοΐ, καὶ τοῦτο ἐκπιέτω, ὄξος παραχέων καὶ ἅλας παρα-
80 βάλλων, ὡς ἂν μέλλῃ ἥδιστον ἔσε|σθαι, πινέτω δὲ τὸ πρῶτον ἡσυχέστε-
6 ρον, ἔπειτα δὲ ἐπὶ θᾶσσον. οἱ δὲ λεπτότεροι καὶ ἀσθενέστεροι ἀπὸ σιτίων
ποιείσθωσαν τὸν ἔμετον τρόπον τοιόνδε· λουσάμενος θερμῷ προπιέτω

2 ἓξ – 4 φρενῶν] *cf.* Cels. De med. I 3,19: CML I, p. 35,17–18 Marx 16 ὑσσώπου] *cf.* Cels. De med. I 3,22: CML I, p. 36,3 Marx

1 κατακαύμασι A: κατωκλύσμασι *Gal.*(U) τῆς] τοῖσι τῆς MV 2 *post* χρῆσθαι *add.* Περὶ ἐμέτων M V *in mg.* οὕτως A, *corr.* A³ 3 φλεγματωδέστατος V γίνονται *Gal.*(LV) 4 τὸ^II^ *om.* M (*add.* M²) *Gal.*(V) τὰ *om.* MV 5 καυματώδεις (η *s.l.*) M 6 *post* καὶ^I^ *add.* αἱ A *Gal.*(LU) βαρύτητες A^corr^ (-ες *in ras.* A⁴) ἐν^II^ *om.* MV *Gal.*(L) 6 sq. θέρμη γίνεται *Gal.*(LUV *Ar.*) 7 καὶ – γίνονται *om.* A γίνονται *om. recc.* *Gal.*(U): *deleverint Littré Jones* 8 ἀπὸ] ἐκ MV χώρων *Gal.*(V) ἔσται *Gal.*(V) 9 μὲν *om.* *Gal.*(U) καὶ ὑγροτέροισιν *om.* *Gal.*(U) 10 προσεσταλμένοισι] σ^I^ *in ras.* A³ 11 λιπανώτερα *Gal.*(V) καὶ παχύτερα *om.* A ἔστι – 14 ποιεῖσθαι *om.* *Gal.(Ar.)* ἔστι – 14 θάλασσα *om.* *Gal.*(UV) 12 ἐρεβίνθου MV 13 sq. τὰ – θάλασσα] κράμβη καὶ θάλασσα καὶ (καὶ *om.* V) τὰ τοιαῦτα MV 14 *ante* τοὺς *add.* πῶς χρὴ ποιεῖσθαι ἔμετον A δὲ *om.* *Gal.*(V) 15 *ante* παχεῖς *add.* εἰσὶ *Gal.*(V) *post* εἰσὶ *add.* καὶ μὴ ἰσχνοί MV, et non tenues P 16 διὰ τάχεος *om.* AP: ταχέως *Gal.*(L): διὰ ταχέως *Gal.*(U) μέσης A ὑσώπου AMV *Gal.*(LV) τετριμμένου MV *Gal.*(V) 17 ὕδατος *e corr.* *Gal.*(V) (-ος *in ras.*): ὕδατι *Gal.*(U) χοεῖ *Gal.*(LV) τούτῳ A: τούτῳ A³ ἐκποιέτω A, *corr.* A³: ἐκπινέτω *Gal.*(U) καὶ^II^ *om.* *Gal.*(LU) παραβαλὼν A 18 ὡς] ὅπως MV: ὄκως *Gal.*(LV) πινέτω δὲ *om.* *Gal.*(U) *post* τὸ *add.* μὲν *Gal.*(LV) ἡσυχέστερον *post* δὲ^I^ *(l. 19) trsp.* *Gal.*(U) 19 ἐπὶ *om.* *Gal.*(L): ἐπεὶ *Gal.*(U) δὲ^II^ *post* λεπτότεροι *trsp.* *Gal.*(L) λεπτοὶ MV, λεπτότεροι M *in mg.* ἀσθενέστατοι MV σίτων MV 20 ποιείτωσαν *Gal.*(L) τρόπῳ τοιῷδε *Gal.*(LV): τοῖον *Gal.*(U) λουσάμενοι *Gal.*(LUV) προπιέτωσαν *Gal.*(LUV)

20. Pour les vomissements et les évacuations par le bas, voici
comment il faut procéder: pendant les six mois d'hiver on pratiquera 2
les vomissements, car en cette période qui est plus favorable à la
formation du phlegme que la période estivale, les maladies ont leur
siège dans la tête et dans la région située au-dessus du diaphragme.
En revanche, au moment des chaleurs, on usera des évacuations par 3
le bas; car, la saison étant brûlante et le corps plus bilieux, il se produit
des lourdeurs dans les lombes et dans les genoux, des accès de fièvre et
des coliques dans le ventre. On doit donc refroidir le corps et évacuer
par le bas les humeurs qui se soulèvent, pour débarrasser ces ré-
gions du corps. Que les évacuants soient, pour les personnes grosses 4
et humides, plutôt salés et liquides; pour les personnes sèches, minces
et chétives, plutôt gras et épais. Sont gras et épais les évacuants à
base de lait, l'eau de cuisson de pois chiches ou de tout autre légume
du même genre. Sont liquides et salés les évacuants tels que la saumure
ou l'eau de mer. Pour les vomissements, voici comment il faut pro- 5
céder: les personnes grosses vomiront à jeun après une course ou une
marche rapide au milieu de la journée. Prendre une demi-cotyle
d'hysope pilée dans un conge d'eau et boire le tout en y ajoutant du
vinaigre et du sel afin de rendre la boisson aussi agréable que possible;
boire d'abord lentement, puis plus rapidement. Quant aux personnes 6
maigres et chétives, elles vomiront après manger en procédant ainsi:
après un bain chaud boire d'abord une cotyle de vin pur, ensuite

ἀκρήτου κοτύλην, ἔπειτα σιτία παντοδαπὰ ἐσθιέτω, καὶ μὴ πινέτω ἐπὶ
τῷ σιτίῳ μηδ' ἀπὸ τοῦ σιτίου, ἀλλ' ἐπισχέτω ὅσον δέκα στάδια διελθεῖν·
ἔπειτα δὲ συμμίξας οἴνους τρεῖς πίνειν διδόναι αὐστηρὸν καὶ γλυκὺν καὶ
ὀξύν, πρῶτον μὲν ἀκρητέστερόν τε καὶ κατ' ὀλίγον καὶ διὰ πολλοῦ
7 χρόνου, ἔπειτα δὲ ὑδαρέστερόν τε καὶ θᾶσσον καὶ κατὰ πολλόν. ὅστις
δὲ εἴωθεν τοῦ μηνὸς δὶς ἐξεμεῖν, ἄμεινον ἐφεξῆς ποιεῖσθαι τοὺς ἐμέτους ἐν
δυσὶν ἡμέρῃσιν μᾶλλον ἢ διὰ πεντεκαίδεκα· οἱ δὲ πᾶν τοὐναντίον ποιέου-
8 σιν. ὅσοισι ἐπιτήδειον ἀνεμεῖν τὰ σιτία, ἢ ὅσοισιν αἱ κοιλίαι οὐκ εὐδιέξοδοι,
τούτοισι πᾶσι συμφέρει πολλάκις τῆς ἡμέρης ἐσθίειν καὶ παντοδαποῖσι
βρώμασι χρῆσθαι καὶ ὄψοισι πάντας τρόπους ἐσκευασμένοισι, καὶ
9 οἴνους πίνειν δισσοὺς καὶ τρισσούς· ὅσοι δὲ μὴ ἀνεμέουσι τὰ σιτία, ἢ
καὶ κοιλίας ἔχουσιν ὑγράς, τούτοισι δὲ πᾶσι τοὐναντίον τούτου τοῦ
τρόπου συμφέρει ποιεῖν.

21. (Salubr. 6) Τὰ παιδία χρὴ τὰ νήπια βρέχειν ἐν θερμῷ ὕδατι
πολλὸν χρόνον, καὶ πίνειν διδόναι ὑδαρέα τὸν οἶνον καὶ μὴ ψυχρὸν
82 παντάπασι, τοῦτον δὲ διδόναι, ὃς ἥκιστα τὴν γαστέρα μετεωριεῖ | καὶ
φῦσαν παρέξει· ταῦτα δὲ ποιεῖν, ὅπως οἵ τε σπασμοὶ ἧσσον ἐπιλαμ-
2 βάνωσιν, καὶ μέζονα γίνηται καὶ εὐχροώτερα. τὰς γυναῖκας χρὴ διαι-

5 ὅστις – 7 πεντεκαίδεκα] *cf.* Cels. De med. I 3,24: CML I, p. 36,12–14 Marx
14–15 οἶνον] *cf.* Cels. De med. I 3,32: CML I, p. 37,16–17 Marx

1 ἐσθιέτωσαν *Gal.*(LUV) πινέτωσαν *Gal.*(LV): πιέτωσαν *Gal.*(U) ἐπὶ] ἐν A *Gal.*(U) 2 σίτου MV: σκείου *Gal.*(V) ἐπισχέτωσαν *Gal.*(LUV) ὅσον] ὡσεὶ *Gal.*(LUV): ὅσον *Gal.*(LUV) *in textu* δέκα] τέσσαρα *Gal.*(LU): ιδ̄ *Gal.*(V) (δ̄ *Gal.*(V) *in textu*): decem P 3 διδότω A 4 τε *om.* *Gal.*(LUV) 4 sq. καὶ^{I} – τε *om.* M, *add.* M^{2} *in mg.* 5 ὑδατωδέστερόν *Gal.*(LUV): ὑδαρέστερόν *Gal.*(LUV) *in textu* καὶ θᾶσσον *om.* A: et celerius P 6 εἴωθεν] εἶθε *Gal.*(U): εἴθισται *Gal.*(U^{2}) ἐμέειν *Gal.*(LUV) ἐξῆς *Gal.*(LUV) 7 διὰ *om.* *Gal.*(U) 8 ὅσοι *Gal.*(LUV) *post* ὅσοισι *add.* δὲ *recc. Littré Jones*, μὲν *Gal.*(LUV) ἀνεπιτήδειον MV: ἐπιτήδειοι (*post* ἀνεμεῖν) *Gal.*(LUV) ἀπεμέειν M 9 τούτοισι] τοῖσι MV: his P 10 τρόπους πάντας *Gal.*(U) 11 καὶ] ἢ καὶ *Gal.*(V) ὅσοι] ὁκόσοισι MV: quicumque P μὴ *om.* MVP ἀνέμοισι M, *corr.* M^{2} 12 καὶ *om.* Gal.(UV) ὑγρέας *Gal.*(L): ὑγιέας *Gal.*(U) δὲ *om.* MV *Gal.*(LUV) πᾶσιν ἐναντίον *Gal.*(LV) 14 *post* Τὰ *add.* δὲ MV *Gal.*(U), autem P θερμῷ] τῷ θερμῷ MV: τῷ *Gal.*(L): θερμῷ τῷ *Ermerins* 15 *ante* πολλὸν *add.* ἐπὶ MV ὑδαρέα (οἰδαρέα *Gal.*(V)) τὸν οἶνον διδόναι *Gal.*(LV): dare aquatum vinum P 16 τοῦτον] τοιοῦτον *Gal.*(V): hoc P ὃς] ὡς A *Gal.*(V) μετεωριῇ A^{3} (μετεωρείῃ A) *Gal.*(V): μετεωρέειν M: μετεωρέει V καὶ] ὡς *Gal.*(V) 17 παρέξοι A^{corr} (οι *add.* A^{4} *s. l.*) ἧσσον *post* ἐπιλαμβάνωσιν *trsp.* V ἐπιλαμβάνουσιν (-σι *Gal.*(V)) A *Gal.*(V): ἐπιλαμβάνωσι *Gal.*(V) *in textu*: ἐπιλάβωσιν MV 18 μεῖζον *Gal.*(V): μείζονα *Gal.*(V) *in textu* γίνεται A *Gal.*(UV): γίνηται *Gal.*(LV) *in textu*: γένηται V εὐχροώτερον *Gal.*(V): εὐχροώτερα *Gal.*(V) *in textu* *post* εὐχροώτερα *add.* Περὶ γυναικῶν M V *in mg.* *post* τὰς *add.* δὲ MV χρὴ] ὧδε χρὴ MV: actenus oportet P

prendre des aliments variés, mais éviter de boire soit pendant soit
après le repas; attendre pour cela d'avoir parcouru dix stades; alors
on mélangera trois vins que l'on donnera à boire, un vin sec, un vin
doux et un vin acide; au début la boisson sera plutôt pure, prise en
petite quantité et à de longs intervalles; ensuite elle sera allongée
d'eau, prise plus rapidement et en grande quantité. Quand on a 7
l'habitude de vomir deux fois par mois, il vaut mieux le faire deux
jours de suite plutôt que tous les quinze jours. Or, on fait tout le
contraire. Ceux pour qui il est bon de revomir les aliments, ou dont 8
le ventre n'a pas des évacuations faciles, ont tous intérêt à manger
fréquemment dans la journée, à prendre des aliments de toute espèce
et des mets accommodés de toutes les façons, et à boire des vins de
deux ou trois sortes. Tandis que ceux qui ne doivent pas revomir les 9
aliments, ou qui ont le ventre humide, ont tous intérêt à suivre la
méthode inverse.

21. Pour les enfants en bas âge, il faut des bains chauds prolongés;
comme boisson, du vin coupé d'eau, mais non glacé: on leur donnera
le vin le moins susceptible de gonfler le ventre et de provoquer des
flatuosités. Ces mesures ont pour but de diminuer les risques de con-
vulsions et de favoriser la croissance et les belles couleurs. Pour les 2

τᾶσθαι τῷ ξηροτέρῳ τῶν τρόπων· καὶ γὰρ τὰ σιτία ξηρὰ ἐπιτηδειότερα
πρὸς τὴν μαλθακότητα τῶν σαρκῶν, καὶ τὰ πόματα ἀκρητέστερα
ἀμείνω πρὸς τὰς ὑστέρας καὶ τὰς κυοτροφίας.

22. (Salubr. 7) Τοὺς γυμναζομένους χρὴ τοῦ χειμῶνος καὶ τρέχειν
καὶ παλαίειν, τοῦ δὲ θέρεος παλαίειν μὲν ὀλίγα, τρέχειν δὲ μή, περιπατεῖν
2 δὲ πολλὰ κατὰ ψῦχος. ὅσοι κοπιῶσιν ἐκ τῶν δρόμων, τούτους παλαίειν
χρή· ὅσοι δ' ἂν παλαίοντες κοπιῶσιν, τούτους τρέχειν χρή· οὕτω γὰρ
ἂν ταλαιπωρέοντι τὸ κοπιῶν τοῦ σώματος διαθερμαίνοιτο καὶ δια-
3 ναπαύοιτο μάλιστα. ὁπόσους μάλιστα γυμναζομένους διάρροιαι λαμ-
βάνουσι, καὶ τὰ ὑποχωρήματα σιτώδεα καὶ ἄπεπτα, τούτοισι τῶν τε
γυμνασίων ἀφαιρεῖν μὴ ἐλάσσω τοῦ τρίτου μέρεος, καὶ τῶν σιτίων τοῖσιν
ἡμίσεσιν χρῆσθαι· δῆλον γὰρ δὴ ὅτι ἡ κοιλίη συνθάλπειν οὐ δύναται
ὥστε πέσσεσθαι τὸ πλῆθος τῶν ἐσιόντων σιτίων· ἔστω δὲ τούτοισι τὰ
σιτία ἄρτος ἐξοπτότατος, ἐν οἴνῳ ἐντεθρυμμένος, καὶ τὰ ποτὰ ἀκρη-
τέστατα καὶ ἐλάχιστα, καὶ περιπάτοισι μὴ χρήσθωσαν ἀπὸ τοῦ σιτίου·
μονοσιτεῖν δὲ χρὴ ὑπὸ τοῦτον τὸν χρόνον· οὕτω γὰρ ἂν μάλιστα
4 συνθάλποιτο ἡ κοιλίη, καὶ τῶν ἐσιόντων ἐπικρατέοι. γίνεται δὲ ὁ τρόπος
84 οὗτος τῆς διαρ|ροίης τῶν σωμάτων τοῖσι πυκνοσάρκοισι μάλιστα,
ὅταν ἀναγκάζηται ὤνθρωπος κρεηφαγεῖν, τῆς φύσιος ὑπαρχούσης

1 τῶν τρόπων] τρόπῳ *Gal.*(LUV) σιτία τὰ ξηρὰ MV: ξηρὰ σιτία *Gal.*(LU): ξηρὰ σῖτα *Gal.*(V) 2 *post* πόματα *add.* τὰ *Gal.*(L), αὐτῶν *Gal.*(V) ἀκρητέστερον *Gal.*(V) 3 σκιητροφίας A: σκιατροφίας MV: κυητροφίας *Gal.*(U): οἰκιατροφίας *Gal.*(V): conceptus P 4 τοῦ *om. Gal.*(LUV) 5 δὲ[I] *om. Gal.*(LUV), *hab.* P παλαίειν *om. Gal.*(U) 6 κατὰ] καὶ τὸ *Gal.*(U) ψῦχος] ξύχως M: τάχος V: inrefrigerit P ὅσοι *usque ad finem deficit Gal.*(L) τούτοις V 7 ἂν] αὖ *Gal.*(V): *om. recc.*: *deleverint Littré Jones* χρὴ τρέχειν MV *Gal.*(U): χρὴ τρέχειν μᾶλλον *Gal.*(V) 8 *post* ἂν *add.* ὁ *Gal.*(UV) ταλαιπωρέοντι τὸ κοπιῶν *scripsi*: ταλαιπωρέων τῷ κοπιῶντι *codd.*: ἐκ ταλαιπωριέων κοπιῶν τι *Ermerins* *post* διαθερμαίνοιτο *add.* καὶ συνιστοῖτο MV *Gal.*(V), et commiscitur P, καὶ συνιστῷτο (*vel* ξυν-) *recc. edd.* διαναπαύοιτο] δι *Gal.*(V) *s. l.* 9 ὁπόσους] ὁκόσοισι *Gal.*(U) μάλιστα *om.* MVP: *post* γυμναζομένους *trsp. Gal.*(V) γυμναζομένοις *Gal.*(U) δίαιτα γυμναζομένων M[2] *in mg.* 10 τὰ *om. Gal.*(U) ἄπεπτα M (-πεπ- *in ras.*): ἄπτεπτα A τῶν τε] τε τῶν A: τῶν *Gal.*(V) 11 ἔλασσον *Gal.*(U) τοῖσιν — 13 σιτίων *om. Gal.*(V) 12 δὴ ὅτι] διότι A: ὅτι *Gal.*(U) ξυνθάλπει MV: ξυνθάλπεσθαι *Ermerins* 13 ὥστε] ὡς *Gal.*(U) πέσσεσθαι *om. Gal.*(U): πέσσειν *Ermerins* ἐσιόντων *om.* MV 14 *ante* ἐξοπτότατος *add.* ὡς M *Gal.*(UV) ἐντεθρυμμένος M[corr] (μ[II] *add.* M[1] *s. l.*): ἐντεθριμμένος A[corr] (μ[I] *add.* A[1] *s. l.*): συνεντεθραμμένος *Gal.*(V) ποτὰ] πόματα *Gal.*(UV) 14 sq. ἀκρητέστατα καὶ ἐλάχιστα *Villaret Jones*: εὐκρητέστατα καὶ ἐλάχιστα A *Gal.*(U): ὡς ἐλάχιστα καὶ ἀκρητέστερα MV: ὡς ἐλάχιστα καὶ εὐκρητέστερα *Gal.*(V*Ar.*) 15 μὴ *om.* MV σίτου *Gal.*(V) 16 δὲ *om. Gal.*(V) ὑπὸ *om.* A: ὑπὲρ *Gal.*(U) 17 συνθάλποι τε A: συνθάλποιται A[corr] (αι *add.* A[3] *s. l.*) ἐπικραταίοι A: ἐπικρατοίη M: ἐπικρατέει V 18 οὕτως A, *corr.* A[4] μάλιστα τοῖσι πυκνοσάρκοισιν *Gal.*(UV) 19 ὁ ἄνθρωπος *Gal.*(UV)

femmes, il faut un régime plutôt sec. De fait, les aliments secs conviennent mieux à la mollesse de leurs chairs et les boissons peu mélangées sont préférables pour la matrice et les grossesses.

22. Les athlètes doivent en hiver courir et lutter, en été lutter, mais peu, supprimer la course et multiplier les promenades au frais.
Ceux qui ont des courbatures à la suite des courses doivent lutter; 2
ceux qui en ont à force de lutter doivent courir. C'est la meilleure méthode pour que, sans qu'il y ait interruption de l'entraînement, la partie du corps qui est courbatue puisse se réchauffer et se reposer.
Les athlètes qui, à la suite d'exercices intensifs, sont pris de diarrhées 3
et dont les selles sont formées d'aliments non digérés doivent réduire les exercices d'au moins un tiers et les aliments de moitié. Il est bien clair, en effet, que le ventre n'est pas en mesure de fournir la quantité de chaleur suffisante pour que la masse des aliments absorbés soit digérée. Dans ce cas, ils prendront pour nourriture du pain très cuit émietté dans du vin et pour boisson du vin très pur en très petite quantité, et ils s'abstiendront des promenades après manger. Ils s'en tiendront à un seul repas par jour dans cette période-là. Voilà quel est le meilleur régime pour que le ventre s'échauffe et vienne à bout des aliments
ingérés. Cette sorte de diarrhée atteint surtout les individus à chair 4
dense, quand, avec une telle nature, ils sont soumis au régime forcé

τοιαύτης· αἱ γὰρ φλέβες πυκνωθεῖσαι οὐκ ἀντιλαμβάνονται τῶν σιτίων
τῶν ἐσιόντων· ἔστιν δὲ αὕτη μὲν ἡ φύσις ὀξέα, καὶ τρέπεται ἐφ' ἑκάτερα,
καὶ ἀκμάζει ὀλίγον χρόνον ἡ εὐεξίη ἐν τοῖσι τοιουτοτρόποισι τῶν
5 σωμάτων. τὰ δὲ ἀραιότερα τῶν εἰδέων καὶ δασύτερα καὶ τὴν ἀναγ-
κοφαγίην δέχεται, καὶ τὰς ταλαιπωρίας μάλιστα, καὶ χρονιώτεραι
6 γίνονται αὐτοῖσιν αἱ εὐεξίαι. καὶ ὅσοι τὰ σιτία ἀνερεύγονται τῇ ὑσ-
τεραίῃ, καὶ τὰ ὑποχόνδρια μετεωρίζεται αὐτοῖσιν ὡς ἀπέπτων τῶν
σιτίων ἐόντων, τούτοισι καθεύδειν μὲν πλείω χρόνον συμφέρει, τῇ δὲ
ἄλλῃ ταλαιπωρίῃ ἀναγκάζειν χρὴ αὐτῶν τὰ σώματα, καὶ τὸν οἶνον
ἀκρητέστερον πινόντων καὶ πλείω, καὶ τοῖσι σιτίοισιν ἐλάσσοσι χρῆσθαι
ὑπὸ τοῦτον τὸν χρόνον· δῆλον γὰρ δὴ ὅτι ἡ κοιλίη ὑπὸ ἀσθενείης καὶ
7 ψυχρότητος οὐ δύναται τὸ πλῆθος τῶν σιτίων καταπέσσειν. ὅσους δὲ
δίψαι λαμβάνουσιν, τούτοισι τῶν τε σιτίων καὶ τῶν ταλαιπωριῶν
8 ἀφαιρεῖν, καὶ τὸν οἶνον πινόντων ὑδαρέα τε καὶ ὅτι ψυχρότατον. οἷσι
δὲ ὀδύναι γίνονται τῶν σπλάγχνων ἢ ἐκ γυμνασίων ἢ ἐξ ἄλλης τινὸς
ταλαιπωρίης, τούτοισι συμφέρει ἀναπαύεσθαι ἀσίτοισι, πόματι δὲ
χρῆσθαι ὅ τι ἐλάχιστον ἐς τὸ σῶμα ἐσελθὸν πλεῖστον οὖρον διάξει,
ὅπως αἱ φλέβες αἱ διὰ τῶν σπλάγχνων πεφυκυῖαι μὴ κατατείνωνται
πληρούμεναι· ἐκ γὰρ τῶν τοιούτων τὰ φύματα γίνεται καὶ οἱ πυρετοί.

1 πυκνωθεῖσαι *post* ἐσιόντων *(l. 2) trsp. Gal.*(V), *non trsp. Gal.*(V) *in textu* οὐκ ἀντιλαμβάνονται] οὐκέτι λαμβάνονται *Gal.*(V) 2 μὲν *om. Gal.*(U) ὀξείη ἡ φύσις MV *Gal.*(V) 3 τοιουτρόποισι V 4 τὰ δὲ] καὶ τὰ *Gal.*(U): τὸ δὲ *Gal.*(V): quae autem P ἀραιότερον *Gal.*(V) εἰδέων] σωμάτων *Gal.*(V) δασύτερα] δυσ *et spat. 3 litt. Gal.*(V) ἀναγκοφαγίην] ἀδηφαγίαν *Gal.*(U): κρεηφαγίαν *Gal.*(U) *in textu*: κρεηφαγίην *Gal.*(V) 5 μᾶλλον MV *Gal.*(UV): maxime P 6 ὑστερέῃ AM: ὑστέρῃ *Gal.*(U) 7 ὡς] ἴσως *Gal.*(U): *om. Gal.*(V) 8 πλείονα χρόνον MV: πλείω χρόνῳ *Gal.*(U) 9 ἀναγκάζοντας *Gal.*(V) αὐτοῖσι *Gal.*(V) 9 sq. τὰ – τοῖσι *om. Gal.*(V) 10 ἐλάσσω A: ἐλάσσονι *Gal.*(V) 11 δὴ *om.* MV ἡ κοιλίη *post* ἀσθενείης *trsp. Gal.*(U), *post* ψυχρότητος *(l. 12) Gal.*(V) 12 καταπέσειν A, *corr.* A[4]: καταπέπτειν *Gal.*(U), *mut. in* καταπέττειν *Gal.*(U[2]) ὁκόσοι *Gal.*(V) 13 δίψη *Gal.*(U) ταλαιπωρέων V 14 ὑδαρέα – ψυχρότατον] ὅτι ψυχρότερον ἢ ὑδαρέα *Gal.*(U): ὑδαρέα τε καὶ ὡς ὅτι ψυχρότατον *Gal.*(V): très froid et plus dilué *Gal.(Ar.)* ὁκόσοισι MV *Gal.*(V): ὅσοισι *Gal.*(U) 15 γίνονται] τείνονται A, γί *supra* τεί- *add.* A[3] *ante* τῶν *add.* ἐκ MV *Gal.*(V) γυμνασίης MV *Gal.*(UV) 16 ταλαιπωρίης] ὁδοιπορίης *Gal.*(UV*Ar.*): labores P *post* ἀσίτοισι *add.* τοῦτον τὸν χρόνον *Gal.*(V), *non add.* P πόμασι *Gal.*(U): πόματα *Gal.*(V) 17 ἐλθὸν A 18 αἱ[II] *om.* V κατατείνονται A, *corr.* A[3] 19 τὰ φύματα] φύματα A: τά τε φύματα MV γίνεται *scripsi*: γίνονται *codd. edd.*

de la viande. Car les vaisseaux, qui sont resserrés, n'admettent pas
les aliments ingérés. Cette nature est instable, et tend vers les extrêmes;
et le plein épanouissement de la santé dure peu chez de tels tempéra-
ments. Au contraire, les constitutions lâches et velues supportent le 5
régime forcé de la viande et les exercices parfaitement bien; et elles
jouissent plus longtemps d'une bonne santé. Quant aux athlètes qui 6
revomissent les aliments le lendemain et dont les hypocondres se
gonflent parce que les aliments ne sont pas digérés, ils ont intérêt
à prolonger leur sommeil, mais doivent, pour le reste, continuer à
soumettre leur corps aux exercices; ils boiront du vin plus pur et en plus
grande quantité, et doivent diminuer les aliments pendant cette période-
là. Il est bien clair, en effet, que le ventre, par suite de sa faiblesse et de
sa froideur n'est pas en mesure de digérer complètement la masse des
aliments. Les athlètes qui sont pris d'envies de boire doivent réduire à 7
la fois les aliments et les exercices; ils boiront du vin coupé d'eau, aussi
froid que possible. Quant aux athlètes qui ressentent des douleurs 8
viscérales, soit à la suite de l'entraînement, soit à la suite de tout autre
exercice, ils ont intérêt à se reposer sans manger et à prendre comme
boisson ce qui, sous la dose la plus faible, sera le plus diurétique, pour
éviter que les veines qui traversent les viscères ne soient distendues
par la réplétion; de tels accidents en effet entraînent les abcès et les
fièvres.

23. (Salubr. 8) Οἷσιν αἱ νοῦσοι ἀπὸ τοῦ ἐγκεφάλου γίνονται, νάρκη
86 πρῶ|τον ἴσχει τὴν κεφαλήν, καὶ οὐρεῖ ϑαμινά, καὶ τἆλλα πάσχει ὅσα
2 περ ἐπὶ στραγγουρίῃ· οὗτος ἐφ' ἡμέρας ἐννέα τοῦτο πάσχει· καὶ ἢν μὲν ῥαγῇ κατὰ τὰς ῥῖνας ἢ κατὰ τὰ ὦτα ὕδωρ καὶ βλέννα, ἀπαλλάσσεται τῆς νούσου, καὶ τῆς στραγγουρίης παύεται· οὐρεῖ δὲ ἀπόνως πολλὸν καὶ λευκόν, ἔστ' ἂν εἴκοσιν ἡμέραι παρέλϑωσι· καὶ ἐκ τῆς κεφαλῆς ἡ ὀδύνη ἐκλείπει τῷ ἀνϑρώπῳ, ἐσορῶντι δὲ κλέπτεταί οἱ ἡ αὐγή.

24. (Salubr. 9) Ἄνδρα χρή, ὅστις ἐστὶ συνετός, λογισάμενον ὅτι τοῖσιν ἀνϑρώποισιν πλείστου ἄξιόν ἐστιν ἡ ὑγιείη, ἐπίστασϑαι ἀπὸ τῆς ἑωυτοῦ γνώμης ἐν τῇσι νούσοισιν ὠφελεῖσϑαι.

1–7] *cf.* Hipp. De morb. II, 12: VII, p. 18,19–20,4 Littré 8–10] *cf.* Hipp. De affect. 1: VI, p. 208,1–3 Littré

1 Οἷσιν – γίνονται] ὁκόσοισι νοῦσοι ἀπὸ τοῦ ἐγκεφάλου γίνονται MV: οἷσιν ἀπὸ τοῦ ἐγκεφάλου αἱ νοῦσοι γίνονται *Gal.*(V): νοῦσοι αἱ (αἱ *om.* M^{m}) ἀπὸ τῶν κεφαλέων ϑM^{m} νάρκα ϑ 2 πρῶτον *om.* ϑM^{m} τὰ ἄλλα *Gal.*(UV) M^{m} 2 sq. ὅσα περ] ὁκόσα MV: ἅπερ ϑM^{m} 3 ἐπὶ στραγγουρίαις *Gal.*(U): ὑπὸ στραγγουρίης ϑM^{m} οὗτως A^{corr} (ω *add.* A^{3} *s. l.*): τοῦτ' *Gal.*(U): ὁ αὐτὸς M^{m} ἐφ' *om.* ϑM^{m}: per P τοῦτο *om.* *Gal.*(U): ταῦτα ϑM^{m}: hoc P μὲν *om.* A 4 *post* ὕδωρ *add.* ϑερμὸν *Gal.*(V) καὶ] ἢ MV: vel P: ἢ καὶ *Gal.*(UV): καὶ *Gal.*(UV) *in textu* πλέννα ϑM^{m}: πλέννα ἡ μύξα M^{m} *in mg.* ἀπαλλάσεται M ($σ^{II}$ *add.* M^{1} *s. l.*) 5 $τῆς^{II}$ – παύεται] τὰ τῆς στραγγουρίας παύεται *Gal.*(V): παύεται τῆς στραγγουρίης ϑM^{m} οὐρεῖ] οὐδὲν εἰ *Gal.*(V) ἀπόνως πολλὸν *scripsi*: ἀπόνως πολὺ (πολὺν A) A *Gal.*(UV) ϑ: πολὺ (πουλὺ M) καὶ ἀπόνως MV: ἀπόνως καὶ πολὺ M^{m} 6 ἔστ' ἂν εἴκοσιν ἡμέραι παρέλϑωσι *scripsi*: ἔστ' ἂν εἴκοσιν ἡμέρας παρέλϑῃ AMV *Gal.*(UV): ἐς τὰς εἴκοσιν (-σι M^{m}: -σιν $M^{m\,corr}$) ἡμέρας ϑM^{m} ἡ *om.* *Gal.*(U) 7 ἐκλείπη A^{corr} (η *add.* A^{3} *s. l.*): ἐκλίπῃ *Gal.*(V) τῷ ἀνϑρώπῳ *om.* ϑM^{m}: *hab.* P ἐσορῶντι δὲ] ὁρέοντι δὲ *Gal.*(U): ἐσρέοντι δὲ *Gal.*(V): καὶ ἐκ τῶν ὀφϑαλμῶν ἐσορῶντι ϑM^{m} κλέπτεταί] βλάπτεταί A: κλεπτέτεαί M^{m}: reparatur P οἱ *om.* *Gal.*(U) ἡ *om.* A (*add.* A^{3} *s. l.*) ϑ αὐγή] αυτηι ϑ 8 Ἄνδρα – 10 ὠφελεῖσϑαι *om.* *Gal.*(UV*Ar.*) P *post* Ἄνδρα *add.* δὲ MV ὅστις] ὃς MV συνετός] δυνατός MV 9 ἀνϑρώποισιν] αν ἀνϑρώποισι M ἡ *om.* M^{a} *ante* ἐπίστασϑαι *add.* καὶ A^{3} *s. l.* ἀπὸ] ἐκ MV 10 Τέλος Ἱπποκράτους περὶ φύσιος ἀνϑρώπου A: Ἱπποκράτους περὶ φύσιος ἀνϑρώπου M: Ἱπποκράτους περὶ φύ⟨σιος⟩ ἀνϑρώπου V: Explicit Ypocratis de natura humana P

23. Dans les maladies qui proviennent de l'encéphale, le malade
est d'abord saisi d'un engourdissement à la tête, urine fréquemment
et éprouve tous les autres symptômes de la strangurie; cela dure neuf
jours. Puis, s'il y a par les narines ou par les oreilles éruption d'eau 2
et de mucus, la maladie disparaît et la strangurie cesse. Le malade
évacue sans douleur une urine abondante et blanche jusqu'au terme
de vingt jours. Ses maux de tête disparaissent; mais quand il regarde,
la lumière se dérobe à ses yeux.

24. Un homme avisé, songeant que pour les hommes la santé est le bien le plus précieux, doit savoir, en cas de maladies, trouver du secours dans son propre jugement.

COMMENTAIRE

I. La partie théorique sur la nature humaine

Chapitre 1: La polémique contre le monisme philosophique

164,3: Ὅστις ... ἀκούειν. Préambule polémique; c'est une caractéristique de beaucoup de préambules de la Collection (Anc. méd., Art, Fract./Artic., Rég. mal. aiguës, Régime et Mal. sacrée). Comp. surtout avec Anc. méd., c. 1, Littré I, 570,1–6: dans les deux cas, la manière de lancer la polémique est la même; les adversaires et leurs théories sont présentés dans une assez longue proposition relative (Anc. méd. ὁκόσοι μὲν ...; Nat. hom. Ὅστις μὲν οὖν ...); puis, dans la principale, l'auteur prend ses distances; comme nous avons noté déjà des rapprochements entre Nat. hom. et Anc. méd. (cf. supra, p. 50 sq.), il est fort possible que Nat. hom. se souvienne ici du préambule de l'Anc. méd. qui dénonçait déjà l'intrusion des méthodes philosophiques en médecine. Toutefois, dans le préambule de Nat. hom., le ton est plus direct et plus cassant; c'est, de loin, le préambule le plus acerbe de la Collection.

μὲν οὖν est assurément la leçon ancienne à cause de l'accord de A et de Gal.E (codd.). On trouve de même μὲν οὖν donné par A au début des Lieux dans l'homme (c. 1, Littré VI, 276,1). Aussi Littré, Ermerins et Villaret ont-ils tort, à mon sens, de choisir la lectio facilior μέν. Pour justifier la présence d'un μὲν οὖν en tête du traité, Villaret (p. 53–54) et K. Schubring (p. 73) supposent qu'une phrase de titre précédait jadis le traité[1]. L'explication est plus simple: dans l'expression μὲν οὖν, οὖν n'a pas fatalement une valeur rétrospective; il peut parfois renforcer simplement un μέν prospectif; voir J. D. Denniston, p. 473, qui déclare très justement: « This usage

[1] C'est aussi l'explication donnée traditionnellement pour l'emploi de δέ au début des traités d'Héraclite, d'Ion, de Philolaos, etc.; cf. W. Burkert, p. 234, n. 73. Mais voir G. S. Kirk, p. 36: « In the true inceptive uses, δέ has no connective sense, but some of its original force as a weaker form of δή ». Comp. l'emploi de δέ au début des oracles chez Hérodote (cf. I, 174,5) et des discours (où δέ n'a pas une valeur d'opposition) chez Xénophon (Cyr. IV, 5,23 et VII, 1,21). Ce δέ donne de la vivacité au prologue, mais pas forcément de la familiarité (comme le pense J. D. Denniston, p. 172: « to avoid formality »). Cf. le ton des oracles et du prologue d'Héraclite.

is not adequately recognized by theorists, and it is rare enough to be a stumbling-block to copyists and editors. It is commoner in Hippocrates and Aristotle than elsewhere». Cette valeur emphatique de μὲν οὖν est confirmée par le redoublement également emphatique de μέν après le démonstratif τούτῳ (cf. J. D. Denniston, p. 385). Il y a donc dans ce préambule un curieux mélange d'emphase et de désinvolture.

εἴωθεν ἀκούειν. Bon témoignage sur l'enthousiasme des esprits dans la seconde moitié du cinquième siècle pour les problèmes relatifs à la nature humaine. Comp. le célèbre passage du Phédon (96a–c) où Socrate confie à Cébès la passion qu'il avait pendant sa jeunesse pour la περὶ φύσεως ἱστορία. Effectivement les recherches sur l'homme (et les êtres vivants), dans la deuxième moitié du V^{o} siècle, étaient au centre des préoccupations non seulement des médecins, mais aussi des cosmologues et des sophistes (voir K. Deichgräber, Hippokrates . . ., p. 27–28). Diogène d'Apollonie, d'après Simplicius (Phys. 151,20 = Vors. 64 A 4), aurait écrit un Π. ἀνθρώπου φύσεως (cf. du reste sa description des vaisseaux sanguins conservée par Aristote, Hist. anim. III,2, 511b–512b); Démocrite, aux dires de Diogène (IX, 46 = Vors. 68A 33), serait aussi l'auteur d'un Π. φύσεως ἀνθρώπου. Enfin Galien (Nat. fac. II, 9, éd. Helmreich III, 195 = Vors. 84 B 4) attribue également un Π. φύσεως ἀνθρώπου à Prodicos de Céos. Mais il n'est pas toujours facile de décider si ces ouvrages ont été publiés séparément ou formaient la deuxième partie de traités plus vastes intitulés par la tradition Π. φύσεως. Pour l'existence d'ouvrages sur la φύσις de l'homme à la fin du cinquième siècle, voir aussi le témoignage de l'auteur des Chairs, c. 15, Littré VIII, 604,2 sq. καὶ εἰσί τινες οἳ ἔλεξαν φύσιν συγγράφοντες ὅτι ὁ ἐγκέφαλός ἐστιν ὁ ἠχέων, «et il y a des gens qui ont prétendu, dans leurs traités sur la φύσις (sc. de l'homme), que c'est le cerveau qui résonne».

Nous sommes bien renseignés sur ce qu'il faut entendre par ces recherches « ἀμφὶ (ionien pour περὶ) τῆς φύσιος τῆς ἀνθρωπίνης qui dépassent le strict domaine de la médecine». Le témoignage capital est celui de l'Ancienne médecine, c. 20, Littré I, 620,7–12 λέγουσι δέ τινες ἰητροὶ καὶ σοφισταὶ ὡς οὐκ εἴη δυνατὸν ἰητρικὴν εἰδέναι ὅστις μὴ οἶδεν ὅ τι ἐστὶν ἄνθρωπος . . . Τείνει δὲ αὐτοῖσιν ὁ λόγος ἐς φιλοσοφίην καθάπερ Ἐμπεδοκλῆς ἢ ἄλλοι οἳ περὶ φύσιος γεγράφασιν ἐξ ἀρχῆς ὅ τι ἐστὶν ἄνθρωπος καὶ ὅπως ἐγένετο πρῶτον καὶ ὁπόθεν συνεπάγη, « certains médecins et savants déclarent qu'il n'est pas possible de savoir la médecine, quand on ne sait pas ce qu'est l'homme . . .; leur déclaration va dans le sens des démarches philosophiques d'un Empédocle, par exemple, ou d'autres qui, à propos de la φύσις (sc. de l'homme; en accord avec Littré et J. W. Beardslee, p. 58 contre A. J. Festugière, p. 18 et A. Pellicer, p. 211–212; voir supra,

p. 45, n. 4), retracent dès l'abord ce qu'est l'homme, comment il s'est formé à l'origine et de quels éléments il a été composé». Et, quelques lignes plus loin, l'auteur donne une définition de cette recherche περὶ φύσιος, ibid., 622,3–5 λέγω δὲ ταύτην τὴν ἱστορίην, εἰδέναι ἄνθρωπος τί ἐστιν καὶ δι' οἵας αἰτίας γίνεται καὶ τἄλλα ἀκριβέως, «je veux dire cette recherche qui consiste à savoir ce qu'est l'homme, les causes qui président à sa formation et tout le reste, avec exactitude». D'après ces deux passages, il est clair que la recherche philosophique περὶ φύσιος qui est condamnée dans l'Ancienne médecine et aussi dans la Nature de l'homme est une recherche sur la genèse de l'homme, sur sa constitution originelle à partir d'éléments premiers qui ne sont autres que les éléments premiers de l'univers (il est notable que dans ce passage où apparaît pour la première fois l'expression περὶ φύσιος, φύσις d'une part a conservé un sens dynamique proche de φύεσθαι et d'autre part s'applique à un être vivant; à mon avis, la fameuse expression du Phédon, 96a περὶ φύσεως ἱστορία que l'on traduit par «enquête sur la Nature», ou au mieux par «enquête sur la genèse de l'Univers», est définie par Platon en des termes remarquablement proches de ceux de l'Ancienne médecine et signifie «recherche sur la genèse des êtres vivants»). Voir aussi Régime, c. 2, Littré VI, 468,6 sqq.: l'auteur est un médecin à tendance philosophique qui dès l'abord fait un exposé sur la φύσις de l'homme; et pour lui, la φύσις de l'homme, c'est ἡ ἐξ ἀρχῆς σύστασις, «la constitution originelle».

Contre ces exposés philosophiques sur la nature humaine qui devaient être appréciés même par certains médecins (dans le Protagoras 315c, on remarque parmi les auditeurs d'Hippias dissertant περὶ φύσεώς τε καὶ τῶν μετεώρων le médecin Eryximaque), l'auteur de Nat. hom. réagit avec vigueur en affirmant l'autonomie de la médecine par rapport à la cosmologie. Villaret (p. 54) a parfaitement raison de rappeler la réaction analogue de l'Anc. méd. et en particulier son fameux νομίζω δὲ περὶ φύσιος γνῶναί τι σαφὲς οὐδαμόθεν ἄλλοθεν εἶναι ἢ ἐξ ἰητρικῆς, «je pense que pour avoir quelque connaissance précise sur la φύσις (sc. de l'homme) il n'est pas d'autre source que la médecine» (c. 20, Littré VI, 620,14–622,1). Mais la position de notre auteur sur les rapports de la médecine et la connaissance de la φύσις reste ambiguë (voir supra, p. 44 sq.).

164,4: ἀνθρωπίνης. On peut hésiter entre ἀνθρωπείης donné par le seul manuscrit A (après correction de A[4]; quelle était la leçon de A?) et ἀνθρωπίνης donné par MV et l'ensemble de la tradition de Galien (lemmes et De elementis). Je choisis -πίνης parce que -πείης n'est donné que par A après correction. Toutefois la forme en -πείης est possible. Certes, la forme en -πείη est rarement attestée dans la Collection; si l'on excepte le témoignage peu significatif des Lettres, la forme -πειος n'apparaît que comme varia lectio de -πινος (sur 27 fois -πινος, 5 v. l. -πειος); mais elle est toujours donnée par de bons manuscrits: Anc. méd., c. 14, Littré I, 602,4–5 -πείης A: -πίνης M; Vents, c. 6, Littré VI, 98,11 -πείῃ A: -πίνῃ M; Régime, c. 2, Littré VI, 468,7 -πίης θ: -πίνης M; toutefois ibid., 468,15 -πηΐην M: -πίνην θ. D'autre part, -πειος est employé de préférence à -πινος dans la prose ionienne (voir F. Bechtel, p. 108).

ἀφήκει. L'accord de A Gal.(LV) ne laisse aucun doute sur la bonne leçon; de même en 194,2, il convient de lire ἀφήκει conservé par M'. Ce mot est assez bien attesté dans la Collection (Bless. tête, c. 1, Littré III, 184,8 ἀφήκουσαν B: ἀφίκουσαι V; c. 9, 210,10 ἀφήκει BV; c. 9, 210,15 ἀφήκει BV; c. 14, 238,5 ἀφήκειν B: ἀφίκειν V; c. 14, 242,8 ἀφήκει B: ἀφίκει V; Mal. sac., c. 1, Littré VI, 358,16 ἀφήκει M; Nat. os, c. 9, Littré IX, 174,17 ἀφήκει M qui est la répétition de Nat. hom., 194,2), mais il est très rare dans les autres écrits d'époque classique (outre Platon, République, VII, 530e ἀφήκειν codd.: ἀνήκειν Eusèbe, voir Antiphon, Vors. 87 B 16 ἀφήκοντος: 'Α. ἀντὶ τοῦ διήκοντος); le mot réapparaît chez Dion Cassius (voir LSJ, s. v.). Il est notable que ce mot rare se trouve deux fois dans notre traité (supra, p. 33 sq.). La corruption de ἀφήκει en ἀφίκει qui s'est produite dans MV s'observe dans les mêmes manuscrits pour plusieurs autres passages cités ci-dessus. Il n'est donc pas impossible qu'en Epidémies V, traité que nous connaissons seulement par V et les recentiores dépendant de M, il faille lire en c. 26, Littré V, 224,18 ἀφήκουσα au lieu de ἀφίκουσα.

164,5: ὅδε ὁ λόγος. C'est un manifeste qui a probablement été prononcé; cf. A. J. Festugière, p. VIII–XIII, pour la littérature orale dans la Collection; il convient toutefois d'apporter quelques nuances; les mots ὅδε ὁ λόγος ἀκούειν ne prouvent pas fatalement que le discours a été prononcé; ainsi, l'auteur du Régime, dans son préambule, fait allusion aux écrits de ses devanciers (c. 1, Littré VI, 466,1 τῶν πρότερον συγγραψάντων) et laisse entendre clairement que son œuvre est écrite (ibid., 466,13); pourtant il déclare quelques lignes plus loin (ibid., 466,16 sqq.): Διὰ τοῦτο δὲ τὸν λόγον τοῦτον προκατατίθεμαι, ὅτι οἱ πολλοὶ τῶν ἀνθρώπων ὁκόταν τινὸς προτέρου ἀκούσωσι περί τινος ἐξηγευμένου, οὐκ ἀποδέχονται τῶν ὕστερον διαλεγομένων περὶ τούτων. λόγος désigne un exposé aussi bien écrit qu'oral et ἀκούειν signifie aussi bien « lire » qu' « entendre »; cf. Platon, Phèdre, 268c.

164,5–7: οὔτε . . . ἀνθρώπῳ. C'est une manière originale et vive de présenter, tout en les réfutant, les théories de ses adversaires.

164,5: οὔτε . . . τὸ πάμπαν. Il me paraît difficile de séparer pour le sens τὸ πάμπαν de la négation et de comprendre avec H. Diller, Hippokrates, Schriften . . ., p. 167: « Denn ich stelle nicht die These auf, daß der Mensch im ganzen Luft ... sei ». Οὐ (τὸ) πάμπαν est une expression qui forme un tout, l'accusatif adverbial (τὸ) πάμπαν renforçant la négation (= « pas absolument » puis « absolument pas »); c'est un tour épique: cf. Iliade, IX, 435 οὐδέ τι πάμπαν; ibid., XIII, 7 οὐ πάμπαν; ibid., XXI, 338 μηδὲ πάμπαν; cf. aussi Hésiode, Trav., 763. En dehors de la Collection, il est rarement attesté dans la prose avant Aristote; cf. seulement Hérodote, IV, 192,2 πάμπαν οὐκ et Platon, Timée, 41b οὐδ' ἄλυτοι τὸ πάμπαν, et 64e τὸ πάμπαν οὐκ. Dans la Collection, en revanche, l'expression est assez courante, πάμπαν étant précédé ou non de l'article: οὐ πάμπαν Aphorismes II c. 19, Littré IV, 474,12, Maladies III c. 5, Littré VII, 122,16, Mal. fem., c. 171, Littré VIII, 352,6, Glandes, c. 13, Littré VIII, 568,12; τὸ πάμπαν μή Lieux dans l'hom., c. 12, Littré VI, 298,6; μὴ πάμπαν Fem. stériles, c. 213, Littré VIII, 412,12, ibid., c. 217, 420,19, Cœur, c. 9, Littré IX, 86,12; cf. aussi l'emploi de τὸ πάμπαν avec un verbe ou un adjectif contenant une idée négative: ἀσινεῖν τὸ πάμπαν Mal. III c. 1, Littré VII, 118,17; ibid., 120,7; ibid., c. 3, 122,4; ibid., c. 4, 122,14; ibid., c. 7, 126,16; τὸ πάμπαν ἄτοκον Nat. fem., c. 21, Littré VII, 340,13, Mal. fem. II c. 160, Littré VIII, 338,7, Fem. stériles, c. 230, Littré VIII, 438,13; ἄφορος τὸ πάμπαν Fem. stériles, c. 213, Littré VIII, 408,2–3, ibid., c. 213, 414,6 et 15. Comme l'expression est beaucoup plus rare chez Hérodote que dans la Collection hippocratique, elle doit probablement être considérée comme un de ces homérismes qui émaillent la prose médicale. Pour les homérismes de la Collection, voir M. Leumann, p. 308–315.

ἠέρα. Contrairement à ce que l'on attendait, Nat. hom. n'attaque pas en bloc toutes les conceptions philosophiques sur la nature humaine, comme l'avait fait Anc. méd., mais simplement les théories monistes des Ioniens (supra, p. 42 sq.).

Le mot ἠέρα est détaché en tête de l'énumération; de même, en 164,12. Dans un préambule où rien n'est laissé au hasard, l'ordre des mots n'est pas sans importance. Cet effet de style correspond à une réalité (à la fin du cinquième siècle, la théorie ionienne la plus en vogue dans le monde médical est celle qui attribue à l'air une importance primordiale), mais aussi à une intention de l'auteur: dans sa polémique, il vise tout particulièrement les disciples d'Anaximène, et au premier chef Diogène d'Apollonie (supra, p. 39 sqq.). Dans la Collection, le traité des Vents est une excellente illustration de ce que pouvaient être les logoi de ces « iatrosophistes »; par sa présentation (c'est un discours épidictique; cf. A. Nelson, p. 98), par sa méthode (des considérations cosmologiques précèdent l'exposé médical; cf. c. 3, Littré VI, 94,2 sqq.) et par sa théorie (l'air est, dans l'homme comme dans l'univers, l'élément essentiel; ibid., c. 3 et 4, 94–96), le traité des Vents correspond bien aux allusions de notre auteur.

Il serait vain de vouloir citer, parmi les adversaires possibles, Idaios d'Himéra et Archélaos d'Athènes sous prétexte que Sextus (Adv. mathem. IX, 360 = Vors. 63) les range aux côtés d'Anaximène et de Diogène d'Apollonie. Idaios d'Himéra nous est totalement inconnu par ailleurs. Quant à Archélaos, nous ne pouvons rien dire de certain sur ce qu'était, selon lui, la nature de l'homme (nous savons simplement que, d'après lui, l'homme et les êtres vivants sont nés de la terre échauffée et se sont nourris d'abord de limon; cf. Vors. 60 A 1 et 60 A 4).

164,6: πῦρ. Il faut songer ici non pas à Hippasos de Métaponte ou à Héraclite lui-même, mais à des contemporains de notre auteur (supra, p. 39 sq.), c'est-à-dire aux disciples d'Héraclite, dont l'école était encore florissante en Ionie à la fin du cinquième siècle et au début du quatrième; cf. la malicieuse caricature de Platon dans le Théétète, 179d–180b: mettant leur théorie de l'éternel mouvement en pratique, ils s'emportent dans la discussion, décochent des sentences énigmatiques pour ébahir l'auditoire ou désarçonner l'adversaire et ne s'avouent jamais vaincus (cf. aussi Cratyle, 430d sqq.: même hargne et même entêtement dans la discussion chez Cratyle, disciple d'Héraclite). A la fin du cinquième siècle, la théorie d'Héraclite devait avoir un certain succès même en biologie; cf. Platon, Phédon, 96b, où le feu est mentionné juste après l'air parmi les principes d'explication de l'intelligence; cf. aussi l'influence d'Héraclite sur le Régime (voir R. Joly, Recherches ..., p. 19 sqq.). Mais nous ne lisons dans la Collection aucun logos qui démontre que l'homme est constitué uniquement de feu. Parmi les adversaires possibles, on peut également songer à un penseur venu d'un autre horizon, Philolaos de Crotone, qui appartient à la même génération que Polybe ou Diogène d'Apollonie (voir W. Burkert, p. 222). Nous savons qu'il s'est occupé de médecine: l'Anonyme de Londres (XVIII, 9–50) donne un long compte-rendu de ses théories médicales, compte-rendu qui précède justement celui des théories de notre traité. Or Philolaos déclare que le corps de l'homme est composé uniquement de « chaud »; cf. Anon. Lond., XVIII, 9–10 = Vors. 44 A 27.

ὕδωρ. Ce sont les disciples de Thalès qui, dans la deuxième moitié du cinquième siècle, ont modernisé ses théories cosmologiques en les appliquant à l'anthropologie. Le seul disciple que nous connaissions est Hippon (voir en dernier lieu W. K. C. Guthrie, A history ..., t. II, p. 354–358). Comme Philolaos, Hippon avait écrit sur la médecine, et les renseignements que nous possédons, grâce à Aristote et à son disciple Ménon, sur ses théories biologiques illustrent bien ce qu'il faut entendre par cette curieuse proposition: « l'homme est eau ». Dans le De anima (405b), Aristote déclare: « Parmi les philosophes d'une pensée plus grossière, certains ont été jusqu'à déclarer que l'âme est eau; Hippon, par exemple; leur conviction semble provenir de ce que la semence, chez tous les êtres vivants, est humide; de fait, pour réfuter ceux qui prétendent que l'âme est sang, il donne l'argument suivant: la semence n'est pas du sang; or l'âme, à l'origine, n'est autre que cette semence». Plus caractéristique encore est la doxographie de l'Anonyme de Londres (XI, 22 sqq.) tirée des Iatrica de Ménon (supra, p. 55 sq.), car elle conserve, avec toute leur naïveté, les arguments d'Hippon: « Hippon de Crotone pense qu'il y a en nous une humidité naturelle, cause de la sensibilité et de la vie. Quand une telle humidité est dans son état naturel, l'être vivant est en bonne santé; mais quand elle se dessèche, l'être vivant perd la sensibilité et meurt. C'est précisément parce qu'ils sont privés d'humidité que les vieillards sont secs et insensibles; de façon analogue, la plante des pieds est insensible, parce qu'elle n'a pas part à l'humidité . . . ». On comprend que de tels arguments pouvaient justifier les sarcasmes du poète comique Cratinos dans ses Panoptai (scholie à Nuées, 94 sqq.), peu de temps avant qu'Aristophane, dans les Nuées (225 sqq.) ne raille les théories de Diogène d'Apollonie. On comprend aussi qu'une telle théorie n'avait pas grande audience auprès des savants; Platon n'en fait pas mention, lorsqu'il rappelle les principaux problèmes de physiologie débattus à cette époque (Phédon, 96 b); quant à son influence sur la Collection, elle est pratiquement nulle (R. Joly a toutefois signalé dans ses Recherches . . ., p. 20, quelques rapprochements entre Hippon et l'auteur du Régime).

γῆν. Personne n'a jamais dû soutenir que l'homme était constitué uniquement de terre. Il aurait fallu pour cela montrer que l'âme de l'homme était de la terre, ce que personne, aux dires d'Aristote (De anima, 405 b), n'a fait. Du reste, toujours selon Aristote, aucun cosmologue n'a pris la terre comme principe unique d'explication de l'univers; cf. Ciel, 303 b, Physique, 187 a, Métaphysique, 989 a; cf. aussi Simplicius, Physique, 25,1 (= Vors. 64 A 5) et 149,5 (= Vors. 63). Nous ne pouvons donc accorder du crédit aux doxographies qui attribuent une telle doctrine à Xénophane (Vors. 21 A 36), Archélaos (Vors. 60 A 9) ou Hippon (Vors. 38 A 6). Je ne puis croire avec W. K. C. Guthrie, A history . . ., t. I, p. 384, que l'adversaire visé ici « can hardly be anyone but Xenophanes ». C'était déjà l'explication donnée par Sabinus, un commentateur d'Hippocrate du temps d'Hadrien, et Galien, qui le critique vertement, précise que Théophraste ne mentionnait pas une telle théorie chez Xénophane; cf. Galien, Comm. Nat. hom., Mewaldt, p. 15 (= Vors. 21 A 36). Il est vrai que la terre jouait un grand rôle chez les physiologues de la deuxième moitié du Vème siècle et probablement déjà chez Xénophane, pour expliquer la genèse des êtres vivants (voir W. K. C. Guthrie, In the beginning: . . .,

p. 29–45 et A history . . ., t. I, p. 385–386). Mais cette considération qui pourrait à la rigueur justifier la mention de γῆν ici où il est question de l'homme, n'explique pas du tout la même mention de γῆν, quelques lignes plus bas, à propos de la totalité des êtres. Mieux vaut reconnaître que γῆν ne vise personne, mais s'insère dans une énumération traditionnelle (depuis Empédocle) des éléments contenus dans l'univers; comp. Mélissos, 30 B 8 (2) εἰ γὰρ ἔστι γῆ καὶ ὕδωρ καὶ ἀὴρ καὶ πῦρ . . . καὶ τὰ ἄλλα, ὅσα φασὶν οἱ ἄνθρωποι εἶναι ἀληθῆ et Diogène d'Apollonie 64 B 2 εἰ γὰρ τὰ ἐν τῷδε τῷ κόσμῳ ἐόντα νῦν, γῆ καὶ ὕδωρ καὶ ἀὴρ καὶ πῦρ καὶ τὰ ἄλλα ὅσα φαίνεται ἐν τῷδε τῷ κόσμῳ ἐόντα. Pour Artémidore qui dans son édition supprimait οὔτε γῆν, cf. supra, p. 100, n. 2.

164,7: φανερόν. Mot important mis à dessein par l'auteur au commencement du traité, parce qu'il implique une méthode de connaissance qui s'oppose à celle de ses adversaires. Selon lui, la connaissance ne saurait dépasser les limites du φανερόν, qui est le domaine des faits perceptibles par les sens; cf. son souci constant d'appuyer ses réfutations ou ses démonstrations sur des preuves tirées de l'expérience; voir en particulier 176,5 sqq.: « Comment ces humeurs pourraient-elles se ressembler, elles qui n'offrent manifestement (φαίνεται) ni la même couleur à la vue ni la même sensation au toucher? » Cette position avait déjà été soutenue par l'auteur d'Anc. méd. qui, dans sa réaction contre l'intrusion des hypothèses cosmologiques en médecine, affirme que les phénomènes non perceptibles par les sens (ἀφανέα) ne peuvent être l'objet d'une connaissance exacte (supra, p. 42). Leurs adversaires, au contraire, mettent en doute le témoignage des sens (cf. par exemple Régime, c. 4, Littré VI, 474,20 sqq.; comp. Anaxagore, Vors. 59 B 21, Mélissos, Vors. 30 B 7 et Démocrite, Vors. 68 B 9 et 125) et affirment la possibilité et la nécessité de dépasser les phénomènes visibles pour découvrir, par-delà, des réalités invisibles; cf. Régime, c. 11, Littré VI, 486,12–13: « les hommes ne savent pas partir des choses visibles (τῶν φανερῶν) pour observer les choses invisibles (τὰ ἀφανέα) »; comp. Héraclite, Vors. 22 B 54 et Anaxagore, Vors. 59 B 21 a. Et l'auteur des Vents (c. 3, Littré VI, 94,8–9) va jusqu'à déclarer que ces réalités invisibles pour l'œil (τῇ ὄψει ἀφανής) sont visibles pour la raison (τῷ λογισμῷ φανερός). Il est notable que cette formule qui semble prévenir l'objection de Nat. hom. se trouve justement dans un logos qui illustre bien ce que Nat. hom. combattait.

ἐνεὸν. En face de ἐνεὸν AV, M donne ἓν ἐὸν comme Galien; l'influence des lemmes de Galien a donc continué à s'exercer sur la branche de M après la séparation des branches M et V (cf. stemma p. 131).

Galien (Comm. Nat. hom., Mewaldt, p. 12,26–13,8) qui connaissait les deux leçons, choisit ἓν ἐὸν; mais il s'appuie sur un argument spécieux. Selon lui l'auteur s'oppose « non à ceux qui estiment que chacun des quatre principes est contenu dans le corps, mais à ceux qui pensent que la nature de l'homme est constituée d'un seul de ces principes». En fait, même si l'auteur ne critique pas ouvertement les partisans des quatre éléments (air, feu, eau, terre), il ne les approuve pas non plus; les quatre principes qui selon lui composent manifestement la nature de l'homme sont les quatre humeurs (cf. 178,6 sq. φανερός ἐστιν ὥνθρωπος ἔχων ἐν ἑωυτῷ ταῦτα πάντα qui répond à ὅ τι μὴ φανερόν ἐστιν ἐνεὸν ἐν τῷ ἀνθρώπῳ). Du reste, l'auteur emploie régulièrement τὰ ἐνεόντα pour désigner les principes qui constituent l'homme (168,13; 180,9; 182,5; 204,13; cf. supra, p. 33), les éléments qui composent l'univers (186,1 sq.) et les substances que renferme la terre (180,12).

164,8–166,2: δοκέουσι . . . γινώσκουσι. La réfutation se développe comme suit:

1. Enoncé de la proposition à démontrer (δοκέουσι . . . λέγοντες).

2. Démonstration (γνώμῃ . . . οὐδέν): elle est d'abord présentée dans une formule frappante (γνώμῃ . . . ταὐτά) qui est bâtie sur l'antithèse γνώμη – λέγειν et qui fait ressortir la contradiction entre l'identité des théories et la diversité des termes; elle est ensuite développée dans une longue phrase (ἀλλὰ . . . οὐδέν) qui présente exactement la même structure, mais dont les deux membres sont enrichis d'une parenthèse explicative (pour le premier membre φασί . . . πᾶν; pour le second λέγει . . . οὐδέν).

3. Conclusion (ὁπότε . . . γινώσκουσι): elle reprend d'abord presque littéralement les termes de la démonstration (comp. 166,1 γνώμῃ . . . ταὐτά à 164,9 γνώμῃ . . . ταὐτά) et rejoint ensuite, dans sa formulation (δῆλον ὅτι οὐδὲ⟨ν⟩ γινώσκουσι) l'énoncé de la proposition à démontrer (οὐκ ὀρθῶς γινώσκειν), mais en diffère subtilement, car ce qui était présenté comme une opinion subjective (δοκέουσι μέντοι μοι) est affirmé, après la démonstration, avec force, comme une évidence irréfutable (δῆλον ὅτι).

Par cette logique rigoureuse, il n'est pas sans rappeler Mélissos qu'il cite à la fin du chapitre; cf. le fragment où Mélissos démontre l'incapacité des sens à percevoir l'Etre (Vors. 30 B 8): la démonstration repose également sur une contradiction (entre l'immutabilité de l'Etre et la mobilité des objets de l'expérience) qui est soulignée comme ici par une reprise toute didactique de mots ou de propositions, et la conclusion, fortement frappée par un δῆλον ὅτι (30 B 8 (5)) reprend avec vigueur l'énoncé des propositions à réfuter; cf. aussi 30 B 2: même reprise des termes de la démonstration en tête de la conclusion dans une proposition introduite par ὅτε δέ. Certes, chez notre auteur, il y a plus de brillant, moins de lourdeur, mais il reste des traces visibles de la rigueur éléate. D'ailleurs il y a, dans tout le chapitre, une influence indéniable du vocabulaire de Mélissos (cf. comm. à 164,8 ὀρθῶς, 164,11 τὸ ἕν, 166,1 ὁπότε, 166,8 ἐόντα).

On comparera cette réfutation du monisme ionien à celle d'Aristote, Métaphysique 988b; cf. W. A. Heidel, p. 122, n. 166: « It is evident that Aristotle is here enlarging upon the criticism of the monists contained in Hippocrates Π. φ. ἀ. I ». Comp. aussi l'agacement d'Isocrate contre les métaphysiciens (Echange, 268–269).

164,8: μέντοι. O. Villaret, p. 56, dit très justement: « In libro De natura hominis hoc uno loco legitur particula μέντοι, quae cum in optimo codice tradatur et per se difficilior sit ad intelligendum, vulgari lectioni δέ praeferenda est ». Je ne saisis pas la raison pour laquelle A. Rivier, p. 39, n. 1 et p. 171, veut expliquer par une mélecture d'onciale (!) les divergences entre μέντοι μοι A: δέ μοι MV Gal.(LV): μέν μοι Co. Dans la branche MV, μέντοι a dû être remplacé par δέ sous l'influence des lemmes de Galien; quant à la leçon de Co, recentior dérivant de M (supra, p. 72 sqq.), elle s'explique soit par une conjecture propre, soit par une contamination de A avec une faute par haplologie (μέντοι μοι devenant μέν μοι), faute qui évidemment se rencontre aussi bien dans la minuscule que dans l'onciale.

ὀρθῶς est employé trois fois dans le traité; tous les emplois sont groupés de façon significative dans ce premier chapitre consacré à la réfutation des philosophes. Par la comparaison de ὀρθῶς γινώσκειν (164,8 et 166,7) et de ἐόντα γινώσκει (166,8 sq.), il est clair que ὀρθῶς est synonyme de ἐόντα (pour le sens de ἐόντα, cf. comm. ad loc.) et signifie « correctement » au sens de « conformément à la réalité ». C'est un sens de ὀρθῶς qui est attesté dans la philosophie de la connaissance, chez Anaxagore (Vors. 59 B 17; comp. Démocrite, Vors. 68 B 58) et surtout chez Mélissos où se trouvait déjà la synonymie entre ἐόντα et ὀρθῶς; cf. Vors. 30 B 8: comp. ὀρθῶς ὁρῶμεν, ὀρθῶς ὁρᾶν, ὀρθῶς ἑωρῶμεν ἃ μήτε ὁρᾶν μήτε τὰ ἐόντα γινώσκειν. Comme, de surcroît, il y a dans le ἐόντα γινώσκει de Nat. hom. une réminiscence évidente du τὰ ἐόντα γινώσκειν de Mélissos, il me semble que le sens particulier de ὀρθῶς ici témoigne, entre autres faits, d'une influence directe de Mélissos. Pour un avis différent, voir F. Heinimann, Nomos und Physis . . ., p. 155, n. 22: selon lui, le mot ὀρθῶς en usage dans la philosophie de la connaissance s'est répandu par l'intermédiaire de la sophistique et aurait ainsi pénétré dans les ouvrages de la Collection influencés par la sophistique, au nombre desquels il range Nat. hom. Ce schéma d'explication, pour Nat. hom. en tout cas, me paraît invraisemblable.

ταῦτα. Les variantes proposées par les manuscrits sont également possibles. Voir en Art, c. 8, Littré VI, 12,18 et en Mal. IV c. 56, Littré VII, 604,19: οἱ ταῦτα λέγοντες, mais οἱ τὰ τοιαῦτα λέγοντες en Mal. IV c. 54, Littré VII, 596,15 dans une phrase très voisine de la nôtre: ἐμοὶ δὲ δοκέουσι λέγειν οὐκ ὀρθῶς οἱ τὰ τοιαῦτα λέγοντες. Dans le doute, je préfère suivre le manuscrit le plus conservateur.

164,10: ἐπίλογον. Cf. la même expression en 166,14. Le mot n'est pas attesté ailleurs dans la Collection; il a ici un sens rare, probablement particulier à la prose ionienne, puisqu'il ne se retrouve que chez Hérodote, I,27,5; il suffit de relire le passage d'Hérodote pour écarter le sens de « conclusion » (cf. « concluding sentence » J. Enoch Powell, s. v.); il désigne « le calcul », « le raisonnement » (cf. LSJ s. v.) et se rattache à un sens de ἐπιλέγεσθαι fréquent chez Hérodote: « faire des calculs », « tenir un raisonnement »; cf. I,78,1; II, 120,1; V, 80,1; VI, 9,2 etc. K. Deichgräber, Die Epidemien . . ., p. 107, n. 2, remarque à juste titre que ἐπίλογος sera remplacé par ἐπιλογισμός. La périphrase ἐπίλογον ποιεῖσθαι ici est l'équivalent du ἐπιλέγεσθαι d'Hérodote. Bien traduit par Ermerins: « sed sententiae suae eandem ratiocinationem adferunt » et par Littré; pour avoir voulu rattacher ἐπίλογος à ἐπιλέγειν « dire en outre » (164,13), Jones s'égare: « they add the same appendix to their idea ».

164,10 sq.: φασί τε γὰρ ἕν τε . . . C'est la leçon de A. Les éditeurs présentent un texte qui résulte d'un savant dosage entre A et MV; Littré et Jones lisent φασί τε γὰρ ἕν τι; Villaret et Hunger-Mewaldt (voir supra, p. 7) φασὶ γὰρ ἕν τε. Je ne puis croire avec Littré Jones que ἕν τι soit la bonne leçon à cause de l'accord de A Gal.(LV) sur ἕν τε; mais je ne vois aucune raison de céder à la facilité en supprimant avec Villaret et Hunger-Mewaldt τε devant γὰρ; il s'agit ici d'un emploi rare de τε γάρ (cf. l'emploi rare de μὲν οὖν en 164,3); τε γάρ peut parfois être employé, sans qu'il y ait un τε ou un καί correspondant, avec le sens de καὶ γάρ (etenim); il est vrai que l'on en arrive à douter de l'existence même d'un tel τε γάρ car les éditeurs, aux endroits où il est incontestablement attesté par tous les manuscrits, se refusent souvent à l'admettre. Ainsi Thucydide, V, 26,2 et VI, 17,6 où il me semble que τε γάρ donne à l'explication de la vivacité et une pointe d'emphase. Comp. Thucydide, VI, 17,6 et Nat. hom.: dans les deux cas τε γάρ introduit une parenthèse dans un logos. Pour un emploi semblable de τε γάρ, voir Antiphon, Tétralogies, IV α 2, Aristote, De anima, 405 a 4, Parties des animaux, 661 b 29, Politique, 1318 b 33; cf. aussi Sophocle, Trachiniennes, 1019; voir J. D. Denniston, p. 536[1]. Il va de soi qu'ici la répétition de τε n'est pas une raison suffisante pour contester la leçon τε γάρ; les Anciens n'avaient pas nos critères en matière de style.

164,11: τὸ ἕν τε καὶ τὸ πᾶν. A ne donne pas τὸ ἕν τε καὶ; Villaret considérant sans doute τὸ ἕν τε καὶ comme une addition de MV suit A;

[1] J. D. Denniston, pour cet emploi de τε γάρ, ne signale aucun exemple dans la Collection. Pourtant, c'est dans la Collection que se rencontrent les exemples les plus nombreux de cet emploi (plus d'une trentaine); voir en particulier Airs, eaux, lieux, c. 8, CMG I, 1,2, p. 40,9; Rég. mal. aiguës, c. 5, Littré II, 256,6 τε γάρ AV recte: γάρ M Littré; etc.

mais il s'agit très vraisemblablement d'une omission de A (par saut du même au même), car τὸ ἕν τε καὶ τὸ πᾶν est donné aussi bien par les lemmes de Galien que par le De placitis.

Cette façon de désigner l'Etre rappelle plus Mélissos que les Ioniens; pour (τὸ) ἕν, cf. Vors. 30 B 5, 30 B 6, 30 B 7 deux fois, 30 B 8 deux fois; pour πᾶν, 30 B 2, 30 B 7 trois fois, 30 B 8. Voir déjà C. Fredrich, p. 30. Ce n'est pas un hasard; par ce pastiche du langage de Mélissos, l'auteur prépare sa boutade finale (voir comm. à 166,1).

164,12: δ' est l'équivalent de γάρ; ce sens fréquent chez Homère et chez les tragiques est rare en prose; cf. J. D. Denniston, p. 169–170.

φάσκων, joint à λέγει, forme un pléonasme bien attesté chez Hérodote; cf. ἔλεγε φάς IV, 43,5; ἔλεγον φάμενοι V, 18,4; ἔλεξε φάμενος VI, 82,1; comp. ἔφη λέγων I, 118,2; I, 125,2 etc.

ἠέρα. Pour la place de ce mot, cf. supra, p. 226.

164,13: ὁ δὲ ὕδωρ, ὁ δὲ πῦρ: c'est l'ordre donné par A; on peut hésiter entre la leçon de A et celle de MV Gal.(LVAr.); ici, le témoignage du De elementis n'est d'aucun secours, car il donne un ordre encore différent. Par rapport à l'énumération de 164,6, A offre une légère modification. L'auteur est certes très soucieux des reprises et des parallélismes, mais il avait à cœur, me semble-t-il, d'introduire une légère variété dans ces reprises; cf. la même recherche de variété dans l'énumération parallèle des humeurs: αἷμα ... χολὴν ... φλέγμα ... (166,13 sq.) est repris par αἷμα ... φλέγμα ... χολὴν ... (168,10 sqq.); cf. aussi προσχρέωνται (166,1) qui reprend χρέωνται (164,9).

164,14: μαρτύριά τε καὶ τεκμήρια. Groupe de deux homéotéleutes ayant le même nombre de syllabes; il y a une pointe d'éloquence qui rappelle Gorgias; cf. par exemple Eloge d'Hélène, 9 et 18 (Vors. 82 B 11): πραγμάτων καὶ σωμάτων; comp. déjà Nat. hom. λέγει καὶ ἐπιλέγει et Gorgias, ibid., 2 ἐπιδείξας καὶ δείξας. Mais ce n'est pas là simple ornement de langage; l'éloquence du début de la phrase rend plus sensible la brusquerie de la chute (ἅ ἐστιν οὐδέν) et fait ressortir ainsi le contraste entre l'abondance des preuves avancées par les adversaires et leur inanité; comp. l'effet produit à la fin du Gorgias de Platon par la chute ἔστι γὰρ οὐδενὸς ἄξιος, ὦ Καλλίκλεις (527e); pour la brusquerie de ἅ ἐστιν οὐδέν, cf. Platon, Rép. VIII, 556 d–e ἄνδρες ἡμέτεροι· εἰσὶ γὰρ οὐδέν.

166,1: ὁπότε. Littré dit très justement ad loc.: « Il faut lire ὅτε ou ὁπότε »; l'emploi de ὅτε causal est familier à notre auteur; tous les ὅτε du traité (5; cf. Index verborum, s. v.) ont le sens causal; on peut lire ὅτε avec Littré, parce que dans les cinq autres passages AMV ensemble ou séparément donnent ὅτε et non ὁπότε; je préfère suivre A, car il n'est pas impossible que ὅτε provienne parfois de la simplification de ὁπότε; cf. 170,14, où il semble bien, par la comparaison des lemmes et du De elementis, que Galien lisait ὁπότε.

En face de la lectio difficilior ὁπότε δὲ de A, ὅτι μὲν γὰρ de MV apparaît comme une normalisation; Villaret et Jones ont raison de suivre A; pourquoi Hunger-Mewaldt (voir supra, p. 7) veulent-ils revenir au texte de MV? Je conçois que l'emploi de δέ ici est assez délicat; mais dans tout ce préambule, comme nous l'avons vu (cf. 164,3.10.12), il y a une évidente recherche dans l'emploi des particules. Comme ὁπότε δέ introduit une conclusion, δέ a le sens de οὖν ou de δή; cf. J. D. Denniston, p. 170: « In general, there are few examples, and none are striking »; notre exemple, que Denniston ne connaît pas, me paraît assez frappant. En tout cas, cet emploi de ὁ(πό)τε δέ pour reprendre l'argumentation qui précède, avant d'en tirer une conclusion, est une caractéristique du style de Mélissos; cf. Vors. 30 B 7, 3: 1. proposition à démontrer: οὐδὲ μετακοσμηθῆναι ἀνυστόν. 2. démonstration: ὁ γὰρ κόσμος ὁ πρόσθεν ἐὼν οὐκ ἀπόλλυται οὔτε ὁ μὴ ἐὼν γίνεται. 3. conclusion: ὅτε δὲ μήτε προσγίνεται μηδὲν μήτε ἀπόλλυται μήτε ἑτεροιοῦται, πῶς ἂν μετακοσμηθὲν τῶν ἐόντων εἴη; voir aussi 30 B 2 ὅτε δέ où le δέ correspond toutefois à un μέν.

πάντες est omis par A, Villaret, Jones; cela me paraît une faute de A et non une addition de MV Gal.(LV); cf. le De elementis πάντες CLOV: ἅπαντες MP. Toutefois Gal.(Ar.) semble omettre πάντες.

προσχρέωνται est ici un simple synonyme de χρέωνται (cf. 164,9); c'est du reste l'emploi le plus fréquent de προσχρῆσθαι; cf. LSJ s. v. Le verbe, rarement attesté dans la Collection, y a toujours le sens de χρῆσθαι (outre notre passage, Rég. mal. aiguës, c. 6, Littré II, 266,7; Epid. III c. 17, Littré III, 106,7; Artic., c. 58, Littré IV, 252,5 et ibid., 254,2). Pour la reprise de γνώμῃ μὲν γὰρ τῇ αὐτῇ πάντες χρέωνται par γνώμῃ τῇ αὐτῇ πάντες προσχρέωνται, comp. Artic., ibid., 252,2 et 5 où ἣν χρέωνται τῷ σιναρῷ σκέλει ἐπὶ τὴν γῆν est repris par ἣν δὲ μὴ προσχρέηται τῷ σιναρῷ ἐπὶ τὴν γῆν. Dans les deux cas, même souci de variété dans la symétrie.

166,2: οὐδὲν γινώσκουσι. Correction de Wilamowitz adoptée par Fredrich et Villaret; Jones et Hunger-Mewaldt (voir supra, p. 7) préfèrent la leçon de MV οὐδὲ γινώσκουσιν αὐτά; mais il est certain que αὐτά de MV qui ne se trouve ni dans A ni dans les lemmes est une addition propre à MV, destinée à rendre clair l'obscur οὐδὲ γινώσκουσι; du reste, le sens obtenu est bien faible. La correction de Wilamowitz a le mérite d'être élégante et de ne rien enlever à la vigueur du préambule; mais est-ce la bonne leçon? Comp. Platon, Politique, 302b οἱ περὶ τὰ πολιτικὰ κατ' οὐδὲν γιγνώσκοντες.

166,2–9: γνοίη . . . ἀποφαίνεται. Pour mieux convaincre son auditoire, l'auteur ajoute à son argumentation logique une preuve tirée de l'expérience: dans les joutes oratoires, nul d'entre eux n'est capable de triompher trois fois de suite; pourtant, si l'un d'eux détenait la vérité, sa thèse devrait toujours triompher.

166,2: γνοίη δ' ἂν τῷδέ τις. Formule très fréquente dans les écrits de la Collection pour introduire une preuve tirée de l'expérience. Dans notre traité, comp. γνοίης δ' ἂν τοῖσδε (176,10; 182,12.19; 184,6); γνώσῃ δὲ τῷδε (204,14). Parmi les nombreux exemples dans le reste de la Collection, voir surtout Mal. sacrée, c. 11, Littré VI, 382,6 où la formule identique (γνοίη δ' ἄν τις τῷδε [τῷδε ϑ: τόδε M] μάλιστα) introduit une véritable expérience; pour démontrer que l'épilepsie est due à une surabondance d'humidité dans le cerveau, l'auteur déclare: « on peut s'en rendre compte surtout chez les animaux atteints de cette maladie . . . par l'expérience suivante: fendez la tête et vous trouverez le cerveau humide, regorgeant d'eau et sentant mauvais ». C'est donc là plus une formule technique qu'une formule oratoire. Aussi C. Fredrich me paraît-il forcer la note quand il déclare à propos de cette formule: « dabei wendet er sich als echter Redner immer wieder an die Zuhörer » (p. 31). Il va de soi que τῷδε (et non τόδε; cf. O. Villaret, p. 57–58) annonce ici πρὸς γὰρ ἀλλήλους κ. τ. λ.

166,3: ἀντιλέγουσιν. Nous avons dans tout ce passage un témoignage peu connu sur une pratique très connue de l'époque: l'antilogie. On notera que les médecins étaient parfois contraints par la force des choses à se livrer à de telles pratiques, soit dans l'officine, devant un nombreux public, pour rivaliser avec les sophistes omniscients (cf. Platon, Gorgias, 456b) ou répliquer aux objections de collègues novateurs (cf. par exemple Fractures, c. 1, Littré III, 414,3 sqq.), soit surtout devant l'assemblée du peuple pour obtenir, après un duel oratoire, un poste de médecin public (cf. Platon, Gorgias, 456b–c). Aussi n'est-il pas étonnant de trouver dans un traité de la Collection un memento à l'usage des médecins qui doivent participer à de telles joutes oratoires; cf. Maladies I c. 1, Littré VI, 140–142 avec l'emploi caractéristique de ἀντιλέγειν (ibid., 140,2) et de ἀντιλογίῃ (ibid., 142,12). ἀντιλέγειν ne se retrouve pas ailleurs dans la Collection. Pour l'importance de la parole dans la médecine du V° siècle, cf. L. Edelstein, p. 103 sqq.

166,3–5: οἱ αὐτοὶ . . . τῶν αὐτῶν . . . ὁ αὐτὸς . . . La répétition fait ressortir l'identité des conditions (mêmes jouteurs, même public) qui contraste avec la diversité des résultats; le procédé de réfutation est le même que dans l'argument théorique.

166,4: τρὶς ἐφεξῆς. A partir d'ici s'amorce une comparaison entre la joute oratoire et la lutte; elle se poursuit avec περιγίνεται, ἐπικρατεῖ et surtout καταβάλλειν et ὀρθοῦν (cf. comm. à 166,10 et 166,11). La lutte se déroulait en trois manches (cf. Iliade, XXIII, 729 et 733; Platon, Phèdre, 256b), et pour la victoire complète, il fallait l'emporter « trois fois de suite »; cf. Philostrate, Gymn., c. 11 ἀγωνίζεσθαι τρὶς ἐπεὶ δεῖ τοσούτων διαπτωμάτων; la Souda, s. v. τριαχθῆναι; Sénèque,

De beneficiis, V, 3. Voir W. Rudolph, et J. Jüthner. Cette comparaison des joutes oratoires avec la lutte était familière aux Grecs; cf. Eschyle, Euménides, 589 et l'emploi imagé de τριακτήρ (Agamemnon, 171) et de ἀτρίακτος (Choéphores, 339); cf. surtout l'Euthydème de Platon où il s'agit, comme dans notre passage d'un tournoi éristique; le sophiste Euthydème, après avoir confondu par deux fois son jeune adversaire Clinias, s'apprête à livrer la troisième manche: ἐπὶ τὸ τρίτον καταβαλῶν ὥσπερ πάλαισμα ὥρμα ὁ Εὐθύδημος τὸν νεανίσκον (277d); cf. aussi ibid., 271c, 272a–b.

166,5: τοτὲ μὲν κτλ. Comp. Platon, République VII, 539b–c.

166,6: ἐπιρρυεῖσα. On peut hésiter entre le composé donné par A et le simple donné par MV et Galien (lemmes et De elementis). Ermerins, ad loc., déclare: « huic composito hic locus non est; simplex hic congruum, uti in similibus dictionibus » et il cite Plutarque, Alc., 21; j'admets que le simple est très possible ici; cf. Eschyle, Sept contre Thèbes, 556–557 (γλῶσσαν ... ῥέουσαν) qui est l' exemple le plus proche que je connaisse; mais l'emploi métaphorique de ἐπιρρέω n'est pas exclu; cf. Euripide, Médée, 1229 ὄλβου ἐπιρρυέντος et surtout Isocrate, Panathénaïque, 95 τὸ πλῆθος τῶν εἰπεῖν ἐπιρρεόντων. Comme la modification de ἐπιρρυεῖσα en ῥυεῖσα me paraît plus vraisemblable que l'inverse (cf. 166,1 προσχρέωνται), je choisis la leçon de A.

Le triomphateur est en définitive celui qui sait le mieux noyer l'auditoire sous un flot de paroles; effectivement, la volubilité de l'argumentation était une ruse bien connue des éristiques; cf. Aristote, Réfut. sophistiques, XV, 2. Pour la puissance de l'éloquence sur la foule, cf. Platon, Gorgias, 456c.

166,7: δίκαιόν. La glose d'Erotien δίκαιον· ἐνθάδε μὲν εὔλογον (Nachmanson, Erotiani vocum Hippocraticarum ..., p. 32,3) s'applique probablement à notre passage; cf. E. Nachmanson, Erotianstudien, p. 317. δίκαιον signifie ici « normal », « naturel »; voir en particulier les traités chirurgicaux où le mot δίκαιον fréquemment employé a toujours le sens technique de « normal », « régulier » (Fractures/Articulations, 21 fois); cf. aussi Epidémies VI c. 22, Littré V, 312,13, Mal. II c. 20, Littré VII, 34,17. La notion de «normal » est toujours très proche de celle de «naturel ».

φάντα: cf. φάντες (178,14) donné par tous les mss.

ὀρθῶς. Cf supra, p. 231.

166,8: ἐόντα a ici son sens prégnant « ce qui est réellement », « ce qui est vraiment »; cf. déjà le sens de ἐόν chez Hérodote, I, 30,3; V, 50,2; IX, 11,5 etc. Voir aussi VIII, 68 α 1 τὴν ἐοῦσαν γνώμην; cf. Thucydide, VII, 8,2 et Xénophon, Anabase, IV, 4,15; sens bien attesté chez les Présocratiques (cf. Héraclite, Vors. 22 B 1, et voir J. S. Kirk, p. 35), et en particulier chez Mélissos, où l'on trouve déjà la même expression que chez notre médecin τὰ ἐόντα γινώσκειν (Vors. 30 B 8,3); rapprochement déjà fait par C. Fredrich, p. 30, Th. Gomperz, p. 109, O. Villaret, p. 58. C'est une des nombreuses réminiscences du style de Mélissos qui précèdent l'allusion directe à ce philosophe. Et ce n'est pas un hasard si l'auteur de l'Art multiplie l'emploi prégnant de ἐόντα dans un passage où l'on a reconnu à juste titre l'influence du style de Mélissos (cf. c. 2, Littré VI, 2–4 passim et en particulier ibid., 4,5–7 ἀλλὰ τὰ μὲν ἐόντα αἰεὶ ὁρᾶταί τε καὶ γινώσκεται, τὰ δὲ μὴ ἐόντα οὔτε ὁρᾶται οὔτε γινώσκεται; pour l'influence du style de Mélissos sur l'Art, cf. Th. Gomperz, ibid.); cf. aussi l'Anc. méd., c. 1, Littré I, 570,7 ἀμφὶ τέχνης ἐούσης.

166,9–11: ἀλλ' ἔμοιγε ... ὀρθοῦν. L'auteur clôt sa réfutation par une boutade destinée à terrasser ses adversaires. Pour l'explication de cette boutade qui présuppose, outre les dissensions internes entre les Ioniens, une rivalité entre Ioniens et Eléates, et plus particulièrement un antagonisme personnel entre Mélissos de Samos et Diogène d'Apollonie, cf. J. Jouanna, Rapports ..., p. 314–316.

166,10: αὐτοὶ ἑωυτούς. Les éditeurs hésitent entre le texte de A (Littré, Jones), de MV (Ermerins, Villaret), ou même de Gal.(LV) (Hunger-Mewaldt [voir supra, p. 7] qui accordent trop de confiance aux lemmes de Galien). L'accord de A et du De elementis ne laisse aucun doute sur la bonne leçon. Comp. 184,18, accord analogue de A et du De placitis sur αὐτὰ ἑωυτῶν contre σφῶν αὐτὰ ἑωυτέων MV.

καταβάλλειν. Terme emprunté au vocabulaire de la lutte: « jeter à terre », « terrasser » son adversaire; cf. Platon, Hippias mineur, 374e Πονηρότερον ... ἐν πάλῃ τὸ πίπτειν ἢ τὸ καταβάλλειν; l'image était fréquemment employée à propos des joutes oratoires; cf. les καταβάλλοντες (λόγοι) de Protagoras (Vors. 80 B 1); Euripide, Bacchantes, 202; Platon, Euthydème (cité supra, p. 236); Plutarque, Périclès, 8,5, où Plutarque rapporte un bon mot de Thucydide, fils de Mélésias, pour illustrer la puissance oratoire de Périclès: ὅταν, εἶπεν, ἐγὼ καταβάλω παλαίων, ἐκεῖνος ἀντιλέγων ὡς οὐ πέπτωκε, νικᾷ καὶ μεταπείθει τοὺς ὁρῶντας.

166,10 sq.: ἐν τοῖσιν ... τῶν ἑωυτῶν. Deux difficultés (sens de ἐν et de αὐτῶν) sont à l'origine des conjectures proposées. Diels (cf. apparat des Vors. à 30 A 6) propose ἀντίοισιν ὀνόμασι τῷ λόγῳ αὐτῷ « par des mots qui sont contraires à la thèse elle-même ». Je ne vois rien de satisfaisant dans cette conjecture: outre que l'emploi de ἀντίος + datif n'est pas attesté dans la Collection, le sens n'est pas clair et ne correspond pas au contexte. Une modification du texte pour ἐν τοῖσιν ὀνόμασι τῶν λόγων ne s'impose pas. Les Ioniens se terrassent eux-mêmes « par les termes de leur thèse », c'est-à-dire par suite de la diversité des termes qu'ils emploient (cf. ὀνόματα 164,12) pour désigner une même substance. La présence de ἐν ne doit pas nous gêner; ἐν est employé ici dans son sens instrumental/causal (cf. Kühner-Gerth, II, 1, p. 464–466); cet emploi de ἐν est assez fréquent dans la Collection; cf. par ex. Affections internes, c. 7, Littré VII, 184,10 ἰᾶσθαι ἐν τούτοισι « on traitera de cette façon »; ibid., c. 28, 242,17 καῦσαι δὲ ἐν πυξίνοισιν ἀτράκτοισι « on cautérisera à l'aide de fuseaux de buis »; Mal. sacrée, c. 1, Littré VI, 358,12–13 καὶ ἐν τούτῳ τῷ λόγῳ τὸ θεῖον ἀπόλλυται. Voir aussi dans notre traité 190,12.

Wilamowitz-Moellendorff (suivi par Fredrich, p. 29) propose de lire au lieu de τῶν λόγων αὐτῶν, τοῦ λόγου αὐτοῦ, rattache ce complément à ὑπὸ ἀσυνεσίης et compare à Héraclite (Vors. 22 B 1) τοῦ δὲ λόγου τοῦδ' ἐόντος ἀεὶ ἀξύνετοι. Le rapprochement est séduisant; s'il en était ainsi, notre auteur retournerait avec humour contre certains de ses adversaires (les partisans du feu) les termes mêmes de leur maître; mais est-il nécessaire de modifier le texte pour les besoins de la cause? De plus la construction proposée est extrêmement difficile (« par incompréhension de la thèse elle-même »): un génitif objectif après ἀσυνεσίη n'est pas attesté à ma connaissance (comp. l'emploi fort rare du gén. obj. après σύνεσις; cf. Platon, Cratyle, 412 c τῇ τοῦ δικαίου συνέσει, mais dans un contexte très particulier, pour expliquer l'étymologie de δικαιοσύνη; cf. Diodore de Sicile, I, 1). Il me paraît beaucoup plus naturel d'en rester à la construction traditionnelle (comp. Nat. hom. ὑπὸ ἀσυνεσίης et Thucydide, III, 42,3 μετὰ ἀξυνεσίας).

Néanmoins le αὐτῶν donné par les manuscrits et les éditeurs est peu satisfaisant (« leurs thèses elles-mêmes »!); je propose de voir dans ce αὐτῶν une corruption du réfléchi ἑωυτῶν (comp. Pronostic, c. 2, Littré II, 116,7 αὐτοῖσιν MV: ἑωυτοῖσιν Alexanderson) et de lire τῶν λόγων τῶν ἑωυτῶν (comp. 164,14 τῷ ἑωυτοῦ λόγῳ et 166,8 τὸν λόγον τὸν ἑωυτοῦ). La suppression de ΤΩΝ par haplologie dans la séquence ΛΟΓΩΝΤΩΝ (confusion de Γ et de Τ) est très vraisemblable. En tous les cas, le pluriel τῶν λόγων doit être conservé (malgré Wilamowitz-Moellendorff et Diels), car les adversaires de notre auteur soutiennent chacun une thèse différente (164,11 sq.).

166,11: ὀρθοῦν. Avec ὀρθοῦν, la métaphore de la lutte se poursuit; ὀρθοῦν signifie « remettre sur pied » un adversaire qui a été terrassé; cf. Iliade, XXIII, 695, où le pugiliste Epeios relève (ὤρθωσε) avec magnanimité son adversaire qu'il vient d'abattre. Pour l'emploi métaphorique de ὀρθοῦν, voir LSJ s. v. II,1 et en particulier Hermogène, Π. ἰδεῶν, 2,1 ὀρθοῦν τὸν ὑπτιάζοντα λόγον.

Ce mot à lui seul laisse entendre que Mélissos était déjà tombé sous les coups des Ioniens (cf. la polémique de Diogène d'Apollonie contre Mélissos; supra, p. 42 et n. 1). ὀρθοῦν se double ici d'un autre sens; ὀρθοῦν, c'est rendre ὀρθός, c'est-à-dire non seulement

« droit », mais aussi « exact », « juste ». Si les Ioniens se réfutent eux-mêmes dans la mesure où ils sont en désaccord sur les termes pour désigner la substance unique, ils justifient la thèse de Mélissos, dans la mesure où ils sont unanimes à penser, comme lui, que « ce qui est est un et que c'est là l'un et le tout » (164,11).

C'est là le témoignage le plus ancien que nous possédions sur Mélissos; pour Mélissos, voir dernièrement W. K. C. Guthrie, A history . . ., t. II, p. 101–118.

Chapitre 2: La polémique contre le monisme médical

L'auteur ne s'attarde pas à la réfutation des philosophes; il affiche un trop grand mépris pour perdre son temps à les réfuter. Il en vient maintenant aux médecins partisans d'une humeur unique (sang, bile, phlegme). Il commence par exposer leurs théories (166,12 τῶνδε – 168,2 παντοῖον) avant de procéder à la réfutation, qui cette fois est attentive et sérieuse (168,2 ἐμοὶ δὲ – 170,7 σώματι).

166,13: αἷμά est détaché en tête de l'énumération comme ἠέρα (164,5 et 12); ici encore l'effet de style doit correspondre à une réalité; parmi les médecins monistes, ceux qui soutenaient que le sang était l'humeur primordiale devaient être les plus nombreux (de même dans la réfutation, c'est à eux que l'auteur songe en premier lieu; cf. 168,10). Nous connaissons un médecin dont les théories coïncident parfaitement avec les allusions de notre auteur: c'est Thrasymaque de Sardes; ses théories sont résumées dans l'Anonyme de Londres, XI, 43–XII, 8 Θρασύμαχος δὲ ὁ Σαρδιανὸς αἰτίαν ἀπολείπει τῶν νόσων τὸ αἷμα· κατὰ δὲ τὴν τούτου μεταβολὴν ἀποτελεῖσθαι τὰς νόσους. Μεταβάλλειν δὲ ἢ δι' ὑπερβολὴν καταψύξεως ἢ δι' ὑπερβολὴν θερμότητος. Τὴν δὲ μεταβολὴν τοῦ αἵματος γίνεσθαι ἢ εἰς φλέγμα ἢ χολὴν ἢ σεσηπός. Καὶ τὸ μὲν αἷμα ἁπλοῦν, τὴν δὲ χολὴν καὶ τὸ φλέγμα καὶ τὸ σεσηπὸς ποικίλα ὄντα ποικίλας καὶ διαφόρους ἐπιφέρειν νόσους. « Thrasymaque de Sardes attribue la cause des maladies au sang; c'est en vertu de la modification de cette humeur que les maladies se produisent; or cette modification provient soit d'un excès de froid, soit d'un excès de chaud; le sang se modifie soit en phlegme, soit en bile, soit en pus; et si le sang est simple, la bile, le phlegme et le pus, eux, sont variés et, partant, entraînent des maladies variées et différentes ». Thrasymaque pensait donc que la nature humaine était constituée d'une humeur unique, le sang, que cette humeur se modifiait (comp. Anon. Lond., μεταβάλλειν et Nat. hom., 166,16 μεταλλάσσειν) sous l'effet du chaud ou du froid (comp. Anon. Lond., ἢ δι' ὑπερβολὴν καταψύξεως ἢ δι' ὑπερβολὴν θερμότητος et Nat. hom., 166,16sq. ἀναγκαζόμενον ὑπό τε τοῦ θερμοῦ καὶ τοῦ ψυχροῦ) pour prendre des formes variées (Anon. Lond., ποικίλα, Nat. hom., 168,2 παντοῖον). Malheureusement, nous ne possédons aucune précision d'ordre chronologique sur ce médecin, inconnu par ailleurs. Sur les médecins qui pensent que « l'homme est sang », nous avons un second témoignage, le De anima d'Aristote (405b); je suis obligé de revenir sur ce passage, car je ne suis pas tout à fait d'accord avec l'interprétation traditionnelle qui en est donnée. Aristote rapporte les opinions de ses prédécesseurs qui ont posé en principe que les attributs essentiels de l'âme sont les facultés cognitive et sensitive (cf. 404b 9); tous ces penseurs ont identifié l'âme aux éléments, si bien que les pluralistes ont soutenu que l'âme était composée du mélange des éléments (ainsi pour Empédocle l'âme est constituée de feu, air, eau, terre), tandis que les monistes ont identifié l'âme avec ce qu'ils considéraient comme la substance primordiale; certains ont choisi l'air, comme Diogène d'Apollonie, d'autres le feu, comme Héraclite, et même certains l'eau, comme Hippon (405b): « Parmi les philosophes d'une pensée plus grossière, certains ont été jusqu'à déclarer que l'âme est eau; Hippon, par exemple; leur conviction semble provenir de ce que la semence, chez tous les êtres vivants, est humide; de fait, pour réfuter ceux qui prétendent que l'âme est sang (τοὺς αἷμα φάσκοντας τὴν ψυχήν), Hippon donne l'argument suivant: la semence n'est pas du sang; or, dit-il, l'âme à l'origine n'est autre que cette semence (alors que pour d'autres, tel Critias, l'âme est sang, parce qu'ils posent en principe que la sensation est l'attribut par excellence de l'âme, sensation qui, selon eux, est due à la nature du sang). Car tous les éléments ont trouvé leur partisan, sauf la terre; personne n'a soutenu que l'âme était terre, sauf ceux qui ont dit qu'elle est composée de tous les éléments » . . . Il est important de noter que cette allusion à la théorie de l'âme-sang est subordonnée à l'exposé de la théorie d'Hippon; la phrase « alors que pour d'autres, tel Critias, . . . nature du sang » est une simple parenthèse destinée à identifier les adversaires d'Hippon et à préciser leurs arguments; la preuve en est que l'explication « car tous les éléments (sc. air, feu, eau) . . . éléments » se rattache directement à la théorie d'Hippon; elle ne concerne pas celle de Critias. Si cette allusion aux partisans du sang constitue une parenthèse qui forme un tout, il me paraît dangereux de vouloir l'expliquer en fonction d'éléments extérieurs. Je ne vois pas en effet la raison pour laquelle Aristote, écrivant τοὺς αἷμα φάσκοντας τὴν ψυχήν, penserait à Empédocle (ainsi Diels, note à Vors. 31 A 4)[1], alors que d'une part il prend la peine de préciser dans une parenthèse qu'il faut entendre par là Critias, et que d'autre part il a donné sous le nom d'Empédocle une théorie de l'âme bien différente (404b 10 sqq.: mélange de feu, air,

[1] L'interprétation de D. Ross, Aristotle De anima, Oxford, 1961, p. 182: « Critias (sc. had identified soul) with blood, which Aristotle presumably treats as a kind of water » me paraît également inexacte.

eau, terre); partant, je ne crois pas que l'on puisse conclure de ce passage que pour Critias comme pour Empédocle, le sang était composé des quatre éléments (J. Bollack, t. 1, p. 262, n. 1); la proposition sur laquelle on s'appuie (« car tous les éléments . . . éléments ») ne saurait s'appliquer à Critias. La mention de Critias, je le répète, est subordonnée au développement sur Hippon, alors que la proposition « car tous les éléments . . . éléments » résume les théories des monistes qui ont choisi comme principe de l'homme soit l'air (Diogène d'Apollonie), soit le feu (Héraclite), soit l'eau (Hippon), et des pluralistes qui considèrent que l'âme est constituée de l'ensemble des éléments, air, feu, eau, terre (Empédocle). Si maintenant nous examinons le texte en lui-même, nous arrivons à une conclusion différente. L'expression « ceux qui prétendent que l'âme est sang » a, de toute évidence, le même sens que les formules analogues « certains ont soutenu que l'âme est eau » (405b 2) ou « certains ont soutenu que l'âme est air » (405 a 21) ou « les uns prétendent que l'âme est le chaud » (405 b 27) etc. C'est-à-dire que Critias considérait le sang comme la substance primordiale de l'homme, source de vie et cause de la sensibilité[1]. C'est un moniste qui, tout comme les médecins visés ici par notre auteur, ne cherchait pas à mettre en rapport les humeurs de l'homme et les éléments de l'univers. Et il est frappant de noter que notre auteur, pour caractériser la théorie des partisans du sang, emploie déjà la même expression qu'Aristote; comp. Nat. hom., 178,16sq. τοῦτο (sc. αἷμα) νομίζουσιν εἶναι τὴν ψυχὴν τῷ ἀνθρώπῳ et De anima 405 b 4 τοὺς αἷμα φάσκοντας τὴν ψυχήν. Ce n'est pas dans le sillage d'Empédocle, mais dans la lignée des monistes qu'il faut situer Critias et les adversaires de notre auteur. Il est vrai que pour Empédocle, le sang est la source de la pensée (Vors. 31 B 105), et que cette théorie a eu de l'influence sur les médecins de l'époque, mais le concept de ψυχή dans Nat. hom. comme chez Aristote a une extension plus grande que le concept de νόημα chez Empédocle; il arrive parfois même que les concepts ne coïncident pas: ainsi l'auteur des Vents considère le sang comme source de la pensée (c. 14, Littré VI, 110,16–18), mais l'air comme source de la vie (c. 4, ibid., 96,1–2). Il est sûr

[1] Du reste, la polémique d'Hippon contre les partisans de l'âme-sang et les arguments qu'il avance se comprennent difficilement si ses adversaires considéraient le sang non comme la substance première de l'homme, mais comme un composé des quatre éléments premiers. Nous ne savons pas par quels arguments Critias démontrait que la φύσις (= ici « propriété naturelle ») du sang était cause de la sensation, mais il suffit de relire les arguments grâce auxquels Hippon établissait que l'humidité est cause de la sensation (Anon. Lond., XI, 22 sqq. cité supra, p. 228) pour entrevoir que le commentaire de Saint Thomas d'Aquin (« exsanguia puta ossa et ungues et dentes, sine sensu sunt »; cf. In Aristotelis librum De anima commentarium, éd. Pirotta, Turin, 1925, p. 27, n. 63) est d'excellente qualité.

en tout cas que l'auteur de Nat. hom. ne met pas en rapport les partisans de la théorie âme-sang avec Empédocle (l'auteur les met en parallèle avec les monistes ioniens); Aristote non plus, si mon analyse du De anima 405 b est juste.

post αἷμά add. μοῦνον M[2] in mg. V; c'est une addition récente propre à un ancêtre de V (supra, p. 69 sq.); elle ne saurait donc figurer dans le texte (en accord avec Jones contre les autres éditeurs).

166,13 sq.: χολήν . . . φλέγμα. Selon Galien (Comm. Nat. hom., Mewaldt, p. 16,4–5), Ménon dans ses Iatrica ne signalait aucun médecin qui ait choisi la bile ou le phlegme comme humeur primordiale. Mais de telles théories devaient exister; il serait impensable que l'auteur fasse plusieurs fois allusion à de telles théories, si elles n'existaient pas (cf. 170,1 sq. et 178,12 sq.). Aucun auteur de la Collection ne prétend que le sang (et a fortiori la bile ou le phlegme) soit l'humeur constitutive de l'homme; mais nous avons dans le traité des Semaines (c. 18, Littré IX, 442; consulter de préférence W. H. Roscher) l'exemple d'une théorie analogue: il n'y a dans l'homme qu'une seule humeur primordiale dont toutes les autres (parmi lesquelles la bile, le phlegme et le sang), ne sont que des modifications dues au chaud et au froid.

166,14: ἐπίλογον. Cf. 164,10; l'exposé des théories médicales est intentionnellement parallèle à celui des théories philosophiques. Ces médecins s'inspirent du monisme ionien, non du monisme éléate comme le pense J. Schumacher, p. 103.

166,16: post τοῦτο, ἓν ἐὸν add. MV Gal.(LV). Il est difficile de dire s'il s'agit d'une omission de A ou d'une addition de MV Gal.(LV); nous ne disposons pas ici du témoignage parallèle du De elementis. Toutefois Gal.(Ar.) omet ἓν ἐὸν comme A.

τὴν ἰδέην καὶ τὴν δύναμιν. La même expression se retrouve en 176,8 sq., mais dans un contexte tout différent; ici, elle est employée dans le contexte de la théorie moniste des adversaires; là, dans le cadre de la théorie pluraliste de l'auteur. Il n'est donc pas étonnant que les concepts d'ἰδέη et de δύναμις n'aient pas la même valeur dans les deux passages.

ἰδέη (pour le sens d'ἰδέη dans la Collection, voir C. M. Gillespie, p. 179–203), dans la perspective des adversaires, désigne l' « aspect extérieur » de l'humeur, tel qu'il peut être perçu par la vue (cf. 168,2 λευκὸν καὶ μέλαν; comp. Régime, c. 4, Littré VI, 474,14 οὔτε τὴν ὄψιν οὔτε τὴν δύναμιν). Selon eux, l'ἰδέη ne saurait se confondre avec la φύσις, car cette ἰδέη, loin de définir la φύσις de l'humeur, n'est en fait qu'une modification secondaire. C'est dans le même esprit que Diogène d'Apollonie emploie le concept d'ἰδέη (Vors. 64 B 5, t. II, 62,6) qui désigne l' « aspect extérieur », la « forme », en tant que résultat d'une modification (ἑτεροίωσις, ibid., l. 8), et qui s'oppose radicalement à la φύσις (les êtres ont une forme particulière, mais non une φύσις qui leur est propre, puisqu'ils sont la modification d'une substance primordiale; cf. 64 B 2 τῇ ἰδίᾳ φύσει. Dans la perspective de l'auteur (176,8), ἰδέη garde encore son sens concret d'aspect extérieur (cf. 176,6 προσορώμενα); mais cette fois l'ἰδέη n'est plus une modification secondaire d'une humeur primordiale; c'est la manifestation permanente de la φύσις particulière d'une humeur, φύσις avec laquelle elle tend à se confondre (cf. la synonymie entre 176,8 sq. τὴν ἰδέην τε καὶ τὴν δύναμιν et 176,11 δύναμίν τε καὶ φύσιν; rapprochement déjà noté par F. Heinimann, Nomos und Physis . . ., p. 159, n. 33).

Il en est de même pour le concept de δύναμις; (sur δύναμις dans la Collection, voir G. Plamböck, p. 63–110 et la bibliographie p. 110); chez les adversaires, comme chez l'auteur, la δύναμις désigne les propriétés perceptibles par le toucher et par le goût (cf. 168,1 sq. γλυκὺ καὶ πικρόν; 176,6 τῇ χειρὶ ψαύοντι); mais chez les monistes, la δύναμις est une qualité transitoire, chez notre auteur un attribut permanent qui au même titre que l'ἰδέη définit la φύσις (cf. la synonymie δύναμις – φύσις en 172,4 et 6).

Il est notable que l'expression τὴν ἰδέην καὶ τὴν δύναμιν attestée deux fois dans notre traité ne se retrouve pas ailleurs dans la Collection (cf. toutefois le couple parallèle εἶδος – δύναμις dans Art, c. 4, Littré VI, 6,20). L'expression rappelle Mélissos (Vors. 30 B 8, 4 εἴδη τε καὶ ἰσχύν); cf. Th. Gomperz, p. 109. Mais surtout elle annonce Platon; cf. Politique, 291 b μεταλλάττουσι τάς τε ἰδέας καὶ τὴν δύναμιν; ibid., 308 c; Timée, 28 a; voir J. Souilhé, p. 157.

168,1: ὑπό τε τοῦ θερμοῦ καὶ τοῦ ψυχροῦ. C'est effectivement sous l'influence du chaud et du froid que Thrasymaque (supra, p. 239) et l'auteur des Semaines (supra, p. 242) expliquaient les modifications de l'humeur primordiale. De même, pour Diogène d'Apollonie, le chaud et le froid sont les facteurs les plus importants de différenciation, surtout en biologie, puisqu'ils expliquent les différences entre les espèces et les individus (Vors. 64 B 5, t. II, 61,15 sqq.). Contre une telle importance donnée à ces facteurs, voir Anc. méd., c. 16 à 19, Littré I, 606 sqq. et en particulier ibid., 606,17–18: « Le froid et le chaud, à mon avis, sont de toutes les propriétés celles qui ont le moins de pouvoir dans le corps . . . ». Cf. aussi Platon, Sophiste, 243 d.

168,2: οὐδέν τι. Malgré les excellentes remarques de Villaret, ad loc., Jones et Hunger-Mewaldt (voir supra, p. 7) préfèrent la leçon de M Gal.(LV) οὐδὲ; il est vrai que cette leçon s'adapte bien au contexte; οὐδέ, comme καί (166,14), ferait allusion aux théories des philosophes; mais la leçon οὐδὲ ταῦτα δοκεῖ a peu de chances d'être une leçon ancienne; la lecture de οὐδέ entraîne obligatoirement la présence de ταῦτα avant δοκεῖ; or, comme non seulement A, mais aussi V présentent l'ordre δοκεῖ ταῦτα, il est fort probable que le modèle commun de MV présentait déjà cet ordre, et que la leçon de M provient d'une conjecture ou d'une adaptation récente aux lemmes de Galien. En revanche, il n'est pas vraisemblable que la lectio difficilior οὐδέν τι soit une innovation du manuscrit conservateur qu'est A. De plus, cette lectio difficilior est parfaitement attestée dans d'autres traités pour des expressions semblables; cf. surtout Prorrhétique II c. 2, Littré IX, 8,14 οὐδέν τι δοκεῖ χαλεπὰ εἰπεῖν; Mal. sacrée, c. 1, Littré VI, 352,1–2 οὐδέν τί μοι δοκεῖ τῶν ἄλλων θειοτέρη εἶναι νούσων; Fractures, c. 31, Littré III, 524,11 καὶ οὐδέν τι ἄτεχνον δοκεῖ τοῦτο εἶναι (voir déjà Villaret, p. 60–61). Pour la valeur intensive de τι après la négation, voir Kühner-Gerth, II, 1, p. 663–664.

168,3: ἢ ὅτι. Excellente conjecture d'Ermerins qui a été reprise par Villaret et Hunger-Mewaldt (voir supra, p. 7). Cette conjecture est confirmée par deux passages identiques dans la Collection: Airs, eaux, lieux, c. 10, CMG I, 1,2, p. 46,16 ἢ ὅτι τούτων ἐγγύτατα et Mal. sacrée, c. 8, Littré VI, 376,16 ἢ ὅτι τούτων ἐγγύτατα (-τατα θ: -τάτω M); en revanche, nous ne lisons nulle part dans la Collection καὶ (ἔτι) ἐγγύτατα.

168,4–9: εἰ ἓν ἦν . . . ἴησίς ἐστιν. Premier argument destiné à réfuter les médecins partisans d'une humeur unique: il porte sur la douleur.

168,4 sq.: εἰ ἓν . . . ἓν ἐόν. Premier obstacle: si l'homme est constitué d'une substance unique, la douleur est inexplicable, car elle suppose l'altérité. Depuis longtemps (voir déjà A. J. G. von Baumhauer, p. 84), on rapproche ce passage de Mélissos. De fait, analysant les caractéristiques de l'Etre, Mélissos affirme que l'Etre ne peut souffrir du fait qu'il est un, car la douleur implique l'altérité et l'hétérogénéité (cf. Vors. 30 B 7,2 . . . οὔτε ἀλγεῖ . . . εἰ γάρ τι τούτων πάσχοι, οὐκ ἂν ἔτι ἓν εἴη . . . (4) οὐδὲ ἀλγεῖ . . . οὐδ' ἂν ὁμοῖον εἴη, εἰ ἀλγέοι· ἀπογινομένου γάρ τευ ἂν ἀλγέοι ἢ προσγινομένου, κοὐκ ἂν ἔτι ὁμοῖον εἴη.) Il y a des similitudes non seulement dans la pensée, mais aussi dans l'argumentation et dans le style; voir dernièrement J. Jouanna, Rapports . . ., p. 316–317. Mais notre auteur renverse habilement la position de Mélissos (Mélissos: « si l'Etre souffrait, il ne serait plus un »; Nat. hom.: « si l'homme était un, il ne souffrirait pas ») et utilise ainsi, pour combattre le monisme, un argument avancé par un moniste (supra, p. 41 sq.).

Cet argument, qui s'inspire de Mélissos, répond à un argument de Diogène d'Apollonie sur l'impossibilité du dommage (βλάβη) dans un système pluraliste (cf. Vors. 64 B 2; pour la comparaison, voir J. Jouanna, Rapports . . ., p. 309–310). Dans ces conditions, il n'est pas étonnant que l'argumentation garde une tournure si générale et si philosophique.

168,5: ὑπ' ὅτευ. Voir supra, p. 135.

ἓν ἐόν. Tous les éditeurs depuis Littré (sauf Hunger-Mewaldt, voir supra, p. 7) corrigent ἐόν en ἐών, parce que le sujet est un masculin; c'est une correction aberrante, qui ne s'explique que par une méconnaissance d'un hellénisme; ἐόν est au neutre par attraction de l'attribut ἕν; comp. Hérodote, III, 108,4 ἡ δὲ λέαινα, ἐὸν ἰσχυρότατον; Platon, Protagoras, 354c τὴν μὲν ἡδονὴν διώκετε ὡς ἀγαθὸν ὄν etc. Voir Kühner-Gerth, II, 1, p. 76.

εἰ δ' οὖν κτλ. Deuxième obstacle: même si la douleur était possible, le remède, dans une hypothèse moniste, serait un, ce qui est contraire à la réalité (cf. νῦν δέ). Ici encore, par la forme du raisonnement comme par l'expression, notre auteur rappelle Mélissos; comp. Vors. 30 B 7,2 εἰ γὰρ ἑτεροιοῦται, ἀνάγκη τὸ ἐὸν μὴ ὁμοῖον εἶναι. L'auteur de l'Anc. méd. fait une objection analogue à ses adversaires; cf. c. 15, Littré I, 604,12–18.

168,6: νῦν A est préférable à νυνὶ MV; νυνί est un atticisme inconnu des médecins de la Collection. En Fem. stériles, c. 213, Littré VIII, 408,2, il faut lire νῦν avec MV et non νυνί avec Littré.

πολλά signifie évidemment « plusieurs » et non « beaucoup »; selon l'auteur, il n'y a que quatre éléments dans le corps. C'est le sens philosophique de πολλά (pluralité) par opposition à ἕν (unité). Comp. Mélissos, Vors. 30 B 8,2 et 6 πολλὰ ... ἕν.

168,7 sq.: ὅταν ... καὶ ὑγραίνηται. Comp. Affections, c. 1, Littré VI, 208,8–10: la bile et le phlegme produisent les maladies ὅταν ἐν τῷ σώματι ὑπερξηραίνηται, ἢ ὑπερυγραίνηται, ἢ ὑπερθερμαίνηται, ἢ ὑπερψύχηται. Cf. aussi Maladies I c. 2, Littré VI, 142,15–17. L'idée que la maladie est la rupture d'un équilibre est fondamentale dans la médecine antique; en dehors de la Collection, cf. Platon, Timée, 82 a; voir comm. à 172,15.

168,8 sq.: πολλαὶ μὲν ἰδέαι. Au contraire, pour un médecin moniste disciple de Diogène d'Apollonie, l'auteur des Vents, les maladies se ramènent à une ἰδέη unique; cf. c. 2, Littré VI, 92,18–19 ἔστι δὲ μία ἁπασέων νούσων καὶ ἰδέη καὶ αἰτίη.

168,9: ἴησις = « mode de traitement »; pour le sens de ἴησις dans la Collection, cf. N. van Brock, p. 55 sqq.

168,9–170,5: ἀξιῶ δ' ἐγὼ ... φάσκοντος εἶναι. Deuxième argument avancé par l'auteur dans sa polémique contre les médecins partisans d'une humeur unique: la modification, de même que la douleur, est impossible dans une hypothèse moniste. Ici encore, l'auteur s'inspire de Mélissos qui affirmait que l'Etre est immuable (Vors. 30 B 7, 2 et 3) et faisait de cette immutabilité la pierre de touche de l'Etre (Vors. 30 B 8, 2); cf. aussi le rapprochement déjà fait par Fredrich (p. 30) entre Nat. hom. μήτε μεταλλάσσον ... μήτε γινόμενον παντοῖον et Mélissos, Vors. 30 B 8, 2 μὴ μεταπίπτειν μηδὲ γίνεσθαι ἑτεροῖον. Et cet argument, comme le précédent, s'oppose aux théories de Diogène d'Apollonie selon qui la modification n'est possible qu'à l'intérieur d'une substance unique; cf. Vors. 64 B 2 et voir J. Jouanna, Rapports . . ., p. 310–311.

168,9: ἐγώ. La leçon de A est confirmée par une partie des manuscrits du De elementis. Comp. Anc. méd., c. 16, Littré I, 606,17 ἐγώ A Heiberg: ἔγωγε M Littré; Mal. sacrée, c. 1, Littré VI, 362,16 ἐγώ θ recte; ἔγωγε M Littré Jones. Quand il y a divergence entre les manuscrits, ἐγώ est donné par le témoin le meilleur. Cf. aussi 178,9.

168,10: δεικνύειν. Voir supra, p. 150 sq.

168,11: αὐτὸ . . . παντοῖον. Le texte des manuscrits est certainement corrompu; Ermerins (ad loc.) remarquait déjà: « αὐτὸν absurdum est, neque enim sermo est de homine, qui fiat παντοῖον, sed de humore, de sanguine, itaque αὐτὸ repono ». Aucun éditeur n'a tenu compte de cette correction; à mon sens, elle s'impose pourtant d'autant plus que le membre de phrase αὐτὸ μήτε μεταλλάσσον τὴν ἰδέην μήτε γινόμενον παντοῖον reprend καὶ τοῦτο μεταλλάσσειν τὴν ἰδέην . . . καὶ γίνεσθαι . . . παντοῖον (166,16–168,2). Autre difficulté: le changement de construction après δεικνύειν (participe puis infinitif) me paraît très difficile dans MV; ce changement de construction ne peut se produire que si le participe et l'infinitif sont à une certaine distance l'un de l'autre; cf. le changement de construction après ἐπιδεικνύων chez Xénophon, Mémorables, 4,1,3; ce changement est impossible dans A (à cause de μήτε . . . μήτε). Or, par suite de l'accord de A et de Gal.E(codd.), il faut lire à la ligne 11 μήτε et non μηδέ; dans ces conditions, si nous voulons conserver la construction participiale après δεικνύειν (et il n'y a aucune raison de ne pas la conserver, puisqu'il s'agit de prouver un fait; cf. Mal. sacrée, c. 1, Littré VI, 352,10, et voir Kühner-Gerth, II, 2, p. 71; pour la négation μή dans la participiale, cf. Kühner-Gerth, II, 2, p. 202–203), il est nécessaire de lire avec Gal.E^2(codd.) μήτε γινόμενον, bien que cette leçon soit probablement une conjecture récente (cf. accord de A et de Gal.E^1(codd.) sur μήτε γί(γ)νεσθαι); cette conjecture a été faite également par C. Fredrich (p. 30) qui ne connaissait pas le témoignage du De elementis et par E. Höttermann (cf. Villaret, p. 62) qui apparemment ne connaissait pas Fredrich. Il reste à examiner la divergence entre A μήτε ἀλάσσοντα (lu à tort par Villaret et Fredrich μέτε ἀλάσσοντα) et MV Gal.(LV) Gal.E^1(LMP) Gal.E^2(codd.) μὴ μεταλλάσσοντα. Je ne pense pas que ἀλ(λ)άσσοντα de A soit la bonne leçon; car ce verbe n'est pas sûrement attesté dans les traités de la Collection (dans Airs, eaux, lieux, c. 13, CMG I, 1,2, p. 58,1, la leçon du codex Gadaldini μέγα διαλλάσσουσιν adoptée par H. Kühlewein et H. Diller est préférable à μεγάλαι ἀλλάσσουσιν de V qui n'a pas de sens et qui provient probablement d'une mélecture d'onciale (confusion Δ–Λ); dans Préceptes, c. 5, Littré IX, 256,8, ἀλλάσσουσι est une conjecture de Littré). μήτε ἀλλάσσοντα peut facilement provenir d'une haplologie de μήτε μεταλλάσσοντα. Toutefois la leçon μήτε ἀλλάσσοντα n'est pas totalement impossible; souvenir d'Empédocle? cf. Vors. 31 B 137,1 μορφὴν ἀλλάξαντα; cf. aussi B 17,6 = B 26,11. En définitive, j'adopte la leçon μήτε μεταλλάσσον τὴν ἰδέην μήτε γινόμενον παντοῖον; toutefois la séquence μὴ . . . μήτε donnée par Gal.E (codd.), quoique rare, est également possible; cf. J. D. Denniston, p. 509–510; dans la Collection, comp. οὐ . . . οὔτε Airs, eaux, lieux, c. 16, CMG I, 1,2, p. 62,6–7; Mal. femmes, c. 2, Littré VIII, 18,2–3; Glandes, c. 5, Littré VIII, 560,5–6.

168,12 sq.: ἐν ᾗ . . . ἀνθρώπῳ. Comp. 164,7 φανερόν ἐστιν ἐνεὸν ἐν τῷ ἀνθρώπῳ. Aux exigences de la logique éléate, l'auteur joint celles de l'observation (cf. φαίνεται); pour un essai analogue de réconciliation entre la logique éléate et les données de l'expérience, cf. Art, c. 2, Littré VI, 4,2–4, et voir M. Vegetti, Technai e Filosofia . . ., p. 58 et n. 1.

168,13–170,1: εἰκὸς . . . ὥρην. La leçon de A ἐς τινᾶ ὡρήν s'explique par une omission avec saut du même au même (= ἐστιν [. . .] τινὰ ὥρην). A comme Galien (lemmes et De elementis) lisait donc εἰκὸς γάρ ἐστιν: l'omission consiste soit en εἶναι μίαν MV, soit en εἶναι μίαν γε Galien. On peut lire aussi bien μίαν τινά que μίαν γέ τινα. Villaret qui a voulu combiner les leçons de A et de MV (εἰκὸς γὰρ εἶναί τινα ὥρην) ne me semble pas dans le vrai.

170,1: αὐτὸ ἐφ' ἑωυτοῦ. Seul Gal.(L) a conservé ici la bonne leçon; tous les éditeurs depuis Baumhauer ont adopté ce texte; comp. 174,4. Villaret signale (p. 63) une corruption semblable en Mal. sacrée, c. 18, Littré VI, 394,14–15 ἐφ' ἑωυτοῦ ϑ: ἐν ἑωυτῷ M.

A. E. Taylor (Varia Socratica I, p. 215 et A commentary . . ., p. 335) pense que l'expression αὐτὸ ἐφ' ἑωυτοῦ appartient au langage technique de la science médicale du cinquième siècle et qu'elle n'est donc pas nouvelle chez Platon. Dans une longue mise au point, A. J. Festugière, p. 47–49 (voir aussi C. M. Gillespie, p. 195–196) montre que cet emploi prétendu technique de αὐτὸ ἐφ' ἑωυτοῦ dans la Collection ne s'écarte pas de l'usage ordinaire d'un Hérodote ou d'un Thucydide, et que chez Platon c'est le contexte de la doctrine des Formes qui finit par donner à l'expression son sens technique et métaphysique.

Certes A. J. Festugière a parfaitement raison de nous rappeler que l'expression αὐτὸ ἐφ' ἑωυτοῦ « dérive très normalement de l'usage ordinaire » (p. 47). Effectivement, ἐπὶ suivi du réfléchi au génitif désigne un repliement sur soi qui implique une séparation des autres, un isolement et signifie « à part soi ». Ainsi à propos d'un individu qui se retire pour réfléchir en particulier (Hérodote, VII, 10; cf. Thucydide, VI, 40), des gens qui se trouvent à l'écart des autres (Hérodote, II, 2,2; IV, 114,4; V, 98,1; IX, 17,2; Thucydide, II, 63) ou qui agissent à part des autres (Hérodote, I, 142,4; I, 143,3; II, 178,3; IX, 38,2; Thucydide, VIII, 8) ou de régions isolées sans communication avec le reste du monde (Hérodote, I, 142,1; IX, 17,2). De la sorte, quand l'auteur de la Nature de l'homme emploie ἐφ' ἑωυτοῦ à propos d'une humeur qui s'est séparée des autres et subsiste à l'état isolé (c. 4, p. 174,4), il ne s'écarte pas de l'usage ordinaire d'Hérodote et de Thucydide. Néanmoins, par rapport à l'usage courant, je note deux différences pour l'emploi de cette formule dans la Collection:

1. Il y a, par rapport à Hérodote et à Thucydide, un renversement significatif dans les proportions d'emploi de l'expression simple ἐφ' ἑωυτοῦ et de l'expression renforcée αὐτὸ ἐφ' ἑωυτοῦ. Chez Hérodote et Thucydide, l'expression renforcée est exceptionnelle (Hérodote: 12 fois ἐφ' ἑωυτοῦ, 1 fois αὐτὸ ἐφ' ἑωυτοῦ. Thucydide: 2 fois ἐφ' ἑαυτοῦ; 1 fois αὐτὸ ἐφ' ἑαυτοῦ); alors que dans la littérature médicale l'expression renforcée qui a pris un net essor est beaucoup plus fréquente que l'expression simple (3 fois seulement l'expression simple contre 14 fois l'expression renforcée). Sans préjuger du sens, je remarque que l'expression renforcée qui était rare chez Hérodote et Thucydide devient l'expression courante dans la prose technique des médecins comme elle le sera chez Platon.

2. Si dans la grande majorité des cas l'expression αὐτὸ ἐφ' ἑωυτοῦ a le sens ordinaire de « à part soi » (voir les exemples cités par A. J. Festugière, p. 53), il me paraît difficile de ne pas donner le sens plus « technique » de « en soi et à part soi » à l'expression dans notre passage. Etant donné le contexte, αὐτὸ ἐφ' ἑωυτοῦ indique qu'un être qui existe vraiment doit apparaître non seulement séparé des autres, mais encore débarrassé de toute modification secondaire au moins à un moment donné; c'est dire qu'il doit apparaître dans sa φύσις, dans son essence, « en soi et à part soi ». Je veux bien reconnaître que l'on passe sans difficulté de l'usage ordinaire à l'emploi technique et que cette nuance nouvelle résulte du contexte, mais il me paraît difficile de nier que déjà dans quelques passages de la Collection, l'expression αὐτὸ ἐφ' ἑωυτοῦ s'écarte de l'usage contemporain (Hérodote et Thucydide) et annonce déjà Platon. De l'isolement de fait d'une chose à la recherche de l'essence d'une chose par l'isolement, voilà la marge qui sépare l'emploi courant de l'emploi plus technique. C'est justement la recherche dans la réalité d'un chaud « en soi et par soi » (ἐξηρευμένον αὐτό τι ἐφ' ἑωυτοῦ θερμόν), sans participation à aucune autre qualité, dont l'auteur de l'Ancienne médecine souligne la vanité (c. 15, Littré I, 604,15–16). Cf. Anaxagore, Vors. 59 B 6.

En définitive, soutenir que l'usage de αὐτὸ ἐφ' ἑωυτοῦ dans la Collection ne diffère en rien de l'emploi courant me paraît aussi inexact que la thèse inverse; par rapport à l'usage courant, il y a deux faits nouveaux: l'expression renforcée devient dans la Collection la forme usuelle et prend déjà dans deux passages (Anc. méd., c. 15 et Nat. hom., c. 2) un sens nettement plus technique; par ces deux faits, la Collection joue un rôle de transition entre Hérodote/Thucydide et Platon.

ἐόν avec AV Villaret; ἐνεόν de M s'explique par une influence des lemmes de Galien sur la branche de M après séparation des branches M et V; cf. comm. à 164,7 ἐνεόν, supra, p. 229. Je ne saisis pas la raison pour laquelle Jones revient au texte de Littré (ἐνεόν). Avec ἐφ' ἑωυτοῦ on attend évidemment ἐόν et non ἐνεόν; cf. Anaxagore, Vors. 59 B 12 et comp. ibid., B 6; Anc. méd., c. 14, Littré I, 602,14; Mal. II c. 29, Littré VII, 46,19 etc.

ὅ τι ἐστίν est omis par tous les éditeurs sauf Villaret; l'expression se lisait dans l'archétype du I° siècle après J.-C.; cf. accord de A M ante corr. Gal.(V) et Gal.E (codd.); c'est donc une leçon ancienne. Comp. ὅ τι ἐστί en 164,11.

170,1 sq.: ταὐτὰ δὲ λέγω ταῦτα. Le second ταῦτα donné par A et par M avant correction se trouvait certainement dans l'archétype de AMV. Contrairement aux éditeurs précédents, je l'accepte donc dans le texte. Pour ce tour de style, comparer Platon, Gorgias, 518 a ταὐτὰ οὖν ταῦτα; République I, 329 b τὰ αὐτὰ ταῦτα.

170,3–7: ἐγὼ μὲν γὰρ ἀποδείξω . . . σώματι. L'auteur annonce avec une assurance didactique les points qu'il va développer dans la partie positive: 1. ἃ ἂν φήσω . . . ὁμοίως annonce 174,11 ἃ ἂν φήσω . . . φύσιν. 2. ἕκαστον . . . σώματι annonce 182,4 αὔξεται . . . On notera la prédominance des groupes binaires qui donnent à la phrase son allure dogmatique et oratoire.

170,4: καὶ κατὰ [τὸν] νόμον καὶ κατὰ [τὴν] φύσιν[1]. Depuis van der Linden, plusieurs éditeurs (Ermerins, Villaret) ou commentateurs (C. Fredrich, p. 32 et F. Heinimann, Nomos und Physis . . ., p. 159, n. 32) suppriment τὸν et τὴν. Les raisons données par Villaret (p. 63) sont très justes: l'expression κατὰ νόμον/κατὰ φύσιν employée absolument n'est jamais accompagnée de l'article; on ne trouve l'article que lorsque νόμος ou φύσις sont accompagnés d'un déterminant; ainsi, en face de κατὰ νόμον Régime, c. 24, Littré VI, 496,5–6, on trouve dans la Collection κατὰ τὸν νόμον τὸν ἀρθριτικόν Articulations, c. 18, Littré IV, 132,12 et Mochlique, c. 8, Littré IV, 354,11; en face de κατὰ φύσιν Airs, eaux, lieux, c. 22, CMG I, 1,2, p. 74,24–25 etc., on rencontre κατὰ τὴν φύσιν . . . τῶν ὡρέων Airs, eaux, lieux, c. 12, CMG I, 1,2, p. 56,8–9; κατὰ τὴν ἰδίαν ἑκάστου τῶν ἀνθρώπων φύσιν Semaines, c. 28, Littré VIII, 652,17–18; et en Articulations, c. 37, Littré IV, 164,16 κατὰ τὴν (sed τὴν om. B) φύσιν τῆς ῥινός; ibid., c. 57, Littré IV,

[1] Pour le sens de l'expression, voir infra, p. 259 sqq.

246,8 κατὰ τὴν τοῦ ἐντέρου φύσιν; du reste, l'article se place généralement après κατὰ φύσιν (ou νόμον); ainsi Maladies IV c. 40, Littré VII, 560,15–16 κατὰ φύσιν τὴν ἑωυτοῦ; Aliment, c. 2, Littré IX, 98,5 κατὰ φύσιν τὴν ἑκάστου; de même Platon, Gorgias, 483 e κατὰ φύσιν τὴν τοῦ δικαίου et κατὰ νόμον γε τὸν τῆς φύσεως. L'usage nous invite donc à supprimer τὸν et τὴν; mais les manuscrits nous laissent plus perplexes; ils sont tous d'accord pour donner ici κατὰ τὸν νόμον / κατὰ τὴν φύσιν, alors qu'en 174,12, dans un passage qui reprend mot pour mot notre phrase, ils donnent tous κατὰ νόμον / κατὰ φύσιν; de plus, quelques lignes plus loin, quand l'auteur développe chacun des deux points, s'ils donnent tous κατὰ φύσιν, certains (MV Gal. P (codd.)) donnent κατὰ τὸν νόμον; et l'accord de MV Gal. P (codd.) indique très certainement qu'il s'agit d'une leçon ancienne, car je vois mal comment deux scribes dans deux traditions indépendantes auraient pu ajouter l'article, alors que tout dans le contexte invite à le supprimer. Ainsi, trois fois sur six, l'archétype du I° siècle après J.-C. devait comporter l'article dans une expression où par ailleurs il ne se rencontre jamais. Le fait est troublant. Deux solutions sont possibles: ou bien généraliser l'article contre l'usage, en adoptant une lectio difficilior; ou bien refuser une lectio difficilior pour suivre un usage qui, apparemment du moins, ne souffre pas d'exception. Littré, Jones et Hunger-Mewaldt (voir supra, p. 7) ont choisi une demi-mesure (c. 2 κατὰ τὸν νόμον / κατὰ τὴν φύσιν; c. 5 κατὰ νόμον / κατὰ φύσιν); ce n'est pas une solution.

170,4 sq.: αἰεὶ ταὐτὰ ἐόντα ὁμοίως. ὁμοίως est donné par Galien; ὅμοια des manuscrits hippocratiques n'est pas impossible (emploi adverbial); mais cet emploi est mal attesté dans la Collection; cf. toutefois Régime, c. 66, Littré VI, 586,7 ὁμοίως M Littré Joly: ὅμοια θ. ὅμοια des manuscrits hippocratiques peut très bien provenir d'une corruption de ὁμοίως par suite de la succession des pluriels neutres. Nat. hom. emploie d'ordinaire ὁμοίως; cf. Index, s. v.

A la mobilité et à l'hétérogénéité d'une substance unique, l'auteur oppose la permanence et l'homogénéité d'une pluralité définie de substances. Il est fort probable qu'il se souvient ici d'Empédocle qualifiant les éléments de αἰὲν ὁμοῖα (Vors. 31 B 17, v. 35); voir C. Fredrich, p. 28. En tout cas, de même qu'Empédocle attribuait aux éléments premiers de l'univers les propriétés de l'Etre parménidien, notre auteur exige des éléments constitutifs du corps ce que Mélissos exige de l'Etre. Comp. Mélissos, Vors. 30 B 7,1 ἀΐδιον . . . καὶ ὁμοῖον.

170,6: ἀνάγκας. Etant donné le contexte, le mot signifie à la fois « preuves contraignantes » et « causes nécessaires ». C'est le parallélisme entre τεκμήρια et ἀνάγκας qui nous fait penser d'abord au sens de « preuves contraignantes »; cf. le même parallélisme chez Aristote, Ciel, 277 a 11 τοῖς αὐτοῖς τεκμηρίοις τούτοις καὶ ταῖς αὐταῖς ἀνάγκαις. Pour ce sens de ἀνάγκη, voir H. Schreckenberg, p. 106; cf. aussi Anc. méd., c. 2, Littré I, 572,15. On opposera ces « preuves contraignantes » à celles de ses adversaires « qui ne valent rien » (164,14). Mais ἀνάγκαι désigne aussi et surtout ici « les causes nécessaires » qui président au déroulement des phénomènes naturels; comp. avec Anc. méd., c. 2, Littré I, 574,1–2 où, dans un passage identique, on trouve, à la place de ἀνάγκαι, προφάσιες avec son sens technique de « causes » (cf. comm. à 190,4): pour un profane, il n'est pas facile de déterminer « par quelles causes les maladies croissent et diminuent » (δι' οἵας προφάσιας αὔξεταί τε καὶ φθίνει). La notion d' ἀνάγκη est bien synonyme ici de celle de πρόφασις, mais elle implique en outre une idée de nécessité; ce sens est bien attesté dans la Collection; cf. Nat. hom., 186,3; Airs, eaux, lieux, c. 21, CMG I, 1,2, p. 72,6 etc. C'est ainsi que ἀνάγκαι en est venu à désigner les « lois » de la nature, dont l'inflexibilité contraste avec les lois changeantes de l'homme (νόμοι); cf. pour ce sens 186,3, et voir F. Heinimann, Nomos und Physis ..., p. 125–147.

170,7: αὔξεταί ... φθίνει. De même que chez Empédocle, les éléments, quoique toujours identiques à eux-mêmes, croissent ou diminuent en vertu d'une loi nécessaire; cf. Empédocle, Vors. 31 B 26,2 καὶ φθίνει εἰς ἄλληλα καὶ αὔξεται ἐν μέρει αἴσης.

Chapitre 3: L'homme n'est pas constitué d'une substance unique, mais de plusieurs éléments.

Pour le rôle de ce chapitre dans la suite du développement, voir supra, p. 24 sq.

170,8–172,2: Πρῶτον μὲν οὖν ... πρὸς ἄλληλα. Toute la démonstration repose sur le problème de la naissance, dont on ne saurait surestimer l'importance dans la pensée philosophique et médicale de la fin du cinquième siècle, car il constitue le noyau originel de la recherche περὶ φύσεως (cf. supra, p. 224).

La démonstration se présente ainsi:

1. Proposition à démontrer: la naissance est impossible à partir d'un être unique (Πρῶτον ... ἀφ' ἑνός).
2. Premier argument (πῶς ... μιχθείη): la génération suppose le mélange d'un être avec un autre.
3. Deuxième argument (εἶτ' ... συντελέοιτο): il ne suffit pas qu'il y ait mélange; cette union obéit à des conditions bien précises: il faut que les êtres soient de même espèce.
4. Troisième argument (καὶ πάλιν ... γένοιτο); non seulement les êtres doivent être de même race, mais encore la génération ne peut avoir lieu que s'il y a entre les deux êtres une harmonie particulière. Ainsi, les deux derniers arguments renchérissent sur le précédent.

5. Conclusion (ὥστε ... ἄλληλα); elle clôt parfaitement le raisonnement, puisqu'elle reprend les termes mêmes de la proposition à démontrer.

Pour cet argument sur la génération, la tactique de notre auteur est la même que pour les arguments sur la douleur et le changement. Il poursuit sa polémique contre Diogène d'Apollonie: selon Diogène (cf. Vors. 64 B 2), la naissance suppose un mélange, mais ce mélange n'est possible que dans une hypothèse moniste; voir J. Jouanna, Rapports ..., p. 312–313. Il continue, d'autre part, à s'inspirer de Mélissos; pour Mélissos, en effet, la notion d'Etre exclut celle de naissance (cf. Vors. 30 B 1, B 2 et A 5); et ici encore, il renverse la proposition de Mélissos: si pour Mélissos, la notion de l'Un exclut celle de naissance, pour notre auteur, la notion de naissance exclut celle de l'Un. L'influence de Mélissos est particulièrement sensible dans la forme: emploi dogmatique de ἀνάγκη dans des formules lapidaires (Nat. hom., 170,8; Mélissos, Vors. 30 B 1, 30 B 7,2, 30 B 7,10); cascades de preuves accumulées (Nat. hom., 170,9 sqq.; Mélissos, Vors. 30 B 7,4–5 etc.); emploi dans l'argumentation de l'interrogative introduite par πῶς ἄν (Nat. hom., 170,9 et 14; Mélissos, Vors. 30 B 7,3); fréquence des conditionnelles (c'est la caractéristique la plus évidente du style de Mélissos); même façon de souligner les articulations du raisonnement par des particules logiques un peu lourdes (Nat. hom., 170,14–172,2 ὥστε πῶς εἰκὸς ... ἀνάγκη τοίνυν ... Mélissos, Vors. 30 B 8,3–4 ὥστε συμβαίνει ... οὐ τοίνυν ...; emploi de ὅτε pour reprendre les conclusions acquises dans les arguments précédents (voir déjà supra, p. 234).

Cette polémique contre le monisme vise à réhabiliter une théorie pluraliste qui a de grandes affinités avec celle d'Empédocle (voir supra, p. 42 sq.); l'influence d'Empédocle est particulièrement sensible dans tout ce chapitre 3 (voir comm. passim).

170,9 sq.: μιχθείη ... μίσγηται: cf. J. Jouanna, Rapports ..., p. 312, n. 2.

170,9: La leçon de A (εἶ που δ' (ὅ) ἐὰν) remonte à un modèle en onciale ΕΙΤΟΥΔΕΑΝ qui a été mal lu (confusion de ΙΤ–Π) et mal séparé; la double leçon, notée de première main dans A, peut venir d'une hésitation dans la lecture du texte corrompu ΕΠΟΥΔΕΑΝ. Bien que εἶτα ne soit pas employé ailleurs dans notre traité (cf. Index, s. v. εἶτα et ἔπειτα), je préfère εἶτα conservé grâce à une corruption; ἔπειτα a pu remplacer un εἶτα primitif dans les lemmes de Galien, puis dans MV par influence des lemmes. J'avoue toutefois que lorsque les manuscrits hésitent entre εἶτα et ἔπειτα, εἶτα n'est pas toujours donné par le meilleur manuscrit; ainsi, en face de Mal. aiguës (App.), c. 11, Littré II, 460,7 εἶτα A: ἔπειτα MV et Mal. III c. 17, Littré VII, 158,5 εἶτα ϑ: ἔπειτα M, on trouve dans Régime, c. 68, Littré VI, 602,3 ἔπειτα 9: εἶτα M. Pour des raisons dialectales, il convient de lire soit οὐδὲ ἦν soit οὐδ' ἦν.

La conjecture de Wilamowitz-Moellendorff (cf. app. crit. de Villaret) ἐπεὶ οὐδ' ἐὰν est inférieure à celle de Diels (εἶτ' οὐδ' ἐὰν) aussi bien du point de vue paléographique que du point de vue du sens; voir A. Rivier, p. 43, n. 1.

170,10: ὁμόφυλα: cf. Aristote, Gén. anim., 746 a 29 sqq.

170,10 sq.: γέννα οὐδ' ἂν μία συντελέοιτο. Déjà Galien (Comm. Nat. hom., Mewaldt, p. 25–26) était embarrassé par l'obscurité du passage et envisageait l'hypothèse d'une corruption; le ἡμῖν des manuscrits est très douteux (on attendrait plutôt σοι; cf. 176,12.13; 178,3; 186,10)[1]; est-ce le signe d'une corruption ou d'une glose? Je ne vois pour ce passage aucune solution satisfaisante; j'adopte en désespoir de cause la correction de Wilamowitz-Moellendorff (avec Villaret et Hunger-Mewaldt [voir supra, p. 7]); elle ne modifie pas trop le texte et donne à la phrase un mouvement et un sens relativement satisfaisants; la corruption de μία en ἡμῖν est moins difficile qu'on pourrait le croire au premier abord; car les manuscrits offrent régulièrement le faux ionisme μίη; en onciale, la séquence ΟΥΔΑΝΜΙΗ peut amener, par suite d'une double confusion de Η–Ν la corruption ΗΜΙΝ; mais cela suppose que ταῦτα de MV et τὰ αὐτὰ de Gal.(LV) sont des additions; or nous sommes sûrs par le commentaire que Galien lisait τὰ αὐτὰ. J'ajoute que l'emploi du composé συντελέοιτο à propos d'une naissance me paraît étrange. Peut-être faudrait-il considérer οὐδ' . . . συντελέοιτο comme une glose et laisser le γεννᾷ des manuscrits.

170,11–14: καὶ πάλιν . . . γένοιτο. Outre une condition générale, la parenté de race, chaque génération exige une rencontre particulière: les semences des deux principes générateurs doivent être complémentaires pour former une unité où les qualités fondamentales soient dans un état de crase. Voir déjà Parménide, Vors. 28 B 18 et probablement Empédocle (cf. J. Bollack, Empédocle. I. . . ., p. 217–218); l'idée est reprise par Aristote, Génération des animaux, 767 a 22 sqq.: « dans l'union du mâle et de la femelle, il faut l'harmonie. Et voilà pourquoi il arrive souvent que l'union d'un mâle et d'une femelle soit stérile, alors qu'elle ne l'est plus après changement de partenaire ». Dans la Collection, où pourtant l'idée de crase est familière, il n'y a pas de passages parallèles; cf. toutefois une idée approchante en Aphorismes V c. 62, Littré IV, 554–556: la crase (κρῆσις) des qualités élémentaires de la matrice est un facteur de fécondité.

170,14: ὅτε γε. Voir comm. à 166,1. La leçon de Gal.E(MP) ὁπότε γε est peut-être préférable.

[1] Voir toutefois 188,16 ἡμέων.

172,1: τῆς κρήσιος. Gén. de relation après καλῶς ἔχοντα; pour la construction et des exemples analogues, voir Kühner-Gerth, II, 1, p. 382–384 et Schwyzer-Debrunner, II, p. 132. Même cst. en 174,1. Sur la notion de κρῆσις dans la Collection, voir A. J. Festugière, p. 37–38; cf. aussi W. J. den Dulk.

172,2–12: ἀνάγκη τοίνυν ... ἀπεχώρησε. De cet argument sur la génération, l'auteur tire les conséquences qui s'imposent pour la nature de l'homme: 1. ἀνάγκη, 2. καὶ πάλιν ... ἀνάγκη. L'homme est constitué non d'une substance unique, mais de plusieurs principes qui se réunissent lors de la naissance et se dissocient à la mort, chaque principe conservant ses qualités propres. Cette conception s'oppose point par point à celle de Diogène d'Apollonie (voir J. Jouanna, Rapports ..., p. 313) et rejoint celle d'Empédocle; cf. Vors. 31 B 8, B 9 et voir C. Fredrich, p. 28–29. Cf. aussi Anaxagore, Vors. 59 B 17 et Régime, c. 4, Littré VI, 474,16 sqq.

172,5: ἀναχωρεῖν, donné par A. On peut hésiter entre la leçon de A et celle de MV Gal.(LV) ἀποχ-; les deux verbes sont aussi bien attestés l'un que l'autre avec ce sens dans la Collection; cf. pour ἀναχωρεῖν Mal. jeunes filles, c. 1, Littré VIII, 468,2 (bis); comp. Epidémies V c. 75, Littré V, 248,6; pour ἀποχωρεῖν Lieux dans l'homme, c. 12, Littré VI, 298,12–13; Régime, c. 28, Littré VI, 502,10–11. L'accord de tous les manuscrits sur ἀπεχώρησε(ν) à la fin du chapitre n'est pas une raison suffisante pour rejeter la leçon de A (pour une recherche de la variété dans la symétrie, cf. supra, p. 233 et 234). Comme, dans tout ce passage, notre auteur s'oppose à la théorie de Diogène d'Apollonie, la similitude (et l'opposition) entre les formules employées par Nat. hom. et Diogène pour désigner le retour des êtres après leur mort à leur lieu d'origine (Diogène, Vors. 64 B 2 εἰς τὸ αὐτὸ ἀναχωρεῖ; Nat. hom. ἀναχωρεῖν ἐς τὴν ἑωυτοῦ φύσιν) n'est peut-être pas due au hasard.

A la mort, les éléments constitutifs du corps se séparent et chacun retourne à son lieu naturel en vertu de la loi d'attirance du semblable par le semblable. Notre auteur a pu trouver l'idée chez Empédocle (cf. Vors. 31 A 85 et pour l'attirance du semblable par le semblable, Vors. 31 B 62,6): cela devient vite un lieu commun; cf. Euripide, Suppliantes, 532–534; cf. Xénophon, Cyropédie, VIII, 7,20 διαλυομένου δὲ ἀνθρώπου, δῆλά ἐστιν ἕκαστα ἀπιόντα πρὸς τὸ ὁμόφυλον; cf. aussi Cicéron, De senectute, 22. Cette loi de l'attirance du semblable par le semblable joue un grand rôle dans notre traité; elle explique aussi le cycle des humeurs (c. 7), le mécanisme de la nutrition (c. 6, p. 180,10 sqq.) et l'effet produit par les purgatifs (c. 6, p. 180,14 sqq.). Cette loi a du reste une grande importance dans la Collection; sa formulation la plus nette est dans un passage de Génération, Nat. enfant, Mal. IV (c. 17, Littré VII, 496,18–20) qui n'est pas sans analogie avec le nôtre: ἔρχεται . . . ἕκαστον τὸ ὅμοιον ὡς τὸ ὅμοιον . . . τὸ ὑγρὸν ὡς τὸ ὑγρόν· καὶ ἕκαστον ἔρχεται ἐς χώρην ἰδίην κατὰ τὸ συγγενές, ἀφ' οὗ καὶ ἐγένετο. Pour l'importance de cette loi dans la médecine hippocratique et dans la pensée présocratique, cf. C. W. Müller.

D'après ce passage, on pourrait croire que notre auteur va adopter pour expliquer la nature de l'homme la thèse des quatre qualités élémentaires (chaud, froid, sec, humide); il n'en est rien, puisqu'il va, au chapitre suivant, démontrer que l'homme est constitué de quatre humeurs. Il y a là une singulière inconséquence (voir supra, p. 44).

172,10: συνίσταταί. Comp. Diogène d'Apollonie, Vors. 64 B 2 συνίστατο.

172,11 sq.: ἐς τὠυτὸ . . . ἀπεχώρησε. Je m'écarte (avec Baumhauer) de la ponctuation traditionnelle; les éditeurs (Littré, Villaret, Jones, Hunger-Mewaldt [voir supra, p. 7]) mettent le point en haut après ἕκαστον, à cause de la place de οὖν. Si l'on ponctue ainsi, tout le rythme de cette fin de paragraphe est brisé; à la fin d'un développement qui, du point de vue formel, est extrêmement travaillé (dans tout ce chapitre, il y a un heureux équilibre entre la rigueur d'un Mélissos et l'éloquence d'un Gorgias), la chute ἐνταῦθα . . . ἀπεχώρησε sonne comme une fausse note; cf. Jones, ad loc., « ἐνταῦθα οὖν καὶ ἀπεχώρησεν reads like a gloss, or an alternative reading for τελευτᾷ ἐς τὸ αὐτό ». Relisons la fin du paragraphe; à mon sens, les propositions s'organisent ainsi:

I. (a) γίνεταί τε ὁμοίως πάντα (b) καὶ τελευτᾷ ὁμοίως πάντα·

II. (a) συνίσταταί τε γὰρ αὐτῶν ἡ φύσις ἀπὸ τούτων τῶν εἰρημένων πάντων, (b) καὶ τελευτᾷ κατὰ τὰ εἰρημένα·

III. (a) ἐς τὠυτὸ ὅθεν περ συνέστη ἕκαστον, (b) ἐνταῦθα οὖν καὶ ἀπεχώρησε.

Chaque formule est constituée de deux membres égaux ou symétriques, l'un étant consacré à la naissance, l'autre à la mort; et de même que la fin de I (b) reprend celle de I (a), la fin de II (b) reprend celle de II (a); après τὰ εἰρημένα, on attend une pause. Pour le mouvement de III (a)–(b), cf. Platon, Phèdre, 248 e et pour le mouvement et pour l'idée, cf. Euripide, Suppliantes, 532–534:

> ὅθεν δ' ἕκαστον ἐς τὸ φῶς ἀφίκετο,
> ἐνταῦθ' ἀπελθεῖν, πνεῦμα μὲν πρὸς αἰθέρα,
> τὸ σῶμα δ' ἐς τὴν γῆν.

Pour l'emploi apodotique de οὖν qui est une caractéristique de la prose ionienne, voir J. D. Denniston, p. 428. Pour l'asyndète avec l'emploi apodotique de οὖν, comp., en c. 6, p. 178,11–13, l'asyndète avec l'emploi apodotique de δέ.

Chapitre 4: L'homme est constitué de quatre humeurs qui sont cause de la santé et de la maladie.

Laissant de côté toute polémique, l'auteur expose d'une manière dogmatique sa théorie des quatre humeurs. Ce chapitre développe les éléments positifs contenus dans l'argument sur la douleur (168,6–8).

172,14: καὶ (μέλαιναν) de A^3 est confirmé par 176,1 καὶ (μέλαιναν) A.

172,15: ὑγιαίνει κτλ. C'est la formulation la plus claire d'une idée fondamentale dans la Collection: la santé s'explique par l'équilibre et le mélange tempéré des principes constitutifs de l'homme, la maladie par la rupture de cet équilibre. Formulée pour la première fois, du moins dans les textes que nous possédons, par Alcméon (Vors. 24 B 4), cette idée a été reprise par l'auteur de l'Ancienne médecine dont notre auteur se souvient très probablement ici (voir supra, p. 50 sq.). Il est vrai que, sur ce point, Nat. hom. a pu concilier les théories de la médecine empirique (Anc. méd.) et de la médecine philosophique, car Empédocle aussi expliquait la santé par l'équilibre et la maladie par le déséquilibre des éléments constitutifs; cf. par exemple l'application de ce principe à l'intelligence (Vors. 31 A 86, 10–11; comp. Démocrite, Vors. 68 A 135,58); cf. aussi la classification des intelligences dans le Régime (c. 35, Littré VI, 512,20 sqq.; voir en particulier κρῆσιν, 512,21, et πρὸς ἄλληλά τε κρηθέντα, 514, 3–4) qui s'inspire directement d'Empédocle (voir J. Jouanna, La théorie..., p. XV–XVIII). Cette explication de la santé et de la maladie par l'équilibre et le déséquilibre des éléments se retrouve chez les médecins de Grande Grèce (cf. Philistion de Locres, Anon. Lond., XX, 34–37), puis chez Platon, Timée, 82a (cf. comm. de A. E. Taylor ad loc.). Dans la Collection, comp. aussi Semaines, c. 24, Littré VIII, 647,25–26 ὅταν μετρίως ἔχῃ τὸ θερμὸν καὶ τὸ ψυχρὸν τῆς πρὸς ἄλληλα κρήσιος, ὑγιαίνει ὁ ἄνθρωπος. Pour ὑγιαίνειν, cf. N. van Brock, p. 148 sq.

174,1: τῆς πρὸς ἄλληλα δυνάμιος. Pour le génitif, voir comm. à 172,1, et comp. à Semaines, loc. cit.

174,2: Pour ma correction, voir supra, p. 95 sq. Certes la rupture de l'équilibre qui définit l'état de santé peut se faire dans le sens du plus, mais aussi du moins. Ainsi chez Philistion de Locres, Anon. Lond., XX, 35–36 ἐπειδὰν πλεονάσῃ τὸ θερμὸν καὶ τὸ ὑγρόν, ἢ ἐπειδὰν μεῖον γένηται; et Platon, Timée, 82a τούτων (sc. les éléments) ἡ παρὰ φύσιν πλεονεξία καὶ ἔνδεια. Mais la perspective n'est pas la même dans notre traité, car l'idée d'équilibre est appliquée non aux éléments (air, feu, eau, terre; cf. Platon) ou aux qualités élémentaires (chaud, humide; cf. Philistion), mais aux humeurs; le déséquilibre dans le cadre d'une théorie humorale s'effectue par séparation d'une humeur qui flue (χωρισθῇ; comp. Anc. méd., c. 14, Littré I, 602,13 ἀποκριθῇ); or, pour expliquer un flux d'humeur, ce n'est évidemment pas une trop petite quantité d'humeur qui peut être invoquée; pour un état de pléthore cause de la séparation d'une humeur qui flue, voir Maladies I c. 20, Littré VI, 178,23 sqq. ὅταν (sc. τὸ αἷμα) πλέον γένηται, μετανέστη τὸ πλήρωμα, ᾗ ἂν τύχῃ, καὶ ὀδύνην παρέχει ὀξέαν etc.; cf. aussi Régime, c. 71, Littré VI, 610,5–6 ὅταν δὲ μὴ δέχηται ἔτι τὸ σῶμα τὴν πλησμονήν, ἀπόκρισιν ἤδη ἀφίησιν; cf. également ibid., c. 77, 620,15 et Lieux dans l'homme, c. 9, Littré VI, 292,11–13. J'ajoute que la notion de κένωσις dans notre passage (174,8) présuppose un état de pléthore (174,7 πλέον τοῦ ἐπιπολάζοντος).

Pour la leçon ᾗ ἢ après ἔλασσον ἢ πλέον, voir supra, p. 115 sq.

174,3 sq.: τι τούτων. Comme en 174,2, A donne τούτων τι; l'interversion est probablement une innovation de A; tous les manuscrits donnent τι τούτων en 174,6 (voir déjà supra, p. 117); comp. Anc. méd., c. 14, Littré I, 602,13–14 ὅταν τι τούτων (A) ἀποκριθῇ καὶ αὐτὸ ἐφ' ἑωυτοῦ γένηται.

174,4: ἐφ' ἑωυτοῦ. Voir supra, p. 247 sq. Comp. Anaxagore, Vors. 59 B 6 οὐκ ἂν δύναιτο χωρισθῆναι, οὐδ' ἂν ἐφ' ἑωυτοῦ γενέσθαι.

174,4–10: οὐ μόνον ... ὑπερέβαλεν. Que la douleur et les maladies soient causées par le flux d'une humeur, c'est une croyance très répandue dans la Collection; c'est en particulier la base de la nosologie cnidienne (dans la deuxième étape de l'école cnidienne); mais les médecins n'envisagent d'ordinaire que la douleur causée par l'humeur à l'endroit où elle se fixe; cf. Maladies I c. 20, Littré VI, 178,23 cité supra, p. 257; Affections, c. 2, Littré VI, 210,8–9; ibid., c. 16, 224,18–21; Lieux dans l'homme, c. 10 sqq., Littré VI, 294 sqq., etc. Cette théorie de la double douleur causée par l'humeur non seulement à l'endroit où elle se fixe, mais aussi à l'endroit qu'elle quitte, ne se retrouve, à ma connaissance, que dans le Régime, c. 66, Littré VI, 582,19–584,2; pour le rapprochement, voir supra, p. 52 sq.

174,7: πλέον τοῦ ἐπιπολάζοντος: « plus que ne le veut la surabondance »; il s'agit donc de superpurgations (cf. ὑπερκαθάρσεσι 180,1). Pour ce sens de ἐπιπολάζειν, voir Epidémies I c. 15, Littré II, 646,2.

174,8 sq.: τὴν κένωσιν καὶ τὴν μετάστασιν καὶ τὴν ἀπόκρισιν: accumulation de trois mots du langage technique médical terminés en -σις. Même effet de style en Humeurs, c. 3, Littré V, 478,3, Officine du médecin, c. 15, Littré III, 318,10, ibid., c. 19, 324,9, et Régime, c. 10, Littré VI, 486,9. La langue des médecins a contribué, de manière décisive, à l'extension des noms abstraits en -σις; voir P. Chantraine, La formation ..., p. 284 sqq.; J. Holt, p. 109, 116, 131, et l'excellent article de R. Browning, p. 60–73 et notamment p. 67–71.

ἀπόκρισις, au sens de « séparation », est rare au cinquième siècle; ce sens appartient à la prose technique des médecins; l'auteur de l'Anc. méd. l'employait déjà dans le même sens que Nat. hom. pour désigner la séparation des humeurs à l'intérieur du corps, justement dans l'exposé de sa théorie des humeurs qui a exercé une profonde influence sur notre auteur (Anc. méd., c. 14, Littré I, 604,7; pour la comparaison des deux théories, voir supra, p. 50 sq.); et déjà, comme ici, Anc. méd. opposait la notion de séparation et celle de crase (voir A. J. Festugière, p. 47); il me semble donc que Nat. hom. a repris aussi à Anc. méd. le concept d'ἀπόκρισις. Pour ce sens, voir aussi Régime, c. 10, Littré VI, 486,1–2. Du sens de séparation, nous passons tout naturellement au sens plus précis d'humeur qui se sépare à l'intérieur du corps (sécrétion) ou à l'extérieur (excrétion); il est notable que le sens de sécrétion est particulier à l'auteur du Régime (c. 71, Littré VI, 610,6 et 13; c. 77, 620,15; c. 78, 622,3; c. 88, 644,2; c. 89, 646,1. 648,4; c. 90, 654,7 sq.; c. 93, 660,3 et 19). Pour le sens d'excrétion, voir Régime, c. 58, Littré VI, 572,3; Génération, c. 2, Littré VII, 472,18; Glandes, c. 11, Littré VIII, 564,18; et Aliment, c. 17, Littré IX, 104,4. Enfin au sens de sécrétion on rattachera l'emploi de ἀπόκρισις dans notre traité en 190,15. De ce tableau, il ressort que ἀπόκρισις au sens de séparation (et sens dérivés) est relativement fréquent dans la Collection et particulièrement dans des traités qui sont communément datés de la fin du cinquième siècle ou du début du quatrième. Or ἀπόκρισις au sens de « séparation » ne se retrouve à la même époque que dans un fragment d'Anaxagore (Vors. 59 B 4, t. II, 34,15 à propos de la séparation des éléments lors de la formation de chaque monde). Ce contraste entre l'emploi de ἀπόκρισις dans les traités médicaux et dans le reste de la littérature prouve clairement que ἀπόκρισις (= séparation) est un mot de la langue technique des médecins; il apporte aussi la confirmation qu'Anaxagore a très certainement transposé dans le domaine cosmologique des concepts médicaux; voir G. Vlastos, The physical theory . . ., p. 31–57, qui montre comment Anaxagore dans sa théorie de l'homéomérie a repris aux médecins les concepts de σπέρμα et de δύναμις; cf. aussi P. Kucharski, p. 137–166.

Chapitre 5: Les quatre humeurs, loin d'être dérivées d'une humeur primordiale, sont distinctes; ces principes toujours identiques à eux-mêmes sont toujours présents dans l'homme.

On notera ici encore les mêmes qualités de clarté et de solidité (parfois apparente!) dans le raisonnement:

1. exposé de la thèse à démontrer (Εἰπὼν δέ . . . μέλαιναν).
2. démonstration (καὶ τούτων . . . οὔτε ὑγρά) selon les articulations préalablement annoncées (κατὰ νόμον – κατὰ φύσιν).
3. conclusion fortement soulignée (ἀνάγκη τοίνυν, ὅτε . . . ἕν ἐστι); comp. à 170,14 et 172,2.

4. renforcement de la thèse par une preuve tirée de l'expérience (γνοίης δ' ἂν τοῖσδε ... τῶν συγγεγονότων); cf. 166,2.

5. rebondissement de la démonstration (συγγέγονε ... ἀποδείκνυμι) par suite de la reprise τῶν συγγεγονότων – συγγέγονε.

174,11 sq.: Εἰπὼν δέ ... κατὰ φύσιν. Rappel de la promesse faite en 170,3 sqq.

Pour εἰπὼν δέ – φημὶ δὲ, A et Gal.(V) ont conservé indépendamment la bonne leçon. L'examen du reste de la tradition nous permet de suivre la corruption progressive du texte. εἰπὼν δέ a été transformé en εἶπον δέ (cf. Gal.P (codd.) et probablement M avant correction), puis en εἶπον δή (VM²). Puis φημὶ δὲ donné par les manuscrits anciens d'Hippocrate et Galien (lemmes et De placitis) a été transformé dans les recentiores hippocratiques en φημὶ δὴ. Dans ces conditions, il est étonnant que Jones, après Littré, adopte le texte le plus corrompu (εἶπον δή – φημὶ δὴ) et que Villaret, d'ordinaire attentif à dénoncer les corruptions de la tradition manuscrite, fasse un savant dosage entre la leçon la plus ancienne (εἰπὼν δέ) et la corruption la plus récente (φημὶ δὴ). Ermerins et Hunger-Mewaldt (voir supra, p. 7) donnent εἶπον δή – φημὶ δὴ. Toutes ces corruptions ou corrections viennent de ce que l'on n'a pas vu l'emploi apodotique de δέ. δέ, dans φημὶ δὲ, a une valeur intensive et reprend le δέ de εἰπὼν δέ. J. D. Denniston, p. 177 remarque: « Only in Homer and Herodotus is apodotic δέ really at home »; il aurait pu ajouter Hippocrate (Villaret qui n'a pas remarqué ici cet emploi fait pourtant p. 69–71 une excellente étude sur cet emploi de δέ dans la Collection). Le δέ apodotique est une caractéristique de la prose ionienne; dans notre traité, cet emploi est particulièrement fréquent; cf. en outre 178,13; 180,15; 186,4; 202,5.7.9, etc. Le δέ apodotique (reprenant ou non un précédent δέ) se rencontre après une relative (cf. 202,5.7.9), temporelle, causale, conditionnelle, comparative (cf. 180,15; 186,4); mais également, comme ici, après une participiale ou un participe; comp. 178,13 et voir Mal. femmes II c. 162, Littré VIII, 340,13–14 μετὰ δὲ τοῦτο ἀμφιελίξασα ... στρογγύλον δὲ ποιεῖν; cf. aussi Nat. femme, c. 107, Littré VII, 422,10 et Aff. int., c. 1, Littré VII, 170,17–18 et voir J. D. Denniston, p. 182. On comparera aussi l'emploi caractéristique de φημὶ δέ (bien que δέ ne soit pas apodotique) dans Génération–Nat. de l'enfant–Maladies IV c. 47, Littré VII, 574,13–14; c. 37, 552,20–21; c. 46, 572,2–3; c. 52, 590,5–7, emploi déjà signalé par O. Regenbogen, Eine Forschungsmethode ..., p. 163.

174,12: κατὰ νόμον / κατὰ φύσιν. Voir comm. à 170,4 pour le problème de l'article.

C'est la première fois que, dans les textes grecs conservés, l'antithèse νόμος – φύσις est appliquée sous sa forme stéréotypée au problème du mot et de la réalité qu'il désigne. La correspondance établie par l'auteur entre ὀνόματα et νόμον d'une part et entre ἰδέας et φύσιν d'autre part, implique que si la forme d'un objet appartient au domaine de la φύσις, sa dénomination est du ressort du νόμος. Le νόμος désigne donc ici l'« usage » (Sprachgebrauch); il serait évidemment déplacé de traduire ici νόμος par « loi »; car le langage n'est pas la création d'un législateur: c'est la communauté qui impose l'usage, même à ceux qui en contestent le bien-fondé; pour ce sens de νόμος, cf. Hérodote, IV, 39,1, Empédocle, Vors. 31 B 9, Mal. sacrée, c. 17, Littré VI, 392,5, Régime, c. 4, Littré VI, 476,11 et voir F. Heinimann, Nomos und Physis . . ., p. 82–85. Il serait non moins déplacé de traduire νόμος par « convention » (Jones); dire que le mot est une création de l'usage ne signifie pas nécessairement (comme le souligne bien R. Joly, Notes hippocratiques, p. 204–210) qu'il soit une institution purement conventionnelle sans rapport avec la réalité. Bien au contraire, il existe selon notre auteur une correspondance entre les mots et la réalité. Sans quoi, pour démontrer que les humeurs sont distinctes dans le domaine de la φύσις, il n'aurait pas établi d'abord qu'elles le sont dans le domaine du νόμος. Traduire νόμος par « convention » revient à ôter toute portée à un argument déjà bien faible en soi. L'argument suppose au moins une sorte d'harmonie entre l'usage et la nature; de même en Art, c. 2, Littré VI, 4,8–9. Dès lors, l'antithèse νόμος – φύσις ici ne saurait se confondre avec celle des sophistes où le νόμος dépouillé de toute valeur est en contradiction avec la φύσις (cf. Antiphon, Vors. 87 B 44, A 2,26 sqq.; Platon, Gorgias, 482e, Protagoras 337d). Or comme cette antithèse, introduite sans justification aucune, est, pour ainsi dire, plaquée de l'extérieur sur la démonstration elle-même, il faut croire que notre auteur n'était pas le premier à se servir de cet artifice de rhétorique, et que par conséquent ce sens de l'antithèse νόμος – φύσις, où νόμος n'est pas un concept négatif, était répandu vers les années 410–400; nous avons là le témoignage qu'à la fin du cinquième siècle l'antithèse νόμος – φύσις, même sous sa forme stéréotypée, ne devait pas toujours comporter, comme le pense Heinimann, Nomos und Physis . . ., p. 28, une opposition entre un concept positif et un concept négatif; pour avoir voulu interpréter tous les emplois de l'antithèse νόμος – φύσις au cinquième siècle par rapport au sens qu'elle prend chez les sophistes, Heinimann commet, à mon sens, une erreur de perspective. Les théories avancées de certains sophistes sur les rapports du νόμος et de la φύσις n'étaient pas les seules; parallèlement, des savants (cf. Airs, eaux, lieux, c. 14, CMG I, 1,2, p. 58,9 sqq.; Art, c. 2, Littré VI, 4,8–9) pouvaient réfléchir sur les rapports du νόμος et de la φύσις, accorder une valeur positive au νόμος sans pour cela éprouver le besoin de définir leur position par rapport aux théories extrémistes de certains.

Pour une application ultérieure de l'antithèse νόμος – φύσις au problème du langage, voir Platon, Cratyle, 384d sqq. Entre le réalisme d'un Cratyle et le conventionnalisme d'un Hermogène, notre auteur occupe le juste milieu.

176,3: τὰς ἰδέας. Voir comm. p. 242 sq.

176,3 sq.: οὔτε τὸ φλέγμα ... τῷ φλέγματι. Il est étonnant que la bile noire soit omise dans l'énumération; c'est un signe qui trahit la nouveauté d'un système auquel son créateur lui-même a de la peine à se conformer. Voir supra, p. 49 et n. 3.

176,8: ἀνάγκη τοίνυν. Voir comm. p. 252.

ὅτε. Voir comm. à 166,1.

176,8 sq.: τὴν ἰδέην τε καὶ τὴν δύναμιν. Voir comm. à 166,16.

176,9: πῦρ τε καὶ ὕδωρ. C'est un des passages où se trahit le plus la comparaison jamais avouée, mais toujours implicite, des humeurs avec les éléments d'Empédocle.

176,10: γνοίης δ' ἂν τοῖσδε. Cf. supra, p. 235.

176,10 sq.: οὐχ ἓν ... ἑωυτοῦ. Comp. à 172,3–5 et voir comm. à 166,16. Le couple δύναμις – φύσις est bien attesté dans la prose technique de la fin du cinquième et du début du quatrième siècles; cf. Anc. méd., c. 13, Littré I, 600,5 et voir H. W. Miller, Dynamis and Physis ..., p. 184–197; cf. Mal. sacrée, c. 18, Littré VI, 394,14; Régime, c. 38, Littré VI, 530,11 et ibid., c. 38, 534,15; voir H. W. Miller, The concept ..., p. 147–164. Cf. aussi Démocrite, Vors. 68 B 3.

176,11–178,1: εἰ γὰρ διδοίης ... ἢν διδοῖς ... ἢν διδοῖς ... ἢν τρώσῃς. Je m'écarte ici du texte proposé par les éditions précédentes. Littré, Ermerins, Villaret, Jones écrivent: ἢν γάρ τινι διδῷς ... ἢν διδῷς ... ἢν διδῷς ... ἢν τρώσῃς ... Ce texte paraît très satisfaisant; mais il ne tient compte ni de la leçon des meilleurs manuscrits, ni d'un usage de la prose médicale. Au premier abord, la confusion des manuscrits (cf. apparat) est désespérante. Toutefois je remarque:

1. La constance avec laquelle le meilleur manuscrit d'Hippocrate A donne ἢν διδοῖς (en face de ἢν διδῷς MV) pour les protases 2–3 et l'accord de A une fois (protase 2) avec Gal.P (codd.). Ce ἢν διδοῖς est assurément la lectio difficilior: il faut y voir un subjonctif ionien; cf. subj. διδοῖ Hérondas, Mimes, II, 59; ἐπιδιδοῖ et ἀποδιδοῖ Hérodote, II, 13; cf. aussi ἁλοῖ Chios, vers 600 (Schw. 687,8–9); voir Schwyzer, I, 250 et Thumb-Scherer, II, 280. Sur les autres formes contractes des verbes en -μι dans le traité, cf. supra, p. 150 sq.

2. Il y a dans le manuscrit A un contraste entre la première protase introduite par εἰ + opt. et les autres introduites par ἢν + subj. Malgré l'excellence de A, je n'aurais pas choisi cette leçon si je n'en avais pas trouvé la confirmation dans d'autres passages de la Collection. Le schéma de cette phrase revient souvent quand un médecin,

pour donner une preuve de ce qu'il avance, décrit une expérience. Il introduit l'expérience par une formule du genre γνοίης δ' ἂν τοῖσδε (ου σημεῖον – μαρτύριον – τεκμήριον), précise généralement dans une subordonnée hypothétique, dont le verbe est le plus souvent à la seconde personne, les conditions de l'expérience, et en donne les résultats dans une principale dont le verbe est généralement au futur. Pour ce procédé, voir G. Senn, Über Herkunft und Stil . . ., p. 217–289, en particulier p. 260–261 et le tableau p. 266–267; O. Regenbogen, Eine Forschungsmethode . . ., p. 179; G. Senn, Nochmals die Experimente . . ., p. 109–128. Ce schéma peut être simple (une seule protase et une seule apodose) ou complexe si l'auteur fait varier les conditions de l'expérience ou présente, comme ici, plusieurs expériences; quand le schéma est simple, la protase est souvent introduite par εἰ + opt. Ainsi Nat. hom., 182,6–8 τεκμήριον δὲ . . . εἰ θέλοις . . . εὑρήσεις . . .; 186,9 sq. μαρτύριον δὲ . . . εἰ θέλοις . . . ἐμεῖται; voir aussi Nat. enfant, c. 17, Littré VII, 498,17; c. 20, 508,16; c. 24, 520,11; c. 29, 530,11; Chairs, c. 4, Littré VIII, 590,1; c. 9, 596,10; c. 19, 610,17; Mal. I c. 29, Littré VI, 198,16 etc.; beaucoup plus rare est la construction ἢν + subj., cf. Mal. sacrée, c. 11, Littré VI, 382,6 sqq. γνοίη δ' ἂν τῷδέ τις . . . ἢν διακόψῃς (M) τὴν κεφαλήν, εὑρήσεις . . . et Nat. femme, c. 67, Littré VII, 402,8. Mais quand le schéma est complexe, invariablement, du moins dans les exemples que je connais, à une première hypothétique introduite par εἰ + opt. succède une ou plusieurs hypothétiques introduites par ἢν + subj. Voici les exemples: Génération, c. 9, Littré VII, 482,14 sqq. εἴ τις . . . θείη, ἔσται . . ., ἢν δέ τις . . . θῇ . . . ἴσος ἔσται . . .; Nat. enfant, c. 17, ibid., 498,17 sqq. εἰ θέλοις . . ., ἀναμεμίξεται . . . ἐλεύσεται . . . καὶ ἥν τις . . . ἐάσῃ . . . καὶ . . . σκέψηται, εὑρήσει . . .; c. 25, 522,20 sqq. εἴ τις . . . ἀποπιέσειεν . . . καὶ . . . ποιήσειε . . . καὶ . . . αἰωροίῃ, . . . χωρήσει . . ., ἢν δὲ . . . ποιήσῃς . . . καὶ . . . αἰωρῇς (αἰωρῇς Jouanna: αἰωροίης codd. Littré) . . . διαχωρήσει . . .; Mal. IV c. 39, Littré VII, 556,17 sqq.; c. 57, 612,6 sqq. εἴ τις . . . καταστρέψειεν . . . εἶτα . . . ἀφέλοι . . . καὶ ἢν τοῦτο ποιήσῃ, . . . οὐκ ἐκρεύσεται (recc.: ἐκρεύξεται M: ἂν ῥεύσεται Littré) . . . ἢν δέ τις κλίνῃ (κλίνῃ Jouanna: κλίνειε codd. Littré) . . . ἢ . . . τρήσῃ (τρήσῃ Jouanna: τρήσειεν codd. Littré) . . . ἐξελεύσεται . . .; d'où il faut lire en c. 51, 588, 17 sqq. εἴ τις . . . καταστρέψειεν . . . κἢν τοῦτο ποιήσῃ (κἢν τοῦτο ποιήσῃ Jouanna: κἂν τοῦτο ποιήσειεν codd. Littré), οὐ δυνήσεται . . ., ἢν δὲ ἐπικλίνῃ τις . . ., ἔσται . . . καὶ ῥεύσεται. En dépit d'un flottement sur le mode après ἢν (l'optatif remplaçant le subjonctif éventuel est un trait de la langue byzantine), on constate que dans le schéma complexe, la reprise de εἰ + opt. par ἢν + subj. a lieu régulièrement. Dans ces conditions, la séquence εἰ + opt., ἢν + subj. donnée par A dans notre passage me paraît très satisfaisante; il reste néanmoins une incertitude sur διδοίης ou τι δοίης.

176,12–178,1 : φάρμακον ὅ τι φλέγμα ἄγει . . . ὅ τι χολὴν ἄγει . . . ὅ τι χολὴν μέλαιναν ἄγει. Les évacuants phlegmagogues et cholagogues sont souvent cités dans la Collection; mais il y a une différence sensible[1], sur ce point, entre les traités coaques et les traités cnidiens; en dehors de la Nature de l'homme, je ne connais qu'un seul passage où un cholagogue soit cité dans un traité coaque (Bless. tête, c. 20, Littré III, 256,7); les médecins coaques connaissent bien les évacuants soit par le haut soit par le bas, mais ils ne font pas la distinction entre des médicaments qui évacueraient telle ou telle humeur en particulier. Au contraire, dans les traités cnidiens ou apparentés, phlegmagogues et cholagogues sont régulièrement employés. Voir Mal. I c. 8, Littré VI, 154,7; c. 8, 154,9; c. 8, 154,13; c. 8, 154,17; Affect., c. 4, ibid., 212,2; c. 19, 228,9; c. 20, 230,10; c. 22, 232,22–23; c. 23, 234,17–18; c. 25, 236,15; c. 32, 244,7–8; c. 33, 244,15; c. 36, 246,9; Mal. II c. 13, Littré VII, 24,1; c. 15, 28,8–9; Mal. III c. 10, ibid., 130,12; c. 16, 146,21; Lieux dans l'homme, c. 28, Littré VI, 322,2; Fistules, c. 7, ibid., 454,12; Mal. femmes I c. 16, Littré VIII, 54,4; c. 16, 54,21; c. 22, 62,10; c. 26, 70,14; c. 29, 74,2 et 5; c. 37, 90,2–3; c. 79,198,3; c. 80, 198,21; c. 80, 200,3 sqq.; c. 109, 230,15 sqq.; c. 109, 230,21 sqq.; Mal. femmes II c. 118, ibid., 254,13; c. 119, 258,11; c. 127, 272,21–22; c. 128, 276,2–3; c. 183, 366,1–2; c. 184, 366,5; c. 226, 436,6–7; Nat. femme, c. 22, Littré VII, 340,19–20 repris en c. 106, Littré VII, 422,3–4; c. 109, 430,5–6. Quant aux médicaments qui évacuent la bile noire, ils ne sont cités, en dehors de notre traité, qu'une fois dans la Collection, précisément dans un traité cnidien; cf. Affect., c. 36, Littré VI, 246,10–11. On notera donc sur ce point l'accord de la Nature de l'homme avec les traités cnidiens.

176,13 : (σοι) χολή. Les manuscrits hésitent entre χολή AM et χολήν V Gal.(LV); les éditions également (Littré, Villaret, Jones donnent χολή; Ermerins et Hunger-Mewaldt [voir supra, p. 7] χολήν); le nominatif est nettement préférable, d'une part parce que l'accord de AM sur la lectio difficilior est digne de toute confiance, d'autre part parce que nous aurions l'actif et non le moyen si le sujet était ἄνθρωπος (cf. 178,12; 180,3.4.6; etc.). Quant à ἐμεῖται (de même en 176,12), c'est évidemment un futur moyen à sens passif, et non un présent passif; dans le schéma de description des expériences (cf. supra, p. 262), le verbe de la principale, quand il est à l'indicatif, est toujours au futur, même après une protase introduite par εἰ + opt. Voir dans notre

[1] Cette différence d'emploi n'a, à ma connaissance, jamais été notée; on avait toutefois remarqué que l'emploi des purgatifs était plus fréquent chez les Cnidiens que chez les Coaques. Voir les reproches adressés par Rég. mal. aiguës (c. 1, Littré II, 226,4) aux auteurs des Sentences cnidiennes pour l'emploi abusif des purgatifs; cf. L. Bourgey, p. 155.

traité, 182,6–8 τεκμήριον δὲ ... εἰ θέλοις ..., εὑρήσεις ...; cf. aussi les exemples cités p. 262. Pour les exemples en dehors de la Collection, voir Kühner-Gerth, II, 2, p. 478.

χολὴ μέλαινα καθαρεῖται. D'après les remarques précédentes, il convient de choisir la leçon de A et de rétablir le futur (cf. aussi ῥυήσεται p. 178,2). La corruption de καθαρεῖται en καθαίρεται (avec un stade intermédiaire καθαίρειται, cf. ici M avant correction) n'a rien d'étonnant. Voir par exemple Superfétation, c. 43, CMG I, 2, 2, p. 96, 21 καθαρεῖται recte Lienau: καθαίρειται M: καθαριεῖται Va: καθαίρεται Vb. Pour la construction, cf. Affect., c. 36, Littré VI, 246,9–11 τὰ ὑφ' ὧν χολὴ καθαίρεται ... τὰ ὑφ' ὧν φλέγμα ... τὰ ὑφ' ὧν μέλαινα χολή. Cf. aussi Mal. femmes II c. 118, Littré VIII, 254,13. Néanmoins, il n'est pas impossible de lire χολὴν μέλαιναν καθαρεῖται (cf. Ermerins χολὴν μέλαιναν καθαίρεται); comp. Mal. II c. 13, Littré VII, 24,1 φάρμακον ... ὑφ' οὗ φλέγμα καὶ χολὴν (χολὴν θM: χολὴ recc. Littré) καθαρεῖται (-αρεῖται θ: -αιρειται M); cf. aussi c. 38, ibid., 54,16.

178,2: ὥστε ἕλκος γενέσθαι. Cf. Mal. IV c. 50, Littré VII, 582, 12 sqq. ἢν μὲν τρῶμα γένηται, δῆλον ὅτι ἡ σὰρξ διεκόπη καὶ ἕλκος ἐγένετο. L' ἕλκος est le résultat du τρῶμα.

178,7: ἀΐδια. Les manuscrits et les éditions hésitent entre αἰεί (MV Gal.P (codd.) Littré Ermerins Villaret Jones) et ἰδεῖν (A Gal.(LV) Hunger-Mewaldt [voir supra, p. 7]). Il est important de noter que la même formule se retrouve en 184,17; or, en face de MV Gal.P(codd.) αἰεί, A et les lemmes donnent ἀΐδια. Je pense dès lors que ἰδεῖν qui n'offre pas un sens satisfaisant est la corruption non de ἀεί, comme le pensent Ermerins, ad loc., et Villaret, p. 17[1], mais de ἀΐδια. Par rapport à αἰεί, ἀΐδια me paraît être une lectio difficilior; malgré la condamnation sévère d'A. Rivier, p. 38 (« Sans être proprement absurdes, elles (sc. les leçons ἰδεῖν et ἀΐδια) ne peuvent être défendues contre αἰεί que nous lisons les deux fois dans MVC »), je choisis ἀΐδια, car je m'explique mal comment un αἰεί, très clair, aurait pu être remplacé en 184,17 par le mot plus rare ἀΐδια, et cela aussi bien dans A que dans les lemmes, c'est-à-dire dans deux traditions qui, en principe, sont indépendantes. Je pense que A et Gal. (lemmes) sont les reflets fidèles de l'archétype du I[o] siècle ap. J.-C. qui comportait déjà ici la corruption ἰδεῖν. J'ajoute que l'emploi de ἀΐδια par notre auteur n'est pas surprenant; ce terme revient plusieurs fois chez les penseurs qui lui sont familiers; cf. Empédocle, Vors. 31 B 115,2; Mélissos, Vors. 30 B 4, B 7, Diogène d'Apollonie, Vors. 64 B 7, B 8.

[1] Ces deux érudits expliquent la corruption de ΑΕΙ en ΙΔΕΙΝ par une mélecture d'onciale. C'est possible pour ΙΔΕΙΝ, mais sûrement pas pour ΑΙΔΙΑ. Une séquence telle que ΠΑΝΤΑΑΙΔΙΑ ou peut-être ΠΑΝΤΑΙΔΙΑ (= πάντ' ἀΐδια) pouvait assez facilement entraîner la corruption πάντα ἰδεῖν.

Pour l'innéité des humeurs, comp. Mal. I c. 2, Littré VI, 142, 17 sqq. et Génération, c. 3, Littré VII, 474,8; pour la transmission héréditaire des humeurs, voir Génération–Nat. enfant–Mal. IV c. 32, Littré VII, 542,10.

Chapitre 6: D'une manière inattendue, l'auteur reprend sa polémique contre les médecins monistes, mais la discussion, débarrassée maintenant de son arrière-plan philosophique, se situe sur le plan du φανερόν, de l'expérience. L'auteur ne conteste pas que ces médecins, à l'inverse des philosophes monistes, soient partis de l'expérience pour construire leurs théories; mais ils n'ont pas su observer tous les aspects de la réalité.

178,11: πίνοντας τοὺς ἀνθρώπους. Les précédentes éditions ont adopté la leçon de MV qui est également celle de Gal.(LV). Il pourrait donc sembler que Galien ne lisait pas ἀνθρώπους; mais la rencontre entre A et Gal.P (codd.) nous prouve une fois de plus que les lemmes nous trompent: la leçon de A Gal. P(codd.) est ancienne. Toutefois, l'ordre des mots (τοὺς πίνοντας ἀνθρώπους) n'est pas satisfaisant; il faut lire πίνοντας τοὺς ἀνθρώπους; cf. la formule parallèle l. 15 sq. ὁρῶντες ἀποσφαζομένους τοὺς ἀνθρώπους.

178,13: τοῦτο δὲ. Pour ce δέ apodotique, voir supra, p. 259.

178,15: τῇ αὐτῇ γνώμῃ χρέωνται. Expression favorite de l'auteur; cf. 164,9; 166,1. Le τοιαύτῃ donné par A est faible.

178,17: ψυχὴν. Voir supra, p. 241.

Après τούτοισι MV Gal.(LVAr.) donnent πάντες; l'accord de A Gal.P (codd.) indique-t-il ici une addition des lemmes qui a été reprise par MV plutôt qu'une omission de A? Il est difficile d'en décider.

180,2: ἀλλ' ὁπόταν κτλ. Les vomissements sont pour les médecins de la Collection un élément important du pronostic. Les vomissements de bile et de phlegme mêlés sont les moins dangereux; cf. Pronostic, c. 13, Littré II, 142,16; Prénotions coaques, c. 545, Littré V, 708,9–10. Les vomissements de bile noire ou de sang sont en général mauvais et souvent funestes (pour la bile noire, cf. Lieux dans l'homme, c. 33, Littré VI, 324,17; comp. Pronostic, c. 13, Littré II, 144,3 et Prénotions coaques, c. 545, Littré V, 708,11; voir toutefois Prorrhétique II c. 40, Littré IX, 68,21; pour les vomissements de sang, cf. Epidémies V c. 38, Littré V, 230,18–20; Aphorismes IV c. 25, Littré IV, 510,11; Aphorismes VII c. 37, ibid., 586,10).

Notre auteur n'est pas le seul à avoir observé une évolution dans les matières vomies; voir en particulier Mal. III c. 14, Littré VII, 134,11–12 καὶ ἐμεῖν ἐνίοτε, πρῶτον μὲν φλεγματώδεα, ἔπειτα δὲ χολώδεα, τελευτῶν δὲ κόπρον. Mais nulle part dans la Collection ne se trouve la moindre trace d'une théorie aussi systématique sur les effets produits par les vomitifs sur les diverses humeurs. [Toutefois cette théorie peut avoir son point de départ dans la réalité; effectivement, dans le cas de vomitifs très puissants, on observe d'abord un vomissement de liquide gastrique (phlegme?), puis de bile cholédocienne (bile jaune?), puis de bile vésiculaire (bile noire?), et enfin, parfois, de sang, par suite de la rupture des veinules; dans le détail, néanmoins, les allégations de l'auteur sont difficiles à intégrer dans les conceptions actuelles; en particulier, on ne connaît aucun vomitif qui puisse attirer électivement l'une ou l'autre des biles (cholédocienne ou vésiculaire)] [1].

180,4: Après χολὴν μέλαιναν, les éditeurs, Villaret excepté, ajoutent sur la foi de MV ἀναγκαζόμενοι. L'accord de A Gal.P(codd.) indique qu'il s'agit, non d'une omission de A, mais d'une addition de MV Gal.(LVAr.). Du reste, il suffit de relire l'ensemble du chapitre pour déceler le caractère étranger d'une telle notation qui a probablement été inspirée à un glossateur par une comparaison avec 182,8–10.

180,9: κατὰ φύσιν. L'expression reviendra souvent dans les c. 6–7 pour expliquer les phénomènes naturels (effets des vomitifs, principe de la nutrition, variation des humeurs selon les saisons) par la loi du semblable qui attire le semblable; voir supra, p. 254 sq.

180,10: ὡς γὰρ κτλ. Longue comparaison dont le premier membre est introduit par ὡς γὰρ (et non ὥσπερ; cf. accord de A Gal.P (codd.) et comp. 184,19) et le second par τοιοῦτο δέ τι. Elle se développe comme une comparaison homérique; comp. par ex. Iliade, IV, 422–428: 1. Iliade, IV, 422 ὡς δέ; Nat. hom. ὡς γάρ. 2. Iliade, IV, 424 πόντῳ μέν τε πρῶτα . . . αὐτὰρ ἔπειτα; Nat. hom. πρῶτον μὲν οὖν . . . ἔπειτα δέ. 3. Iliade, IV, 427 ὡς τότε; Nat. hom. τοιοῦτο δέ τι. Les comparaisons dans la prose technique des médecins sont issues de l'épopée ionienne; cf. H. Diller, Ὄψις ἀδήλων τὰ φαινόμενα, p. 14, n. 1 et P. M. Schuhl, Essai . . ., p. 317–318. Mais de telles comparaisons, comme l'a bien montré O. Regenbogen, Eine Forschungsmethode . . ., p. 131–182, ne sont pas simplement un ornement littéraire; c'est une méthode analogique destinée à expliquer les phénomènes invisibles par des phénomènes visibles ou prétendus tels. En particulier, des analogies entre l'homme et les plantes sont assez souvent notées dans la Collection; voir Foetus de huit mois, c. 3, CMG I, 2,1, p. 86,18 sqq.; Glandes, c. 5, Littré VIII, 560,4–7; Loi, c. 3, Littré IV, 640,6–12; Humeurs, c. 11, Littré V, 490,17 sqq.; Régime, c. 68, Littré VI, 600,6 sqq. et surtout Génération–Nat.

[1] Pour cette observation, je remercie le docteur Claude Lebrun (C. L.) qui m'a donné son avis sur la valeur médicale d'un certain nombre de passages du texte.

enfant–Mal. IV où les comparaisons entre l'homme et les plantes ont une fréquence et une ampleur inaccoutumées (c. 9, Littré VII, 482,14 sqq.; c. 10, 484,9 sqq.; c. 22 à 27, 514,8–528,24; c. 33–34, 544,20–548,10) et où l'analogie entre ces deux domaines est nettement affirmée: c. 27, 528,23–24 « on trouvera qu'il y a du début jusqu'à la fin une analogie entre la croissance des produits du sol et des produits humains »[1]. Mais cette conscience d'un lien entre l'homme et les plantes n'est pas particulière aux médecins; on la trouve déjà chez les Présocratiques; cf. Empédocle, Vors. 31 A 70, t. I, 296,19–20, où toutefois les termes sont renversés, car ce sont les jeunes pousses qui sont comparées à l'embryon; cf. aussi B 82, B 99 et voir W. K. C. Guthrie, A history ..., t. II, p. 209–210; pour la méthode analogique chez les Présocratiques en général, cf. W. Kranz, p. 99–122[2]. Du reste, ce genre de comparaison entre l'homme et les plantes devait être fort répandu à la fin du cinquième siècle, puisqu'on en trouve une parodie dans les Nuées d'Aristophane (v. 232–234). Toutefois, ce n'est pas un hasard si cette analogie est particulièrement attestée chez les médecins: elle fournissait une aide précieuse, comme le prouve la majorité des exemples de la Collection, dans les recherches sur la formation et la croissance de l'homme; voir déjà Alcméon, Vors. 24 A 15.

180,11–14: ἕλκει ... καὶ τὰ ἄλλα. Cette explication de la nutrition des plantes par la loi d'attirance du semblable par le semblable se retrouve en des termes identiques dans Génération–Nat. enfant–Mal. IV; cf. c. 33, Littré VII, 544,20–21 et c. 34, ibid., 544,23 sqq. Cette théorie remonte probablement à Empédocle; cf. Vors. 31 A 70, t. I, 296,25. Mais notre auteur ajoute une idée qui lui est sans doute personnelle; après avoir attiré la substance qui lui est semblable, la plante attire également les autres substances contenues dans le sol.

180,12: αὐτῷ A Littré Ermerins Jones: ἑωυτῷ M Villaret Hunger-Mewaldt (voir supra, p. 7). Le réfléchi ne s'impose pas. τὸ κατὰ φύσιν ἐνεόν est senti comme l'équivalent exact de 180,9 ὃ ἂν αὐτῷ κατὰ φύσιν μάλιστα ᾖ; cf. aussi 180,14.

ἔνι (forme renforcée de ἐν et non forme syncopée de ἔνεστι; cf. Schwyzer I, p. 388) employé depuis Homère comme synonyme de ἔνεστι, est particulièrement fréquent dans la prose des médecins avec le sens de « est dans » (le sens dérivé « il est possible » n'est pas attesté dans la prose ancienne); cf. Régime, c. 4, Littré VI, 474,10–11; c. 9, 484,6; c. 40, 536,5; Lieux dans l'homme, c. 1, Littré VI, 278,12; Mal. femmes I c. 11, Littré VIII, 44,5; c. 90, 216,16; Mal. femmes II

[1] La traduction de Littré (« On trouvera une complète similitude entre les produits du sol et les produits humains ») déforme la pensée de l'auteur.

[2] Cf. aussi B. Snell, p. 258–298.

c. 172, ibid., 352,16; c. 179, 362,7; c. 182, 364,15; c. 183, 364,20; c. 205, 394,9; c. 211, 406,11; etc.

Pour l'idée, comp. Mal. IV c. 34, Littré VII, 544,22–23 ἔχει ἡ γῆ ἐν ἑωυτῇ δυνάμιας παντοίας καὶ ἀναρίθμους; cf. ibid., c. 34, 546, 24–25.

180,13: καὶ πλεῖστον τούτου. Les éditeurs suivent MV et donnent πλεῖστον τούτου; cette leçon offre des difficultés de sens. Si l'on considère πλεῖστον comme un adverbe (cf. Jones « mostly »), τούτου n'a plus de raison d'être dans la phrase. Une partie de la tradition manuscrite a senti cette difficulté. Gal.(L) modifie τούτου en τοῦτο et rapproche l'adverbe du verbe; Gal.E (COV) supprime τούτου. Ce sont évidemment des solutions de facilité. La traduction de πλεῖστον τούτου par « la maggior quantità di ciò » (Vegetti) n'est pas plus satisfaisante, tant du point de vue de la syntaxe (on attendrait τὸ πλεῖστον) que de celui du sens (pourquoi les plantes n'attireraient-elles que la majeure partie et non la totalité du suc qui est conforme à leur nature?). Au vrai, cette leçon a peu de chances d'être ancienne: A et Gal.E (codd.) sont d'accord pour donner καὶ πλεῖστον (τούτου). καί a sa valeur intensive devant le superlatif πλεῖστον; καὶ πλεῖστον est ici synonyme de ὅτι πλεῖστον (« la plus grande quantité possible »); pour la valeur intensive de καί devant un superlatif, voir J. D. Denniston, p. 319.

180,14: τοιοῦτο A Villaret Hunger-Mewaldt (voir supra, p. 7): τοιοῦτον MV Gal.(LV) autres éditeurs. Il est difficile de choisir; mais Villaret, p. 72, remarque justement: « τοιοῦτο, etsi rarius est, invenitur tamen in Hippocrateis; ipsi antiquiores codices saepius servant, ubi recentiores τοιοῦτον praebent ».

180,15: δέ apodotique; cf. supra, p. 259; comp. 186,4.

Chapitre 7: Les humeurs varient avec les saisons.

Développement annoncé en 170,6 sq. Pour la structure de l'ensemble, voir supra, p. 25 sq.

Ce qui est frappant dans tout cet exposé, c'est le contraste entre le caractère systématique de la théorie et le désir constant de l'auteur de s'appuyer sur les faits. Pour le caractère systématique de cette théorie, voir supra, p. 47 sq., et pour ce souci de justifier la théorie par des faits, voir les formules qui introduisent des arguments d'expérience: τεκμήριον δέ 182,6; γνοίης (δ') ἂν τοῖσδε 182,12.19; 184,6; δῆλον δέ 184,8.

182,4: μὲν est nécessaire ici, car quelques lignes plus loin (182,6), il est repris par un second μὲν attesté par tous les manuscrits hippocratiques; c'est donc une omission de A; c'est un des rares cas où la rencontre de A Gal.P (codd.) n'est pas significative; Gal.P (codd.) omet μὲν les deux fois.

182,4 sq.: τοῦτο γὰρ ... ἐνεόντων. Nulle part dans la Collection le phlegme n'est mis aussi nettement en rapport avec l'hiver. Toutefois cette croyance était implicitement partagée par certains médecins coaques ou cnidiens (de l'époque récente). Pour les Coaques, voir Airs, eaux, lieux, c. 7, CMG I, 1,2, p. 34,23–25: à propos des eaux dormantes qui en hiver sont froides et favorisent la production du phlegme; pour les Cnidiens, voir Affect. internes, c. 38, Littré VII, 260,7–8: « autre ictère: il provient du phlegme et attaque surtout en hiver »; mais l'auteur d'Affect. internes est moins dogmatique que celui de Nat. hom.; il connaît une maladie de la rate causée par le phlegme qui survient au printemps (c. 33, 250,15–16).

182,6: ψυχρότατον. Que le phlegme soit l'humeur la plus froide, c'est un point sur lequel s'accordaient les médecins de Cos et de Cnide (étape récente). Pour les Coaques, voir Airs, eaux, lieux, c. 10, CMG I, 1,2, p. 48,20–21; c. 7, p. 34,23–25; Mal. sacrée, c. 6, Littré VI, 370,14 et c. 7, 374,14 τὸ φλέγμα ψυχρόν. Pour les Cnidiens, cf. Affect., c. 24, Littré VI, 236,7; Mal. II c. 8, Littré VII, 16,15 et surtout Mal. I c. 24, Littré VI, 188,19 où il est dit comme ici que le phlegme est l'humeur la plus froide (ψυχρότατον γὰρ φύσει τὸ φλέγμα); cf. aussi ibid., c. 34, 204,13. Pourtant l'étymologie du mot n'est pas en accord avec les données de l'expérience (cf. φλέγω: « enflammer »). Du reste, les sens anciens du mot sont conformes à l'étymologie; cf. Iliade, XXI, 337, « incendie » et, dans la langue médicale, « inflammation », sens conservé par les traités cnidiens (étape ancienne): cf. Mal. II c. 26, Littré VII, 42,17 (voir, avec certaines réserves, les exemples cités par C. Fredrich, p. 38–39). Dans ces conditions, il n'est pas étonnant que certains isolés aient soutenu que le phlegme était chaud; ainsi Philolaos (Anon. Lond. XVIII, 41–47 = Vors. 44 A 27: « Quant au phlegme, contrairement à la plupart des gens qui en font une humeur froide, il pose en principe qu'il est naturellement chaud; car, dit-il, le mot « phlegme » vient de φλέγειν [enflammer]; ainsi les parties qui s'enflamment s'enflamment à cause de la présence du phlegme »); comp. Démocrite (Vors. 68 A 159) qui, selon Soranus, faisait aussi du phlegme la cause de l'inflammation et Prodicos (Vors. 84 B 4) qui, pour concilier l'étymologie et les données de l'expérience, réservait le nom de « phlegme » aux humeurs brûlées par une inflammation et désignait du nom de βλέννα (cf. infra, p. 311) l'humeur traditionnellement appelée « phlegme ». Mais ces innovations n'eurent pas de suite. Platon, Timée, 85b, critique implicitement ceux qui, comme Philolaos et Démocrite, mettent en rapport l'inflammation et le phlegme; cf. aussi [Aristote], Probl., 862 b 28 ἡ χολὴ μέν ἐστι θερμόν, τὸ δὲ φλέγμα ψυχρόν. Sur le phlegme, voir Fredrich, p. 36–43.

γάρ. De même que ἐστὶ (182,5), γάρ ne devait pas se lire dans l'archétype du I° siècle après J.-C. (cf. l'accord de AV Gal.P (codd.)). Néanmoins, il est préférable de restituer ces deux mots; cf. en 182,18 sq. la formule identique κατὰ φύσιν γὰρ αὐτῷ ταῦτ' ἐστὶ μάλιστα ... ὑγρόν τε γάρ ἐστι donnée par AMV.

182,6–8: τεκμήριον δὲ ... εἰ θέλοις ... εὑρήσεις. Pour ce schéma de description d'une expérience, cf. supra, p. 262.

182,8 sq.: γλισχρότατόν ... μετά γε χολὴν μέλαιναν. Comp. 204,13 et voir supra, p. 31 sq. Dans deux autres traités de la Collection, il est fait allusion à la viscosité du phlegme: dans un traité contemporain de Nat. hom. (Mal. IV c. 35, Littré VII, 548,19 τὸ φλέγμα, ἅτε γλίσχρον ἐόν) et dans un traité coaque postérieur à Nat. hom. (Epidémies VII c. 84, Littré V, 442,3 γλίσχρος ὡς φλέγμα).

182,9 sq.: ὅσα δὲ ... τῆς βίης. C'est exact; mais l'application de cette loi physique à la biologie est, pour le moins, curieuse; notre auteur semble tenir à ce principe de physique, puisqu'il lui trouve une nouvelle application en 200,3 sq.; voir comm. ad loc. et supra, p. 32.

182,12: γνοίης ἂν τοῖσδε. Cf. supra, p. 235.

182,14: οἰδήματα λευκὰ. Pour les œdèmes blancs, voir Epidémies IV c. 30, Littré V, 174,1 et Mal. II c. 71, Littré VII, 108,4 où il apparaît que la leucophlegmasie (φλέγμα λευκόν) est un œdème blanc généralisé (comp. Affect. internes, c. 21, Littré VII, 218,10 et Affect., c. 19, Littré VI, 228,6). L'auteur d'Airs, eaux, lieux met aussi en rapport les œdèmes et la leucophlegmasie avec l'hiver (cf. c. 7, CMG I, 1,2, p. 36,12–14).

182,15: νοσήματα φλεγματώδεα. Pour les diverses maladies causées par le phlegme, voir H. L. Dittmer, p. 89.

ἔτι μὲν ἰσχυρὸν τὸ φλέγμα. Voir supra, p. 111.

182,16: τὸ αἷμα. Etant humide et chaud, le sang augmente au printemps, saison humide et chaude, en vertu de la loi des semblables. Les médecins coaques et cnidiens admettent tous que le sang est une humeur chaude; voir Mal. sacrée, c. 7, Littré VI, 374,14; Mal. I c. 24, Littré VI, 188,19, etc. Seul le traité du Cœur s'élève contre ce lieu commun (c. 12, Littré IX, 92,2–3: « le sang n'est pas chaud par nature, pas plus qu'aucun autre liquide, mais il s'échauffe, bien qu'à la majorité des gens il paraisse chaud par nature »).

Aucun traité coaque, avant la Nature de l'homme, n'a mis en rapport le sang et le printemps. Cette théorie sera reprise par Humeurs, c. 14, Littré V, 496,12 (ἦρ ἔναιμον). L'auteur cnidien des Affect. internes (c. 32, Littré VII, 248,14) note qu'une maladie de la rate causée par le sang survient surtout au printemps. Toutefois, comme pour le phlegme, la position d'Affect. internes est plus nuancée que celle de Nat. hom.; une autre maladie causée par le sang survient surtout en été (c. 7, 182,22 sqq.).

ἐξανιεῖ. Mot poétique; pour l'emploi intransitif, cf. Sophocle, Philoctète, 705 et Euripide, Hippolyte, 900. Comp. l'emploi intransitif de ἀνίημι, LSJ, s. v. II, 8. C'est l'emploi le plus ancien que nous connaissions de ἐξανίημι en prose; la langue des médecins s'enrichit volontiers de mots poétiques. Néanmoins ἐξανίημι se rencontre rarement dans la Collection; en dehors de notre traité, on le trouve une seule fois (Mal. femmes I c. 70, Littré VIII, 148,2); il est donc notable que le mot apparaisse deux fois dans notre traité. Cf. supra, p. 34. Pour la forme ionienne, cf. supra, p. 151.

182,18: θερμημεριῶν. Baumhauer, ad loc., remarquait déjà que c'est là un mot rare qui ne se retrouve que chez Aristote, Hist. anim., 544 b 11 et Théophraste, Hist. plant., VII, 1,7.

182,19: γνοίης δ' ἂν τοῖσδε. Voir supra, p. 235.

184,1: δυσεντεριῶν. Notre auteur est le seul à considérer la dysenterie comme une maladie typique du printemps. Les médecins de la Collection qui ne cherchent pas à intégrer les faits dans des systèmes trop rigides ont observé la fréquence des dysenteries en été et en automne; cf. pour l'été Epidémies I c. 8, Littré II, 644,11–12; Airs, eaux, lieux, c. 7, CMG I, 1,2, p. 36,8–9; pour l'automne, Aphorismes III c. 22, Littré IV, 496,6; pour l'été et l'automne, Epidémies I c. 4, Littré II, 616,12. Ces observations sont justes: la dysenterie est plus fréquente en été et en automne qu'au printemps. Malgré son désir de s'appuyer sur des faits, notre auteur est bien souvent victime d'une théorie préconçue; voir R. Joly, Le niveau . . ., p. 176–177.

184,2: τὰ αἵματα. Voir supra, p. 111. Au pluriel, αἵματα désigne des « flots de sang »; il s'agit donc d'hémorragies nasales abondantes. Ce pluriel est poétique; cf. Eschyle, Agamemnon, 1293; Sophocle, Antigone, 121; Euripide, Electre, 1172, Alceste, 496. Pour la Collection, ce pluriel est attesté, comme l'a déjà remarqué Villaret, p.74–75, dans les Prénotions coaques, c. 236, Littré V, 636,5–6; c. 299, 650,10; c. 354, 658,22; c. 639, 732,8, et dans Prorrhétique II c. 7, Littré IX, 24,25 (de même en c. 7, 26,5 où il faut lire à mon sens ἐκ τῶν αἱμάτων ἀναρρήξιος).

184,5: χολή. La bile (jaune) domine en été, saison sèche et chaude; c'est donc une humeur sèche et chaude.

Certains médecins de l'école de Cos avaient déjà mis en rapport la bile et l'été; cf. Airs, eaux, lieux, c. 7, CMG I, 1,2, p. 34,20–24 à propos des eaux dormantes qui en été sont chaudes et propres à augmenter la bile. Mais dans les écrits coaques antérieurs à Nat. hom., ce rapport n'est pas systématique; il le deviendra dans Nat. hom. et dans les traités qui ont subi son influence; cf. Humeurs, c. 14, Littré V, 496,12: θέρος χολοποιόν. Dans certains traités cnidiens (étape récente), la bile est également mise en rapport avec l'été; cf. Affect. internes, c. 28, Littré VII, 240,10–13; c. 35, 252,17–18; c. 39, 260,23–24; cf. aussi c. 30, 244,6–7; Affect., c. 14, Littré VI, 220,23–24 et c. 21, 230,6–7.

184,6: τοῦ θέρεος . . . τοῦ φθινοπώρου. Deux problèmes de texte: faut-il choisir θέρος ou θερείη? Faut-il préférer le génitif ou l'accusatif de temps? Le choix entre θέρος et θερείη est assez embarrassant; θερείη donné par MV n'est pas impossible; cf. 206,8 τὴν θερείην AMV; en dehors de Nat. hom., voir Epidémies VI c. 11, Littré V, 348,8 et Prorrhétique II c. 2, Littré IX, 10,4; cf. aussi Hérodote I, 189,4. Toutefois je préfère suivre la leçon de A à cause de l'accord de A Gal.P(codd.); cf. aussi 184,9 sq. apparat critique. Quant au génitif de temps, il me paraît nettement préférable à l'accusatif: lorsque la saison est précisée, l'auteur emploie régulièrement le génitif; cf. 182,4.13.15; 184,1 bis.3.10.11.13. Il faut donc rétablir τοῦ φθινοπώρου. La corruption de τοῦ φθινοπώρου en τὸ φθινόπωρον s'explique très bien par le contexte; cette corruption ancienne, commune à tous les manuscrits, a entraîné vraisemblablement la correction de τοῦ θέρεος A en τὸ θέρος Gal.P(codd.) ou de τῆς θερείης en τὴν θερείην MV.

γνοίης δ' ἂν τοῖσδε. Voir supra, p. 235.

184,7: ἐν. Cf. supra, p. 238 et comp. 190,12.

184,8: χολωδέστατα καθαίρονται. Pour la cst. comp. 180,2 et Hérodote, I, 43 οὗτος δὲ ὁ καθαρθεὶς τὸν φόνον; voir aussi les deux exemples de Mal. II A cités supra, p. 264.

184,9: πυρετοῖσι. Voir supra, p. 32.

184,13: ἡ μέλαινα χολή. Pour tous les problèmes concernant la bile noire, cf. supra, p. 48 sqq.; pour les rapports de la bile noire avec l'automne, voir particulièrement p. 49 et n. 7.

184,16: καὶ ὑπὸ. ὑπὸ est omis par A (et par les éditions); il s'agit très certainement d'une véritable omission de A et non d'une addition de MV (cf. le témoignage indirect de Gal.P (codd.)); comp. 182,17 καὶ ὑπὸ donné par AMV Gal.P(codd.).

184,16–186,12: ἔχει μὲν οὖν . . . μελάντατα. Pour la structure et le rôle de cette ample conclusion, voir supra, p. 26.

184,17: ταῦτα πάντα ἀΐδια. Voir supra, p. 250 et surtout p. 264.

184,17–19: ὑπὸ δὲ τῆς ὥρης . . . φύσιν. Comp. Empédocle, Vors. 31 B 17 v. 28–29 et 31 B 26 v. 1–2.

184,19: ὡς γάρ. Voir supra, p. 266 sq. Cette comparaison micro-macrocosmique surprend chez un auteur qui a condamné l'intrusion de la philosophie en médecine; cf. supra, p. 44.

πᾶς πάντων. Depuis H. Diels (Parmenides . . ., p. 60–61), on a remarqué que la figure de style qui consiste à rapprocher deux formes du mot πᾶς ou de ses dérivés est assez fréquente dans les écrits hippocratiques; voir les exemples donnés par Villaret, p. 75. Mais une telle figure ne témoigne pas obligatoirement de l'influence des sophistes, comme le pense C. Fredrich, p. 31 et n. 2. Il est vrai que cette figure apparaît dans des ouvrages influencés par la sophistique; cf. Vents, c. 14, Littré VI, 112,10.20 et 22. Mais il est non moins vrai que cette formule revient sous la plume d'un médecin qui rédige des développements techniques; cf. Epidémies I c. 4, Littré II, 618,3; c. 5, 632,12–634,1; Epidémies III 1° sect., Littré III, 52,6; c. 12, 92,12. Il faut ajouter que cette formule se retrouve chez des penseurs qui n'ont pas particulièrement subi l'influence de la sophistique. Cf. Anaxagore, Vors. 59 B 12 et Mélissos, Vors. 30 B 7,2.

186,1 sq.: τῶν ἐνεόντων ἐν τῷδε τῷ κόσμῳ. Nat. hom. reprend ici une expression de Diogène d'Apollonie; cf. Vors. 64 B 2 τὰ ἐν τῷδε τῷ κόσμῳ ἐόντα et ἐν τῷδε τῷ κόσμῳ ἐόντα. Le rapprochement est d'autant plus frappant que d'une part l'expression ne se retrouve pas ailleurs au V° siècle (cf. toutefois Anaxagore, Vors. 59 B 8 τὰ ἐν τῷ ἑνὶ κόσμῳ; Philolaos, Vors. 44 B 1, B 2 τὰ ἐν αὐτῷ [sc. κόσμῳ]) et que d'autre part le sens de « ordre du monde », « monde ordonné » qui est encore senti au quatrième siècle comme un sens technique (Xénophon, Mémorables I, 1,11 ὁ καλούμενος ὑπὸ τῶν σοφιστῶν κόσμος; Platon, Gorgias, 507e–508a οἱ σοφοὶ . . . καὶ τὸ ὅλον τοῦτο διὰ ταῦτα κόσμον καλοῦσιν) n'est pas très fréquent au cinquième siècle. Chez les Présocratiques, outre Diogène d'Apollonie, voir Héraclite, Vors. 22 B 30, Empédocle, Vors. 31 B 134, Anaxagore, Vors. 59 B 8; cf. aussi Philolaos, Vors. 44 B 1, B 2, B 6, mais ces fragments sont-ils du cinquième siècle? Dans la Collection, en dehors de Nat. hom., pour les écrits qui datent sûrement de la fin du cinquième siècle ou du début du quatrième, voir seulement Régime, c. 2, Littré VI, 470,12. Le contraste entre la rareté de l'emploi du mot κόσμος dans les écrits anciens de la Collection (et plus généralement dans la littérature du V° siècle) et la fréquence de κόσμος au sens de « monde » dans les rares fragments grecs que nous possédions du traité des Semaines (cf. c. 1, Littré IX, 433, app. 8, 13, 17, 19, 21, 22, 25) devrait faire réfléchir les érudits – et ils sont la majorité – qui placent ce traité dans les années 450[1]. Cette fréquence de κόσμος au sens de « monde » s'observe aussi dans les Lettres (14, Littré IX, 338,10; 17, 360,3.5; 17, 372,17; 18, 380,14.19; 20, 386,23); mais personne ne se hasardera à les dater du cinquième siècle.

Il n'y a pas lieu ici de prendre parti dans les nombreuses discussions sur l'origine et sur les premiers emplois de κόσμος au sens technique d' « ordre du monde », « monde ordonné »; voir sur ce point dernièrement G. S. Kirk, p. 311–314 (tenant compte des critiques de G. Vlastos, On Heraclitus, p. 345–346 et de E. R. Dodds,

[1] Pour les différentes dates qui ont été proposées pour les Semaines, voir W. Burkert, p. 269, n. 76.

p. 338–339, Kirk a nuancé ses affirmations de 1954); W. Burkert, p. 68–69; J. Kerschensteiner.

Il est étonnant qu'aucun érudit n'ait songé à utiliser ce passage de la Nature de l'homme pour l'étude du sens de κόσμος au cinquième siècle; le témoignage est pourtant assez significatif. κόσμος désigne déjà le « monde », mais l'idée d'ordre est encore très sensible; ce n'est pas le monde en tant que simple collection des êtres, mais en tant que totalité structurée en vertu d'une loi (ἀνάγκη; cf. pour le sens supra, p. 251) selon laquelle chaque être est solidaire de l'ensemble et l'ensemble de chaque être. Même idée de solidarité des éléments impliquée par κόσμος chez Anaxagore, Vors. 59 B 8 et chez Platon, Gorgias, 507e–508a. Pour la solidarité des éléments, cf. aussi Régime, c. 3, Littré VI, 474,2–4 εἰ δέ ποτε κρατηθείη (sc. un des éléments)..., οὐδὲν ἂν εἴη τῶν νῦν ἐόντων ὥσπερ ἔχει νῦν que l'on comparera à Nat. hom. εἰ ἕν τί γε ἐκλείποι, πάντα ἂν ἀφανισθείη. Il est possible qu'ici encore, Nat. hom. transpose un argument de Mélissos sur l'immutabilité de l'Etre; cf. Mélissos, Vors. B 6,2 εἰ τοίνυν τριχὶ μίῃ μυρίοις ἔτεσιν ἑτεροῖον γίνοιτο, ὀλεῖται πᾶν ἐν τῷ παντὶ χρόνῳ. Ce rapprochement est signalé par Vegetti, ad loc.

186,4: Pour l'emploi apodotique de δέ ici et l. 7, voir supra, p. 259.

186,9: καλεομένη. Expression fréquemment employée, même par les spécialistes, pour introduire un mot jugé trop technique; cf. dans notre traité 194,5; 198,21; 202,13. Pour l'emploi de cette formule dans Platon, Aristote et la Collection, cf. A. E. Taylor, A commentary..., p. 500–501 et A. J. Festugière, p. 68–69. L'auteur de l'Anc. méd. dit d'une manière analogue: « humeur amère que nous appelons bile jaune » (c. 19, Littré I, 618,6–7).

186,9 sq.: μαρτύριον ... εἰ θέλοις ... ἐμεῖταί σοι. Voir supra, p. 262.

II. Etiologie et thérapeutique

Chapitre 8: Etude des facteurs qui favorisent les maladies. Pour le rôle de transition joué par ce chapitre, voir supra, p. 26 sq.

186,13–15: ὅσα μὲν ... λήγειν. Cette théorie sur l'évolution des maladies en fonction des saisons découle directement des données de la Ière section. Les maladies sont dues à un excès d'humeur qui flue (cf. 174,2 sqq.); or les humeurs augmentent ou diminuent selon les saisons (182,4 sqq.); il est donc normal que les maladies naissent en la saison où l'humeur est à son maximum et décroissent en la saison où elle est à son minimum; ainsi les maladies causées par le phlegme augmentent en hiver, saison où le phlegme est à son maximum, et décroissent en été, saison où il est à son minimum, etc. Pour une fois, la théorie de notre auteur coïncide avec les observations d'un médecin coaque qui n'est pas victime d'un système préconçu; cf. Epidémies III c. 15, Littré III, 100,1–3 (texte cité supra, p. 46).

186,15 sq.: ὅσα μὴ . . . τῶν ἡμερέων. Allusion aux fièvres, qui se jugent d'après les médecins coaques en une période de jours déterminée (cf. Pronostic, c. 20, Littré II, 168 sqq.; Epidémies I c. 11 et 12, Littré II, 670–682) et peut-être aux maladies aiguës (cf. Pronostic, c. 5, Littré II, 122,16–17 et Aphorismes II c. 23, Littré IV, 476,9–10 = Prénotions coaques, c. 143, Littré V, 614,5–6). L'auteur traitera des fièvres au c. 15 sans toutefois entrer dans le décompte des jours comme il le promet ici.

186,17: ἀπάλλαξιν. Synonyme de ἀπαλλαγή bien attesté dans la Collection pour désigner la solution d'une maladie; cf. 186,18; Mal. sacrée, c. 11, Littré VI, 382,2; Mal. III c. 15, Littré VII, 136,19 (ἀπαλλάξιες θ: ἀπαλλαγαί M Littré), 136,21 (τὴν δὲ ἀπάλλαξιν τῆς νούσου); c. 16, 146,5 (ἡ ἀπάλλαξις τῆς νούσου). 9.10. Le mot est rarement attesté à l'époque classique (une seule fois chez Hérodote, IX, 13,3). C'est donc un nouvel exemple d'un mot en -σις qui a eu un essor particulier dans la prose technique des médecins. Voir supra, p. 257 sq.

186,20: ἐνιαύσιον. Galien (Comm. ad loc.) a tort de dire que ἐνιαύσιος peut signifier « qui durera un an ou une période d'années ». Toutes les fois qu'il est question dans les écrits hippocratiques d'une maladie ἐνιαύσιον, il s'agit d'une maladie annuelle; cf. Aphorismes IV c. 45, Littré IV, 574,8; Epidémies II c. 13, Littré V, 114,14; Mal. II c. 47, Littré VII, 66,5; c. 57, 90,6; Mal. III c. 15, ibid., 138,12 (qui est une rédaction parallèle de Mal. II c. 47); Affect. internes, c. 44, ibid., 278,1.

Pour la comparaison avec 200,10 sq., cf. supra, p. 30.

ἵστασθαι πρὸς. J'adopte ici la leçon de Galien; en effet, la comparaison des leçons de A ἰᾶσθαι, de MV ἰῆσθαι πρὸς et de Gal. (LVAr.) m'amène à douter que A ait conservé ici la bonne leçon. Je ne pense pas que l'on puisse expliquer dans MV la présence de πρὸς par une influence secondaire des lemmes de Galien; pourquoi un ancêtre commun de MV aurait-il éprouvé le besoin d'introduire un πρός s'il possédait la leçon parfaitement claire ἰῆσθαι et pourquoi aurait-il fait un savant dosage entre son propre texte et celui de Galien pour arriver à une leçon absurde? En fait, dans la tradition hippocratique, avant la séparation de A–MV, ἵστασθαι a dû se corrompre en ἰᾶσθαι et πρὸς devenu gênant a été supprimé dans la branche de A. Du reste, quelques lignes plus loin, l'auteur emploie une expression analogue: 188,7 sq. δεῖ τὸν ἰητρὸν ἐναντίον ἵστασθαι τοῖσι . . . νοσήμασι. Pour l'emploi de ἵστασθαι πρός cf. Thucydide, V, 104 et VI, 34.

Pour une recommandation analogue, voir Mal. I c. 5, Littré VI, 150,1–3.

Chapitre 9: Etude des causes qui déterminent les maladies.

188,3: ὅσα πλησμονὴ κτλ. Affirmations tout à fait semblables dans Aphorismes II c. 22, Littré IV, 476,6–8 et Vents, c. 1, Littré VI, 92,9. Ce principe allopathique est un lieu commun dans la Collection. On notera toutefois une curieuse alliance entre les thérapeutiques allopathique et homéopathique dans le traité des Lieux dans l'homme, c. 42, Littré VI, 334,8–12: les maladies sont causées tantôt par les contraires tantôt par les semblables et sont soignées tantôt selon une méthode allopathique tantôt selon des procédés homéopathiques.

188,6: ὑπερτέρη. L'accord de A Gal.(LV) ne laisse aucun doute sur l'excellence de cette lectio difficilior. Ce mot poétique n'est pas, à ma connaissance, attesté ailleurs dans la prose du cinquième siècle. Il ne réapparaîtra que dans la prose tardive; cf. LSJ s. v. Il fait donc probablement partie du fonds ionien. Le mot a été glosé par Erotien; cf. supra, p. 95, n. 1.

188,8: νοσήμασι ... ἡλικίῃσι. Dans son exposé théorique, l'auteur, traitant de l'homme en général, écartait toutes les caractéristiques secondaires dues au tempérament ou à l'âge (cf. 170,5 καὶ νέου ἐόντος καὶ γέροντος) pour isoler ce qui est en lui originel, fondamental et permanent, bref, pour déterminer sa φύσις; mais désormais, avec son exposé technique, il redescend dans la complexité du réel et tient compte de toutes les données particulières qui avaient été écartées auparavant: ἡλικίη – εἶδος. Ce n'est pas un hasard si dans tout le reste du traité le concept d' εἶδος va remplacer celui de φύσις. Pour soigner les individus, il ne suffit pas de connaître la nature de l'homme (φύσις au singulier); il faut tenir compte des constitutions particulières (εἴδεα au pluriel). Pour les différentes constitutions distinguées par l'auteur, voir infra, p. 302.

Notre auteur reprend par trois fois dans le paragraphe l'énumération des divers facteurs que doit considérer le médecin pour exercer correctement son art (cf. supra, p. 36). Dans l'ensemble, les médecins de la Collection sont, comme notre auteur, conscients de la diversité des facteurs qu'il convient de considérer pour le diagnostic, le pronostic et le traitement des maladies. Outre les exemples cités supra, p. 36, n. 1, voir Epidémies I c. 10, Littré II, 668–670; Epidémies III c. 16, Littré III, 102,2 sqq.; Airs, eaux, lieux, c. 1, CMG I, 1,2, p. 24,3–26,4; Humeurs, c. 1, Littré V, 476,7.

συντείνοντα codd.: ξυντεταμένα Ermerins. Ermerins (ad loc.) justifie ainsi sa conjecture: « E Galeni in comm. (cf. Mewaldt, p. 60–61) observatione scripsi ξυντεταμένα pro ceterorum ξυντείνοντα quod quominus probem me impedit seq. ξυντείνειν, nam licet ξυντείνοντα intransitive dici possit, mirum sit tamen eo loco id ita usurpari, et statim post rursus transitivo sensu ponit ». Peut-être a-t-il raison.

188,9: οὕτω γὰρ ἂν μάλιστα. Cf. supra, p. 30 et 37.

188,10: αἱ δὲ νοῦσοι γίνονται ... Pour le témoignage de l'Anonyme de Londres, voir supra, p. 57 et n. 1.

188,10 sq.: αἱ μὲν ἀπὸ τῶν διαιτημάτων, αἱ δὲ ἀπὸ τοῦ πνεύματος. Dans tout ce développement, l'auteur établit avec une lucidité étonnante une distinction entre les maladies particulières dues à un mauvais régime et les maladies épidémiques causées par des miasmes (cf. 190,15) contenus dans l'air. Cette distinction n'est toutefois pas particulière à notre traité. Voir déjà Airs, eaux, lieux, c. 2, CMG I, 1,2, p. 26,11–13 ὁκόσα τε νοσήματα μέλλει πάγκοινα τὴν πόλιν κατασχήσειν ... ὅσα τε ἴδια ἑκάστῳ κίνδυνος γίγνεσθαι ἐκ μεταβολῆς τῆς διαίτης. Voir aussi Vents, c. 6–7, Littré VI, 96–100 et en particulier c. 6, 96,23–98,2 ἔστιν δὲ δισσὰ ἔθνεα πυρετῶν ὡς ταύτῃ διελθεῖν, ὁ μὲν κοινὸς ἅπασιν, ὁ καλεύμενος λοιμός, ὁ δὲ [διὰ πονηρὴν δίαιταν] (secl. A. Nelson) ἰδίῃ τοῖσι πονηρῶς διαιτωμένοισι γινόμενος. Comme Nat. hom., l'auteur des Vents attribue la cause des maladies épidémiques aux miasmes contenus dans l'air que nous respirons. Les textes sont très proches l'un de l'autre.

188,18: θωρησσομένων. Mot poétique qui signifie au sens premier (moy.) « se cuirasser »; cf. par ex. Odyssée, XXIII, 369 ἐθωρήσσοντο δὲ χαλκῷ. Mais déjà chez Théognis (v. 842) et Pindare (frg. 72 éd. O. Schroeder), il est employé à propos d'un individu qui affronte l'adversaire « cuirassé » ... par le vin. Le jeu de mots se retrouve chez Aristophane, Acharniens, 1134–1135. Ce verbe dans son sens dérivé a été adopté par la littérature médicale où il est devenu un terme technique sans nuance familière et parfois même sans nuance péjorative. Dans certains passages il signifie encore « s'enivrer », « boire du vin en excès »; cf. Mal. IV c. 56, Littré VII, 608,2; Mal. II c. 16, Littré VII, 30,7–8; Prorrhétique II c. 4, Littré IX, 16,8; il perd toute nuance péjorative en Epidémies II c. 10, Littré V, 130,11 (c'est une prescription médicale! θωρῆξαι, « faire boire du vin en abondance ») et dans notre passage où θωρησσομένων désigne simplement les « buveurs de vin » par opposition aux « buveurs d'eau » (ὑδροποτεόντων). Sur θωρήσσεσθαι, la langue médicale a formé le dérivé θώρηξις (« excès de vin », mot qui semble n'être jamais sorti de son domaine d'origine). Pour θωρήσσεσθαι, voir P. Chantraine, A propos de ..., p. 40–42.

190,2: κατὰ τὸν αὐτὸν χρόνον. On peut hésiter entre le singulier donné par MV Gal.(LV) Gal.Ep. (codd.) et le pluriel donné par A. Tous les éditeurs sauf Villaret optent pour le singulier; il est vrai que dans tous les autres cas l'auteur emploie le singulier; comp. notamment 188,13 κατὰ τὸν αὐτὸν χρόνον AMV Gal.(LV) et voir Index, s. v.; toutefois, la corruption du singulier en pluriel dans A s'explique mal.

190,4: προφάσει. Voir infra, p. 291 sq.

190,5: ἑτέρωθι. Allusion à 186,20–188,2 et 188,7 ou à un autre ouvrage (?). Cf. aussi 190,10.

καὶ ἐκ τῶν διαιτημάτων μεταβάλλειν. Contre la leçon de MV adoptée par Littré, Ermerins et Jones, Villaret a choisi celle de A. La leçon de A est donnée aussi par Gal.(L). L'accord de A Gal.(L) n'est pas décisif, car la leçon de Gal.(L) peut provenir de A (voir supra, p. 105), mais cela ne met pas nécessairement en cause la leçon de A: même si les lemmes offraient καὶ τῶν διαιτημάτων τῇ μεταβολῇ avec Gal.(V) (Gal.(Ar.) semble confirmer cette leçon; mais il est impossible de reconstituer ici avec certitude le modèle grec), l'archétype de AMV pouvait comporter καὶ ἐκ τῶν διαιτημάτων μεταβάλλειν, modifié dans MV en καὶ τῶν διαιτημάτων μεταβολῇ sous l'influence des lemmes de Galien. Les changements dans le régime concernent évidemment aussi bien les exercices que les aliments et les boissons (cf. 188,18–20).

190,5 sq.: δῆλον γὰρ ὅτι AMV. Il est fort possible que la leçon de Gal.(L) δῆλον γὰρ δὴ ὅτι soit préférable. Comp. φανερὸν γὰρ δὴ ὅτι 188,15 et δῆλον γὰρ δὴ ὅτι 216,12; 218,11. J. Jurk, p. 59 a déjà noté la prédilection de notre auteur pour cette liaison qui par ailleurs est assez rare dans le reste de la Collection.

190,8 sq.: σκεψάμενον . . . ποιεῖσθαι. Voir supra, p. 36.

190,10: τὰ μὲν . . . προστιθέντα. Voir supra, p. 37.

190,11: L'adjonction d'un καί me paraît nécessaire pour relier ποιεῖσθαι et προστρέπεσθαι.

190,15: ἀνιᾷ. Littré ad loc. remarque très justement: « Ce conditionnel de vulg. (sc. ἂν εἴη) me paraît également en désaccord avec le reste de la phrase, qui n'a que des présents de l'indicatif, et avec δῆλον, qui implique une affirmation positive ». Mais sa correction ἂν εἴη / ἀνίει, satisfaisante paléographiquement, l'est beaucoup moins pour le sens. Etant donné le contexte, on attend un verbe tel que « être la cause du mal », « être malfaisant ». Or, ἂν εἴη peut très bien être la corruption d'un ἀνιῇ, pseudo-ionisme très fréquent dans la Collection pour ἀνιᾷ. J'étais arrivé à cette conjecture avant de consulter l'édition d'Ermerins qui la proposait déjà. Mais Ermerins omet de signaler un fait qui est indispensable pour justifier pleinement cette conjecture: c'est que ἀνιάω qui signifie d'ordinaire « causer une douleur morale » peut, dans la prose des médecins, avoir le sens de « causer une souffrance physique », « léser », « blesser »; cf. Chairs, c. 17, Littré VIII, 606,14 τὸν δὲ ὀφθαλμὸν ἀνιᾷ πᾶν ὅ τι ἂν ἐμπέσῃ « l'œil souffre par tout ce qui entre dedans » (trd. Littré); Prorrhétique II c. 4, Littré IX, 16,21, à propos d'un mal de tête. En dehors de la Collection, comp. ἀνιᾷ μοι τὰ ὦτα Platon, Gorgias, 485 b (cf. aussi Sophocle, Antigone, 319) où les deux sens sont mêlés.

Le mouvement de la phrase donné par A ὅταν ... καθεστήκῃ καὶ δῆλον ᾖ ὅτι ..., δῆλον ... n'est pas naturel. Après ὅταν ... καθεστήκῃ, δῆλον marque le début de la principale exactement comme en 190,3.

190,17: ὅτε γε de MV Gal.(L) est préférable à ὅτι γε de A Gal.(V). Je suis d'accord sur ce point avec Hunger-Mewaldt (voir supra, p. 7) contre les autres éditeurs. Notre auteur emploie régulièrement ὅτε pour introduire les causales (voir déjà supra, p. 233); on ne trouve qu'une seule fois ὅτι causal (204,4); ὅτε γε est repris quelques lignes plus loin (192,3) et cette fois ὅτε est donné par tous les manuscrits.

190,19: κατ' ὀλίγον. Les changements de régime doivent être progressifs, car de brusques écarts sont nocifs. L'idée revient plusieurs fois dans le traité; cf. 196,14 sq. et 206,11. Dans la Collection, c'est un thème courant; cf. surtout Rég. mal. aiguës, c. 9, Littré II, 296,6–12 αἱ μέγισται μεταβολαὶ τῶν περὶ τὰς φύσιας ἡμέων καὶ τὰς ἕξιας συμβαινόντων μάλιστα νοσοποιέουσιν· ... οὔτε ἐξαπίνης οἷόν τε ὅλῳ τῷ πρήγματι μεταβάλλειν οὔτε ἐπὶ τὰ οὔτε ἐπὶ τά; cf. aussi Anc. méd., c. 10–12, Littré I, 590–598; Régime, c. 68, Littré VI, 600,10; Affect., c. 44, Littré VI, 254,3–4 (κατ' ὀλίγον χρὴ καὶ τὰς προσθέσιας ποιεῖσθαι καὶ τὰς ἀφαιρέσιας); Aphorismes II c. 51, Littré IV, 484,9–12 etc.

ἣν ... μεταβάλλῃ n'est évidemment pas en contradiction avec μὴ μεταβάλλειν (190,16 sq.). μεταβάλλειν en 190,17 désigne un changement de nature dans le régime, ici, un changement de degré. La pensée de l'auteur est la suivante: il ne faut pas un changement de nature dans le régime (c'est-à-dire le modifier « en ajoutant ici et en retranchant là »; cf. 190,10), puisque ce régime n'est pas cause de la maladie, mais simplement un changement de degré (c'est-à-dire une diminution du régime; cf. 190,18 sq.) pour diminuer, par une cure d'amaigrissement, la capacité respiratoire et ralentir le rythme de la respiration (cf. 192,6 sq.). De la sorte, les chances d'inspirer les miasmes sont réduites. [Ces précautions peuvent paraître naïves; mais elles sont pleines de bon sens; il est bien connu que l'obésité diminue la résistance du sujet à la maladie; dans tout ce passage, il y a une conscience très nette de la notion de contagiosité et une intuition assez étonnante de la pathologie microbienne. C. L.[1]]

192,6 sq.: οὕτω γὰρ ἂν ἥκιστα. Cf. supra, p. 30 et 37.

Chapitre 10: Etude des mécanismes qui déclenchent les maladies.

Ce chapitre est un prolongement de la théorie humorale exposée au c. 4; un seul élément nouveau: la distinction entre les « parties faibles » et les « parties fortes ».

[1] Voir supra, p. 266, n. 1.

192,8: μελέων. Désigne les « parties » du corps et non les « membres ». Qui nous délivrera de cette fâcheuse habitude de traduire μέλεα par « membres » ? Si τὰ μέλεα désignait les membres, comment Pindare pourrait-il parler des μελέων d'un serpent (Néméennes, I, 46–47) ? μέλεα toujours employé au pluriel jusqu'à l'époque de Strabon est senti d'abord comme une unité, même si cette unité est composée d'éléments complexes (cf. les fines remarques sur les pluralia tantum de J. Humbert, p. 20–21; mais on regrettera d'y trouver la traduction de μέλεα et artus par « membres »). Cette unité composée d'éléments complexes, c'est le « corps ». Ainsi dans Odyssée, XI, 599–600, κατὰ δ' ἱδρὼς ἔρρεεν ἐκ μελέων, ἐκ μελέων signifie « de toute la surface de son corps ». En Iliade, VII, 131, μελέων désigne le corps par opposition au θυμός, à la force vitale; même opposition chez Pindare (loc. cit.). De même Eschyle, Perses, 991–992 « mon cœur crie, crie, au tréfonds de mon corps (μελέων ἔντοσθεν) », et non « au fond de mes membres » (trd. Mazon). Et quand cette unité est considérée dans ses éléments (par ex. un corps découpé), τὰ μέλεα désigne les « parties » du corps en général et pas seulement les membres. Ainsi Astyage (Hérodote, I, 119,3) fait découper κατὰ μέλεα « morceau par morceau » le corps du fils d'Harpage et fera servir ces morceaux à Harpage, sauf précisément les membres et la tête; cf. aussi Hérodote, III, 111,3 où τὰ μέλεα employé deux fois signifie d'abord le « corps », puis « les morceaux (découpés) du corps ». Voici chez Platon un exemple particulièrement clair: Théétète, 209b ... ῥῖνα καὶ ὀφθαλμοὺς καὶ στόμα καὶ οὕτω δὴ ἓν ἕκαστον τῶν μελῶν ... « un nez, des yeux, une bouche et ainsi de chacune des parties du corps » et non de chacun des « membres » (A. Diès). De même dans la Collection τὰ μέλεα désigne généralement les parties du corps; cf. Lieux dans l'homme, c. 1, Littré VI, 276,9; Régime, c. 26, Littré VI, 498,15; Chairs, c. 19, Littré VIII, 610,7; Foetus de huit mois, c. 1, CMG I, 2,1, p. 80,18 etc. Le sens de « corps » est plus rare; cf. Régime mal. aiguës, c. 15, Littré II, 342,9. Sur μέλεα, voir aussi le chapitre 1 de B. Snell.

192,9: ἰσχυροτάτου. Le contexte ne laisse aucun doute sur ce qu'il faut entendre par les « parties fortes » et les « parties faibles ». Voir supra, p. 29.

δέ apodotique; cf. supra, p. 259.

192,14: ἀποπαλήσεται. Cf. supra, p. 96–99.

Chapitre 11: Description des vaisseaux sanguins.

Pour la place de ce chapitre dans la suite du développement, cf. supra, p. 28 sq.

Cette description est citée en grande partie par Aristote, Hist. des animaux, III, 3, 512b–513a et reproduite intégralement dans le traité de la Nature des os, c. 9, Littré IX, 174,13–178,2. Sur la valeur de ces témoignages pour l'établissement du texte, cf. supra, p. 118 sqq.

192,15: τῶν φλεβῶν. Doit se traduire par « vaisseaux » et non par « veines », car notre auteur ne connaît pas la distinction entre les artères et les veines. Ces vaisseaux distribuent dans le corps non seulement le sang, mais aussi la nourriture (196,7) et l'air. Sur les problèmes relatifs aux φλέβες dans la Collection, l'étude de C. Fredrich, p. 201–205 reste fondamentale.

τέσσερα. Prédilection de l'auteur pour le nombre quatre; cf. supra, p. 32.

192,16: ἀπὸ τῆς κεφαλῆς. Les quatre paires de vaisseaux partent toutes de la tête; chaque paire a néanmoins un point de départ distinct. Ière paire: ἀπὸ τῆς κεφαλῆς ὄπισθεν; 2ème paire: ἀπὸ τῆς κεφαλῆς παρὰ τὰ ὦτα; 3ème paire: ἐκ τῶν κροτάφων; 4ème paire: ἀπὸ τοῦ ἔμπροσθεν τῆς κεφαλῆς. Dans son énumération, l'auteur procède donc d'arrière en avant.

Cette opinion sur l'origine des vaisseaux est assurément la plus ancienne qui ait été soutenue par les médecins grecs. Cf. la description de Syennesis de Chypre dans Nat. os, c. 8, Littré IX, 174,4–12, qui est la plus archaïque que nous connaissions. L'auteur d'Airs, eaux, lieux devait partager cette croyance (selon lui, la section des veines situées derrière la tête entraîne l'impuissance; c. 22, CMG I, 1,2, p. 74,3–4), et déjà avant lui, Alcméon pensait que la semence est une partie du cerveau (Vors. 24 A 13; cf. E. Lesky, p. 1237–1239). Cette opinion devait être fort répandue, puisqu'Aristote va même jusqu'à déclarer dans son Hist. des animaux, 513a, que tous ses devanciers faisaient partir les vaisseaux de la tête[1].

194,2: ἀφήκει. Cf. supra, p. 225.

194,4: ἐκ. Dans toute cette description des veines, les manuscrits présentent des différences de texte assez nombreuses, notamment pour les prépositions. L'accord de AM' est un guide précieux pour l'éditeur; ici par exemple, cet accord permet de considérer comme une addition ἔχουσιν de MV et ἔχουσαι (vel ἔχουσι) τὴν ἀρχὴν de Gal.(LV). Aristote qui ne présente pas non plus cette addition confirme l'excellence de l'accord AM'. En revanche, un désaccord entre A et M' rend l'éditeur perplexe; par ex. ici, faut-il choisir ἀπὸ avec A ou ἐκ avec M'? Aristote donne ἐκ.

194,4 sq.: φλέβες ... παρὰ τὰ ὦτα. Comp. Airs, eaux, lieux, c. 22, CMG I, 1,2, p. 74,3 παρὰ τὰ ὦτα φλέβες; ces vaisseaux, dans Airs, eaux, lieux, transportent le liquide séminal du cerveau aux organes génitaux. Rapprochement déjà fait par E. Lesky, p. 1238. Cf. aussi Lieux dans l'homme, c. 3, Littré VI, 282,8 sqq.

[1] Toutefois l'affirmation est inexacte. Cf. C. Fredrich, p. 63–64.

194,7: L'insertion de ἐκ peut sembler fautive; comp. le passage parallèle 196,2 sq. διὰ τῶν βραχιόνων τοῦ κάτωθεν μέρεος. Les manuscrits d'Aristote ne donnent pas ἐκ. Voir toutefois Fractures, c. 2, Littré III, 418,6–7 ἐκ τοῦ ἔξωθεν μέρεος καὶ ἐκ τοῦ ἔσωθεν.

194,8: ἐπὶ τῶν σφυρῶν τὰ ἔσωθεν. Ermerins note très justement « τὰ σφυρὰ τὰ εἴσωθεν ineptum est et vestigium obfert veteris τῶν σφυρῶν τὰ εἴσωθεν, quod praefero prae vulg. τὰ σφυρὰ ἔσωθεν ». Aucun éditeur n'a tenu compte de cette remarque; j'imagine que c'est par négligence. Comp. 194,1 sq. ἐπὶ τῶν σφυρῶν τὰ ἔξω; Aristote présente ἐπὶ τὰ σφυρὰ τὰ εἴσω qui est également une corruption pour ἐπὶ τῶν σφυρῶν τὰ εἴσω. L'emploi de ἔσωθεν ou de ἔσω est ici indifférent. J'écris ἔσωθεν, puisque ἔσωθεν est donné par les manuscrits hippocratiques et que c'est en définitive la lectio difficilior; pour l'hellénisme τὰ ἔσωθεν, cf. Kühner-Gerth, II, 1, p. 546, n. 1; comp. le même emploi de ἔσωθεν au lieu de ἔσω une ligne plus haut dans ἐκ τοῦ ἔσωθεν μέρεος. Comp. aussi τὰ ἔξωθεν τοῦ σώματος, Ep. II c. 16, Littré V, 116,7–8.

194,10 sq.: αἱ δὲ τρίται φλέβες. Cette troisième paire de vaisseaux correspond aux deux gros vaisseaux décrits par Syennesis de Chypre (Nat. os., c. 8, Littré IX, 174,4–9). Chez Polybe, comme chez Syennesis, les vaisseaux se croisent à la hauteur de la poitrine (Syennesis: ἡ μὲν ἐκ τοῦ δεξιοῦ ἐς τὸ ἀριστερόν, ἡ δὲ ἐκ τοῦ ἀριστεροῦ ἐς τὸ δεξιόν; Nat. hom.: ἡ μὲν ἀπὸ τῶν δεξιῶν ἐς τὰ ἀριστερά, ἡ δὲ ἀπὸ τῶν ἀριστερῶν ἐς τὰ δεξιά) et se dirigent l'une à travers le foie vers le rein droit (Syennesis: διὰ τοῦ ἥπατος ἐς τὸν νεφρόν; Nat. hom.: ἐς τὸ ἧπαρ καὶ ἐς τὸν νεφρόν), l'autre vers la rate et le rein gauche (Syennesis: ἐς τὸν σπλῆνα καὶ νεφρόν; Nat. hom.: ἐς τὸν σπλῆνα καὶ ἐς τὸν νεφρόν). Comp. aussi la formule par laquelle Syennesis et Polybe introduisent la description des vaisseaux (Syennesis: αἱ φλέβες δὲ αἱ παχέαι ὧδε πεφύκασιν; Nat. hom.: αἱ παχύταται τῶν φλεβῶν ὧδε πεφύκασι). Polybe a pu s'inspirer ici de la description de Syennesis.

194,12–14: ἡ μὲν ἀπὸ τῶν δεξιῶν ἐς τὰ ἀριστερὰ . . ., ἡ δὲ ἀπὸ τῶν ἀριστερῶν ἐς τὰ δεξιά. Cette croyance dans le croisement des veines est répandue chez les médecins grecs; outre Syennesis, voir Diogène d'Apollonie (Vors. 64 B 6 αἱ μὲν ἐκ τῶν δεξιῶν εἰς τὰ ἀριστερά, αἱ δ' ἐκ τῶν ἀριστερῶν ἐπὶ τὰ δεξιά) et Platon, Timée, 77 e (τὰς μὲν ἐκ τῶν δεξιῶν ἐπὶ τἀριστερὰ τοῦ σώματος, τὰς δ' ἐκ τῶν ἀριστερῶν ἐπὶ τὰ δεξιά). Elle est attestée aussi dans la médecine indienne (cf. J. Filliozat, p. 195).

[Cette hypothèse ne correspond à aucune réalité anatomique; mais elle a pu être suggérée aux médecins par l'observation de troubles hémiplégiques; C. L.[1] et J. J.]

[1] Voir supra, p. 266, n. 1.

194,13: Après τὰ ἀριστερὰ, MV Gal.(LV) présentent une longue addition qui ne se trouve ni dans A ni dans M'. Les éditeurs sont partagés; certains y voient une omission de A (Littré, Ermerins, Jones, Hunger-Mewaldt [voir supra, p. 7]), d'autres une addition de MV (Fredrich, Villaret). Il n'y a, à mon sens, aucun doute. Ni Aristote ni Galien (om. de Gal.(Ar.); voir supra, p. 106 et 124) ne lisaient cette addition qui est, par conséquent, récente.

194,17: διὰ Ar.: ἐπὶ A: ὑπὲρ MV: ἀπὸ M' Gal.(LV). Bel exemple de l'indécision de la tradition manuscrite sur les prépositions. La majorité des éditeurs choisissent ὑπὲρ (Littré, Ermerins, Villaret, Hunger-Mewaldt [voir supra, p. 7]); ce choix est surprenant: ὑπὲρ τῶν βραχιόνων est une absurdité (je comprends bien que les vaisseaux puissent passer au-dessus de l'abdomen; cf. 196,4; je vois mal comment ils pourraient passer au-dessus du bras). Du reste, je n'ai aucune confiance dans cette leçon qui est probablement une innovation d'un ancêtre de MV. La leçon de A choisie par Jones n'est pas satisfaisante; ἐπί, dans toute cette description, est suivi de l'accusatif. On pourrait songer à rétablir ἐπὶ τῶν βραχιόνων τὰ ἄνωθεν, mais il faudrait lire ἐπὶ τῶν βραχιόνων τὰ ἄνωθεν καὶ ἐς τὰς συγκαμπάς, comme en 194,1 sq. ἐπὶ τῶν σφυρῶν τὰ ἔξω καὶ ἐς τοὺς πόδας; la conjecture entraîne des changements trop importants; mieux vaut lire διὰ τῶν βραχιόνων donné par Aristote; comp. 196,2 sq. διὰ τῶν βραχιόνων τοῦ κάτωθεν μέρεος. On peut lire également ἀπὸ τῶν βραχιόνων ἄνωθεν avec M' Gal.(LV) qui ont conservé la leçon indépendamment; comp. 196,3 ἐκ τῶν πλευρέων ἄνωθεν.

196,1: τῶν στηθέων. Sens technique; τὰ στήθεα désigne ici les éminences charnues de la main situées à la base des doigts; pour ce sens, cf. ⌊Galien⌋, éd. Kühn, XIV, 709; Rufus d'Ephèse, Onom. 86, éd. Daremberg, p. 144 selon qui τὸ στῆθος désigne plus particulièrement l'éminence thénar (στῆθος δὲ τὸ ὑπερέχον ἀπὸ τοῦ μεγάλου δακτύλου σαρκῶδες ὑπὸ τὸ κοῖλον τῆς χειρός). τὸ στῆθος peut également désigner la partie charnue située à la base des doigts du pied; cf. Epidémies IV c. 1, Littré V, 144,4; Articulations, c. 55, Littré IV, 240,3; c. 58, 248,10.

196,1 sq.: τῶν χειρῶν. Villaret, p. 80, considère τῶν χειρῶν comme une glose de τῶν στηθέων. Je préfère suivre Littré, car l'expression τῶν στηθέων τῶν χειρῶν est tout à fait naturelle sous la plume d'un médecin de la Collection; comp. τῷ στήθει τοῦ ποδός Articulations, c. 55 et 58 (loc. cit.); τὸν καρπὸν τῆς χειρός Fractures, c. 4, Littré III, 432,6; τοὺς καρποὺς τῶν χειρῶν Airs, eaux, lieux, c. 20, CMG I, 1,2, p. 70,6 etc.

196,8 sq.: καὶ ἀπὸ τῶν ἐξωτάτω καὶ ἀπὸ τῶν ἔσω. La comparaison de AM M' Gal.(LV) indique clairement que cette leçon remonte au moins au Ier siècle ap. J.-C. La normalisation de ἔσω en ἐσωτάτω (préférable à celle de ἐξωτάτω en ἔξω) ne s'impose pas; il est peu vraisemblable que la corruption d'un ἐσωτάτω en ἔσω se soit produite dans deux traditions en principe indépendantes (Nat. hom./Nat. os.) alors que le contexte invite au maintien et même au rétablissement (cf. les recentiores de Nat. os.) de ἐσωτάτω; quant à la corruption d'un ἔξω en ἐξωτάτω, elle est encore moins vraisemblable.

196,12: μεμαθήκωσι. L'emploi du parfait de μανθάνειν au sens de « avoir l'habitude » est une caractéristique de la langue des médecins qui a été relevée par Erotien (éd. Nachmanson, p. 60): μεμαθήκασι· εἰώθασι· καὶ γὰρ ἡ μάθησις ἔθους ἐστὶν ἄσκησις. Le sujet est parfois, comme ici, un être inanimé; cf. Rég. mal. aiguës, (Ap.), c. 8, Littré II, 430,7 μεμαθήκασι δὲ μακροὶ οἱ πυρετοὶ οἷδε γίνεσθαι; c. 17, 476,11 sqq. πολλάκις γὰρ μεμάθηκε φοιτᾶν . . . ἀλγήματα καὶ ἐς ὀσφῦν καὶ ἐς ἰσχία; cf. aussi Mal. femmes I c. 12, Littré VIII, 50,10, à propos du flux menstruel.

196,14: συλλέγεσθαι. Cf. supra, p. 29.

μεταβολή. Cf. supra, p. 279 et 36.

[L'absence de toute référence au cœur est d'autant plus étonnante que des prédécesseurs ou des contemporains faisaient déjà intervenir cet organe dans le système sanguin; cf. Empédocle, Vors. 31 B 105; Diogène d'Apollonie, Vors. 64 B 6 (t. II, 63,8); Mal. sacrée, c. 3, Littré VI, 366,17; Mal. IV c. 33, Littré VII, 544,8 selon qui le cœur est la source du sang; cf. aussi Chairs, c. 5, Littré VIII, 590,5 sqq. Cette description, si l'on en juge d'après des critères modernes, est une des plus archaïques de la Collection; à son époque toutefois, elle était aussi célèbre, sinon plus, que d'autres descriptions qui nous paraissent plus élaborées; en effet, elle est restée un morceau d'anthologie; cf. Aristote, Hist. anim., et, dans la Collection, Nat. os. C. L.[1] et J. J.]

Chapitre 12: Loin de passer à un autre sujet (C. Fredrich, p. 18), l'auteur continue à étudier les causes des maladies (cf. 198,5 ἀπὸ τοῦ αὐτοῦ τὰ νοσήματα γίνεται); mais il passe désormais des maladies générales à des maladies plus particulières; l'affection qui est décrite ici n'est pas susceptible, comme les précédentes, d'atteindre tous les individus, mais seulement ceux qui ont atteint un certain âge (cf. 198,4) et présentent une constitution particulière (cf. 198,10).

198,1–21: Ὅσοι . . . καλεῖται. La maladie présente trois symptômes possibles:

a) crachats de pus sans fièvre
b) présence de pus dans les urines sans qu'il y ait douleur
c) présence de sang dans les selles.

[1] Voir supra, p. 266, n. 1.

Ces trois symptômes s'expliquent par une cause unique (198,5 ἀπὸ τοῦ αὐτοῦ): un flux de sang séreux dû à une fonte des chairs; suivant le trajet emprunté par le flux, il y aura apparition de l'un ou l'autre de ces symptômes:

a) le flux se porte vers la poitrine, y séjourne, se transforme en pus et sort sous forme de crachats.

b) le flux descend dans le ventre, n'y séjourne pas et donne des selles sanguinolentes.

c) le flux descend dans la vessie où il est transformé en pus et sort avec l'urine.

198,7: ἐξανεθέντας. Cf. supra, p. 270 sq.

198,8: διακεκριμένον. Un individu chez qui les éléments constitutifs du corps ne sont pas dans un état de crase devait être, selon la doctrine exposée au c. 4, particulièrement sujet à la maladie.

198,11 sq.: τήκεται τὸ σῶμα. La chair se fond, provoque un flux d'humeur qui cause des maladies à l'endroit où il s'élance; ce processus d'explication des maladies est un lieu commun de la médecine antique; comp. par exemple Platon, Timée, 82 e. Pour l'expression, comp. Epidémies V c. 6, Littré V, 206,15 ἐτήκετο (sc. τὸ σῶμα); Affect., c. 24, Littré VI, 236,8–9 τὸ σῶμα τήκεται; Mal. IV c. 33, Littré VII, 544,4 ἀπὸ τοῦ σώματος τηκομένου; cf. aussi c. 41, ibid., 562,13.

198,12: ἰχωροειδές. Désigne du « sang séreux » formé par la réunion du sang et de l'humeur provenant de la colliquation des chairs. Comp. Aristote, Hist. anim. III, 19, 521 a 13 où le sang ἐξυγραινόμενον devient ἰχωροειδές (cf. ἰχὼρ ... τὸ ὑδατῶδες τοῦ αἵματος Part. anim. II, 4, 651 a 17). Un médecin de la Collection compare un flux ἰχωροειδές à du jus de viande rôtie (Mal. femmes II c. 122, Littré VIII, 264,21–22).

198,14: ἄν. Depuis Littré, les éditeurs rétablissent ἄν devant ἐνῇ, sauf Hunger-Mewaldt (voir supra, p. 7) qui choisissent la leçon de Galien (ἐνῆν); il reste la possibilité de lire ἔνι avec M (pour la fréquence de ἔνι dans la Collection, cf. supra, p. 267 sq.; il arrive que ἐνῇ soit la corruption de ἔνι; cf. Chairs, c. 2, Littré VIII, 584,14 ἔνι Littré: ἐνῇ codd., c. 6, 592,1, idem). Syntaxiquement, les leçons de Galien et de M sont possibles; mais paléographiquement, elles n'ont pas grande valeur; dans le cas présent, il est vraisemblable que ἔνι (au lieu de ἐνῇ qui devait se lire dans l'archétype de AMV; cf. accord de AV sur le subj.) s'explique dans M par le voisinage de σώματι. Quant à ἐνῆν de Gal.(LV), c'est probablement un essai de correction d'un ἐνῇ qui, par suite de la chute de ἄν, ne se justifiait plus. Les manuscrits des lemmes ne sont pas assez conservateurs pour qu'on puisse ici leur faire confiance. Il est donc préférable de restituer ἄν. Mais la place de ἄν est après οἷόν περ et non avant ἐνῇ. Comme les enclitiques, ἄν a tendance à occuper la seconde place dans la proposition; cf. J. Wackernagel, p. 392–402 (= Kl. Schr., p. 60–70); en particulier dans les propositions subordonnées, ἄν occupe régulièrement cette deuxième place; cf. par exemple Nat. enf., c. 20, Littré VII, 510,14–16 ὁποίην ἂν ἡ σὰρξ ἰκμάδα ἕλκῃ . . . τοιαύτη τὴν χροιὴν καὶ ἡ θρὶξ γίνεται. Si ἄν entre en concurrence avec un enclitique pour cette seconde place, sa position (en second ou en troisième) dépend de l'enclitique; en concurrence avec τι, ἄν conservera la seconde place; cf. Bless. tête, c. 7, Littré III, 208,10–11 ὁποῖον ἄν τι καὶ τὸ σχῆμα τοῦ βέλεος ᾖ; mais en concurrence avec περ, ἄν rétrograde à la troisième place; cf. Hérodote, III, 16,3 . . . τά περ ἂν λάβῃ.

La disparition de ἄν devant ἐν s'explique assez bien.

198,16: τὰ στήθεα. La prose médicale emploie indifféremment le singulier ou le pluriel, tout comme la poésie homérique. Pour le pluriel, cf. Mal. I c. 12, Littré VI, 160,7 et c. 13, 160,14; Mal. II c. 46, Littré VII, 64,11; c. 47, 66,12; c. 53, 82,10; c. 54, 84,16; c. 55, 88,3, etc. De même Diogène d'Apollonie dans sa description des vaisseaux emploie le pluriel (Vors. 64 B 6, t. II, p. 63,9–10). Chez Thucydide, II, 49,3, le pluriel est probablement dû à l'influence du langage technique des médecins. Platon, comme les médecins, utilise indifféremment le singulier ou le pluriel; cf. pour le pluriel Protagoras, 352 a, Banquet, 191 a, Timée, 69 e, 91 e.

Comme le pluriel est la lectio difficilior et comme cette leçon est donnée par le manuscrit le plus conservateur, τὰ στήθεα A est préférable à τὸ στῆθος MV Gal.(LV). L'emploi du singulier ἐν τῷ στήθει dans la phrase suivante ne me semble pas un argument suffisant pour rejeter la leçon de A; de manière analogue, dans le Timée, 69 e, le singulier τοῦ στήθους est repris par le pluriel ἐν δὴ τοῖς στήθεσιν.

198,16 sq.: Sur les aspects médicaux du concept de κάθαρσις, cf. E. Howald, p. 203 sqq.

198,17: ἐναυλιζόμενον: emploi métaphorique qui ne se trouve pas ailleurs dans la Collection; Erotien (éd. Nachmanson, p. 37) dit que le mot est synonyme de ἐμμένον.

198,18: καταςήπεται . . . πυοειδές. Le sang séreux qui séjourne dans la poitrine se corrompt, devient une humeur purulente qui est crachée sous forme de pus. Explication analogue dans Mal. I c. 14, Littré VI, 162,4–6: du sang provenant de la rupture d'un vaisseau « se déverse dans le poumon, y pourrit; et quand il est pourri, c'est du pus que crache le patient » (χεῖται ἐς τὸν πλεύμονα καὶ σήπεται ἐν αὐτῷ, καὶ ὅταν σαπῇ, πύον πτύει). Les empyèmes du poumon sont très fréquemment décrits dans la Collection, surtout par les Cnidiens.

Pour l'explication du pus à partir du sang corrompu, voir en outre Mal. I c. 15, ibid., 166,4 (αἷμα . . . γίνεται σηπόμενον πύον) et passim, Vents, c. 10, Littré VI, 106,15–16 (τὸ αἷμα . . . χρονιζόμενον καὶ σηπόμενον γίνεται πύον) et Aristote, Hist. anim., III, 19, 521 a 20 σηπόμενον δὲ γίνεται τὸ αἷμα ἐν τῷ σώματι πύον.

198,21–200,8: γίνονται δὲ καὶ ... εἶναι. Wilamowitz et Fredrich (p. 18) considèrent tout ce passage comme une interpolation tardive. Schöne, pour sa part (C. R. de C. Fredrich ..., p. 660), admet que ce passage n'est pas à sa place; ce serait, selon lui, non pas une addition tardive, mais un fragment de la grande œuvre qui aurait été arbitrairement déplacé par l'épitomateur (cf. supra, p. 37, n. 3). Voici les arguments de Fredrich:

1. le début de ce développement est rattaché de façon lâche (δὲ καὶ) à un développement bien construit.

2. la fin du chapitre ὑγιεῖς δὲ γίνονται αὐτόματοι οἱ οὕτω διακείμενοι (200,8 sq.) ne se rattache pas aux lignes qui précèdent, mais continue le développement commencé en 198,10 ὅταν οὖν νόσημά τι καταλάβῃ τοὺς οὕτω διακειμένους ...

Il est vrai que ce développement forme une sorte de parenthèse; mais est-ce une raison suffisante pour conclure soit à une interpolation, soit à un passage déplacé? Deux raisons m'amènent à penser que cette parenthèse est bien à sa place:

1. Malgré les apparences, il n'y a pas rupture du raisonnement. Le lien entre l'allusion à la formation des calculs dans la vessie (γίνονται δὲ καὶ οἱ λίθοι) et le développement qui précède devient clair à partir du moment où l'on sait que le processus de séparation de l'urine décrit dans les lignes précédentes est, dans certains cas, un premier stade qui peut aboutir à la formation de calculs dans la vessie. Ainsi dans Airs, eaux, lieux, c. 9, CMG I, 1,2, p. 44,20–28: « quand le ventre est brûlant, la vessie partage nécessairement cette affection; elle s'échauffe au-delà des limites de la nature; son col s'enflamme; ainsi affecté, il n'émet plus l'urine, qui y reste soumise à l'action d'un excès de chaleur. La partie la plus ténue (τὸ λεπτότατον; comp. Nat. hom. τὸ μὲν ἀραιότατον) et la plus pure de ce liquide se sépare (ἀποκρίνεται; comp. Nat. hom. ἐφίσταται ἄνω), ... et la plus trouble se condense et se consolide; d'abord petit, le noyau grossit successivement; car, ballotté dans l'urine, il s'assimile les sédiments épais qui déposent; de cette façon, il augmente de volume et se durcit» (trd. Littré II, 39). Le processus de séparation de l'urine dans Nat. hom. est comparable à celui d'Airs, eaux, lieux. Un lecteur (ou un auditeur) averti devait donc immédiatement penser en lisant (ou en écoutant) ce passage de Nat. hom. à la formation des calculs. Même dans le détail, le raisonnement devient clair si on admet avec Höttermann, p. 144, qu'en 198,21, le premier membre γίνονται ... παιδίοισι est subordonné, pour le sens, au second τοῖσι δὲ ἀνδράσι ... σώματος (parataxe). Dès lors, le cheminement de la pensée de l'auteur me paraît être le suivant: par suite de la chaleur de la vessie, l'urine se sépare et un dépôt épais se forme; certains pourront objecter que ce processus doit aboutir à la formation de calculs; mais il n'en est rien; si la formation de calculs se produit chez les enfants qui ont

la vessie et le corps chaud, elle ne peut se produire chez les adultes qui ont le corps froid; chez eux, la chaleur de la vessie n'est pas suffisante pour que le processus aboutisse à la formation de calculs.

2. Un principe de physique énoncé dans la première partie du traité (182,9 sq.) trouve son application dans cette prétendue interpolation (200,3 sq.); cf. supra, p. 32.

198,22–200,1: τοῖσι δὲ ἀνδράσι οὐ γίνονται λίθοι. Même affirmation en Prénotions coaques, c. 502, Littré V, 700,8–9 à propos des adultes de plus de quarante deux ans: οὐδὲ λίθος ἐν κύστει.

200,1: θερμότατός ... αὐτὸς ἑωυτοῦ. Les manuscrits hésitent entre le superlatif (MV Gal.) et le comparatif (A). Dans de telles expressions, on trouve assez souvent dans la Collection le superlatif au lieu du comparatif; cf. dans notre traité, 184,10; pour le reste de la Collection, voir les exemples cités par Villaret, p. 81–82; en dehors de la Collection, voir Schwyzer-Debrunner, II, p. 100. Le superlatif s'impose ici; cf. ψυχρότατος (200,3) donné par tous les manuscrits.

200,3–5: ἀνάγκη ... γίνεται. Je m'écarte ici de l'interprétation traditionnelle. Littré par exemple traduit: « De toute nécessité le corps qui croît et se développe avec effort est chaud; mais quand il entre sur la pente facile de la décadence, il se refroidit ». Il est possible que cette traduction corresponde à la pensée de l'auteur (χωρεῖν ayant le sens de « progresser » et καταρρεῖν celui de « décliner »). Personnellement, je ne le crois pas. Dans l'interprétation traditionnelle, on donne à εὐπέτειαν un sens qu'il ne possède nulle part ailleurs: « caducité » (Bailly), « easy decline, degeneration » (LSJ); je reconnais que ce sens est séduisant d'un point de vue étymologique et que, de surcroît, il semble parfaitement convenir au contexte, dans la mesure où on donne à καταρρέον le sens de décliner. Mais relisons la phrase. Il y a une symétrie évidente entre πρὸς βίην et πρὸς εὐπέτειαν; et il est non moins évident que πρὸς βίην est une expression toute faite (= βιαίως; cf. de même βίῃ en 182,9); dans ces conditions, πρὸς εὐπέτειαν devait également être senti comme une expression adverbiale (« avec facilité » = εὐπετέως) synonyme de δι' εὐπετείας (Euripide, Phéniciennes, 262) ou de μετ' εὐπετείας (cf. Platon, Timée, 64 d, où justement μετ' εὐπετείας est opposé à βίαιον)[1]. Deuxième point: à la lecture de ἀνάγκη γὰρ ... χωρέον τὸ σῶμα πρὸς βίην θερμὸν εἶναι, il est naturel de penser à ce que l'auteur disait au c. 7 des évacuations difficiles: ὅσα δὲ βίῃ ἔρχεται, θερμότερα γίνεται, ἀναγκαζόμενα ὑπὸ τῆς βίης (182,9 sq.). Laissons à χωρέον et à καταρρέον leur sens technique, et les explications de l'auteur deviennent claires[2]. Pendant la jeunesse, le corps est chaud, d'une part

[1] Erotien glose εὐπετίην· εὐχέρειαν (éd. Nachmanson, 37,4).

[2] Au sens technique, χωρεῖν signifie « fluer » et καταρρεῖν « fluer abondamment »; le passage du sens de « fluer » au sens de « avoir un flux » n'offre pas de difficultés; comp. κοιλίη ... ῥέουσα Epidémies III c. 1, Littré III, 38,1–2.

parce qu'il croît (cf. Aphorismes I c. 14, Littré IV, 466,8) et d'autre part parce qu'il a des évacuations difficiles (χωρέον ... πρὸς βίην); en effet, pendant la jeunesse, la chair est ferme et les humeurs visqueuses (cf. 208,15 sq. ἡ γὰρ ἡλικίη ξηρή, καὶ τὰ σώματα πέπηγεν ἔτι); de la sorte, les humeurs évacuées avec effort constitueront une source supplémentaire de chaleur. A partir de l'âge mûr, au contraire, le corps se refroidit parce qu'il dépérit et parce qu'il est sujet à des flux abondants (καταρρέον) qui s'écoulent facilement (πρὸς εὐπέτειαν); de fait, la chair devient molle et humide (cf. 208,17 sq. τὰ γὰρ σώματα ἐν ταύτῃ τῇ ἡλικίῃ ὑγρὰ καὶ μαλθακὰ καὶ ψυχρά); les humeurs, dès lors, seront plus liquides, trouveront dans une chair plus lâche une voie plus facile et ne constitueront plus une source de chaleur.

Si tel est bien le sens du passage, il convient de mettre en rapport τὸ σῶμα καταρρέον πρὸς εὐπέτειαν avec τήκεται τὸ σῶμα ... καὶ ῥεῖ ... ἰχωροειδές (198,11–13); certes, le flux, en 198,11–13, se produit principalement parce que la constitution des individus manque d'harmonie; mais l'on comprend maintenant la raison pour laquelle cette maladie ne peut atteindre que les individus âgés de trente cinq ans ou plus (198,4); à partir de cet âge, le corps commence à dépérir et à être sujet aux flux.

200,6–8: ὅσον ... πλεῖστον ... τοσοῦτον θερμότατος ... ὅσον πλεῖστον ... τοσοῦτον ψυχρότατον. Avec ὅσον ... τοσοῦτον, on attend normalement le comparatif; mais l'accord de A Gal.(LV) ne laisse aucun doute sur l'emploi du superlatif qui n'a pas ici le même sens que le comparatif. L'auteur ne veut pas dire que l'homme « au premier jour, croissant le plus, est le plus chaud, au dernier jour, décroissant le plus, est le plus froid » (sens donné par le comparatif; trd. Littré), mais que l'homme, au premier jour de sa vie, dans la mesure où il est à son maximum de croissance est à son maximum de chaleur, et au dernier jour, dans la mesure où il est à son maximum de décroissance est à son maximum de froideur. C'est une comparaison de l'homme avec lui-même et non des individus entre eux. Toute cette explication (200,3 ἀνάγκη γὰρ – 8 εἶναι) vise à justifier la proposition εὖ γὰρ χρὴ εἰδέναι ... ψυχρότατος (200,1–3).

200,10 sq.: οἷσι δ' ἂν ... ὑπερβάλλῃ. Comp. 186,19 et voir supra, p. 30.

200,11: ἄλλο. Comp. 204,21 où ἄλλο est donné par tous les manuscrits.

Chapitre 13

200,13: ἐξ ὀλίγου. Depuis l'antiquité (cf. Commentaire de Galien ad loc.), les commentateurs discutent sur le sens de cette expression. Les traducteurs modernes (cf. Littré, Jones, Vegetti) entendent par là des maladies « dont le temps de préparation est court ». Ce sens ne me paraît pas satisfaisant:

1. L'idée d'incubation n'est pas familière aux médecins de la Collection.

2. Le sens convient mal au contexte. Mais quel est exactement le sens du contexte? Je crois que dans l'expression ταῦτα δὲ ἀσφαλέστατά ἐστιν προ[σ]αγορεύεσθαι, deux sens se superposent: a) ces maladies sont ἀσφαλέστατα, c'est-à-dire les moins dangereuses; pour ce sens très fréquent dans la Collection, cf. par ex. Epid. I c. 11, Littré II, 674,1–2 ἀσφαλέστατος δὲ πάντων ... ὁ τεταρταῖος). b) ces maladies sont ἀσφαλέστατα προ[σ]αγορεύεσθαι; c'est-à-dire celles dont on peut pronostiquer avec le plus de certitude l'issue (en principe bonne ou mauvaise); pour ce sens de ἀσφαλής, cf. Aphorismes II c. 19, Littré IV, 474,12–13 τῶν ὀξέων νοσημάτων οὐ πάμπαν ἀσφαλεῖς αἱ προδιαγορεύσιες οὔτε τοῦ θανάτου οὔτε τῆς ὑγιείης. Il s'agit donc ici de maladies dont on peut pronostiquer avec le plus de certitude l'issue favorable (cf. aussi λύοιτο). Dès lors, on voit mal comment un médecin, à l'occasion d'une maladie qui se déclare brusquement, pourrait prédire avec certitude une issue favorable; il y a toutes chances, au contraire, pour que l'issue soit funeste; cf. Art, c. 11, Littré VI, 20,19 sqq.

Il est normal qu'en présence de l'expression ἐξ ὀλίγου, on songe d'abord à sa valeur temporelle (seul sens donné par les dictionnaires); mais dans la Collection, ἐξ ὀλίγου, à ma connaissance, n'a jamais un sens temporel, mais toujours quantitatif. L'expression se rencontre la plupart du temps dans les prescriptions du médecin qui recommande de commencer par une petite quantité (ἐξ ὀλίγου/ἐξ ὀλίγων) soit d'aliments, soit d'exercices, avant d'augmenter la dose; cf. Mal. II c. 14, Littré VII, 26,9 sq. à propos des aliments: ἀρξάμενος ἐξ ὀλίγων; de même en c. 51, 80,6 ἐξ ὀλίγου ἀρχόμενος; Régime, c. 90, Littré VI, 656,14 προσάγειν ἐξ ὀλίγων καὶ ὀλίγοισιν (« partir d'une petite quantité et augmenter par petite quantité »); ibid., c. 32, 510,21 πόνοι ἐξ ὀλίγου προσαγόμενοι (« faire des exercices, d'abord en petite quantité, puis en augmentant »)[1]; comp. ibid., c. 63, 578,10 sq.; c. 68, 594,24; c. 72, 612,9; c. 75, 618,8–9; c. 89, 646,3–4; Affect. internes, c. 21, Littré VII, 220,8 ταλαιπωρείτω ... ἐξ ὀλίγου πλέον. On trouve également l'expression à propos d'un flux d'humeur (sang) qui, de peu abondant (ἐξ ὀλίγου) devient trop abondant (Mal. IV c. 38, Littré VII, 556,6).

Certes, aucun de ces emplois de ἐξ ὀλίγου ne correspond exactement à notre passage; mais, à la lumière de ces exemples, que peut signifier une maladie qui provient ἐξ ὀλίγου sinon une maladie qui provient « de peu », c'est-à-dire d'un petit dérangement ou plus précisément d'un flux d'humeur peu abondant[2]? Le sens me paraît plus satisfaisant; plus le flux est important, plus la maladie est grave

[1] La traduction de Littré « des exercices qui soient accrus peu à peu » est inexacte; ἐξ ὀλίγου n'est pas le synonyme de κατ' ὀλίγον.

[2] La théorie des flux est sous-jacente dans le paragraphe; cf. 200,16.

(cf. Mal. IV, loc. cit.), et plus il est difficile de prévoir une issue favorable; inversement, si le flux est peu important et si les causes qui ont déclenché le flux sont connues, le médecin pourra prédire avec certitude une issue favorable. Comp. Aphor. VII c. 81, Littré IV, 604,11–606,2: « Lorsque, dans les évacuations par la vessie, par les selles, par les chairs, ou de toute autre façon, le corps s'éloigne de l'état naturel, la maladie est légère (ὀλίγη ἡ νοῦσος) si le dérangement est léger (ἦν ὀλίγον), considérable s'il est considérable, mortelle s'il est extrêmement considérable ». Pour ce sens de ἐξ ὀλίγου, comp. Solon Fg. 13, v. 14, éd. M. L. West, p. 127: ἐξ ὀλίγου γίγνεται.

προφάσιες. Pour le sens de πρόφασις dans la Collection, voir K. Deichgräber, Πρόφασις ..., p. 1 sqq.; J. Lohmann, p. 20 sqq.; K. Weidauer, p. 11–15 et le C. R. de cet ouvrage par H. Diller, p. 10; dernièrement H. Diller, Ausdrucksformen ..., p. 144–145 et la bibliographie p. 144, n. 28.

Depuis les études de J. Lohmann et de K. Weidauer, il serait vain d'en rester à une antithèse simpliste entre le sens courant de « prétexte » et le sens technique de « cause » tel qu'il se trouverait dans la langue médicale. Il est évident qu'entre ce « que l'on montre au grand jour » et ce « qui se montre au grand jour », la différence est moins grande qu'il n'apparaît au premier abord. πρόφασις en effet, dans la Collection, désigne d'abord un « phénomène qui précède » la maladie (cf. προφαίνω avec les deux valeurs possibles de προ-: « en avant » et « au dehors »). Ainsi, en Epidémies III c. 4, Littré III, 70,14, l'érysipèle μετὰ προφάσιος est un érysipèle qui s'est formé sur des lésions déjà existantes. Ce phénomène étant la plupart du temps mis en étroit rapport avec l'apparition de la maladie, on en arrive au sens de « phénomène qui est le point de départ » de la maladie; cf. par exemple Epid. VII c. 120, Littré V, 464,17 ἐξ οὐδεμιῆς προφάσιος; comp. Thucydide, II, 49 ἀπ' οὐδεμιᾶς προφάσεως. Toutefois, à ce stade, πρόφασις est encore différent de αἴτιον. πρόφασις est la « cause apparente ou déclenchante »[1], tandis que αἴτιον est la « cause profonde active »; cf. Airs, eaux, lieux, c. 4, CMG I, 1,2, p. 30,9–11 ἔμπυοί τε πολλοὶ γίνονται ἀπὸ πάσης προφάσιος· τούτου δὲ αἴτιόν ἐστι τοῦ σώματος ἡ ἔντασις καὶ ἡ σκληρότης τῆς κοιλίης. Mais on ne peut suivre K. Weidauer, p. 14, lorsqu'il refuse à πρόφασις dans la Collection et en particulier dans notre passage le sens plus général de « cause ». Des expressions telles que ἀπὸ μηδεμιῆς προφάσιος ἐμφανέος (Mal. sacrée, c. 1, Littré VI, 354,5) laissent déjà penser que πρόφασις n'était plus toujours senti comme signifiant « cause apparente »; dans notre traité, par exemple, πρόφασις signifie bien la « cause » (active) car le mot est

[1] C. Lichtenthaeler, p. 147, définit la πρόφασις chez Hippocrate: « une cause facultative mais déclenchante ».

devenu synonyme de αἴτιον; cf. 190,3 sq. δῆλον ὅτι τὰ διαιτήματά ἐστιν αἴτια ἕκαστα ἑκάστοισι, καὶ τὴν θεραπείην χρὴ ποιεῖσθαι ἐναντιούμενον τῇ προφάσει τῆς νούσου. Comme c'est exactement la même formule qui revient ici, il ne peut y avoir de doute sur le sens de πρόφασις ici; et il serait vain de vouloir établir une distinction entre τῇ προφάσει et τὸ τὴν νοῦσον παρέχον.

Ce sens technique de πρόφασις paraît bien typique de la langue médicale. Certes notre connaissance de la littérature scientifique de l'époque est trop fragmentaire pour que nous puissions affirmer que ce mot est une création de la langue médicale. Il n'en reste pas moins vrai que cet emploi y a reçu un développement sans précédent. Du reste, quand Platon emploie πρόφασις au sens de « cause » d'un phénomène, c'est principalement dans un contexte médical; cf. Rép. VIII, 556 e πόλις ἀπὸ σμικρᾶς προφάσεως ... νοσεῖ; Timée, 66 b et 92 a. Aussi a-t-on raison de voir dans l'emploi de πρόφασις chez Thucydide (cf. II, 49, I, 23, I, 118 et VI, 6; voir, outre les ouvrages cités ci-dessus, D. L. Page, p. 108 et J. de Romilly, p. XXX) une influence de la littérature médicale.

Chapitre 14: De même qu'au chapitre 12, l'auteur décrit des affections particulières; mais, cette fois, il procède par simples notations rapides; toutes ces affections ont un point commun: elles sont décelables par l'examen des urines.

Depuis Galien, on a noté des ressemblances très nettes entre ce chapitre et quatre aphorismes; comp. 202,1 et Aphor. IV c. 79, Littré IV, 530,12–13; comp. 206,5 sq. et Aphor. IV c. 78, 530,10–11; comp. 202,6 sq. et Aphor. IV c. 76, 530,6–7; comp. 202,8 sq. et Aphor. IV c. 77, 530,8–9. J'ajouterai un rapprochement avec un cinquième aphorisme: comp. 202,2 sq. διεπύησεν ... ἐκραγέντων et Aphor. IV c. 82, 532,5–6 διαπυήσαντος καὶ ἐκραγέντος. Comme les aphorismes sont plus brefs que le texte de Nat. hom., on pourrait penser qu'ils en constituent le résumé; mais il y a de sérieuses différences soit dans le contenu, soit dans la langue; ainsi, Nat. hom., 202,8 sq. ὅσοισι δὲ καθαρὸν τὸ οὖρον, ἄλλοτε δὲ καὶ ἄλλοτε οἷον πίτυρα ἐμφαίνεται ἐν τῷ οὐρήματι, τούτοισι δὲ ἡ κύστις ψωριᾷ; Aphor. IV c. 77, 530,8–9 ὁκόσοισιν ἐν τῷ οὔρῳ παχεῖ ἐόντι πιτυρώδεα συνεξουρεῖται, τούτοισιν ἡ κύστις ψωριᾷ; dans Nat. hom. l'urine est claire alors que dans Aphor. elle est épaisse; Nat. hom. emploie le mot rare οὔρημα (non attesté ailleurs dans la Collection; cf. F. Bechtel, t. III, p. 120–121), Aphor. conserve le mot courant οὖρον. Dans ces conditions, il vaut mieux supposer, avec C. Fredrich, p. 24, un modèle commun perdu.

202,1: ἐν τῷ οὔρῳ. Le singulier est également donné par MV dans le texte correspondant des Aphorismes.

202,2: τῇ φλεβὶ τῇ παχέῃ. Cf. supra, p. 29, n. 3.

202,3 sq.: πῶροι ... ἐκ τοῦ πύου. Cf. Aristote, Hist. anim., III, 19, 521 a 21 ἐκ δὲ τοῦ πύου πῶρος. [Il est exact que les deux phénomènes (infection urinaire et lithiase) sont étroitement liés; mais les explications données par l'auteur ne sont plus valables. C. L.[1]]

202,3: συνεστράφησαν (vel ξυν-) AMV Gal.(V) Ermerins, Villaret: συνετράφησαν Gal.(L), Littré, Jones, Hunger-Mewaldt (voir supra, p. 7). La leçon συνετράφησαν n'est pas absurde; cf. par ex. Platon, Phédon, 96 b: les êtres vivants se forment (συντρέφεται) à partir de matières en putréfaction. Mais συνεστράφησαν est plus satisfaisant: d'une part, il y a de fortes chances pour que ce soit la leçon ancienne; d'autre part son sens est plus précis; συστρέφομαι signifie, dans la Collection, « s'amasser » (cf. Aphor. V c. 40, Littré IV, 544,16, ἐς τοὺς τιτθοὺς αἷμα συστρέφεται), puis « se former par suite d'un amas » (cf. Pronostic, c. 23, Littré II, 178,3 φύματος συστραφέντος) et plus particulièrement « se concréter » (cf. Airs, eaux, lieux, c. 9, CMG I, 1,2, p. 44,25 en parlant de la partie la plus épaisse de l'urine qui se concrète (ξυστρέφεται) dans la vessie et donne naissance à des calculs), puis « se former par suite d'une concrétion » (cf. Airs, eaux, lieux, ibid., 20 ἐν τῇ κύστει οὐδὲν ξυστρέφεται: « dans la vessie, aucune concrétion ne se forme »).

202,4: ἔξω (ἐξ ὧν A) λείβονται A Gal.(L) Hunger-Mewaldt (voir supra, p. 7): ἔξω θλίβονται MV Gal.(VAr.) edd. Erotien lisait probablement aussi λείβονται; voir supra, p. 95, n. 1. Ici l'accord de A Gal.(L) n'est pas significatif, car Gal.(L) a probablement subi l'influence de A; voir supra, p. 105 et p. 114. Par suite de l'accord de A et d'Erotien, je choisis λείβονται bien que le sens fasse légèrement difficulté; il faut entendre que les calculs « se déversent un par un ». ἔξω θλίβονται qui trouve son pendant dans la Collection est également possible; cf. surtout Vents, c. 10, Littré VI, 104,22 τὸ δὲ λεπτότατον τοῦ αἵματος διὰ τῶν φλεβῶν ἐκθλίβεται; cf. aussi Lieux dans l'homme, c. 9, Littré VI, 292,1 sqq.: « les fluxions provenant du froid ... ont lieu lorsque la chair dans la tête et les vaisseaux sont tendus; ces derniers, quand la chair frissonne, se contractent et exercent une action d'expulsion (ἐκθλιψάσης A: ἐκφλιψάσης V Littré), expulsent (ἐκθλίβουσι) le liquide, et les chairs, de leur côté, exercent simultanément une expulsion en sens inverse (ἀντεκθλίβουσιν) ... de là, tout ce qui est expulsé (ἐκθλίβῃ V: ἐκφλίβῃ A Littré) s'épanche là où le veut la chance »; cf. Epidémies V c. 65, Littré V, 242,22 γλίσχρος ἰχὼρ ἐκθλίβεται et comp. Epidémies VII c. 61, ibid., 426,16–17.

202,5: Pour la valeur de δὲ^{II} ici et en 202,7, cf. supra, p. 259.

202,6 sq.: σαρκία ... τριχοειδέα. [Ce sont soit des filaments purulents, soit plus rarement des micro-calculs qui ont moulé les voies urinaires. C.L.[1]]

[1] Voir supra, p. 266, n. 1.

202,7: Après ἐόντα, Littré, Ermerins, et Jones ajoutent sur la foi de MV καὶ ἀπὸ ἀρθριτικῶν. L'absence d'une telle précision dans A, dans Galien et dans Aphorismes IV c. 76, indique suffisamment qu'il s'agit d'une addition récente propre à la branche MV.

202,9: τούτοισι. Le datif est donné à la fois par Galien et par Aphor. IV c. 77; comp. Aphor. IV c. 79.

Chapitre 15: Ce développement sur les fièvres clôt la partie étiologique.

202,10: ἀπὸ χολῆς. Cf. 184,9 et voir supra, p. 32.

202,11: τέσσερα. Voir supra, p. 32 et p. 48.

ἀποκεκριμένῃσιν. Dans son glossaire d'Hippocrate (éd. Kühn, XIX, p. 84), Galien explique ἀποκεκριμένῃσι· κεχωρισμέναις; cette glose se rapporte très certainement à notre passage, car la forme ἀποκεκριμένῃσι(ν) ne se retrouve pas ailleurs dans la Collection; il s'agit de douleurs «localisées»; même sens chez Platon, République, 407 c, où νόσημα . . . ἀποκεκριμένον s'oppose à διὰ παντὸς νενοσηκότα.

202,12: σύνοχος, comme οὔρημα (cf. supra, p. 292), n'est pas attesté ailleurs dans la Collection; Galien (Comm. Nat. hom., Mewaldt, p. 83,27–28 et 88,8–10) estime que ces deux mots sont récents et n'ont pu être écrits ni par Hippocrate ni par Polybe[1]. Pour désigner les fièvres continues, les médecins de la Collection emploient συνεχής; voir C. Fredrich, p. 25 et n. 1. Cette fièvre dite σύνοχος est une fièvre continue sans rémission (cf. 202,5 τὸ . . . σῶμα οὐ διαψυχόμενον οὐδένα χρόνον); c'est ce que l'auteur d'Epidémies I c. 4, Littré II, 622,9–10 appelle οἱ . . . συνεχεῖς . . . καὶ οὐδὲν ἐκλείποντες). Le mot σύνοχος réapparaîtra, probablement chez les médecins de l'école pneumatique (voir M. Wellmann, Die pneumatische Schule . . ., p. 167), pour désigner la fièvre continue sans rémission, par opposition à la fièvre continue, mais rémittente (συνεχής); cf. Galien, Comm. Epid. I (Wenkebach/Pfaff, p. 111,13 sqq.).

202,14: ἀκρητεστάτης. Comp. μὴ κεκρημένον 174,3 et ἀκρητεστάτην 180,16.

κρίσιας. Concept fondamental dans la médecine hippocratique; voir L. Bourgey, p. 237–238.

204,1: ἀμφημερινός. Comp. Epidémies I c. 4, Littré II, 622,2 et Mal. sacrée, c. 1, Littré VI, 354,1–2 οἱ πυρετοὶ οἱ ἀμφημερινοὶ καὶ οἱ τριταῖοι καὶ οἱ τεταρταῖοι. Voir aussi Platon, Timée, 86 a, qui cite les quatre fièvres, mais les explique par des causes différentes (les fièvres

[1] La conclusion est hâtive; aucun élément dans ce développement sur les fièvres n'indique une date tardive; les traités de la Collection qui sont incontestablement anciens offrent souvent des mots prétendus récents; ce sont en fait des mots ioniens rarement attestés à date ancienne qui réapparaîtront dans la langue tardive. Cf. R. Joly, Recherches . . ., p. 215–223 et en particulier p. 220.

continues sont causées par le feu, les quotidiennes par l'air, les tierces par l'eau et les quartes par la terre); cf. A. E. Taylor, A commentary . . ., ad loc.

204,2 sq.: τάχιστα τῶν ἄλλων. Pour cet hellénisme, cf. Kühner-Gerth, II, 1, p. 23.

204,5: τριταῖος. Cf. Epidémies I c. 11, Littré II, 674,11; Mal. sacrée, loc. cit.; Aphorismes III c. 21, Littré IV, 496,1; Affect., c. 18, Littré VI, 226,5 sqq., selon qui les fièvres tierces sont causées par la bile et le phlegme; voir aussi Timée, loc. cit.

204,8: τεταρταῖοι. Les médecins de la Collection s'accordent à reconnaître que les fièvres quartes sont généralement de longue durée; cf. Epidémies I c. 11, Littré II, 674,2 μακρότατος ὁ τεταρταῖος; Aphor. II c. 25, Littré IV, 478,2; Affect., c. 18, Littré VI, 226,21–22; mais notre auteur est le seul à mettre en rapport la fièvre quarte et la bile noire; ce fait n'a rien d'étonnant puisqu'il est aussi le premier à attribuer une si grande importance à la bile noire dans la théorie humorale (cf. supra, p. 48 sqq.); l'explication de la fièvre quarte par la bile noire deviendra un lieu commun dans la médecine post-hippocratique; cf. probablement Dioclès de Caryste (on peut le déduire du frg. 97, éd. Wellmann); cf. aussi l'école pneumatique (voir E. Schöner, p. 83) et surtout Galien (voir par exemple De placitis Hippocratis et Platonis, Müller, p. 704,2–3).

204,13: Après ἐνεόντων, toutes les éditions ajoutent χυμῶν. Cette addition ne se trouve ni dans AMV ni dans Gal.(LV)[1]; elle n'apparaît que dans les recentiores hippocratiques. Une telle addition est malheureuse, car elle va à l'encontre de l'usage de l'auteur; voir supra, p. 33 et n. 1.

γλισχρότατον. Comp. 182,8 et voir supra, p. 31.

204,14: γνώσῃ δὲ τῷδε. Voir supra, p. 235.

204,15: μελαγχολικοῦ· φθινοπώρου. Pour le rapport entre la bile noire et l'automne, voir comm. à 184,13.

Dans Pronostic, c. 24, Littré II, 182,3 sqq., les fièvres quartes sont également mises en rapport avec l'automne; de même en Aphor. III c. 22, Littré IV, 496,4–5. Mais ni dans Pronostic ni dans Aphorismes il n'est question de bile noire.

φθινοπώρου AΠ: φθινοπώρου τε γὰρ MV: φθινοπώρου γὰρ Gal. (L, in ras. V). Après les formules γνοίης δ' ἂν τῷδε et γνώσῃ δὲ τῷδε, on peut avoir soit l'asyndète (cf. 182,12.19; 184,6), soit γάρ (cf. 166,2 sq.; 176,10 sq.).

[1] C'est un des rares points où ma collation des manuscrits des lemmes de Galien diffère sensiblement de celle de J. Mewaldt; selon lui, Gal.(V) présenterait la leçon χυμῶν; je n'ai rien vu de tel dans le Marcianus gr. 282. Le papyrus d'Antinoopolis ne devait pas donner χυμῶν; cf. supra, p. 94, n. 2.

204,16 sq.: ἀπὸ πέντε καὶ εἴκοσιν. Comp. Pronostic, c. 24, Littré II, 182,7 où il est dit que les fièvres quartes atteignent surtout les individus âgés de trente ans et plus.

204,17 sq.: ἡ δὲ ἡλικίη ... ἡλικιῶν. La bile noire varie non seulement avec les saisons, mais aussi avec l'âge; c'est là une idée dont l'auteur n'a pas fait mention dans son exposé général sur les humeurs. Mais, pas plus que dans son exposé général, il n'y a la moindre allusion au tempérament mélancolique. La doctrine des « tempéraments », c'est-à-dire des quatre constitutions définies par la prédominance de chacune des quatre humeurs ne fait son apparition qu'avec l'école d'Aristote; cf. [Aristote], Problemata, XVI, 954b 8 κρᾶσις μελαγχολική; voir W. Müri, p. 37.

204,20: μὴ χρόνιον. De manière analogue, l'auteur des Aphor. II c. 25, Littré IV, 478,1–2, fait une distinction entre les fièvres quartes de longue durée (automne) et de courte durée (été).

204,21: ἦν ... ὤνθρωπος. Même formule à la fin du c. 12 (200,11 sqq.); voir supra, p. 30.

[Les fièvres tierces, quartes et quotidiennes sont des fièvres paludéennes; les accès se répètent selon une périodicité qui correspond au cycle évolutif du Plasmodium dans le sang: tous les trois jours (fièvre quarte) ou tous les deux jours (fièvre tierce). Il existe également des formes à accès atypiques (fièvre quotidienne maligne) et des formes sans accès (paludisme à fièvre continue). Cette affection n'est évidemment pas causée par la bile; mais il n'est pas étonnant que l'auteur de Nat. hom. l'ait mise en rapport avec la bile, car le paludisme est fréquemment accompagné de subictère et occasionne des complications bilieuses (ictère hémolytique palustre). C. L.[1]]

III. Le Régime

Pour les rapports entre cette section et les deux précédentes, cf. supra, p. 34 sqq. Pour les rapprochements avec le traité du Régime, voir supra, p. 52 sqq.

Chapitre 16: Régimes et saisons

206,3: ἐπιλαμβάνῃ MV Gal.(LV) edd.; ὑπολαμβάνῃ (leçon de A avec une légère correction) n'est pas impossible; cf. Rég. mal. aiguës, App., c. 10, Littré II, 444,1–4 ὅταν ... ἀφωνίη ὑπολάβῃ (AMV Kühlewein: ἐπιλάβῃ Littré).

τό τε en deux mots (Ermerins, Villaret, Hunger-Mewaldt [voir supra, p. 7]) est préférable à τότε en un mot (Littré, Jones). Dans

[1] Voir supra, p. 266, n. 1.

tout le chapitre, πόμα est employé avec l'article; comp. 184,14 sq. ὅταν δὲ ὁ χειμὼν καταλαμβάνῃ, ἥ τε χολὴ . . . ὀλίγη γίνεται.

206,5: τῶν ἄρτων A Gal.(LU) Hunger-Mewaldt (voir supra, p. 7): τὸν ἄρτον MV Gal.(V) autres éditeurs. Le génitif pluriel est, sans aucun doute, la bonne leçon (accord de A Gal.(LU) sur la lectio difficilior); pour le pluriel, comp. Régime, c. 68, Littré VI, 600,17–18 καὶ τῆς μάζης ἀντὶ τῶν ἄρτων προστίθεσθαι. Pour le génitif, comp. 208,1 τῶν μὲν σιτίων ἀφαιρέοντα. Le génitif n'a pas, évidemment, le même sens que l'accusatif. L'auteur ne préconise pas un remplacement pur et simple du pain de blé par le pain d'orge (sens qui s'imposerait si on choisissait l'accusatif), mais une diminution de la ration de pain de blé et l'adjonction, dans des proportions analogues, de pain d'orge. Un changement radical serait contraire aux principes de l'auteur qui recommande de procéder graduellement (cf. 206,10 sq.). Entre le régime d'hiver (pain de blé qui est un aliment sec pour une saison humide) et le régime d'été (pain d'orge qui est un aliment humide pour une saison sèche), le régime de printemps joue un rôle de transition. On trouvera des recommandations tout à fait analogues dans le traité du Régime, c. 68, Littré VI, 594,3 sqq. (hiver: ἀρτοσιτεῖν δὲ μᾶλλον; printemps: καὶ τῆς μάζης ἀντὶ τῶν ἄρτων προστίθεσθαι; été: τῇ μάζῃ πλεῖον ἢ τῷ ἄρτῳ).

206,7: Avant ἑφθὰ les manuscrits MV (suivis par Littré, Ermerins, Jones) ajoutent πάντα; c'est là une addition malheureuse; comme dans le cas du pain (κατὰ τὸν αὐτὸν λόγον), il faut procéder, au printemps, à un remplacement progressif des mets rôtis par des mets bouillis, pour pouvoir passer de l'hiver où tous les mets sont rôtis (206,1 ὀπτὰ πάντα) à l'été où ils seront tous bouillis (206,13 ἑφθοῖσι πᾶσι).

206,8: ἐς . . . καταστήσεται. καθίστασθαι ἐς ne signifie pas « se préparer à » (Littré, Jones), mais « s'établir dans », « entrer dans »; cf. Euripide, Héraclès, 1168 ἐς πόλεμον . . . καθίσταται (« il entre en guerre »); Régime, c. 35, Littré VI, 520,13 ἐς μανίην καθίσταται (« elle tombe dans le délire »), etc.; voir LSJ s. v. B, 5. D'où ici: « afin que l'on puisse entrer dans l'été . . . ». Cette légère modification de sens est grosse de conséquences, car tout le régime qui suit (τοῖσί τε . . . πλείστοισι) apparaît maintenant comme le régime de l'été et non plus comme un régime préparatoire à l'été. L'architecture de la phrase se présente ainsi: au printemps, il faut (206,4) faire un régime de transition pour (206,8 ὅπως) pouvoir aborder le régime d'été et pour éviter ainsi (206,10 καὶ μὴ) un trop grand changement. Pour l'emploi de ὅπως (206,8) qui, après le régime de printemps, introduit le régime d'été, comp. ὅπως (208,5) qui introduit, après le régime d'automne, le régime d'hiver. On arrive à la même conclusion en examinant le contenu du régime proposé (206,8 τοῖσί τε σιτίοισι – 10 πλείστοισι); par rapport au régime de printemps qui est un régime de transition (caractéristique est l'emploi des comparatifs; cf. 206,4 πλέον ... καὶ ὑδαρέστερον; 206,5 μαλθακωτέροισι ... καὶ ἐλάσσοσι), ce régime apparaît comme un régime extrême (cf. l'emploi de πᾶς et du superlatif; 206,8 sq. μαλθακοῖσι πᾶσι; 206,10 ὡς ὑδαρεστάτοισι καὶ πλείστοισι) opposé au régime extrême de l'hiver (caractérisé également par l'emploi de πᾶς et du superlatif; 204,23–206,1 ὡς ἐλάχιστα ... ὡς ἀκρητέστατον; 206,1 ὀπτὰ πάντα etc.); il ne peut donc s'agir que du régime d'été.

206,10 sq.: καὶ μὴ ... ἔσται. C'est assurément la leçon ancienne (accord de A et de M avant correction); aucune modification ne s'impose; pour la séquence ὅπως ... καταστήσεται ... καὶ μὴ ... ἔσται, comp. Lieux dans l'homme, c. 12, Littré VI, 298,11 sqq. ὅπως ... φέρηται, καὶ μὴ ... ἀποχωρῇ. La conjecture de Villaret (ἔστω) est inutile.

206,11–13: τοῦ [δὲ] ... πᾶσι. Les éditions mettent un point après χρεωμένῳ, lisent avec les manuscrits anciens τοῦ δὲ θέρεος et avec les recentiores τρέφεσθαι après μαλθακῇ[1]. Ce texte ne me paraît pas satisfaisant:

1. Quel est le complément de χρεωμένῳ? Littré, Ermerins et Jones lisent ὅκως μὴ μεγάλη ἡ μεταβολὴ ἔσται κατὰ μικρὸν μὴ ἐξαπίνης χρεομένῳ et Littré traduit: « en évitant, par un usage progressif et sans brusquerie, tout grand changement ». Mais κατὰ μικρὸν μὴ est une invention des recentiores à laquelle on ne peut accorder aucun crédit; la formule μὴ μεγάλη ἡ μεταβολὴ ἔσται ἐξαπίνης est d'autant plus satisfaisante qu'elle a déjà été employée par l'auteur en 196,14 sq.: ἥκιστα ἥ τε μεταβολὴ γίνοιτο μεγάλη ἐξαπίνης. La comparaison avec ce passage indique clairement que ἐξαπίνης porte sur ce qui précède et non sur χρεωμένῳ. Si donc on suit la leçon des manuscrits anciens pour μεγάλῃ ... χρεωμένῳ avec Villaret et Hunger-Mewaldt (voir supra, p. 7) – et il n'y a aucune raison pour ne pas la suivre –, χρεωμένῳ reste isolé en fin de phrase.

2. La phrase τοῦ δὲ θέρεος ... πᾶσι est étrange. Dans les manuscrits anciens, elle ne possède pas de verbe; les recentiores (et les éditeurs) ont résolu la difficulté en ajoutant τρέφεσθαι. C'est là une solution de facilité inacceptable. Mais ce n'est pas la difficulté la plus grave (on pourrait à la rigueur sous-entendre après θέρεος, δεῖ χρῆσθαι); ce qui est choquant, c'est que cette phrase qui devrait en principe introduire le régime d'été (τοῦ δὲ θέρεος) ne fait que reprendre, si nos analyses sont justes, le régime exposé dans les lignes précédentes (206,8–10).

[1] Villaret et Jones lisent dans V τρέφεσθαι; c'est une erreur; τρέφεσθαι ne se trouve ni dans AMV ni dans Galien.

Toutes ces difficultés disparaissent si nous supprimons [δὲ] (206,11)[1]:

a) χρεωμένῳ retrouve ses compléments: 206,10 τῇ τε ... 13 πᾶσι.

b) le régime indiqué dans 206,10 τῇ τε ... 13 πᾶσι est sur le même plan que 206,8 τοῖσί ... 10 πλείστοισι; dans les deux cas, il s'agit du régime d'été.

c) τοῦ θέρεος est intégré dans la phrase exactement comme τοῦ ἦρος (206,7).

d) la longue phrase ὅταν (206,3) ... πᾶσι (206,13) retrouve son équilibre. – D'abord le régime de printemps (206,3 ὅταν ... 7 ὀλίγοισιν) – puis le régime d'été (206,8 ὅπως ... 13 πᾶσι) avec les deux propositions parallèles: 206,8 ὅπως ... καταστήσεται ... χρεώμενος, 206,10 καὶ μὴ ... ἔσται ... χρεωμένῳ.

e) dans la proposition suivante, δεῖ γὰρ χρῆσθαι τούτοισιν (206,13) reprend à la fois χρεώμενος (206,9) ... πλείστοισι (206,10) et χρεωμένῳ (206,11) ... πᾶσι (206,13).

206,16: ἀλέξασθαι. N'est pas attesté ailleurs dans la Collection; la glose d'Erotien (éd. Nachmanson, p. 18,16) ἀλέξασθαι· βοηθῆσαι s'applique très probablement à notre passage; cf. J. Ilberg, Das Hippokrates-Glossar ..., p. 134 et E. Nachmanson, Erotianstudien, p. 314–315. Erotien, qui est antérieur à l'archétype de notre tradition manuscrite, devait donc lire ἀλέξασθαι comme MV.

206,16–208,7: ὥσπερ ... ξηροτάτοισι. Le texte donné par les manuscrits (et les éditions) me paraît corrompu; toutefois, si mon interprétation du début du chapitre est juste, il est possible de l'amender. Je prends comme base de discussion le texte de la dernière édition imprimée, celle de Jones, qui adopte la leçon de M^{corr} V Gal.(L). Ce texte présente les difficultés suivantes:

1. Il est curieux que l'auteur parle d'un passage du printemps à l'été (ἐκ τοῦ ἦρος ἐς τὸ θέρος) quand il a déjà exposé le régime d'été.
2. Il est étrange qu'il fasse allusion à un régime de transition entre l'hiver et le printemps d'une part et d'autre part entre le printemps et l'été, alors que, si notre analyse du début du chapitre est juste, il n'y a qu'un seul régime de transition: celui du printemps qui permet de passer de l'hiver à l'été.
3. Surtout, il est étonnant que l'auteur fasse une comparaison boiteuse entre d'une part deux régimes de transition (de l'hiver au printemps et du printemps à l'été), et d'autre part un seul régime de

[1] La même suppression s'impose en ἐν δὲ τῷ φθινοπώρῳ (208,3; cf. comm. ad loc.); l'addition de δὲ, dans les deux cas, s'explique facilement par le désir de souligner les régimes propres aux différentes saisons dans ces deux longues phrases dont on ne voyait plus la construction d'ensemble.

transition (de l'été à l'hiver), régime qui ne peut être que celui de l'automne.

Si maintenant nous examinons le texte de M avant correction, la plupart des difficultés disparaissent: ὥσπερ (deinde ras. 7 litt.) ἐκ τοῦ χειμῶνος ἐς τὸ θέρος καταστῆσαι ... οὕτω δὲ ... καταστῆσαι ἐκ τοῦ θέρεος εἰς τὸν χειμῶνα. Les fausses fenêtres ajoutées par M^{corr} d'après un modèle de V qui lui-même avait probablement subi l'influence des lemmes (cf. la leçon de Gal.(L)) cachent la symétrie authentique. Dans M avant correction, il s'agit bien d'une comparaison entre d'une part le passage de l'hiver à l'été et d'autre part le passage de l'été à l'hiver, passages qui, conformément à notre interprétation du chapitre, se font respectivement au printemps et à l'automne. L'infinitif καταστῆσαι (donné par A et par M) est très certainement la leçon ancienne; il dépend d'un δεῖ que l'on peut facilement sous-entendre (cf. δεῖ dans la phrase précédente en 206,15) et signifie « faire passer » ἐκ « de » εἰς « à », c'est-à-dire « ménager une transition de ... à ... »; pour le sens, cf. Régime, c. 68, Littré VI, 604,17; quant à l'expression οὕτω δὲ καί, elle retrouve sa fonction naturelle dans notre traité: elle introduit la principale après la subordonnée comparative (cf. 186,4 et comp. τοιοῦτο δέ τι καί 180,14 sq.; pour l'emploi apodotique de δέ, cf. supra, p. 259).

Il reste trois difficultés mineures:

1. Dans ἐν δὲ τῷ φθινοπώρῳ (208,3), comme dans τοῦ δὲ θέρεος (206,11), δὲ doit être condamné; ἐν δὲ τῷ φθινοπώρῳ peut difficilement marquer le début d'une phrase, car cette phrase n'a pas de verbe; il est naturel au contraire que ἐν [δὲ] τῷ φθινοπώρῳ suive directement ἐκ τοῦ θέρεος ἐς τὸν χειμῶνα, car la transition entre l'été et l'hiver ne peut s'effectuer qu'en automne. La suite des idées redevient satisfaisante: « il faut ménager une transition de l'été à l'hiver, en automne, par une augmentation des aliments, etc. ».

2. A côté de καταστῆσαι (208,1) qui est assurément la bonne leçon (accord de AM d'une part, et d'autre part parallélisme avec καταστῆσαι [208,2] donné par tous les manuscrits), les participes au nominatif ἀφαιρέων et προστιθείς ne sont pas possibles. Cette erreur est ancienne; elle a entraîné dans les lemmes, dans la branche de V et dans M^{corr} la correction de καταστῆσαι en καταστήσεται; mais ce futur introduit une dissymétrie improbable dans la comparaison; il convient de rétablir les accusatifs ἀφαιρέοντα et προστιθέντα; cf. ποιεύμενον en 208,4.

3. La leçon de M avant correction comportait après ὥσπερ environ sept lettres qui ne sont malheureusement plus lisibles; mais comme la leçon de M est très proche de celle de A (ce qui est régulièrement le cas pour M avant correction aux endroits où M^{corr} a corrigé d'après un modèle de V; cf. supra, p. 68 sq.), il est probable que M avant

correction comportait quelque chose d'analogue à ἕως τὸ ἔαρ (lire ἐς τὸ ἔαρ) donné par A. Si maintenant nous mettons en parallèle les deux membres de la comparaison, il ne fait aucun doute que ἐς τὸ ἔαρ correspond à ἐν τῷ φθινοπώρῳ; dans ces conditions, il est possible qu'il faille lire ἐν τῷ ἦρι à la place de ἐς τὸ ἔαρ; toutefois, ἐς τὸ ἔαρ peut très bien signifier « pendant le printemps »[1].

Une fois les fausses fenêtres supprimées, la phrase retrouve son sens, ses parallélismes et son rythme:

I (a) ὥσπερ ἐν τῷ ἦρι ἐκ τοῦ χειμῶνος ἐς τὸ θέρος καταστῆσαι	II (a) τῶν μὲν σιτίων ἀφαιρέοντα, τῷ δὲ ποτῷ προστιθέντα
I (b) οὕτω δὲ καὶ τὰ ἐναντία ποιέοντα καταστῆσαι ἐκ τοῦ θέρεος ἐς τὸν χειμῶνα ἐν [δὲ] τῷ φθινοπώρῳ.	II (b) τὰ μὲν σιτία πλείω ποιεύμενον ... τὰ δὲ ποτὰ ἐλάσσω ...

208,1 sq.: τῶν ... προστιθέντα. Comp. 190,10, et supra, p. 37.

208,3–5: τὰ μὲν ... ἀκρητέστερα. Le régime d'automne, comme celui du printemps, est un régime de transition (même emploi des comparatifs); mais l'opération est inverse (cf. 208,2 τὰ ἐναντία ποιέοντα):

	printemps	automne
boisson:	206,3 sq.	208,4 sq.
	τό τε πόμα ... πλέον ... καὶ ὑδαρέστερον	τὰ δὲ ποτὰ ἐλάσσω καὶ ἀκρητέστερα
aliments:	206,4 sq.	208,3 sq.
	τοῖσι σιτίοισι μαλθακωτέροισι ... καὶ ἐλάσσοσι	τὰ μὲν σιτία πλείω ποιεύμενον καὶ ξηρότερα

208,5–7: ὅπως ... ξηροτάτοισι. On revient au régime d'hiver qui a déjà été exposé au début du chapitre. Les expressions sont similaires (cf. l'emploi des superlatifs). La révolution de l'année est bouclée; le procédé de composition est le même qu'au c. 7; voir supra, p. 35. Jones (p. 47, n. 2) voit dans cette phrase « a rather idle repetition

[1] Pour le sens de ἐς + acc., voir Kühner-Gerth, II, 1, p. 470 et Schwyzer-Debrunner, II, p. 460; les exemples cités par ces deux ouvrages ne sont pas nombreux; mais, dans la Collection, cet emploi de ἐς est très bien attesté; cf. ἐς νύκτα « pendant la nuit » que l'on trouve très souvent dans les Epidémies; cf. Régime, c. 68, Littré VI, 596,9 ἐς ταύτην τὴν ὥρην « pendant cette saison »; l'idée de durée peut disparaître et ἐς + acc. en vient à désigner simplement la date; cf. ἐς ἑσπέρην « le soir », expression employée dans des prescriptions médicales; voir par ex. Mal. II c. 42, Littré VII, 60,3; c. 43, 60,17. ἐς τὸ ἔαρ pourrait également signifier ici « à l'entrée du printemps »; cf. Epid. IV c. 49, Littré V, 190,8 ἦρος ἀρχομένου ἔβησσεν, ὑπὸ πληϊάδα διεπύησεν, ἐς χειμῶνα ἐξυδατώθη.

of the preceding » (!) et serait prêt à considérer tout ce passage comme une glose. Comme il n'est pas le seul érudit à avoir été dérouté par tout ce chapitre, je donne, pour finir, une vue d'ensemble de sa structure qui, après les modifications de texte qui s'imposaient, est parfaitement nette:

1. régime de l'hiver (204,22 τοῦ μὲν . . . 206,3 ϑερμόν)
2. régime de transition au printemps, pour passer du régime d'hiver au . . . (206,3 ὅταν – 7 ὀλίγοισιν)
3. régime d'été (206,8 ὅπως – 16 ἀλέξασϑαι)
4. régime de transition en automne, pour passer du régime d'été au . . . (206,16 κατὰ δὲ . . . 208,5 ἀκρητέστερα)
5. régime d'hiver (208,5 ὅπως – 8 ὑγρή).

Chapitre 17: Le régime doit être adapté non seulement à la saison (c. 16), mais aussi aux constitutions (208,19 τὰ εἴδεα) et aux âges (208,18).

208,9: Τοῖσι δὲ εἴδεσι. L'auteur distingue deux constitutions qui se définissent essentiellement par la prédominance d'une qualité élémentaire (humide – sec). Pour sauvegarder l'équilibre de la santé, il faudra combattre la prédominance de cette qualité élémentaire par le régime qui aura des propriétés opposées. La distinction entre ces deux tempéraments se retrouve aux chapitres suivants (18, 19, 20 et 22). Voici, d'après tous ces passages, les diverses caractéristiques de ces deux tempéraments:

Constitution humide	Constitution sèche
aspect extérieur: gros (212,9); teint rouge (208,10); velus (218,4).	aspect extérieur: maigres (208,12; 212,10); teint basané ou brun (208,12).
charnus (208,9; 210,2.5); chair molle (208,9) et peu dense (218,4); ventre humide (214,12).	chair ferme (208,12; 210,5) et dense (216,18); ventre resserré (214,8).
bonne santé; supportent bien les efforts et un régime forcé (218,4 sq.).	santé fragile (218,2 sq.).

Cette opposition correspond à l'opposition traditionnelle dans la Collection entre les bilieux et les phlegmatiques. Si l'auteur a innové sur le chapitre des humeurs, il n'a rien apporté de nouveau sur la doctrine des tempéraments; sur les tempéraments dans la Collection, voir H. L. Dittmer.

208,10: πλείω MV Gal.(LUV): πλεῖστον A. Il semble que l'auteur a employé le comparatif; cf. 208,13 et 17.

208,12: στιφροὺς A: στριφνοὺς MV Ermerins, Villaret, Hunger-Mewaldt (voir supra, p. 7): στρυφνοὺς Gal.(LV) Littré, Jones: στερίφους Gal.(U): στεριφνοὺς Erotien (éd. Nachmanson, p. 78) dans une glose qui s'applique à notre passage (voir E. Nachmanson, Erotianstudien, p. 315)[1]. Villaret, p. 84, dit très justement: « In permutandis formis hujus adjectivi ita ludunt librarii, ut quid inter eas discriminis sit, vix ac ne vix quidem constituere possis ». Le mot revient en 210,5 et les manuscrits donnent soit τιφροὺς (lege στιφροὺς) A, soit στριφνοὺς M. Cette incertitude des manuscrits se retrouve dans les écrits biologiques d'Aristote (Gén. des anim., 732 b 35 στιφρόν PYZ: στριφνόν S; 735 b 18 στιφρόν P: στριφνόν SYZ; 735 b 33 στιφρόν P: στριφνόν SYZ; 754 a 34 στιφρόν PYZ: στριφνόν S; Hist. anim., 510 b 28 στιφρόν Dª: στριφνόν Cª: στέριφον Aª; 531 b 13 στιφράν Dª: στριφνάν Cª: στρυφνάν Aª). Parmi toutes ces leçons, une est très douteuse: c'est στρυφνοὺς; cf. Ermerins, ad loc. et voir LSJ s. v. III; στερίφους ne saurait être retenu, car le mot n'est pas attesté dans les bons manuscrits. Je choisis la leçon donnée par le meilleur d'entre eux; comp. Mal. sacrée, c. 10, Littré VI, 380,18 στιφρός Θ: στριφνός M: στρυφνός Littré Jones. Il va de soi que στριφνοὺς donné par MV est également possible.

καὶ πυρροὺς καὶ μέλανας. Il ne s'agit pas de la couleur des cheveux (interprétation traditionnelle), mais du teint; cf. l'opposition avec ἐρυθροῖσι. πυρρός en Airs, eaux, lieux, c. 20, CMG I, 1,2, p. 70,17 et μέλας en Mal. femmes II c. 111, Littré VIII, 238,20 (comp. Platon, République, 474e) s'appliquent également au teint. On notera qu'en Mal. femmes, loc. cit., le teint brun est mis en rapport, tout comme ici, avec les constitutions sèches à chair ferme.

208,13: χρῆσθαι A: χρὴ ... διαιτᾶσθαι MV Gal.(LUV). Pour l'omission du verbe principal, comp. 212,5.

208,14–16: καὶ τοῖσι νέοισι ... τοὺς δὲ πρεσβυτέρους. Distinction classique dans la Collection entre les jeunes qui ont le corps sec (et chaud) et les vieux qui ont le corps humide et froid; comp. 200,1 sq.; cf. Régime, c. 33, Littré VI, 512,2 sqq. νεηνίσκος δὲ θερμός ... ξηρός ... πρεσβῦται ψυχροὶ καὶ ὑγροί.

208,18: Après ὥρην, MV ajoutent καὶ τὸ ἔτος καὶ τὴν χώρην et toutes les éditions depuis Littré καὶ τὸ ἔθος καὶ τὴν χώρην[2]. Villaret (p. 84) pense que les mots καὶ τὸ ἔθος καὶ τὴν χώρην ont disparu dans A par suite de la confusion entre les deux homéotéleutes (ὥρην et χώρην). Pour ma part, je crois qu'il s'agit d'une addition de la branche MV:
1. Galien ne lisait pas non plus καὶ τὸ ἔτος καὶ τὴν χώρην.
2. Cette formule sert de conclusion aux c. 16 et 17: or il n'a pas été question de l'influence du lieu (χώρην). Si nous retranchons cette

[1] στεριφνός vient de la confusion de στέριφος et de στριφνός.
[2] Villaret, Jones et Hunger-Mewaldt (voir supra, p. 7) laissent croire (e silentio) que MV ont ἔθος; c'est une erreur.

addition de MV, la conclusion reprend avec rigueur les points développés (ὥρην reprend le c. 16 en entier; εἴδεα = c. 17 début; ἡλικίην = c. 17 fin, depuis 208,14).

208,19: ἐναντιούμενον τοῖσι καθισταμένοισι. Comp. 188,7 et voir supra, p. 36.

Chapitre 18: Les exercices, comme la nourriture et la boisson, doivent être adaptés à la saison et aux tempéraments.

210,3: ἡσυχέστερον. Voir supra, p. 150.

210,5: στιφρούς. Cf. supra, p. 302 sq.

210,6: ἐλαιοπινέα. Hapax. Pourquoi les vêtements doivent-ils être huilés en été? Est-ce une mesure de protection contre la chaleur? La raison échappe aux commentateurs (cf. Galien, Comm. de la Nature de l'homme, Mewaldt, p. 97,16 sqq.). Dans le Régime, l'huile est considérée comme échauffante (c. 65, Littré VI, 582,2 ἔλαιον δὲ θερμόν) et, par conséquent, la lutte ἐν ἐλαίῳ est réservée à la saison froide (c. 68, ibid., 596,1).

Chapitre 19: Régime spécial pour gens qui veulent maigrir ou grossir.

210,7: γενέσθαι MV Gal.(LUV): γίνεσθαι A. Cf. 210,14 γενέσθαι donné par A Gal.(LUV) en face de γίνεσθαι MV.

210,9: ἀσθμαίνοντας. Encore un mot homérique et poétique (cf. Iliade, X, 376; Eschyle, Euménides, 651; Pindare, Néméennes, 3,48) qui est passé dans le vocabulaire médical soit avec son sens normal (« haleter » après un effort; c'est le cas ici), soit avec un sens technique (« avoir une respiration haletante » par suite d'affections pulmonaires; cf. Mal. III c. 7, Littré VII, 124,20 et comp. Epid. VII c. 9, Littré V, 380,6). Pour le sens technique, comp. l'emploi de ἆσθμα et ἀσθματώδης dans la Collection.

μὴ ἀνεψυγμένους. Littré traduit par « sans se rafraîchir »; cf. de même Jones « before they have cooled ». Je ne pense pas que ce soit le sens ici. Bien plus souvent qu'on ne le croit, ψύχειν dans ἀναψύχειν est à mettre en rapport avec l'idée de souffle (ψυχή) et non avec l'idée de froid (ψῦχος). Dans l'Iliade, ἀναψύχεσθαι signifie « reprendre haleine », d'où « se reposer »; cf. X, 575 et XIII, 84; quant à ἀναψύχειν dans ἕλκος ἀναψύχοντα (V, 795), il signifie « mettre à l'air » une plaie en enlevant le bandage. Il est intéressant de noter que dans la Collection, ce verbe reste très près des emplois homériques; le sens technique « mettre à l'air » une plaie se retrouve dans les traités chirurgicaux; cf. Fractures, c. 25, Littré III, 496,13 ἐῶσιν (sc. τὸ ἕλκος) ἀνεψύχθαι (« ils laissent la plaie à l'air »); c. 27, 508,7; Mochlique, c. 41, Littré IV, 392,14; comp. τὴν ἀνάψυξιν τοῦ ἕλκεος (« le fait de mettre la plaie à l'air »), dans Fractures, c. 25, Littré III, 500,10 et ἀνάψυξις en Médecin, c. 3, Littré IX, 208,13. Quant au sens de « reprendre son souffle », il est parfaitement clair dans Fem. stériles, c. 222, Littré VIII, 430,17 : pour éliminer le pus dans l'utérus, la femme doit se livrer à deux pratiques assez pénibles; entre les deux opérations, le médecin laissera à la femme le temps de « souffler » (ἐπὴν ἀναψυχθῇ ὀλίγον χρόνον); dans notre passage, au contraire, on ne laissera pas au patient le temps de « reprendre haleine ».

210,10: σησάμοισιν. On ne sera pas étonné de ce que l'auteur recommande dans un régime amaigrissant les graines de sésame qui pourtant, selon les médecins grecs, font grossir (cf. Régime, c. 45, Littré VI, 544,7–8 σήσαμα ... παχύνει ...; cf. aussi Affect., c. 55, ibid., 266,5–6); car le sésame est rassasiant (cf. Régime, ibid., σήσαμα ... πληροῖ). A mettre en rapport avec 210,12 οὕτω ... ἐμπιπλαῖντο.

210,11: ἡδύσμασι AM Gal.(U): ἢ ἡδύσμασι M^corr V Gal.(LV) edd. En dépit du choix des éditeurs, la leçon ἢ ἡδύσμασι me paraît indéfendable, d'une part à cause des données de la tradition manuscrite, d'autre part à cause du sens normal de ἥδυσμα. L'archétype des manuscrits hippocratiques ne devait pas comporter ἢ; selon un processus qui nous est maintenant familier, un ancêtre de V a corrigé, probablement d'après les lemmes de Galien, la leçon ἡδύσμασι conservée par AM en ἢ ἡδύσμασι et cette correction est passée dans M après correction; on peut certes objecter que la disparition de ἢ devant ἡδύσμασι est très plausible; mais dans le cas présent, cette hypothèse est improbable à cause du sens et de la construction de ἡδύσμασι. Littré traduit ἡδύσμασι par « douceurs »; cf. de même Jones, « sweet spices ». Ce n'est pas exactement le sens de ἥδυσμα. Je ne pense pas qu'on puisse qualifier le poireau de « douceur »; et pourtant, c'est pour la marchande de légumes au marché d'Athènes un ἥδυσμα (cf. Aristophane, Guêpes, 496). ἡδύσματα désigne, à la vérité, les condiments en général. L'art du cuisinier, nous dit Platon (Républ., 332d), consiste à donner aux mets les condiments appropriés (τοῖς ὄψοις τὰ ἡδύσματα). Erotien, dans une glose qui s'applique à notre passage (éd. Nachmanson, p. 42) nous rappelle ce sens. Le sésame est donc un condiment; ἡδύσμασι est attribut de σησάμοισιν ... καὶ τοῖσι ἄλλοισι τοῖσι τοιουτοτρόποισι. La même construction se retrouve par deux fois chez Aristophane; cf. Guêpes, loc. cit., ἢν δὲ γήτειον προσαιτῇ ταῖς ἀφύαις ἥδυσμά τι : « si l'on demande en sus un poireau pour accommoder ses anchois » (litt. « comme condiment pour ses anchois »); cf. aussi Cavaliers, 678.

καὶ πίονα δὲ ἔστω. Pour la liaison καὶ ... δέ, cf. J. D. Denniston, p. 199–203. Dans la Collection, la liaison est moins rare que ne le dit Denniston; son recensement (p. 201) n'est pas complet.

Pour l'idée, comp. Régime, c. 56, Littré VI, 568,14–15 τὰ πίονα ... πληρωτικά ἐστι, διότι ἐξ ὀλίγου ὄγκου πολύχοά ἐστι.

210,12 sq.: μονοσιτεῖν ... καὶ σκληροκοιτεῖν. Comp. Régime, c. 68 μονοσιτίῃσι (Littré VI, 594,16–17) ... σκληροκοιτίῃσι (ibid., 596,4–5); c'est un des multiples rapprochements avec le Régime qui s'expliquent par l'utilisation d'un modèle commun (cf. supra, p. 52 sqq.). Mais chacun des deux auteurs a adapté son modèle selon son tempérament; on notera le contraste entre la modération de Nat. hom. et la sévérité de l'auteur du Régime; ce dernier propose pour un régime normal (hiver) ce que Nat. hom. prescrit pour un régime spécial (cure d'amaigrissement); voir aussi infra, p. 307 sq.

Chapitre 20: Comme tous les autres éléments du régime, les vomissements et les évacuants par le bas varieront avec la saison et la constitution des individus.

212,1: Τοῖσι δὲ ἐμέτοισι ... καὶ τοῖσι κατακλύσμασι. Comp. ce qu'Hérodote dit des habitants de la partie fertile de l'Egypte (II, 77,2): ἐμέτοισι θηρώμενοι τὴν ὑγιείην καὶ κλύσμασι.

212,3: φλεγματωδέστερος: de même qu'au c. 7 l'hiver est mis en rapport avec le phlegme et la bile avec l'été; on ne s'étonnera pas de voir l'auteur substituer au schéma quaternaire une division bipartite: il n'y a que deux façons d'évacuer, soit par le haut, soit par le bas.

212,4: Comparer Pronostic, c. 5, Littré II, 122,12 ἐν τοῖσιν ὑπὲρ τῶν φρενῶν χωρίοισι.

212,6: θέρμαι. Le pluriel donné par les manuscrits hippocratiques est préférable au singulier des lemmes de Galien; le pluriel est assez fréquent dans la Collection, particulièrement dans les Epidémies II, IV, V, VII (20 fois environ); cf. aussi Prénot. Coaques, c. 396, Littré V, 672,16; Mal. I c. 13, Littré VI, 160,15; c. 19, 174,3; Mal. II c. 48, Littré VII, 74,15; Affect. internes, c. 2, ibid., 174,1. Comp. Thucydide, II, 49,2 (dans un contexte médical).

Pour le rapport entre la bile et les fièvres, cf. 184,8 sq. et 202,10.

212,7: γίνονται ... γίνονται. La répétition n'est pas très élégante; mais c'est la leçon ancienne.

212,18 sq.: ἡσυχέστερον. Voir supra, p. 150.

214,2: δέκα AMV: τέσσαρα Gal.(LU). La lettre onciale Δ a été lue différemment dans chacune des deux traditions.

214,6: ἐφεξῆς. La méthode recommandée par l'auteur est exactement celle qui, selon Hérodote, était appliquée par les habitants de la partie cultivée de l'Egypte (II, 77,2 συρμαΐζουσι τρεῖς ἡμέρας ἐπεξῆς μηνὸς ἑκάστου).

214,6 sq.: ἄμεινον ... μᾶλλον ἤ. Pour ce pléonasme qui revient occasionnellement en prose et en poésie depuis Homère, cf. Kühner-Gerth, II, 1, p. 26 et LSJ s. v. μάλα II, 2.

214,8: A ὅσοισι ἐπιτήδειον ἀνεμεῖν τὰ σιτία correspond 214,11 ὅσοι δὲ μὴ ἀνεμέουσι. Ermerins, ad loc., déclare: « Equidem de signifícatione verborum ὁκόσοισι δὲ ἐπ.τήδειον ἀνεμέειν τὰ σιτία nonnihil dubito; respondet his verbis in seqq. ὁκόσοι δὲ μὴ ἀνεμέουσι τὰ σιτία; itaque opinor illud ἐπιτήδειον significare quod ex more est, id cui assueverunt. Itaque fere reddere vellem quibus vero facile accidit ut cibos evomant ». Il y a incontestablement une difficulté; mais le raisonnement d'Ermerins n'est pas convaincant: il n'est pas naturel d'expliquer ce qui précède par ce qui suit. Un auditeur (ou un lecteur) qui n'a pas encore connaissance du membre de phrase correspondant (ὅσοι δὲ μὴ ἀνεμέουσι τὰ σιτία) donnera à ἐπιτήδειον son sens usuel (« convenable », « utile »); cela est d'autant plus vraisemblable que ce membre de phrase ainsi interprété correspond aux déclarations précédentes de l'auteur. L'auteur vient d'indiquer deux méthodes pour les vomissements: pour les gens gros, vomissements à jeun, et pour les gens maigres, vomissements après un repas. Dans ces conditions, un auditeur (ou un lecteur) mettra naturellement en rapport ὅσοισι ἐπιτήδειον ἀνεμεῖν τὰ σιτία avec la seconde méthode. En revanche, l'auditeur (ou le lecteur), ne pourra comprendre ὅσοι δὲ μὴ ἀνεμέουσι τὰ σιτία que par référence au membre de phrase correspondant qui précède. Détaché de son contexte, ὅσοι δὲ μὴ ἀνεμέουσι τὰ σιτία signifierait « ceux qui ne revomissent pas les aliments » (Littré, Jones); mais ici il ne peut signifier que « ceux qui n'ont pas à revomir les aliments » (= ceux qui doivent vomir à jeun; cf. 212,15); ἐμέουσι est un futur (ionien)[1] indiquant un devoir.

Chapitre 21: Régime des enfants et régime des femmes

214,8: τὰς γυναῖκας. Les femmes doivent suivre un régime plus sec que les hommes, car elles ont une constitution plus humide; c'est là un lieu commun dans la Collection; cf. Airs, eaux, lieux, c. 11, CMG I, 1,2, p. 52,4; Régime, c. 34, Littré VI, 512,13–14; Mal. femmes I c. 1, Littré VIII, 12,6–7 etc.

216,3: κυοτροφίας. Voir supra, p. 100 et 126.

Chapitre 22: Après le régime des gens qui mènent une vie normale (τοὺς ἰδιώτας, c. 16, p. 204,22), voici le régime des athlètes.

216,4–6: Τοὺς ... κατὰ ψῦχος. L'auteur s'intéresse au régime des athlètes plus en médecin qu'en pédotribe. De fait, les conseils sur l'entraînement sont très brefs; et quel entraînement! Si l'on s'étonne de voir l'auteur du Régime conseiller au tout venant des courses nocturnes en hiver (c. 68, Littré VI, 596,5), on ne s'étonnera pas moins de voir notre auteur interdire catégoriquement aux athlètes des courses en été. Moins soucieux de leurs performances que de leur

[1] Comp. ἀποφανέω 170,6 et ἐμεῖται 176,13 et 186,10.

santé, l'auteur va s'attacher dans le reste du chapitre à remédier aux dérangements qui résultent de leur régime spécial.

216,6: κοπιῶσιν. A ici un sens technique qui a échappé aux traducteurs (Littré, Jones) et qui n'est pas mentionné dans les dictionnaires: « avoir des courbatures »; comp. surtout Régime, c. 66, Littré VI, 582,13–15 (2 fois): tout le chapitre est consacré à l'explication des courbatures (κόποι).

216,8: ταλαιπωρέοντι τὸ κοπιῶν. Littré, Villaret, Jones et Hunger-Mewaldt (voir supra, p. 7) suivent le texte des manuscrits (ταλαιπωρέων τῷ κοπιῶντι). Ermerins juge ce texte « vide de sens » et lit ἐκ ταλαιπωριέων κοπιῶν τι. Il faut bien reconnaître que le datif (de relation?) τῷ κοπιῶντι n'est pas satisfaisant. Or, dans des formules analogues, notre auteur affectionne l'emploi du participe neutre sujet; cf. 200,16 οὕτω γὰρ ἂν λύοιτο τὸ τὴν νοῦσον παρέχον τῷ σώματι et surtout 188,9 οὕτω γὰρ ἂν μάλιστα τὸ κάμνον ἀναπαύοιτο. Je suis donc porté à croire que le sujet est τὸ κοπιῶν et qu'il y a eu une interversion des fonctions.

διαθερμαίνοιτο. La courbature est produite par une accumulation d'humeurs à l'endroit douloureux (cf. Régime, c. 66, Littré VI, 582,12 sqq.) et la chaleur est nécessaire pour dissiper cette accumulation d'humeurs; cf. Régime, ibid., 586,3–4 τοῖσι μὲν γυμνασίοισι χρῆσθαι τοῖσι συνήθεσιν, ὡς τὸ συνεστηκὸς θερμαινόμενον λεπτύνηται καὶ ἀποκαθαίρηται.

Après διαθερμαίνοιτο, MV ajoutent καὶ συνιστοῖτο et les éditions καὶ συνιστῷτο. Mais l'accord de A et de Gal.(UAr.) indique que nous avons affaire à une addition récente de MV, qui, selon un processus bien attesté[1] est entrée dans la tradition remaniée des lemmes (Gal.(V)).

En revanche, μάλιστα (γυμναζομένους), omis par MV et les éditions (sauf Hunger-Mewaldt [voir supra, p. 7]), me semble devoir être rétabli, par suite de l'accord de A et de Gal.(U). C'est au plus fort de leur entraînement, au moment où ils sont soumis, environ un mois avant le concours, à un régime forcé (aliments et exercices), que les athlètes sont sujets aux diarrhées.

216,9: διάρροιαι. Pour le rapprochement avec le c. 79 du Régime, cf. supra, p. 52 et n. 4.

216,12: δὴ ὅτι. Cf. supra, p. 278.

216,12 sq.: συνθάλπειν ... πέσσεσθαι. Ermerins préfère lire συνθάλπεσθαι et πέσσειν; cf. 216,7 συνθάλποιτο et 218,12 καταπέσσειν. Il a probablement raison.

216,18–218,1: τοῖσι πυκνοσάρκοισι ... αἱ γὰρ φλέβες πυκνωθεῖσαι οὐκ ἀντιλαμβάνονται τῶν σιτίων; cf. Régime, c. 78, Littré VI, 620,21–

[1] Voir supra, p. 105.

622,4 τοῖσι πυκνοσάρκοισι ... τὴν μὲν τροφὴν ἡ σὰρξ οὐ δέχεται πυκνὴ ἐοῦσα; cf. aussi Mal. femmes I c. 73, Littré VIII, 154,7–8.

216,19: ἀναγκάζηται ... κρεηφαγεῖν. Comp. ἀναγκοφαγίην 218,4. Selon Philostrate, Traité sur la gymnastique, c. 43, le régime carné des athlètes consistait en viande de bœuf, de taureau, de bouc et d'antilope. Sur le régime des athlètes, cf. R. E., t. 2, s. v. Athletai, col. 2054.

218,6–12: καὶ ὅσοι ... καταπέσσειν. Pour le rapprochement avec le c. 75 du Régime, voir supra, p. 53 sq.

218,11: δὴ ὅτι. Cf. supra, p. 278.

218,13: δίψαι. Dernier exemple dans notre traité d'une tendance de la prose médicale à employer le pluriel là où ordinairement en prose on trouve le singulier; cf. 184,2 αἵματα; 198,16 στήθεα; 212,6 θέρμαι. Pour l'emploi du pluriel δίψαι dans la Collection, cf. Rég. mal. aiguës, App., c. 1, Littré II, 394,10; Ep. V c. 98, Littré V, 256,17 (= Ep. VII c. 29, ibid., 400,14); Prénot. coaques, c. 471, ibid., 690,4. Comp. Aristote, Ethique à Nicomaque, 1154 b 3.

218,15: γυμνασίων A Ermerins, Villaret: γυμνασίης MV Gal. (LV) Littré, Jones, Hunger-Mewaldt (voir supra, p. 7). γυμνασίων est très certainement la bonne leçon, car γυμνασίη est très mal attesté dans la Collection; en Mal. I c. 15, Littré VI, 166,9, la leçon du meilleur manuscrit (θ) ἐν γυμνασίοις est préférable à la leçon de M choisie par Littré ἐκ γυμνασίης; il reste un dernier passage où γυμνασίη est donné par les manuscrits: Mal. IV c. 45, Littré VII, 570,10, mais ni A ni θ ne permettent cette fois de contrôler la leçon de MV. Partout ailleurs dans la Collection (une cinquantaine de fois), les médecins emploient γυμνάσιον. Ici, comme du reste dans les autres cas cités, la corruption de γυμνασίων en γυμνασίης s'explique facilement par la présence sur le même plan de ἐξ ἄλλης ταλαιπωρίης.

218,19: Le pluriel γίνονται donné par les manuscrits me semble douteux; cf. 182,14 (τὰ οἰδήματα λευκὰ) γί(γ)νεται MV Gal.(LV): γίνονται A. Toutefois le pluriel n'est peut-être pas impossible; cf. Chairs, c. 14, Littré VIII, 602,12 ὀστέα εἰσὶ καὶ ἐγκέφαλος (voir sur ce passage E. Schwyzer in K. Deichgräber, Hippokrates ..., p. 87).

Chapitres 23 et 24

A la fin du traité sont ajoutés, comme nous l'avons vu (supra, p. 23), deux développements qui appartiennent à deux autres traités de la Collection. Ce sont là les vestiges d'un ordre plus ancien de la Collection; voir J. Ilberg, Die medizinische Schrift ..., p. 33–34; voir aussi O. Villaret, p. 86–87. Effectivement, le dernier développement correspond au c. 1 des Affections; il fut un temps où, dans la Collection, le traité de la Nature de l'homme était suivi par le traité des Affections. Selon le même raisonnement, on doit s'attendre à ce que le développement précédent corresponde au début d'un autre traité et soit le témoignage d'un ordre encore plus ancien de la Collection; or, ce développement correspond, non pas au c. 1, mais au c. 12 des Maladies II. Personne, à ma connaissance, n'a cherché à expliquer cette singularité. On sait que Maladies II présente dans sa composition une particularité: les onze premiers chapitres décrivent une série de maladies qui sont reprises dans les c. 12 et suivants. Cette double description peut difficilement appartenir au même auteur. Tout devient clair si nous considérons les onze premiers chapitres comme une partie qui a été ajoutée; le c. 12 redevient le c. 1. Ainsi, nous avons dans la Nature de l'homme le témoignage fort ancien, non seulement d'un ordre de la Collection (Maladies II faisant suite à Nature de l'homme), mais aussi de la structure de Maladies II. Il est évidemment impossible de dater le moment où les onze premiers chapitres ont été placés en tête de Maladies II; toutefois, le fait est antérieur à Galien: dans son Commentaire des Epidémies IV (CMG V, 10,2,2, p. 55,16–56,1), il cite Maladies II en donnant la première phrase; or elle correspond à la première phrase du traité tel que nous le lisons actuellement. Pour la structure de Maladies II et les conclusions qu'on peut en tirer sur l'évolution de l'école de Cnide, voir J. Jouanna, La structure . . ., p. XII–XVII et Hippocrate, p. 26–150.

Puisque ces chapitres n'appartiennent pas à notre traité, je ne m'occuperai que des questions de texte.

220,1: Οἷσιν . . . γίνονται: j'ai conservé le texte tel qu'il est donné par les manuscrits (et les éditions) de Nat. hom. et par les lemmes de Galien; pourtant, il n'a probablement aucune chance de remonter à l'original. Le traité intitulé Maladies II devait anciennement commencer par le sous-titre laconique qui nous a été conservé par les manuscrits de Maladies II: νοῦσοι ἀπὸ τῶν κεφαλέων: l'emploi de sous-titres est une caractéristique bien connue des traités cnidiens.

220,3: ἐπὶ AMV Gal.(UV): ὑπὸ ϑM^m^. Les deux leçons sont aussi satisfaisantes l'une que l'autre. ἐπί + dat. = « lors de »; ὑπό + gén. = «par suite de»; ἐπί + dat. est bien attesté dans la Collection pour introduire la maladie à l'occasion de laquelle un ou plusieurs symptômes se produisent; comp. par ex. Pronostic, c. 24, Littré II, 186,13 sqq. ἢν μή τι τῶν σημείων προσγένηται τῶν ἰσχυροτάτων τε καὶ κακίστων, οἷά περ ἐπὶ τῇσι φρενίτισι γίνεται. Il est néanmoins très probable que ὑπό + gén. est ici la leçon authentique. Comparer en effet la seconde rédaction de Maladies II c. 12 (= Mal. II c. 1, Littré VII, 8,4) qui donne également ὑπὸ στραγγουρίης.

ἐφ' ἡμέρας. Les manuscrits de Mal. II omettent la préposition. Les deux leçons sont également possibles; toutefois, il s'agit plus vraisemblablement d'une omission de ϑM^m^ que d'une addition de AMV Gal.(UV); cf. par ex. Mal. femmes I c. 2, Littré VIII, 18,24–25 χωρεῖ ἐπὶ ἡμέρας ἑπτὰ ἢ ὀκτὼ ἢ ἐννέα et comp. dans Mal. II c. 53, Littré VII, 82,2 ἐς ... πεντεκαίδεκα ἡμέρας πάσχει τοιαῦτα.

τοῦτο πάσχει. ταῦτα donné par les manuscrits de Mal. II est probablement préférable à τοῦτο donné par les manuscrits de Nat. hom. Comp. dans Mal. II c. 53, Littré VII, 82,2 πάσχει τοιαῦτα; c. 61, ibid., 94,17 ταῦτα πάσχει; c. 62, ibid., 96,13 ταῦτα πάσχει; c. 75, ibid., 114,1 τὰ αὐτὰ πάσχει.

220,4: βλέννα. Voir l'excellente note de C. Fredrich, p. 42, n. 2.

220,5: πολλὸν est évidemment un neutre; comp. dans Mal. II c. 39, Littré VII, 54,22 οὐρεῖ παχὺ καὶ χλωρόν.

220,6: ἔστ' ἂν ... παρέλθωσι. Ici encore l'hésitation est grande entre ἐς τὰς ... donné par les manuscrits de Mal. II et ἔστ' ἂν donné par les manuscrits de Nat. hom.; pour ἐς τὰς, comp. Mal. II c. 44, Littré VII, 62,6 ἐς τὰς ἕνδεκα ἡμέρας ἢ τὰς τεσσερεσκαίδεκα; pour ἔστ' ἂν, comp. Mal. II c. 46, ibid., 64,15 ἔστ' ἂν τεσσερεσκαίδεκα ἡμέραι παρέλθωσι; c. 47, ibid., 64,27 ἔστ' ἂν αἱ τεσσερεσκαίδεκα ἡμέραι παρέλθωσιν; c. 47, ibid., 66,8–9 ἔστ' ἂν αἱ ὀκτωκαίδεκα ἡμέραι παρέλθωσι. Il est possible que la leçon donnée par les manuscrits de Mal. II soit préférable (lectio difficilior), mais si l'on adopte le texte des manuscrits de Nat. hom., il convient de lire, au lieu de ἡμέρας παρέλθῃ, ἡμέραι παρέλθωσι. Déjà la comparaison avec les formules analogues de Mal. II (outre les exemples cités ci-dessus, voir c. 46, 64,19–20; c. 56, 88,13; c. 64, 98,15; c. 67, 102,16–17) indique que la construction de παρέλθῃ + acc. n'est pas familière à l'auteur de Mal. II. A vrai dire, une telle construction n'est pas attestée dans le Corpus; en Aff. internes, c. 49, ibid., 290,21, Littré lit ἢν τριήκοντα ἡμέρας παρέλθῃ ὁ νοσέων, ὑγιαίνεται. Mais ce texte est une innovation de certains recentiores; les manuscrits anciens (M et Θ) donnent: ἢν τριήκοντα ἡμέραι παρέλθωσι, ὑγιαίνεται ὤνθρωπος (ὁ ἄν- M).

220,7: τῷ ἀνθρώπῳ est plus vraisemblablement une addition des manuscrits de Nat. hom. qu'une omission de ceux de Mal. II.

κλέπτεταί. Toutes les éditions, même celles qui ne donnent pas d'ordinaire la préférence au manuscrit A, choisissent la leçon de A βλάπτεταί (une seule exception: Hunger-Mewaldt [voir supra, p. 7]). L'examen des deux traditions indirectes (lemmes de Galien et Mal. II) indique sans équivoque que cette leçon de A est isolée et fautive; βλάπτεταί est très probablement une corruption de κλέπτεταί par suite d'une mélecture d'onciale (confusion B–K), comme me l'a suggéré Jean Irigoin. Une confusion de minuscules est également possible.

INDICES

* = exempla
** = verbum in lexicis desideratur
→ = vide

A. INDEX NOMINVM

B. INDEX VERBORVM

C. INDEX VERBORVM GRAECORVM COMMENTATORVM

D. INDEX LOCORVM VBI CONIECTVRA FACTA EST

Kolibri 360 GmbH
Ferdinand-Jühlke-Straße 7
99095 Erfurt, Deutschland
produktsicherheit@kolibri360.de